30 JOURS DE YOGA

Première publication en Grande-Bretagne en 2018 sous le titre
Yoga 30-day exercise plan, par Nextquisite Ltd, London, www.nextquisite.com.

Texte : Linda Gaines

Consultante : Emma Baldwin

Illustrations : Carole Wilmet.

Note de l'éditeur
Nous vous recommandons vivement de parler avec votre médecin avant de commencer tout nouveau programme d'activité physique comme celui-ci. Ni l'auteur ni l'éditeur de ce livre ne peuvent être tenus pour responsables de torts ou de préjudices qui résulteraient directement ou indirectement d'informations, d'idées ou de procédures contenues dans ces pages.

Traduction par Valentine Morizot.

LINDA GAINES
Illustrations de Carole Wilmet

30 JOURS DE YOGA

MARABOUT

INTRODUCTION

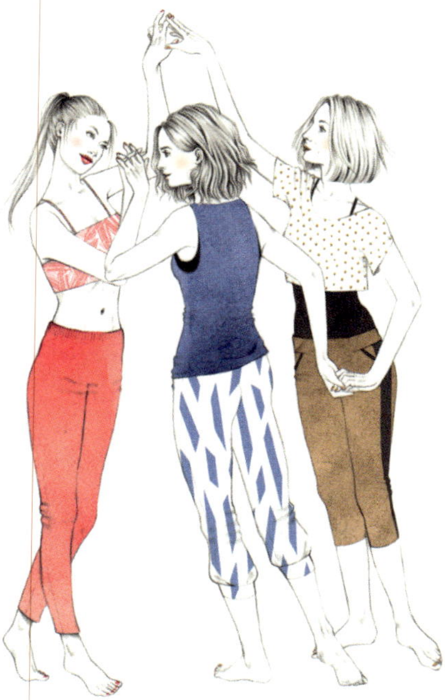

Alice (début de la vingtaine) Becky (milieu de la trentaine) Chloé (fin de la cinquantaine)

Les trois Grâces
Les femmes représentent plus de 75 % des personnes qui pratiquent le yoga. Nous leur dédions ce livre. Et nous avons choisi trois femmes d'âges différents pour montrer les asanas : Alice, Becky et Chloé.

Le yoga suscite de plus en plus d'intérêt et nous sommes de plus en plus conscients de ses bienfaits pour notre santé physique et mentale. Certains médecins prescrivent du yoga à leurs patients anxieux, en dépression ou en surpoids, souvent avec des résultats stupéfiants. Il existe une offre exubérante de cours et de retraites, de sites Internet et de vidéos en ligne, de livres et de magazines. Si vous vous intéressez au yoga, vous avez probablement déjà vu tout cela, et pourtant, vous ne vous y êtes toujours pas mise. Vous êtes trop occupée pour suivre un cours ? Désarçonnée par la quantité d'informations que vous trouvez en ligne ? Perdue au milieu de la multitude de publications qui expliquent des légions de postures ? Mais par où (re) commencer si vous n'avez jamais fait de yoga ou si vous n'avez pas pratiqué depuis des années ?

Ce livre propose un programme d'introduction au yoga sur 30 jours pour les personnes qui veulent s'y mettre. En un peu plus de quatre semaines, vous apprendrez à faire 50 asanas (postures) de base et vous découvrirez comment améliorer votre force physique et votre souplesse jour après jour. Pas besoin de planifier un cours en salle dans votre emploi du temps chargé : vous pouvez pratiquer chez vous, dans votre jardin, dans le parc du coin, ou à la plage – c'est vous qui choisissez. Pas besoin non plus d'acheter des accessoires ou des tenues hors de prix. Mais, bien sûr, vous avez le droit de vous laisser tenter par le matériel de yoga très sympa qui existe aujourd'hui.

Voici ce dont vous avez besoin :

* une bonne dose de curiosité, pour découvrir une philosophie vieille de plusieurs centaines d'années et qui va changer votre vie ;

* de la détermination et de la régularité, pour apprendre les asanas et les techniques respiratoires qui vont améliorer votre santé de mille façons ;

* une trentaine de minutes par jour pendant un mois pour votre pratique ;

* un espace calme, aéré, suffisamment spacieux pour que vous puissiez bouger les jambes et les bras dans toutes les directions, et un tapis de yoga, avec éventuellement une grande serviette ou un grand tissu à poser dessus ;

VOTRE RESPIRATION EST L'ÉLÉMENT LE PLUS IMPORTANT. UNE MAUVAISE RESPIRATION CONTRIBUE AU STRESS.

* des vêtements qui vous permettent de bouger librement. Vous n'avez pas besoin de chaussures ni de chaussettes.

* une montre ou une horloge pour contrôler la durée de certaines postures ;

* deux ou trois couvertures ou serviettes-éponges à plier et à utiliser pour les postures trop difficiles. Nous vous expliquerons comment vous en servir.

Les routines quotidiennes sont conçues de façon à enchaîner des postures debout, puis assises, et enfin allongées ou inversées. La plupart de ces routines se terminent par 5 à 10 minutes dans la posture de relaxation profonde du Cadavre.

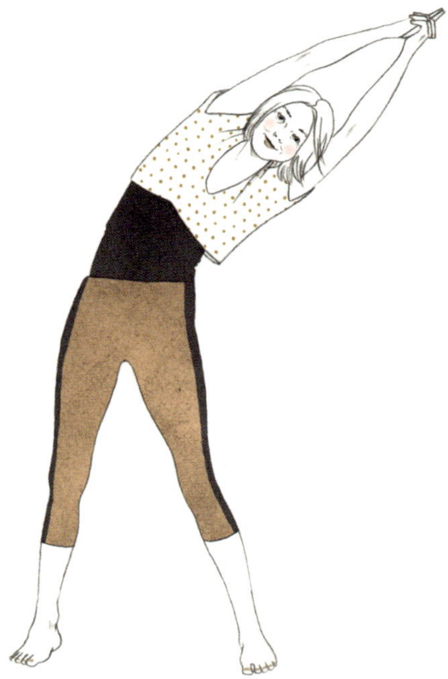

Les bienfaits du yoga

Nous accompagnons chaque asana d'une courte liste de ses principaux bienfaits. Par exemple, la Flexion latérale, ou *Nitambasana* en sanskrit, a les effets suivants :

- allonge la colonne ;
- cible les « poignées d'amour » ;
- tonifie les bras.

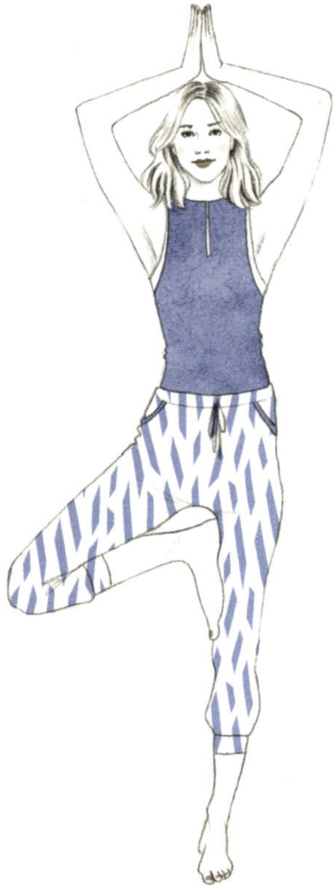

Méditation
Le yoga a ses origines dans des traditions et des textes indiens vieux de plus de 5 000 ans. En Occident, nous avons tendance à voir le yoga comme une pratique physique qui renforce le corps et lutte contre le stress. En réalité, le yoga est bien plus que cela et comporte une forte dimension spirituelle. Le yoga n'est pas une religion, même s'il était à l'origine conçu comme un moyen de parvenir à l'illumination. Vous pouvez accorder autant ou aussi peu d'importance que vous le souhaitez à cette dimension spirituelle. À la page 130, vous trouverez des instructions pour pratiquer la méditation.

La posture
En améliorant la posture d'ensemble de votre corps, non seulement vous aurez l'air plus jeune et plus belle, mais vous serez aussi en meilleure santé. Une mauvaise posture peut causer des douleurs et des problèmes au dos et à la nuque, de même qu'à divers muscles et articulations, voire, à terme, une arthrite dégénérative de la colonne.

Pendant les deux premières semaines, le programme est intense, les nouveaux asanas à mémoriser et à apprendre sont nombreux. C'est pourquoi nous avons divisé chaque séance en deux. Dans la première partie, nous vous présentons des postures que vous faites une fois ; puis, dans la seconde partie, vous refaites toutes les postures plusieurs fois dans un grand enchaînement fluide. À partir du quinzième jour, nous ne vous présentons plus qu'une ou deux nouvelles postures par jour et vous répétez tous les asanas plusieurs fois. Tous les sept jours, une séance de révision vous permet de revoir de nombreuses postures. Prévoyez 45 minutes pour ces séances. Mais il ne vous faudra que 15 minutes pour la séance du jour suivant, beaucoup moins intense, qui est axée sur la relaxation, la respiration et la méditation. Nous vous recommandons fortement de pratiquer tous les jours car les exercices sont conçus pour développer votre force et votre souplesse jour après jour. Mais si vous sautez un jour, pas de panique, reprenez simplement là où vous en étiez restée. Et maintenant, c'est à vous !

LE YOGA, C'EST 99 % DE PRATIQUE ET SEULEMENT 1 % DE THÉORIE. PRATIQUEZ ET TOUT DEVIENT POSSIBLE.

Un mot sur la sécurité

Ce livre enseigne un style générique de *Hatha Yoga*, où l'on réalise les postures lentement et en pleine conscience. Il se peut tout de même qu'il vous fasse travailler des muscles et des parties de votre corps que vous n'avez pas travaillés depuis des années. Pour éviter de vous faire mal, lisez bien les instructions données pour chaque asana et mémorisez-les avant de commencer. Si vous prenez et si vous quittez une posture brusquement, par exemple pour vérifier dans le livre ce que vous devez faire, vous risquez de vous blesser. Dans nos instructions, nous vous rappelons de ne jamais forcer et de ne jamais aller plus loin que ce qui est confortable pour vous – si votre corps dit « Oh ! », cela signifie « stop ! ». Mais ne vous inquiétez pas, votre souplesse s'améliorera de jour en jour. Et ce qui était impossible au début ne tardera pas à être à votre portée.

VARIANTE

Si vous avez du mal à garder votre équilibre, écartez un peu plus les pieds en veillant à les garder bien parallèles (pour protéger vos genoux).

Ne reculez pas plus la tête que sur l'illustration pour éviter de vous faire mal à la nuque.

Les encadrés

Ce livre est conçu pour des personnes de tous âges qui n'ont jamais fait de yoga ou qui n'en ont pas fait depuis longtemps. En fonction de votre âge et de votre forme physique, certains asanas seront difficiles pour vous, du moins au début. Chaque fois que nous introduisons une nouvelle posture qui peut être difficile pour vous, nous vous proposons aussi des variantes plus faciles. Ces variantes sont indiquées dans les encadrés à la bordure bleue. Pour les nouvelles postures pour lesquelles il peut exister des contre-indications, comme de l'hypertension, un problème au dos ou une prothèse à la hanche, nous indiquons ces contre-indications dans les encadrés verts.

Postures avancées

À la fin de ce programme, nous vous présentons quelques asanas plus avancés comme la Chandelle et la Charrue, qui sont d'excellentes postures énergisantes. Vous devez attendre de vous sentir suffisamment à l'aise pour essayer de les faire.

Sécurité

Si vous avez des problèmes médicaux, si vous êtes en mauvaise forme physique ou en surpoids, ou si vous avez plus de 40 ans, vous devez demander l'avis de votre médecin avant de commencer tout nouveau programme d'exercices physiques, y compris celui-ci. Par ailleurs, les postures de ce livre ne sont pas conçues pour les femmes enceintes. Il n'est pas bon de se lancer dans un nouveau programme d'exercices physiques quand on attend un enfant. Mais si vous souhaitez faire du yoga adapté à votre grossesse, vous trouverez quantité de livres et de cours de qualité à ce sujet.

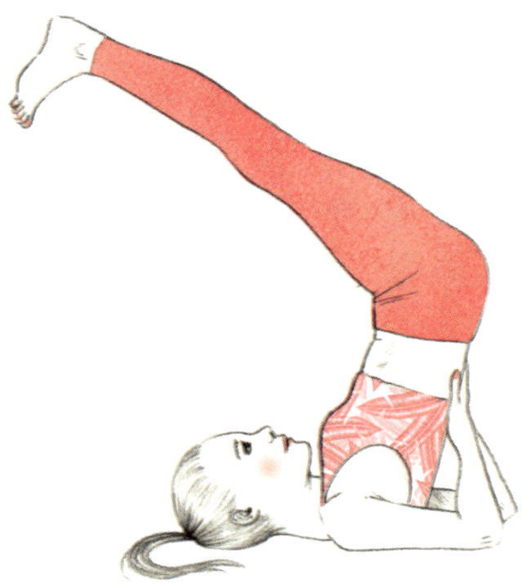

BIEN-ÊTRE, GRÂCE ET PAIX

JOUR 1

En ce premier jour, nous allons apprendre deux asanas, ou postures, très simples, qui travaillent deux axes centraux du yoga : respirer correctement par le nez et développer la force et la souplesse de la colonne. La plupart des gens respirent dans le haut du thorax, ce qui ne permet pas de respirer en profondeur. La respiration profonde et régulière des yogis a une foule de bienfaits pour la santé : elle augmente l'énergie, améliore la tension artérielle, réduit le stress, l'anxiété, etc. Et les avantages d'une colonne en bonne santé, souple, sont multiples : une meilleure posture, plus gracieuse et plus étirée, moins de crispation et de douleur dans le dos, moins de tension dans la nuque et les épaules.

LA MONTAGNE

La posture de la Montagne, ou *Tadasana*, est la fondation de toutes les postures debout. Pour commencer, mettez-vous debout, ralentissez et approfondissez votre respiration. Laissez votre mental s'apaiser alors que vous devenez de plus en plus consciente de vous-même et de votre environnement.

- Améliore la posture et l'équilibre.
- Tonifie les jambes.
- Renforce et allonge la colonne.

LA RESPIRATION COMPLÈTE DEBOUT

Dans cet étirement doux, la respiration est connectée avec le mouvement.

- Augmente l'énergie et la concentration.
- Renforce la colonne.
- Tonifie les bras et le haut du corps.
- Améliore l'équilibre et la posture.

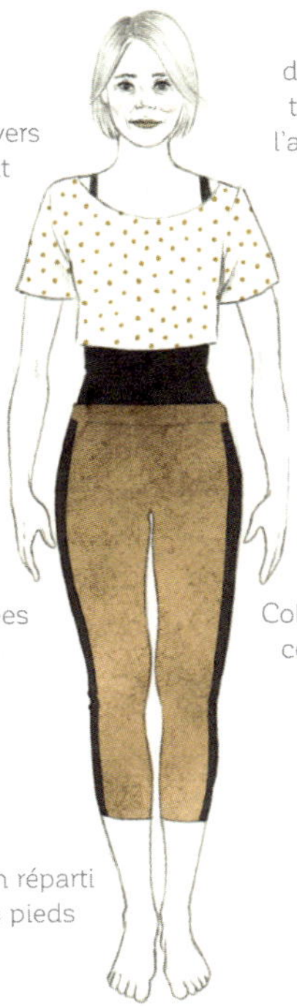

1. Mettez-vous debout, les pieds parallèles, joints ou légèrement écartés. Grandissez-vous. Engagez et allongez les muscles des cuisses, et relâchez les bras sur les côtés, paumes vers l'intérieur. Poussez uniformément dans les quatre coins des pieds de façon à bien répartir le poids de votre corps dans vos pieds. Tirez les omoplates légèrement vers l'arrière. Vous avez le sommet de la tête pointé vers le haut, le menton parallèle au sol, la colonne longue et le coccyx rentré vers le bas.

2. Inspirez et expirez par le nez en vous concentrant sur votre souffle. Votre ventre se gonfle à chaque inspiration et se dégonfle à chaque expiration. Fermez les yeux si vous le souhaitez. Faites 5 à 8 respirations profondes dans cette posture.

VARIANTES

Si vous avez du mal à garder l'équilibre, écartez un peu plus les pieds, tout en les gardant bien parallèles (pour protéger vos genoux). Si vous avez des difficultés à rester correctement dans cette posture, vous pouvez aussi vous mettre debout contre un mur, les talons, les fesses et les omoplates en contact avec celui-ci.

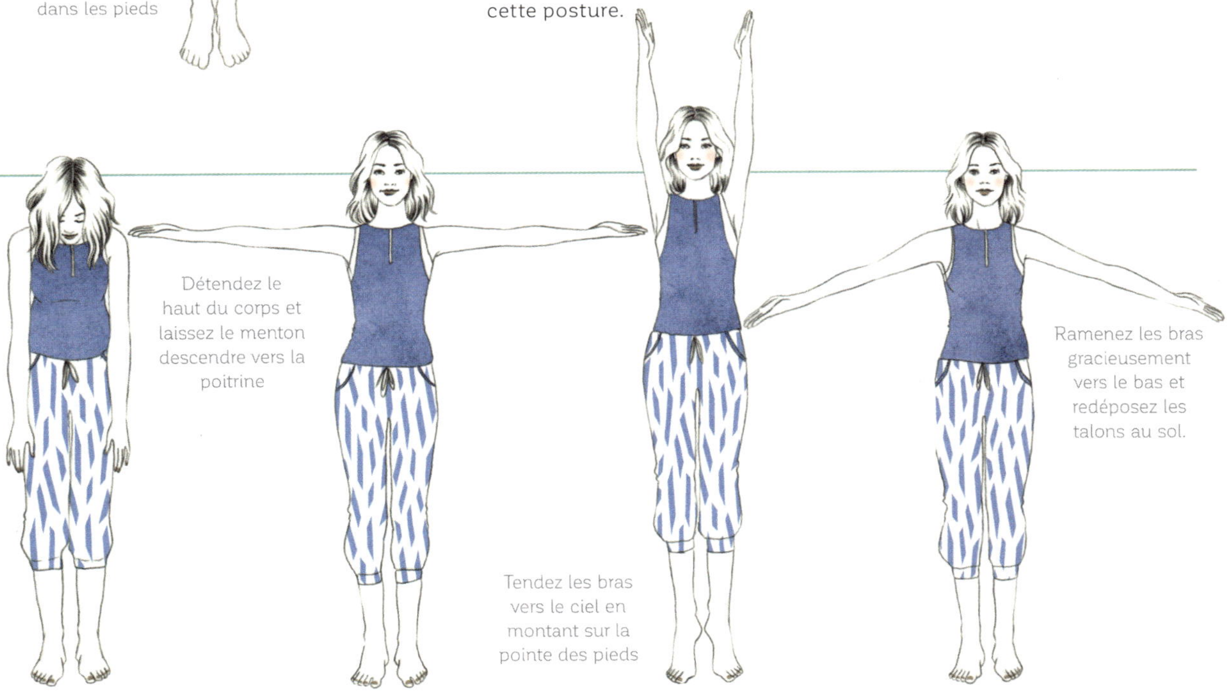
Détendez le haut du corps et laissez le menton descendre vers la poitrine
Tendez les bras vers le ciel en montant sur la pointe des pieds
Ramenez les bras gracieusement vers le bas et redéposez les talons au sol.

1. Mettez-vous dans la Montagne. Expirez lentement par le nez, contractez l'abdomen et détendez les épaules et le cou. Laissez le menton descendre vers la poitrine.

2. Prenez une longue et profonde inspiration en levant lentement le menton et les bras, paumes vers le haut. Continuez à inspirer en tendant les bras au-dessus de la tête, paumes vers l'intérieur.

3. En même temps, montez sur la pointe des pieds en étirant tout le corps. Retenez votre respiration et comptez lentement jusqu'à 5.

4. Sur une expiration, ramenez doucement les bras vers le bas et les talons au sol. Recommencez deux fois.

LE BÂTON

La posture du Bâton, ou *Dandasana*, est la base de nombreuses postures assises. *Danda* signifie « bâton » (de marche) en sanskrit : la colonne est droite et solide comme une canne.

- Renforce la colonne.
- Étire les cuisses, le bas du dos et les muscles abdominaux.
- Tonifie l'appareil digestif et soulage les brûlures d'estomac.

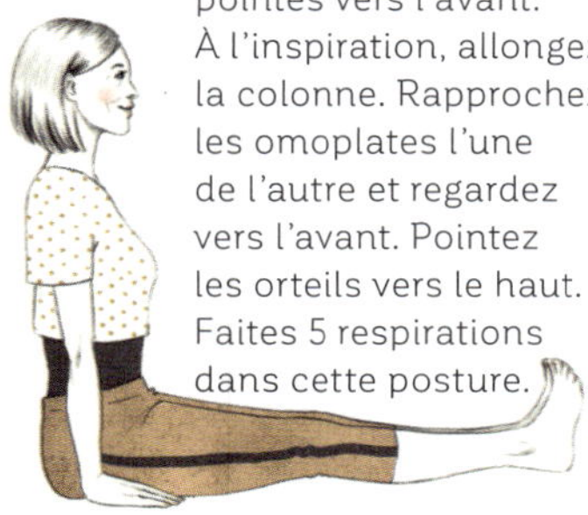

1. Asseyez-vous au sol, jambes tendues. Placez les mains sur le sol à côté de vos hanches, les doigts pointés vers l'avant. À l'inspiration, allongez la colonne. Rapprochez les omoplates l'une de l'autre et regardez vers l'avant. Pointez les orteils vers le haut. Faites 5 respirations dans cette posture.

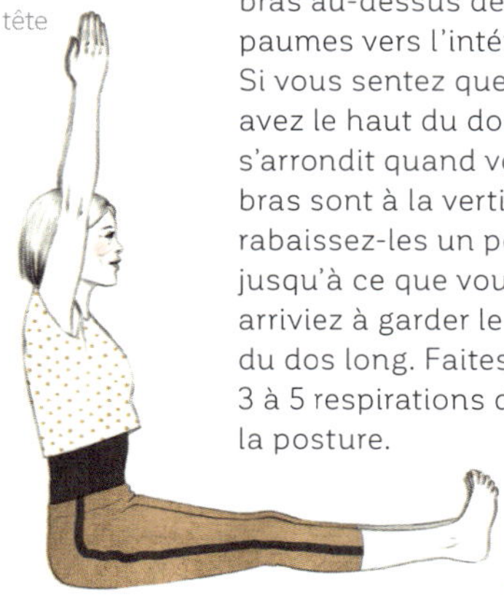

2. Inspirez et amenez les bras au-dessus de la tête, paumes vers l'intérieur. Si vous sentez que vous avez le haut du dos qui s'arrondit quand vos bras sont à la verticale, rabaissez-les un peu jusqu'à ce que vous arriviez à garder le haut du dos long. Faites 3 à 5 respirations dans la posture.

VARIANTES

Si vos ischio-jambiers ne sont pas très souples ou si le bas de votre dos n'est pas très musclé, vous aurez peut-être du mal à vous asseoir par terre le dos bien droit. Au besoin, fléchissez légèrement les genoux jusqu'à ce que vos ischio-jambiers s'assouplissent. Vous pouvez aussi glisser une couverture pliée, une serviette ou une brique de yoga sous vos fesses.

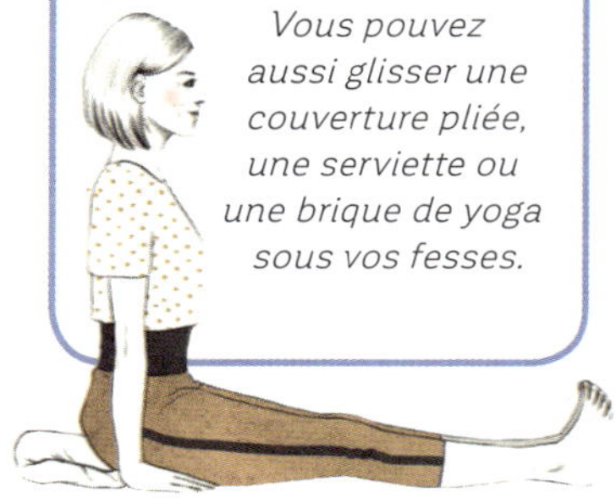

LA FLEXION AVANT ASSISE

La flexion avant assise, ou *Paschimottanasana* en sanskrit, crée un intense étirement du dos. Nous commencerons par une version douce de la posture.

- Renforce la colonne.
- Améliore la digestion.
- Aide à lutter contre l'infertilité, l'hypertension artérielle et l'insomnie.
- Soulage les douleurs menstruelles et les symptômes de la ménopause.

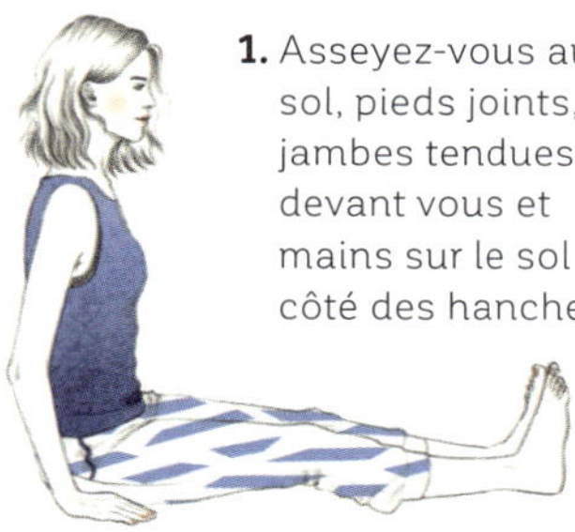

1. Asseyez-vous au sol, pieds joints, jambes tendues devant vous et mains sur le sol à côté des hanches.

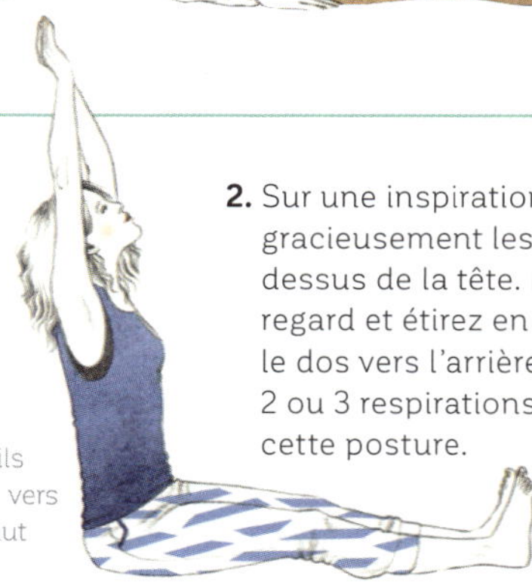

2. Sur une inspiration, levez gracieusement les bras au-dessus de la tête. Levez le regard et étirez en douceur le dos vers l'arrière. Faites 2 ou 3 respirations dans cette posture.

3. Sur une expiration, abaissez lentement les bras et penchez-vous en avant pour saisir vos genoux.

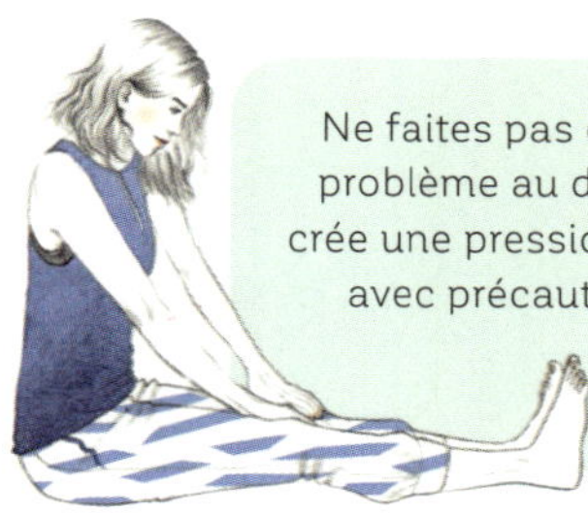

Ne faites pas cette posture si vous avez un problème au dos. Par ailleurs, cette posture crée une pression dans l'abdomen. À pratiquer avec précaution si vous avez des troubles intestinaux – ou bien attendez de vous sentir mieux.

4. Pliez les coudes vers l'extérieur et descendez le tronc vers les genoux. Comptez jusqu'à 10 en respirant bien dans cette posture. Vous devez ressentir un étirement de la colonne. N'allez pas au-delà de ce qui est confortable pour vous. Pour quitter la posture, redressez lentement la colonne et revenez dans la position de départ.

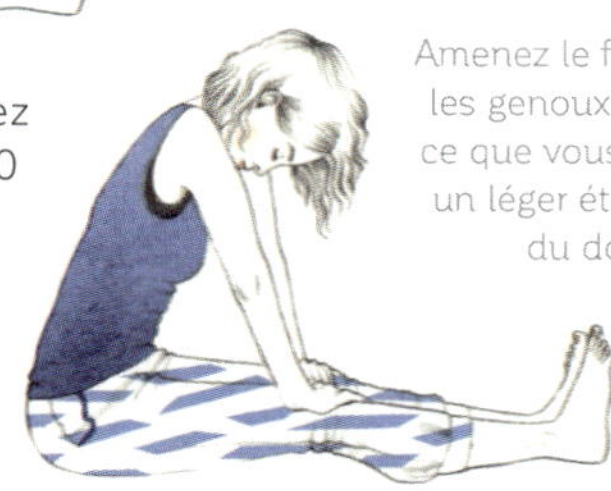

LE COBRA

La forme de la posture du Cobra, ou *Bhujangasana*, évoque un serpent qui dresse la tête. Cette flexion arrière renforce le dos et assouplit le corps.

- Étire et renforce la colonne.
- Stimule le cerveau.
- Tonifie les systèmes respiratoire et digestif.
- Énergise les jambes.

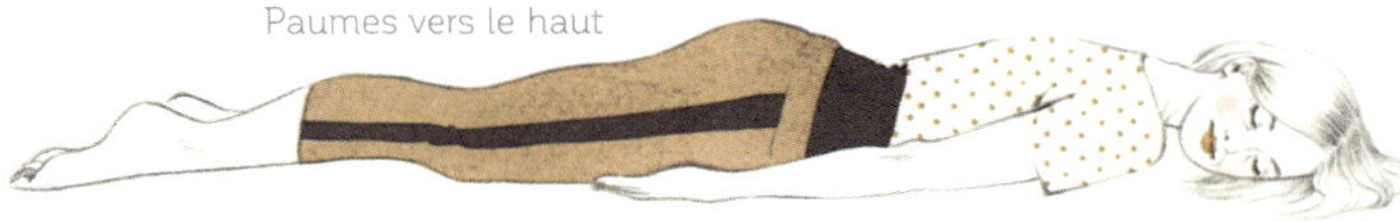

1. Allongez-vous à plat ventre, la tête sur le côté, les bras le long du corps.

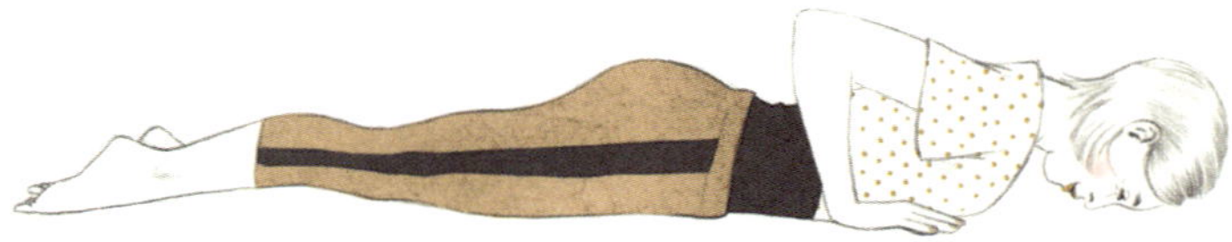

2. Tournez la tête et posez le front au sol. Placez les mains, paumes vers le bas, au niveau des épaules. Détendez les cuisses.

3. Sur une expiration, poussez dans les mains et soulevez lentement le haut du corps comme sur l'illustration. N'allez pas plus loin aujourd'hui. Comptez jusqu'à 15 en respirant bien dans la posture.

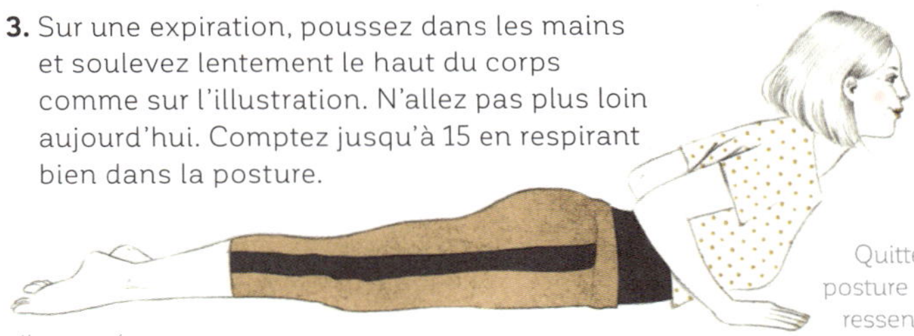

Si vous avez un problème au dos ou le syndrome du canal carpien, attendez d'aller mieux pour faire cette posture. Si vous avez mal aux poignets, vous pouvez faire la posture sur les avant-bras.

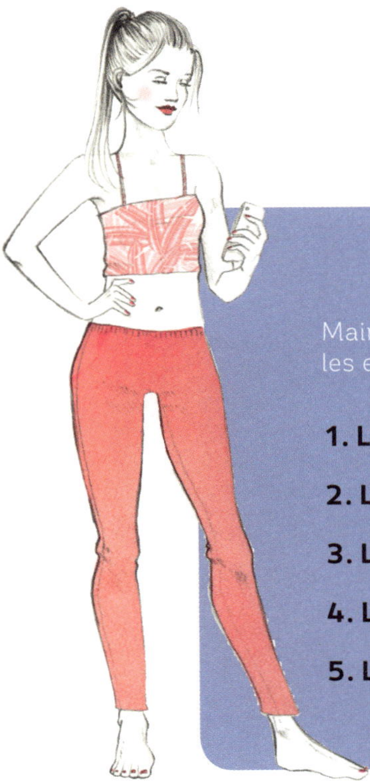

LA ROUTINE DU JOUR

Maintenant que vous avez appris ces cinq postures de base, essayez de les enchaîner dans un mouvement fluide et gracieux.

1. **LA MONTAGNE** ______ 8 à 10 respirations
2. **LA RESPIRATION COMPLÈTE DEBOUT** ______ 3 fois
3. **LE BÂTON** ______ 3 fois
4. **LA FLEXION AVANT ASSISE** ______ 3 fois
5. **LE COBRA** ______ 3 fois

GESTION DU STRESS

JOUR 2

Au cours des 30 prochains jours, vous allez découvrir l'une des raisons du succès du yoga : on se sent tellement bien après une séance ! Beaucoup de postures ont une profonde action apaisante sur le corps. L'Enfant (voir page 65), la Flexion avant assise (voir page 10) ou la posture du Chat et de la Vache (voir page 58), de même que de nombreuses postures inversées, ont un effet particulièrement calmant. Les techniques respiratoires vous permettront d'utiliser la pleine capacité de vos poumons. Et, en commençant à associer votre souffle à vos mouvements, vous apprendrez à écouter votre corps et à être plus sensible à ses différents états. La posture du Cadavre, profondément relaxante, clôt la plupart des séances de yoga. Elle vous aidera à vous relaxer et à centrer votre mental, en vous apportant un sentiment d'harmonie et de bien-être qui se répercutera sur le reste de votre vie.

LA RESPIRATION COMPLÈTE DEBOUT

Cet étirement doux est une excellente posture d'échauffement.

Vous pouvez le faire à n'importe quel moment de la journée, dès que vous ressentez le besoin de vous calmer et de vous centrer.

- Augmente l'énergie et la concentration.
- Renforce la colonne.
- Tonifie les bras et le haut du corps.
- Améliore l'équilibre et la posture.

LA FLEXION LATÉRALE

Cette Flexion latérale, également appelée *Nitambasana*, raffermit la taille et les hanches.

- Allonge la colonne.
- Cible les « poignées d'amour ».
- Tonifie les bras.

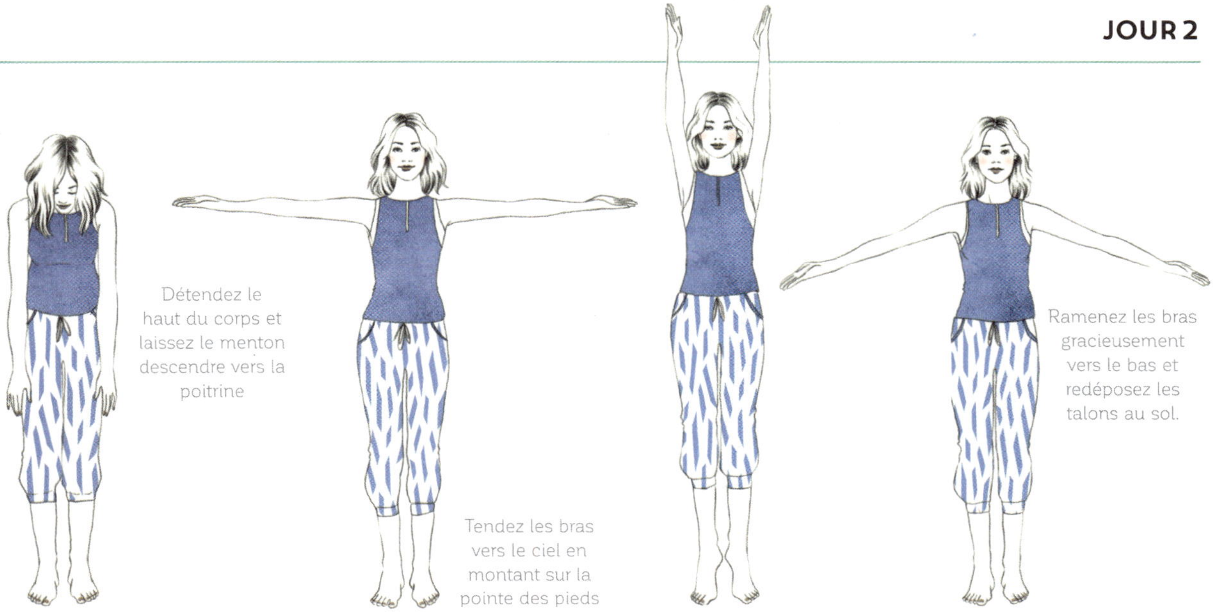
Détendez le haut du corps et laissez le menton descendre vers la poitrine
Tendez les bras vers le ciel en montant sur la pointe des pieds
Ramenez les bras gracieusement vers le bas et redéposez les talons au sol.

1. Mettez-vous dans la Montagne. Expirez lentement par le nez, contractez l'abdomen, détendez les épaules et la nuque. Relâchez le menton vers la poitrine.

2. Prenez une longue et profonde inspiration en levant lentement le menton et les bras, paumes vers le haut. Quand vous soulevez vos bras, vos poumons s'ouvrent et laissent entrer l'air.

3. Montez sur la pointe des pieds et tendez les bras vers le ciel. Si vous êtes stable, joignez les paumes de main. Retenez votre respiration et comptez lentement jusqu'à 5.

4. Sur une expiration, ramenez les bras gracieusement vers le bas et reposez les talons au sol. Recommencez deux fois.

1. Mettez-vous dans la Montagne, mains sur les côtés. Faites un saut ou un grand pas pour avoir les pieds écartés d'une soixantaine de centimètres. À l'inspiration, levez les bras avec grâce. Joignez les mains au-dessus de la tête en tendant les deux index et en repliant les autres doigts. Serrez votre tête entre vos biceps pour verrouiller la position du haut du corps.

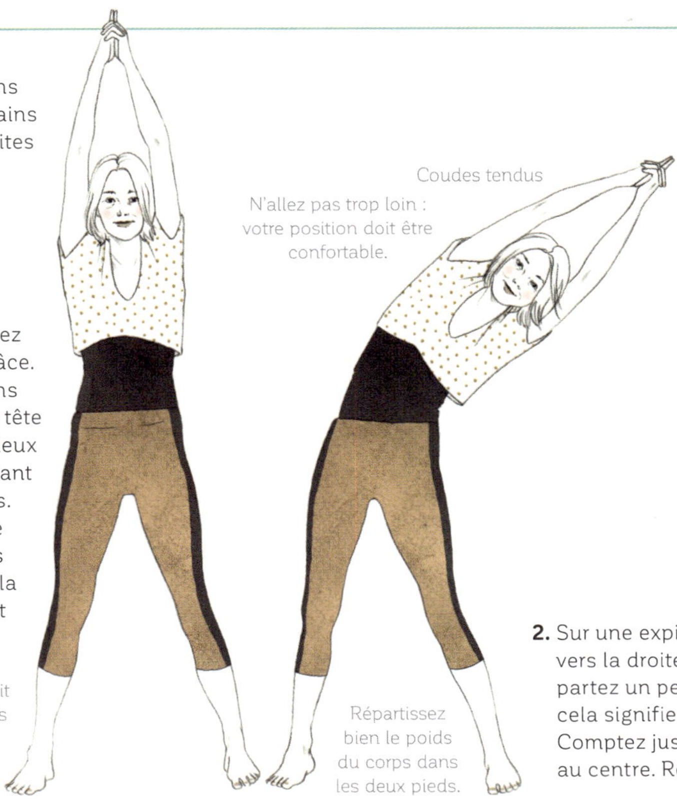
Coudes tendus
N'allez pas trop loin : votre position doit être confortable.
Faites un pas ou un petit saut pour avoir les pieds écartés d'environ 60 centimètres.
Répartissez bien le poids du corps dans les deux pieds.

VARIANTES

Essayez de faire cet asana le dos contre un mur pour vous assurer que votre corps est bien aligné. Vos talons, vos fesses et vos épaules doivent rester en contact avec le mur. Il existe plusieurs variations de cette posture, notamment : les bras relâchés sur les côtés ou les mains derrière la tête, coudes pliés sur les côtés.

2. Sur une expiration, inclinez-vous lentement vers la droite. Si vous sentez que vous partez un peu vers l'avant ou vers l'arrière, cela signifie que vous allez trop loin. Comptez jusqu'à 5, puis expirez en revenant au centre. Recommencez de l'autre côté.

L'OUVERTURE DE LA POITRINE

Cette flexion avant intense étire la colonne et les ischio-jambiers. Aujourd'hui, nous verrons la version la plus douce de cette posture classique.

- Tonifie, raffermit les bras et le buste.
- Soulage les tensions dans la nuque et les épaules.
- Réaligne la colonne.

1. Mettez-vous dans la Montagne les pieds légèrement écartés. Levez les bras devant vous à hauteur des épaules, puis amenez-les derrière vous et saisissez vos mains. Penchez-vous vers l'arrière pour ouvrir la poitrine. Comptez jusqu'à 10 en respirant bien dans la posture.

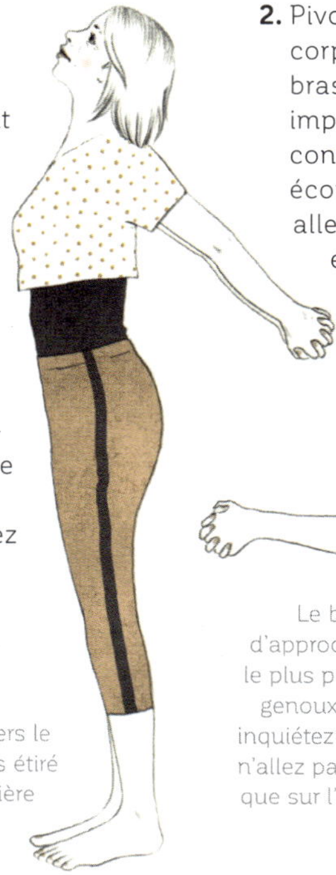

Menton vers le haut et dos étiré vers l'arrière

2. Pivotez doucement le haut du corps vers l'avant en levant les bras derrière votre dos. Peu importe jusqu'où votre corps arrive, concentrez-vous sur l'étirement et écoutez votre corps pour ne pas aller trop loin. Comptez jusqu'à 15 en respirant bien. Puis, sur une expiration, redressez le haut du corps.

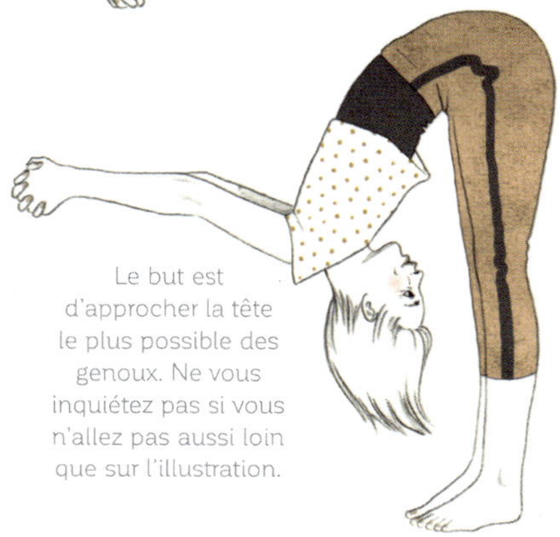

Le but est d'approcher la tête le plus possible des genoux. Ne vous inquiétez pas si vous n'allez pas aussi loin que sur l'illustration.

Jambes tendues

LA FLEXION AVANT DEBOUT

La Flexion avant debout, ou *Uttanasana*, étire la colonne vertébrale et les ischio-jambiers. Aujourd'hui, nous pratiquerons une version douce de cette posture classique.

- Renforce les muscles du dos.
- Étire les ischio-jambiers.
- Tonifie les organes digestifs.
- Soulage les maux de tête.

1. Mettez-vous dans la Montagne, les pieds légèrement écartés.

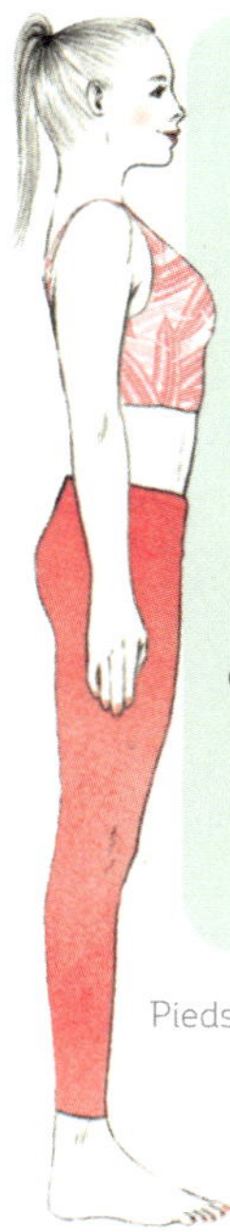

Pieds parallèles

Cette posture n'est pas recommandée aux personnes avec de l'hypertension artérielle ou un glaucome. Si vous avez des problèmes dans le bas du dos, faites cette posture avec précaution ou attendez d'aller mieux.

2. Sur une inspiration, levez gracieusement les bras au-dessus de la tête, paumes tournées vers l'intérieur.

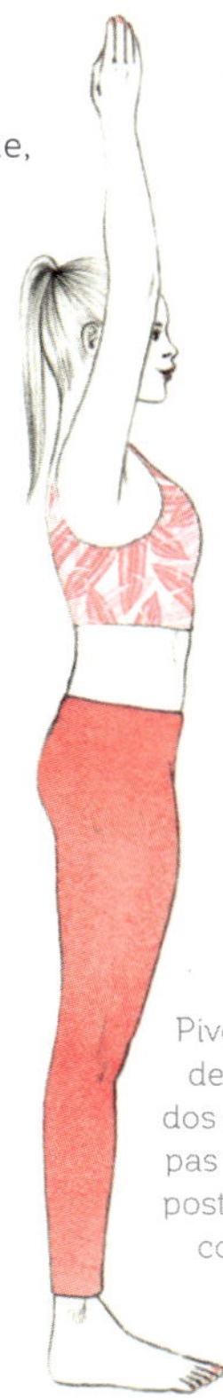

3. À l'expiration, pivotez vers l'avant à partir des hanches. Fléchissez légèrement les genoux, saisissez vos coudes et approchez le nez de vos genoux autant que vous le pouvez en restant dans une position confortable. Comptez jusqu'à 15 en respirant bien.

Pivotez à partir des hanches, dos droit. N'allez pas trop loin : la posture doit être confortable.

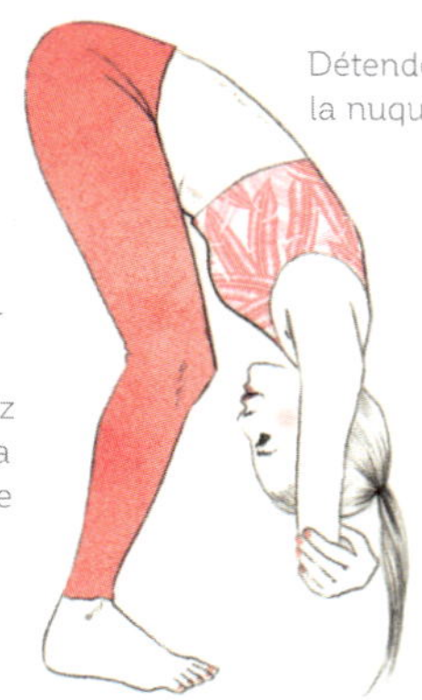

Détendez la nuque.

LA FLEXION AVANT ASSISE

Cette flexion avant intense étire la colonne et les ischio-jambiers. Aujourd'hui, nous verrons la version la plus douce de cette posture classique.

- Renforce la colonne.
- Améliore la digestion.
- Aide à lutter contre l'infertilité, l'hypertension artérielle et l'insomnie.
- Soulage les douleurs menstruelles et les symptômes de la ménopause.

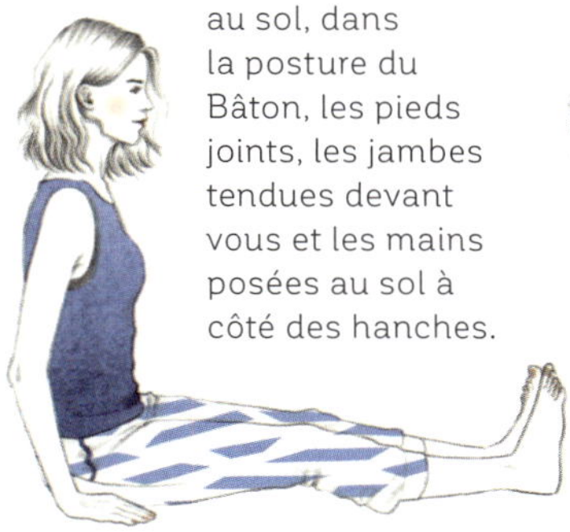

1. Asseyez-vous au sol, dans la posture du Bâton, les pieds joints, les jambes tendues devant vous et les mains posées au sol à côté des hanches.

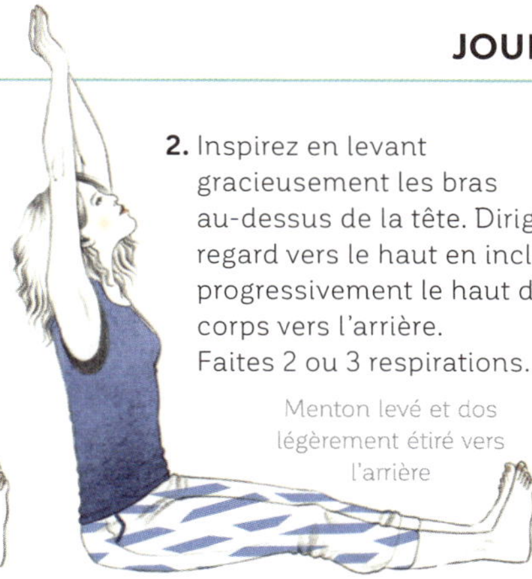

2. Inspirez en levant gracieusement les bras au-dessus de la tête. Dirigez le regard vers le haut en inclinant progressivement le haut du corps vers l'arrière. Faites 2 ou 3 respirations.

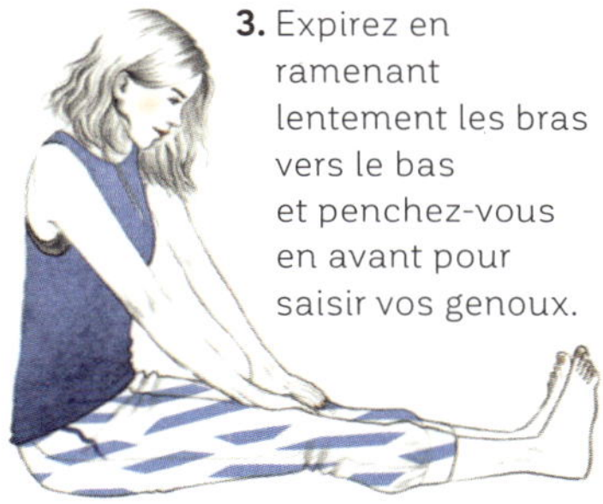

3. Expirez en ramenant lentement les bras vers le bas et penchez-vous en avant pour saisir vos genoux.

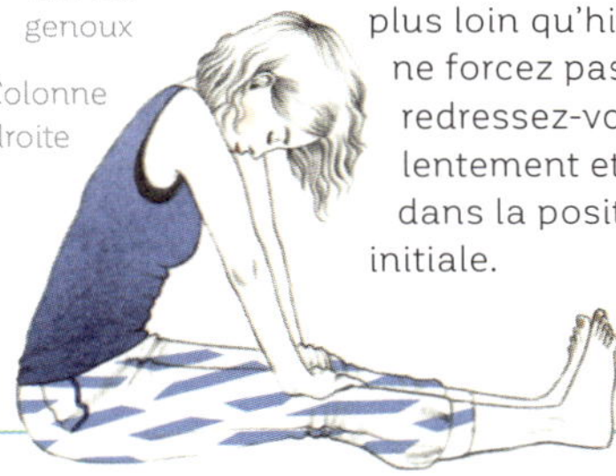

4. Fléchissez les coudes en amenant le haut du corps vers les genoux. Comptez jusqu'à 15. Si vous le pouvez, essayez d'aller un peu plus loin qu'hier, mais ne forcez pas. Ensuite, redressez-vous lentement et revenez dans la position initiale.

LA DEMI-TORSION

Cette Demi-Torsion douce, ou *Ardha Matsyendrasana*, masse les organes internes et réaligne la colonne vertébrale.

- Masse les organes digestifs et favorise l'élimination.
- Stimule la circulation lymphatique.
- Renforce le système immunitaire.
- Apaise le système nerveux.

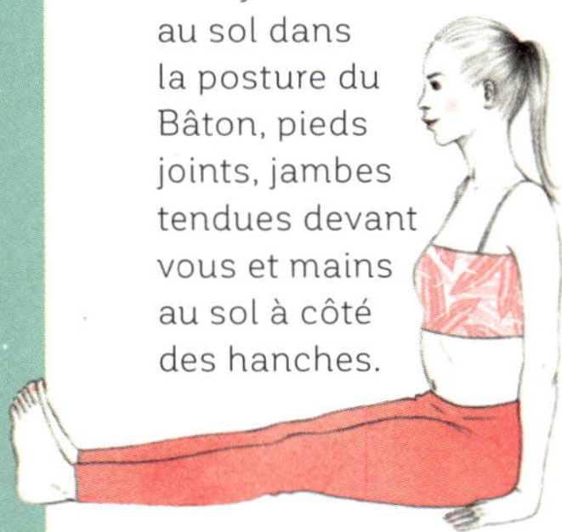

1. Asseyez-vous au sol dans la posture du Bâton, pieds joints, jambes tendues devant vous et mains au sol à côté des hanches.

Si vous avez une prothèse de hanche, placez le pied à l'intérieur de la jambe fléchie, et non à l'extérieur. Si vous avez un problème au dos, pratiquez cette posture avec précaution ou ne la faites pas.

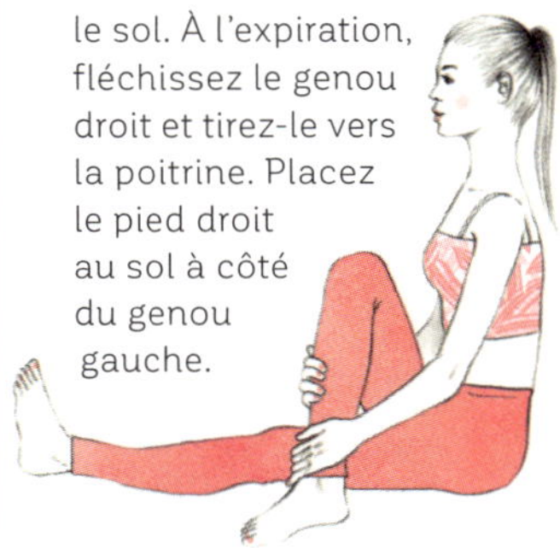

2. Sur une inspiration, allongez la colonne vertébrale et poussez les ischions dans le sol. À l'expiration, fléchissez le genou droit et tirez-le vers la poitrine. Placez le pied droit au sol à côté du genou gauche.

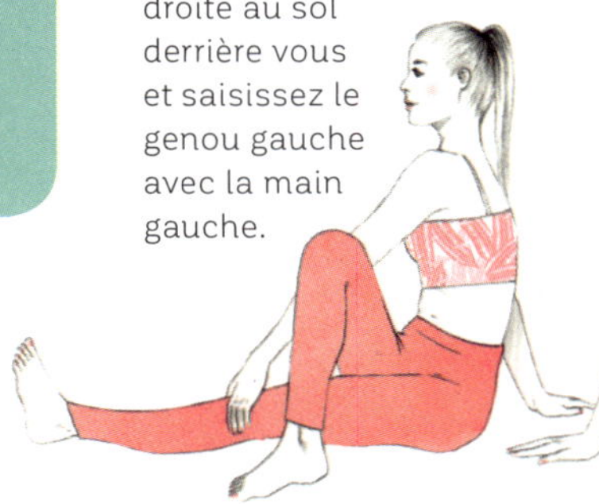

3. Posez la main droite au sol derrière vous et saisissez le genou gauche avec la main gauche.

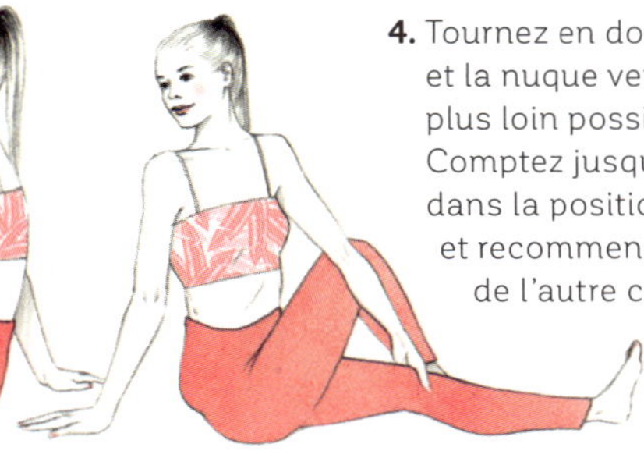

4. Tournez en douceur la tête et la nuque vers la droite le plus loin possible sans forcer. Comptez jusqu'à 10. Revenez dans la position initiale et recommencez de l'autre côté.

LA POSTURE DE LA JAMBE LEVÉE

La posture de la Jambe levée, ou *Uttanpadasana*, renforce les muscles de l'abdomen et du bas du dos.

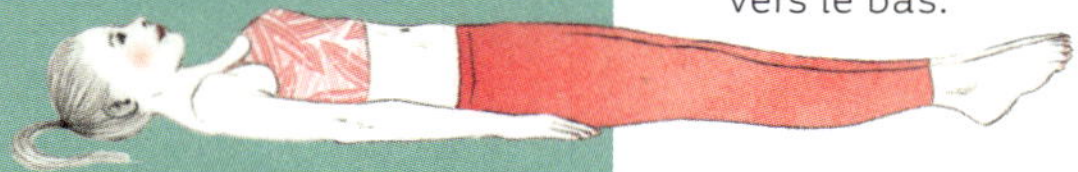

- Améliore la digestion.
- Renforce les abdominaux, les muscles du dos, des hanches et des cuisses.
- Énergise les organes reproducteurs.

1. Allongez-vous sur le dos, les jambes et les bras tendus, les pieds joints et les mains au sol, à côté des cuisses, paumes vers le bas.

2. Levez lentement la jambe droite jusqu'à ce qu'elle soit à la verticale. Poussez vos mains dans le sol. Comptez jusqu'à 5, puis ramenez la jambe au sol. Recommencez avec la jambe gauche.

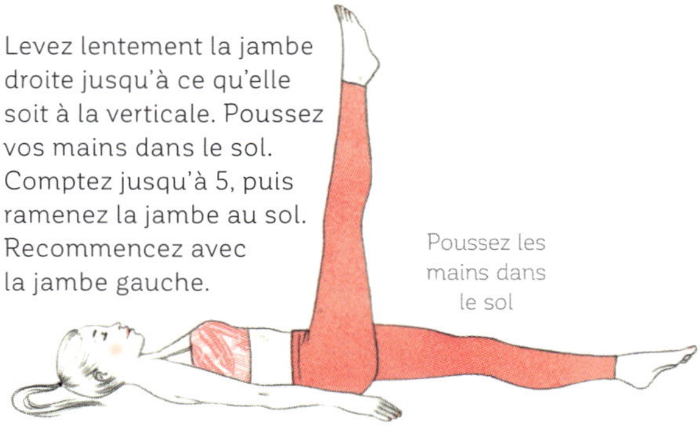

Poussez les mains dans le sol

3. Soulevez lentement les deux jambes sans plier les genoux, jusqu'à ce qu'elles soient à la verticale. Comptez jusqu'à 5.

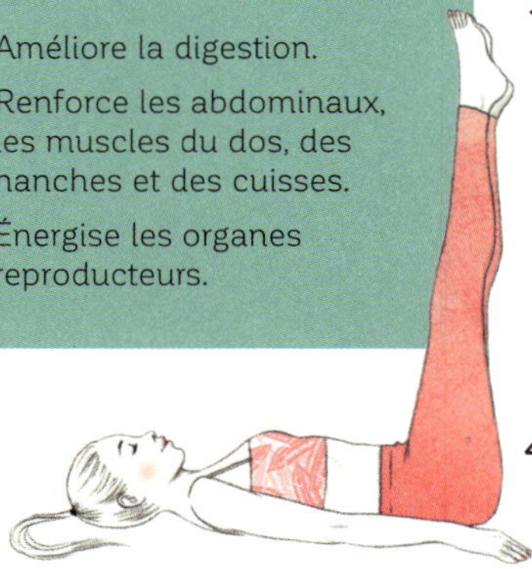

4. Ramenez en douceur les jambes au sol sans plier les genoux.

VARIANTES

Si vous avez mal au bas du dos ou s'il se soulève quand vous montez les deux jambes, n'hésitez pas à fléchir légèrement les genoux pour soutenir la région lombaire. Vous pouvez aussi travailler une jambe à la fois et attendre de vous être renforcée pour faire la posture avec les deux jambes.

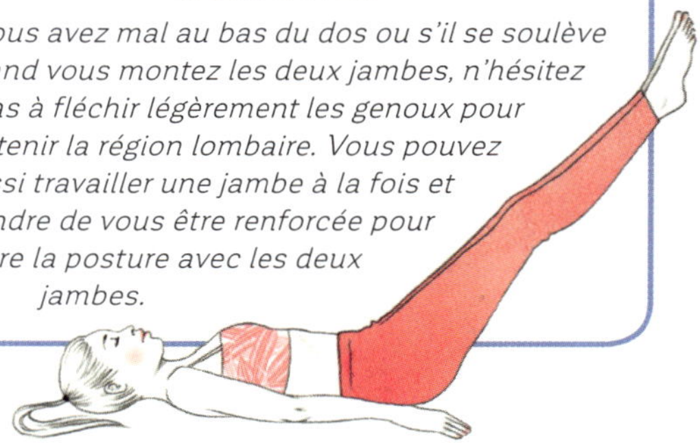

LE COBRA

Aujourd'hui, nous poursuivrons le travail de cet étirement en augmentant légèrement son intensité.

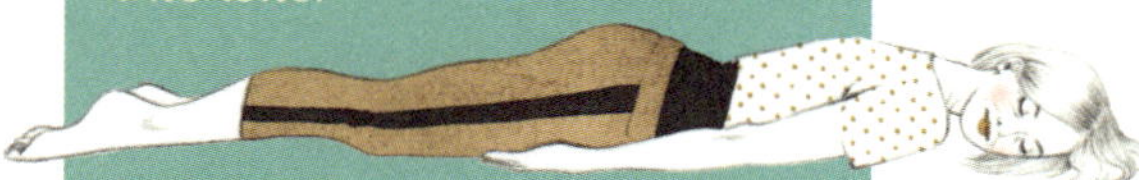

- Étire et renforce la colonne.
- Stimule le cerveau.
- Tonifie les systèmes respiratoire et digestif.
- Énergise les jambes.

1. Allongez-vous à plat ventre, la tête sur le côté, les bras le long du corps.

2. Tournez la tête et posez le front au sol. Placez les mains, paumes vers le bas, au niveau des épaules. Détendez les cuisses.

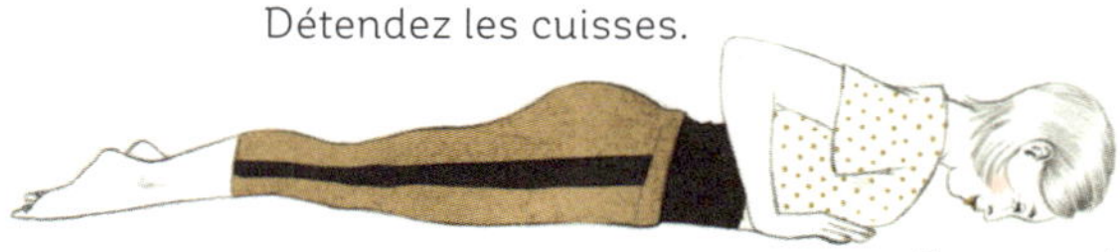

Front au sol

Ne basculez pas plus la tête plus que sur l'illustration : vous risqueriez de vous faire mal aux cervicales.

3. Poussez dans les mains et soulevez lentement le haut du corps dans la position de l'illustration. Si vous vous sentez très bien dans la posture, étirez-vous davantage.

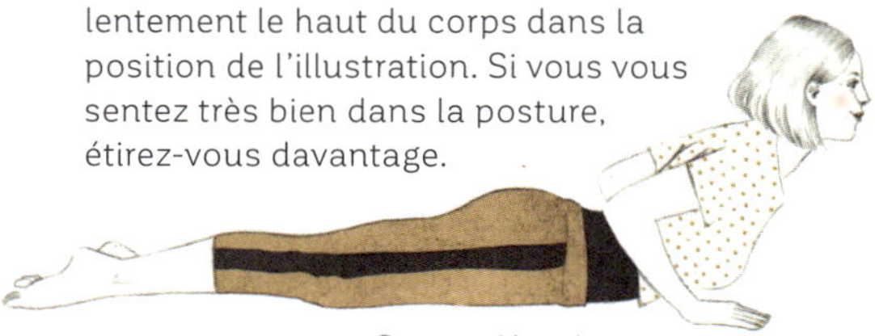

Cuisses détendues

4. Soulevez le haut du corps le plus loin possible tant que la posture reste confortable. Basculez en douceur la tête vers l'arrière jusqu'à ce que votre menton soit parallèle au sol. Comptez jusqu'à 15 en respirant bien dans la posture. Ramenez doucement le haut du corps au sol.

Quittez la posture si vous ressentez une gêne.

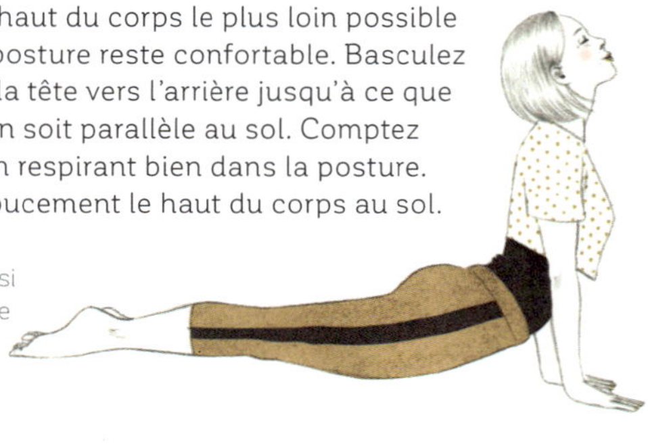

LE CADAVRE

Shavasana, ou le Cadavre, est la posture classique pour clore une séance de yoga. Le but est de relâcher complètement les tensions du mental et du corps, et d'atteindre un état de relaxation profonde.

- Détend le mental et le corps après l'exercice physique.
- Favorise la relaxation profonde.
- Réduit la fatigue.

1. Asseyez-vous au sol, pieds joints, jambes tendues devant vous et mains au sol à côté des hanches.

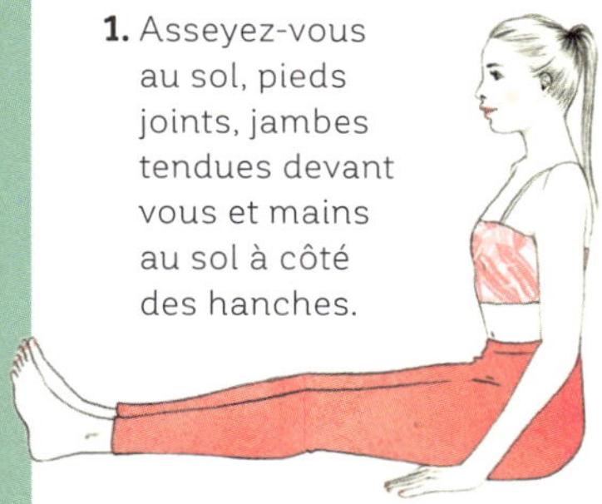

2. Allongez-vous lentement sur le dos.

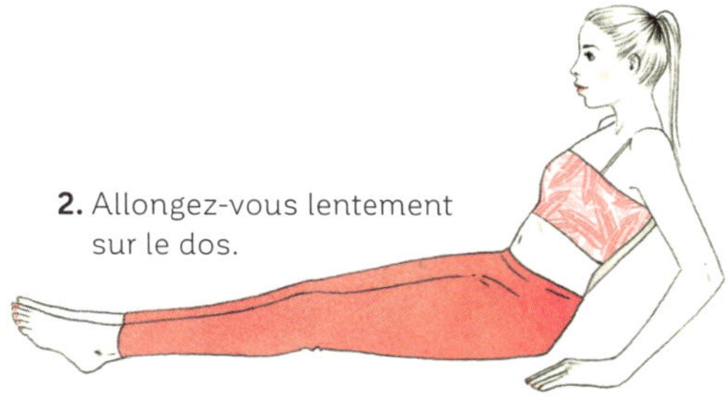

3. Relâchez les bras sur les côtés, paumes vers le haut. Relâchez les pieds sur les côtés. Fermez les yeux. En commençant par la plante des pieds, faites un scan mental de votre corps en détendant chaque articulation et chaque muscle que vous rencontrez. Restez concentrée sur votre respiration pendant que vous portez votre attention sur les différentes parties de votre corps. Quand on se concentre sur son souffle, l'esprit a moins tendance à vagabonder et on reste plus facilement présent. Invitez la paix et le silence dans votre mental, votre corps et votre âme. Détendez-vous 5 à 10 minutes dans la posture.

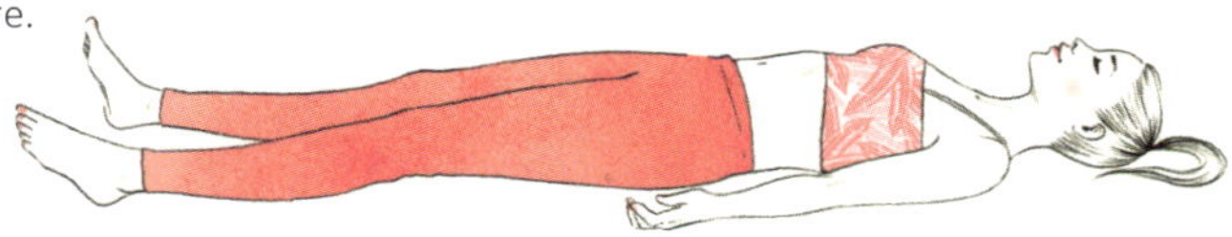

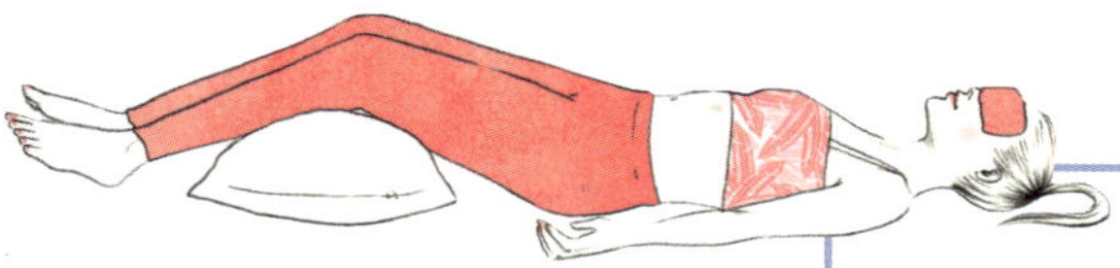

VARIANTES

Vous pouvez couvrir vos yeux avec un tissu. Si vous ressentez une gêne dans le bas du dos, placez un coussin ou un bolster sous vos genoux (ou soulevez-les un petit peu en écartant les pieds). Enfin, si vous avez froid, couvrez-vous avec une couverture légère.

LA ROUTINE DU JOUR

Nous avons ajouté six nouvelles postures à notre répertoire aujourd'hui. Enchaînez toutes les postures, sauf la dernière, dans un long mouvement fluide et gracieux. Puis, à la fin de la séquence, faites une seule fois la posture du Cadavre.

1. **LA RESPIRATION COMPLÈTE DEBOUT** ____ 5 fois
2. **LA FLEXION LATÉRALE** ____ 5 fois
3. **L'OUVERTURE DE LA POITRINE** ____ 5 fois
4. **LA FLEXION AVANT DEBOUT** ____ 5 fois
5. **LA FLEXION AVANT ASSISE** ____ 5 fois
6. **LA DEMI-TORSION** ____ 5 fois
7. **LA JAMBE LEVÉE** ____ 5 fois
8. **LE COBRA** ____ 5 fois
9. **LE CADAVRE** ____ 5 à 10 minutes

ÉLÉGANCE

JOUR 3

Il y a beaucoup à apprendre lors de cette première semaine de notre programme. C'est pour cette raison que nous divisons chaque séance en deux parties. Pendant la première partie, nous vous invitons à apprendre de nouveaux asanas et à perfectionner ceux que vous venez d'apprendre. Dans la seconde partie, nous vous proposons une routine de postures à répéter dans un long mouvement fluide. Pendant cette séquence, dirigez votre attention vers l'intérieur et oubliez les petits soucis de la vie quotidienne. Détendez votre mental, concentrez-vous sur votre corps et votre respiration, et faites chaque posture en douceur et avec grâce. Au fil des jours, vous remarquerez que vous commencez à adopter cette manière d'être dans d'autres moments de votre vie, que la grâce et l'élégance gagnent vos mouvements et votre posture de tous les jours.

LA FLEXION LATÉRALE

Cet étirement des hanches est un très bon exercice d'échauffement. Essayez d'aller un peu plus loin qu'hier.

- Allonge la colonne.
- Cible les « poignées d'amour ».
- Tonifie les bras.

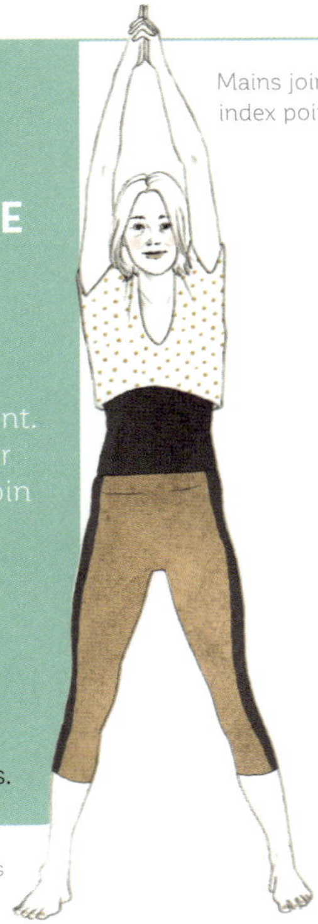
Mains jointes, index pointés
Faites un saut ou un pas pour écarter les pieds.

1. Mettez-vous dans la Montagne, mains sur les côtés. Faites un saut ou un pas de sorte à avoir les pieds écartés d'une soixantaine de centimètres. Sur une inspiration, levez les bras avec grâce. Joignez les mains au-dessus de la tête, en serrant celle-ci entre vos biceps. Les index sont tendus, les autres doigts repliés.

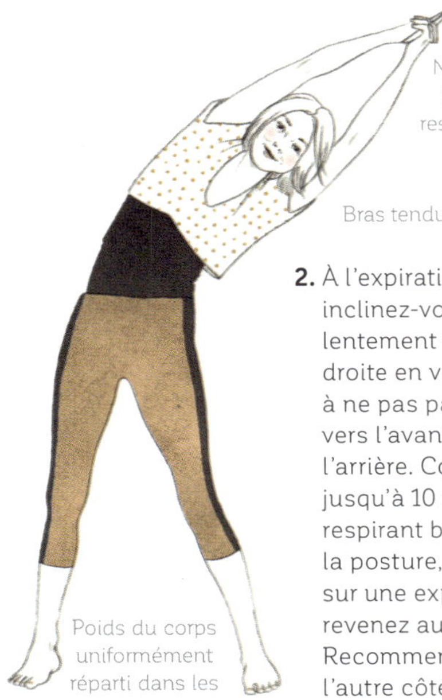
N'allez pas trop loin, respectez vos limites.
Bras tendus
Poids du corps uniformément réparti dans les deux pieds

2. À l'expiration, inclinez-vous lentement vers la droite en veillant à ne pas partir vers l'avant ni vers l'arrière. Comptez jusqu'à 10 en respirant bien dans la posture, puis, sur une expiration, revenez au centre. Recommencez de l'autre côté.

LE TRIANGLE

Le Triangle, ou *Trikosana*, est un puissant asana qui tonifie le corps entier. Il lui apporte de la force et de l'endurance. Nous commençons aujourd'hui avec une version douce.

- Allonge et renforce la colonne.
- Tonifie les jambes.
- Stimule le foie, la rate et les reins.
- Apporte force et détermination.

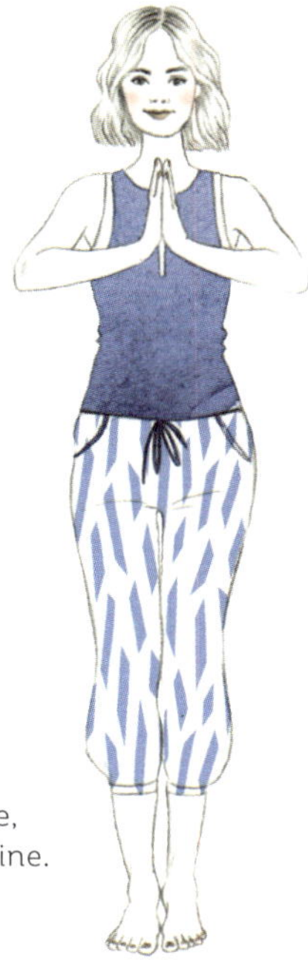

1. Mettez-vous dans la Montagne, paumes jointes devant la poitrine.

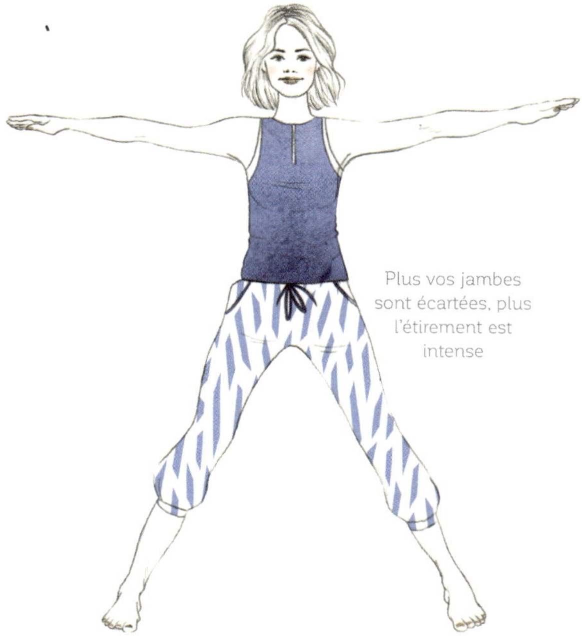
Plus vos jambes sont écartées, plus l'étirement est intense

2. Écartez les pieds à environ 60-90 centimètres de distance. Sur une inspiration, levez les bras au niveau des épaules, paumes vers le bas.

3. Tournez la jambe et le pied droits à 90° vers le côté. Tournez le pied gauche légèrement vers le talon droit.

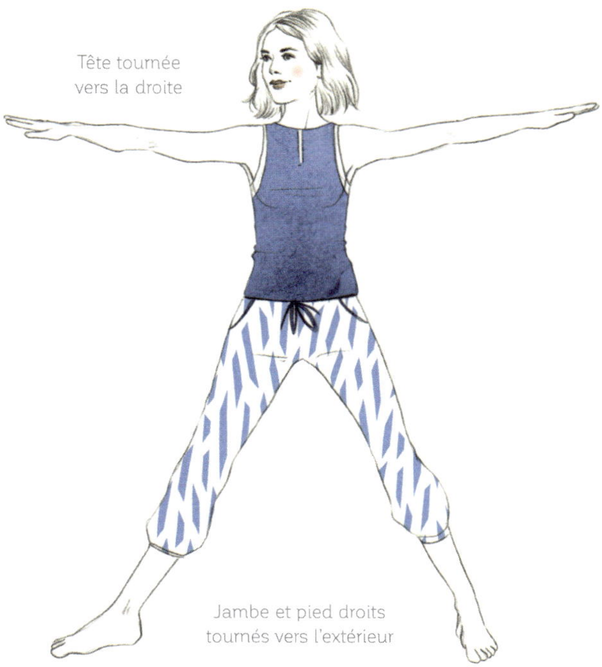
Tête tournée vers la droite
Jambe et pied droits tournés vers l'extérieur

4. Placez la main gauche sur la hanche. Sur une expiration, glissez la main droite le long de la jambe droite, vers le bas. Allez le plus loin possible sans forcer. Gardez la poitrine ouverte. Faites 3 à 5 respirations dans la posture. Recommencez de l'autre côté.

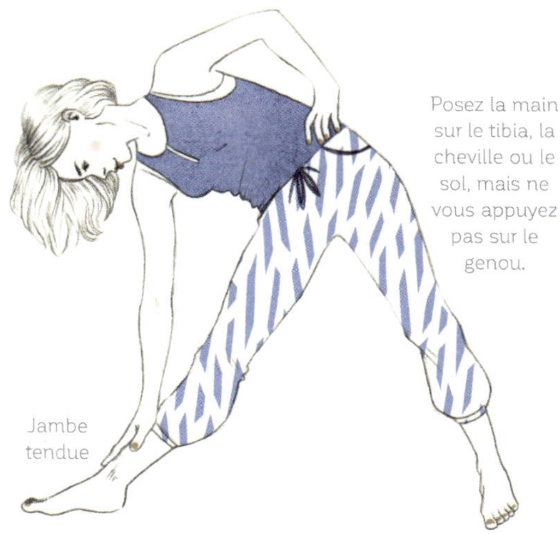
Posez la main sur le tibia, la cheville ou le sol, mais ne vous appuyez pas sur le genou.
Jambe tendue

LA FLEXION AVANT DEBOUT

Revenons à cet étirement intense. Sans forcer, essayez d'approcher votre nez un petit peu plus qu'hier de vos genoux.

- Renforce les muscles du dos.
- Étire les ischio-jambiers.
- Tonifie les organes digestifs.
- Soulage les maux de tête.

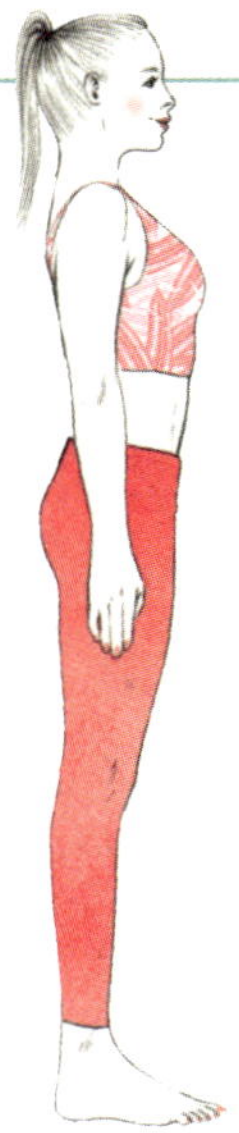

1. Mettez-vous dans la Montagne, les pieds un petit peu écartés.

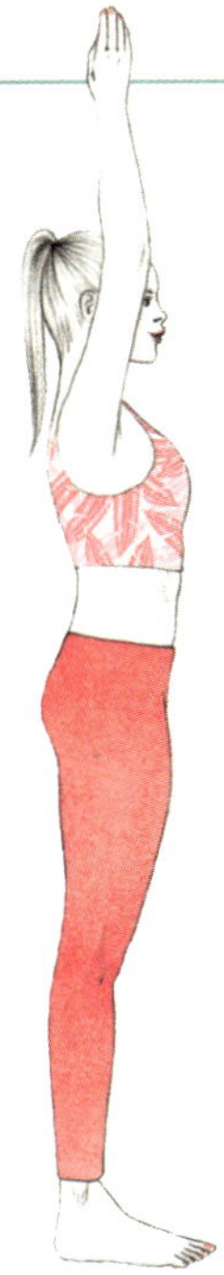

2. Sur une inspiration, levez les bras au-dessus de la tête, bras parallèles et paumes tournées vers l'intérieur.

3. À l'expiration, pivotez vers l'avant à partir des hanches. Saisissez vos coudes et approchez le nez le plus possible de vos genoux en restant dans une position confortable. Si l'étirement est trop intense, fléchissez légèrement les genoux. Comptez jusqu'à 20 en respirant bien dans la posture.

Dans la posture complète, les genoux sont tendus. Au début, vous pouvez les fléchir légèrement

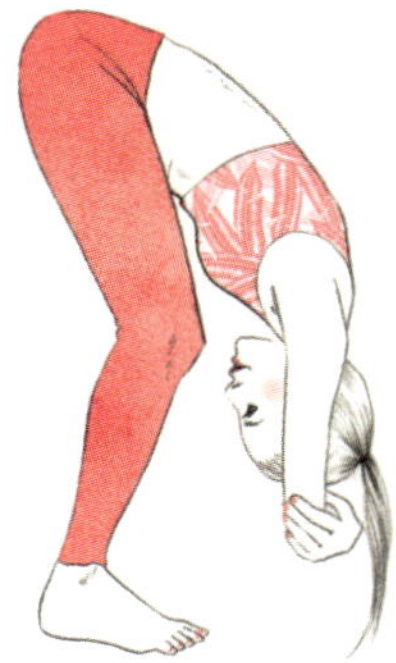

Penchez-vous à partir des hanches, dans un mouvement de pivot, en gardant le dos droit.

Pour quitter la posture, placez les mains sur les hanches et, sur une expiration, redressez lentement le haut du corps pour revenir en position debout.

LE GUERRIER II

La posture du Guerrier II, ou *Virabhadrasana II*, est une fente avant douce qui ouvre la poitrine, les épaules et les hanches, et tonifie les jambes.

- Renforce les hanches.
- Tonifie les jambes.
- Ouvre et renforce le thorax et les épaules.
- Tonifie l'abdomen.

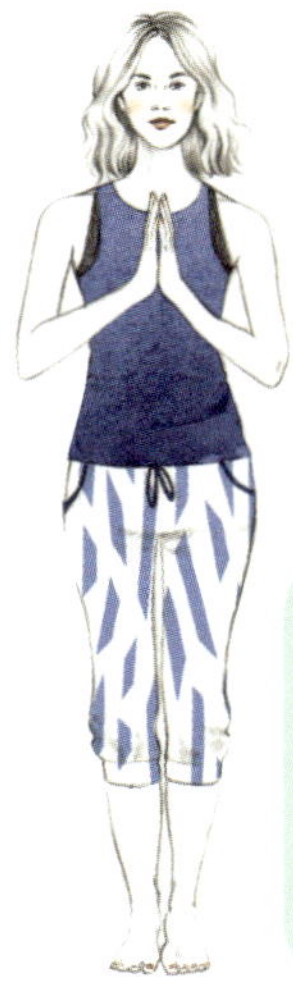

1. Mettez-vous dans la Montagne, paumes de main pressées l'une contre l'autre devant la poitrine.

Ne faites pas cette posture si vous avez un problème au genou.

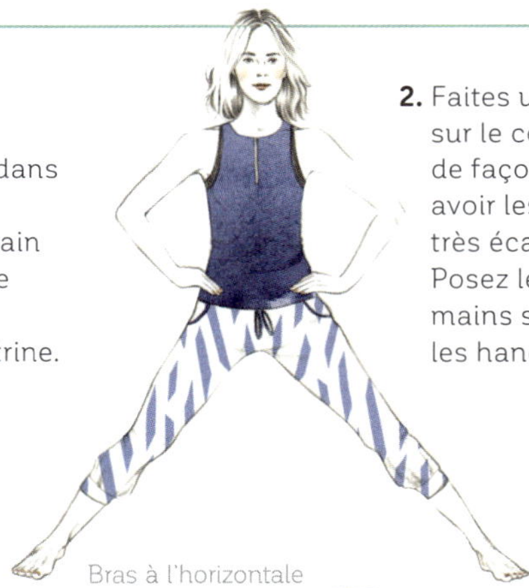

2. Faites un pas sur le côté de façon à avoir les pieds très écartés. Posez les mains sur les hanches.

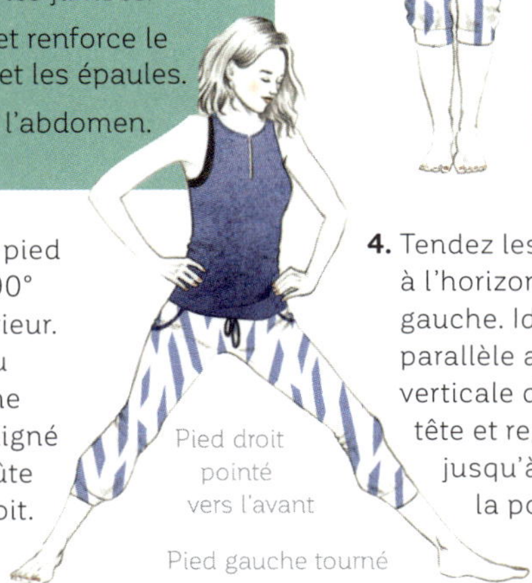

3. Tournez le pied gauche à 90° vers l'extérieur. Le talon du pied gauche doit être aligné avec la voûte du pied droit.

Pied droit pointé vers l'avant

Pied gauche tourné vers l'extérieur

Bras à l'horizontale à la hauteur des épaules

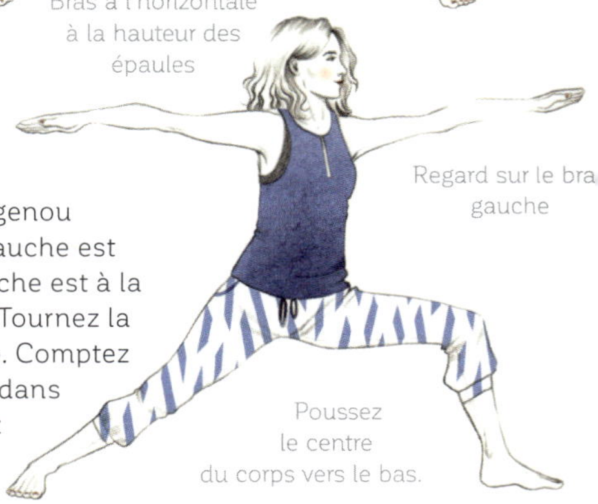

Regard sur le bras gauche

4. Tendez les bras sur les côtés, à l'horizontale, et fléchissez le genou gauche. Idéalement la cuisse gauche est parallèle au sol et le genou gauche est à la verticale de la cheville gauche. Tournez la tête et regardez le bras gauche. Comptez jusqu'à 10 en respirant bien dans la posture. Recommencez de l'autre côté.

Poussez le centre du corps vers le bas.

L'ÉTIREMENT DE LA NUQUE

Cette posture soulage les raideurs dans la nuque et les épaules.

- Soulage les tensions dans la nuque et les épaules.
- Apaise les maux de tête.
- Favorise la relaxation.

Ne faites pas de cercles complets avec votre tête : vous exerceriez une pression excessive sur votre colonne et votre système nerveux.

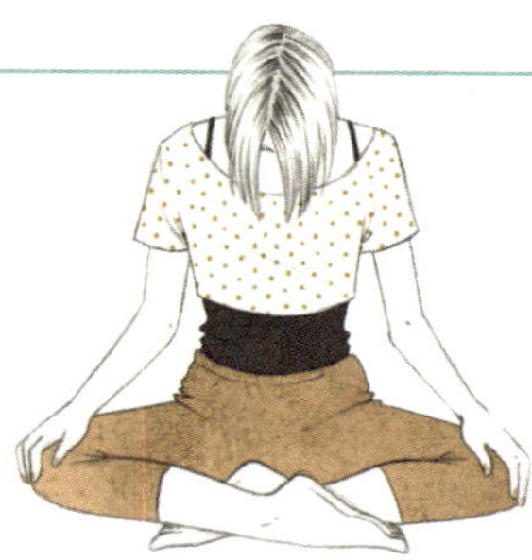

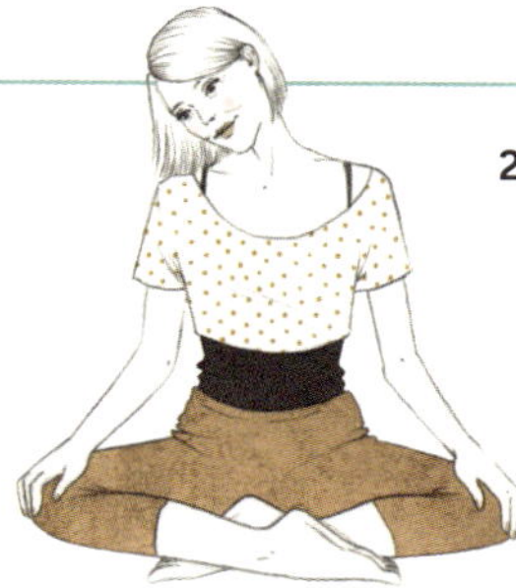

1. Asseyez-vous au sol, les jambes en Demi-Lotus, en Lotus ou simplement en tailleur. Gardez la colonne vertébrale droite et relâchez la tête en douceur vers l'avant de sorte à poser le menton sur la poitrine.

2. Roulez la tête vers la droite, en approchant votre oreille droite de votre épaule droite.

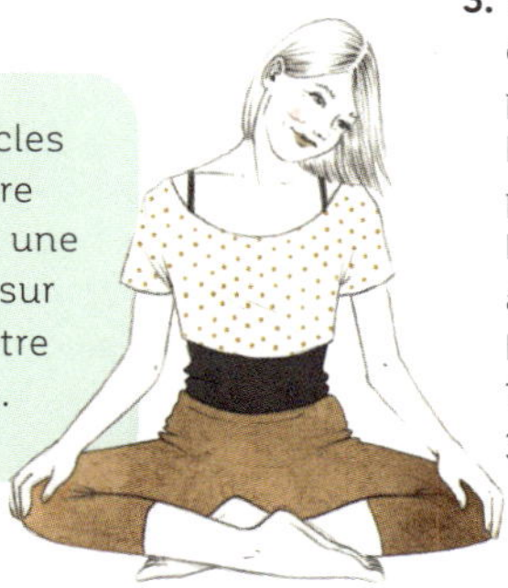

3. Roulez la tête dans l'autre sens pour ramener le menton à la poitrine, puis l'oreille gauche à côté de l'épaule gauche. Recommencez 3 à 5 fois.

4. Relâchez le menton vers la poitrine, puis levez le menton et la tête pour dénouer les tensions dans la nuque. Recommencez 3 à 5 fois.

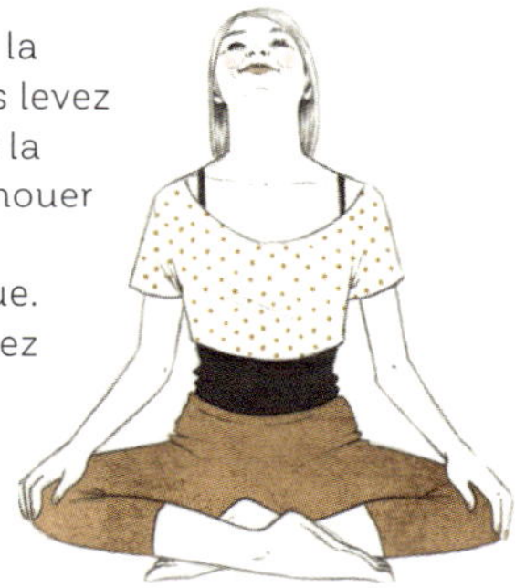

L'ANGLE LIÉ

Cet étirement, de son nom sanskrit *Baddha Konasana*, ouvre les hanches et allonge les muscles de l'intérieur des cuisses.

- Stimule les appareils urinaire et reproducteur.
- Soulage les troubles menstruels.
- Étire les muscles des cuisses.
- Soulage les dépressions légères.

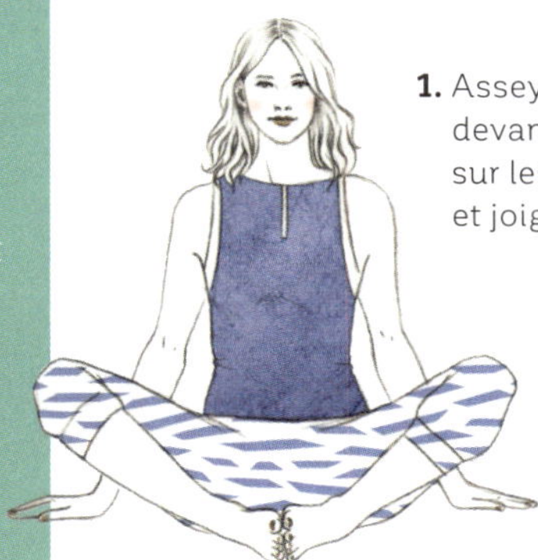

1. Asseyez-vous en tendant les jambes devant vous, les mains posées au sol sur les côtés. Pliez les genoux et joignez les plantes de pied.

2. Ramenez les mains vers l'avant et saisissez vos pieds.

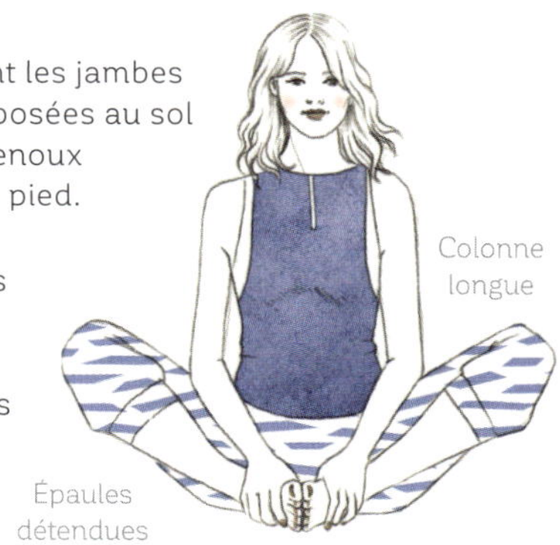

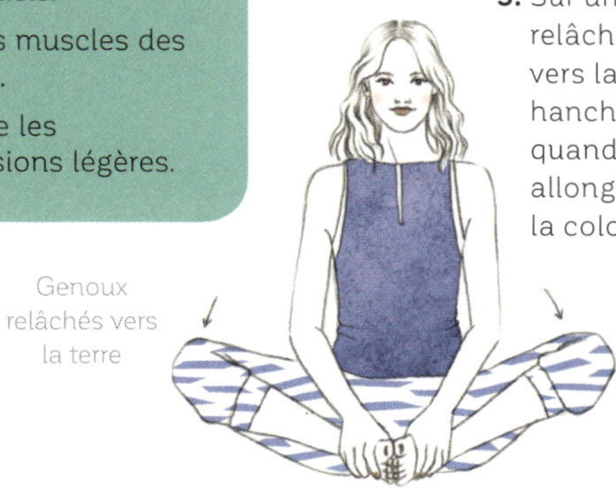

3. Sur une expiration, relâchez les genoux vers la terre. Vos hanches s'ouvriront quand vous allongerez la colonne.

4. Pour quitter la posture, remontez les genoux devant la poitrine et glissez les mains jusqu'aux genoux.

Ne faites pas cet asana si vous avez des problèmes à l'aine, à la hanche ou au genou.

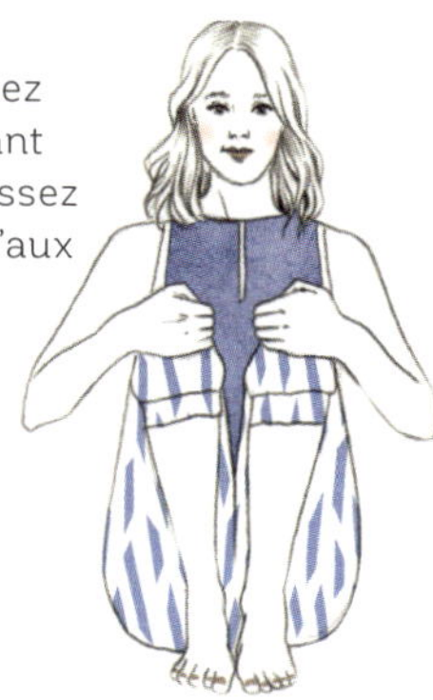

LA DEMI-TORSION

Aujourd'hui, refaites cette Demi-Torsion douce en restant si possible un peu plus longtemps qu'hier dans la position finale.

- Masse les organes digestifs et favorise l'élimination.
- Stimule la circulation lymphatique.
- Renforce le système immunitaire.
- Apaise le système nerveux.

1. Asseyez-vous au sol, pieds joints, jambes tendues devant vous. Placez les mains au sol à côté des hanches.

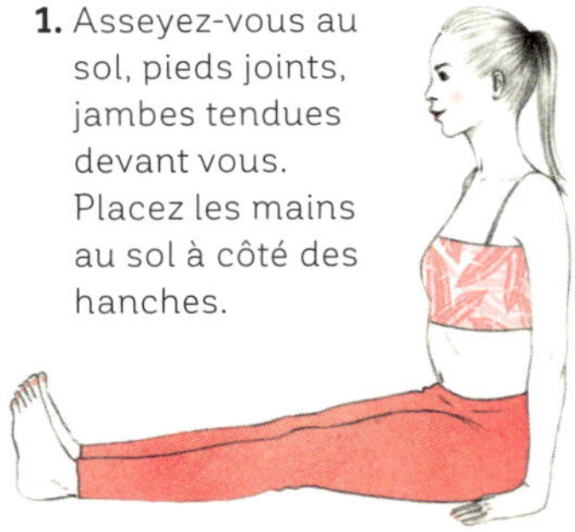

2. Sur une inspiration, allongez la colonne et poussez les ischions dans le sol. À l'expiration, fléchissez le genou droit et tirez-le vers la poitrine. Placez le pied droit au sol juste à côté du genou gauche.

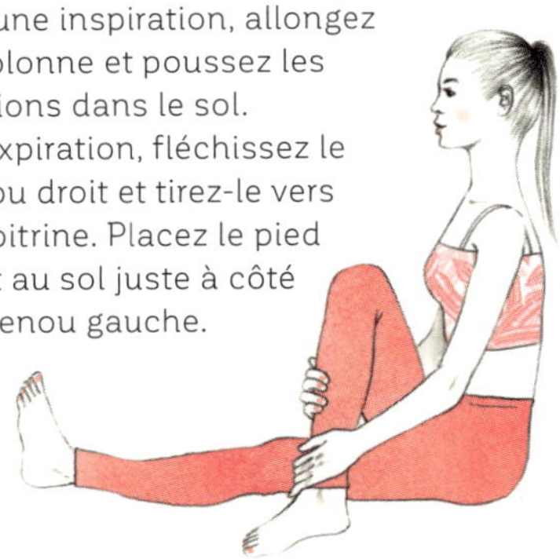

3. Posez la main droite au sol derrière vous et saisissez le genou gauche avec la main gauche.

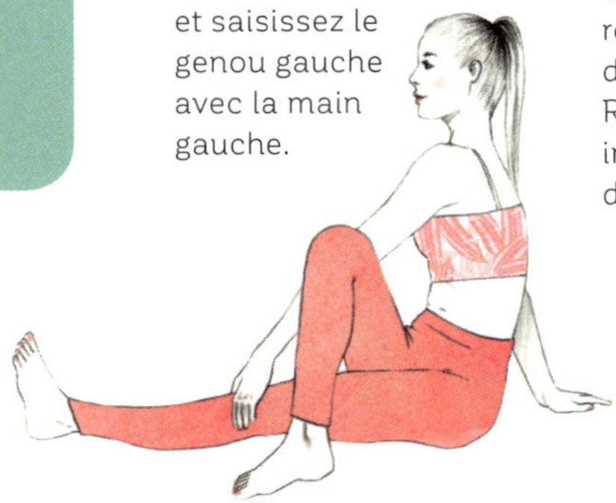

4. Tournez doucement la tête et la nuque vers la droite en regardant si possible au-dessus de l'épaule. Comptez jusqu'à 15. Revenez dans la position initiale et recommencez de l'autre côté.

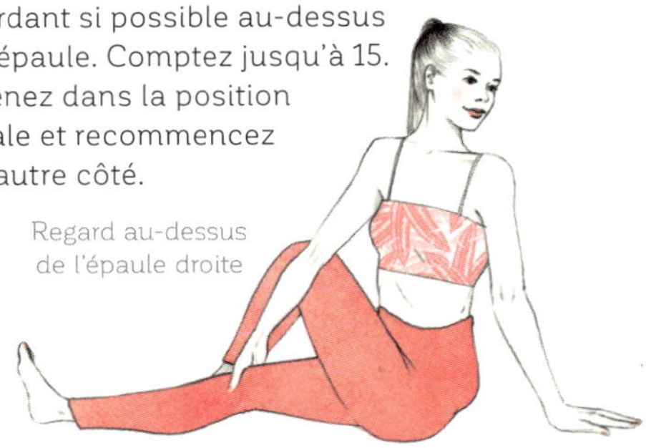

L'ARC

La posture de l'Arc, ou *Dhanurasana*, est une puissante flexion arrière. Aujourd'hui, nous commencerons avec une variante plus douce que la posture complète.

- Renforce la colonne.
- Tonifie le corps entier.
- Ouvre les poumons.
- Améliore la circulation.

1. Allongez-vous à plat ventre, la tête sur un côté.

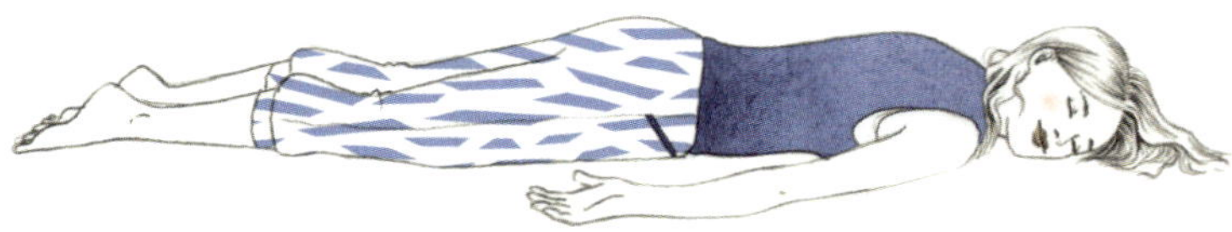

2. Tournez la tête vers l'avant et, sur une inspiration, décollez doucement la poitrine, la tête, les bras et les jambes du sol. Comptez jusqu'à 5 en respirant bien dans la posture, puis ramenez les jambes et le haut du corps au sol.

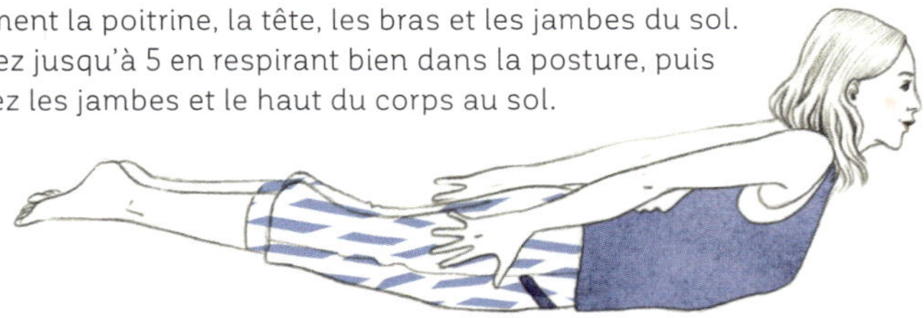

Ne faites pas cette posture si vous avez de l'hypertension artérielle, des troubles cardiaques, des problèmes ou des douleurs dans le bas du dos.

LE DEMI-PONT

Le Demi-Pont, ou *Setu Bandhasana*, est une flexion arrière relativement facile. Aujourd'hui, nous allons pratiquer une version douce de la posture classique.

- Ouvre la poitrine.
- Soulage les douleurs menstruelles.
- Stimule la thyroïde.
- Énergise, tonifie et renforce les fesses et les jambes.

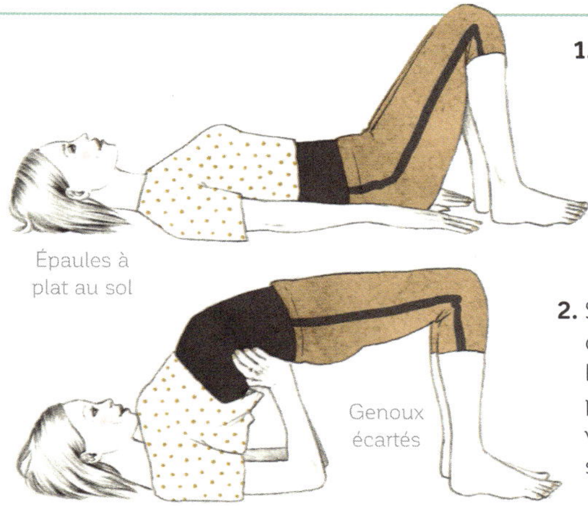

1. Allongez-vous sur le dos, genoux fléchis et pieds à plat au sol, bras le long du corps, paumes vers le bas.

2. Sur une expiration, soulevez doucement les hanches et le bas du dos. Vous pouvez placer vos mains sous vos hanches pour vous soutenir.

Ne faites pas cet asana si vous avez un problème aux cervicales. Dans cette posture, il ne faut pas mettre de coussin ou d'autre support sous la nuque.

LE CADAVRE

Une fois que vous avez fait toutes les postures d'aujourd'hui et que vous avez fini la routine ci-dessous, prenez 5 à 10 minutes pour bien vous relaxer dans la posture du Cadavre.

- Masse les organes digestifs et favorise l'élimination.
- Stimule la circulation lymphatique.
- Renforce le système immunitaire.
- Apaise le système nerveux.

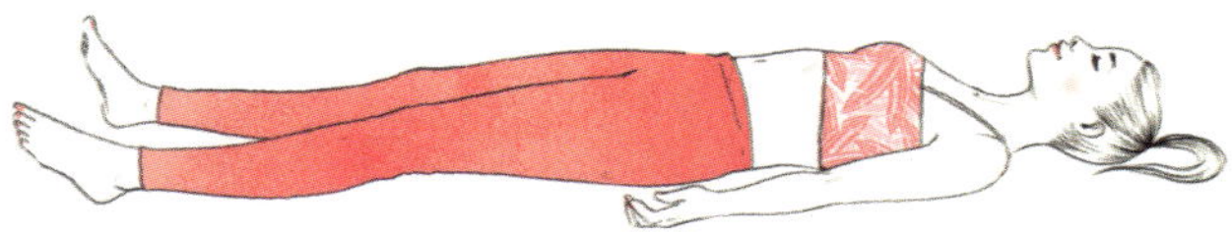

1. Relâchez les bras le long du corps, paumes vers le haut. Relâchez les pieds sur les côtés. Fermez les yeux. Scannez tout votre corps depuis les plantes de pied jusqu'au sommet de la tête, en détendant chaque articulation et chaque muscle de bas en haut. Invitez la paix dans votre mental et votre corps. Concentrez-vous sur votre souffle pour faire le vide dans votre esprit et rester présent. Détendez-vous 5 à 10 minutes dans la posture.

LA ROUTINE DU JOUR

Une fois que vous avez appris les postures d'aujourd'hui, enchaînez-les dans un grand mouvement de danse fluide. Clôturez votre séquence par la posture du Cadavre.

1. **LA FLEXION LATÉRALE** ________ 5 fois
2. **LE TRIANGLE** ________ 5 fois
3. **LA FLEXION AVANT DEBOUT** ________ 5 fois
4. **LE GUERRIER II** ________ 5 fois
5. **L'ÉTIREMENT DE LA NUQUE** ________ 5 fois
6. **L'ANGLE LIÉ** ________ 5 fois
7. **LA DEMI-TORSION** ________ 5 fois
8. **L'ARC** ________ 5 fois
9. **LE DEMI-PONT** ________ 5 fois
10. **LE CADAVRE** ________ 5 à 10 minutes

SOMMEIL

JOUR 4

À mesure que vous progressez dans ce programme de 30 jours, vous prenez conscience de l'un des plus grands bienfaits du yoga : vous avez un meilleur sommeil. Les experts du sommeil recommandent aux adultes de dormir sept à neuf heures par nuit, mais nous sommes nombreuses à avoir du mal à dormir ou à dormir mal parce que nos journées nous laissent stressées et anxieuses, incapables de suffisamment nous détendre pour bien dormir. Des recherches montrent que le yoga est un traitement efficace contre l'insomnie parce qu'il fait travailler sur les tensions physiques et psychologiques qui empêchent de bien dormir. Au fil des jours, vous remarquez que vous avez moins de mal à vous endormir, que vous dormez plus longtemps sans vous réveiller et que vous vous réveillez plus reposée. Après une bonne nuit de sommeil, nous nous sentons calmes mais alertes, plus à même de gérer ses problèmes, et plus ouvertes aux joies de la vie quotidienne.

LA RESPIRATION COMPLÈTE DEBOUT

Aujourd'hui, nous commençons de nouveau par cet étirement simple qui associe le souffle et le mouvement.

- Augmente l'énergie et la concentration.
- Renforce la colonne.
- Tonifie les bras et le haut du corps.
- Améliore l'équilibre et la posture.

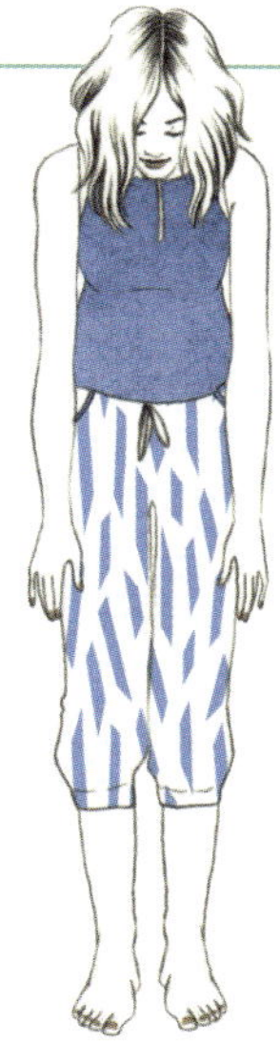

1. Mettez-vous dans la Montagne. Expirez lentement par le nez, en contractant l'abdomen et en détendant les épaules et le cou. Relâchez le menton sur la poitrine.

2. Prenez une longue et profonde inspiration en levant lentement le menton et les bras, paumes tournées vers le haut. Quand vous soulevez vos bras, vos poumons s'ouvrent et laissent entrer l'air.

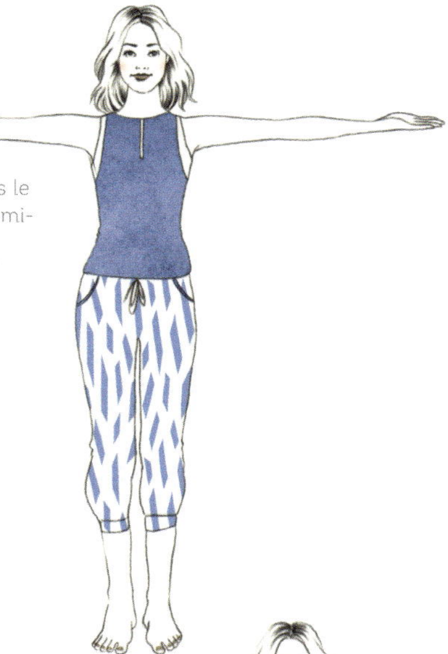

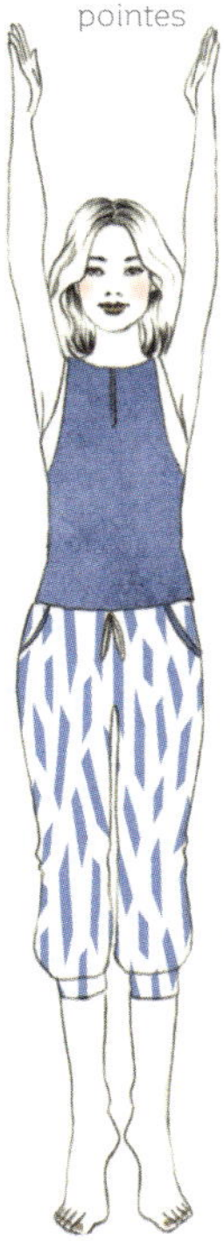

Bras tendus vers le ciel, pieds en demi-pointes

3. Montez sur la pointe des pieds et, en même temps, tendez les bras vers le ciel. Si vous vous en sentez capable, joignez les mains. Comptez jusqu'à 5.

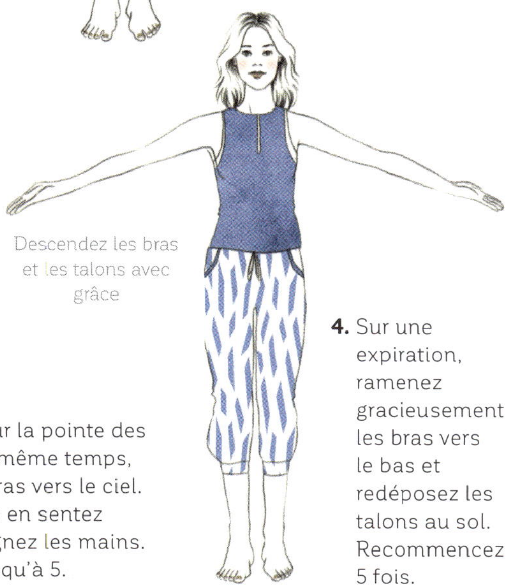

Descendez les bras et les talons avec grâce

4. Sur une expiration, ramenez gracieusement les bras vers le bas et redéposez les talons au sol. Recommencez 5 fois.

L'OUVERTURE DE LA POITRINE

Essayez d'aller un peu plus loin dans cet étirement, à la fois quand vous étirez votre dos vers l'arrière et quand vous vous fléchissez en avant vers les genoux.

- Tonifie et raffermit les bras et le buste.
- Soulage les tensions dans la nuque et les épaules.
- Réaligne la colonne.

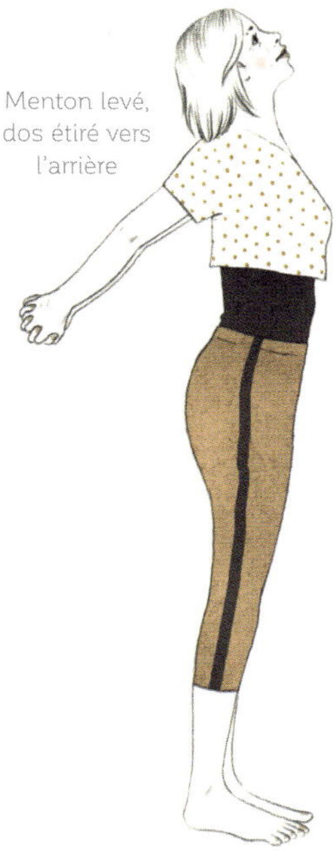

Menton levé, dos étiré vers l'arrière

Jambes tendues

1. Mettez-vous dans la Montagne les pieds légèrement écartés. Levez les bras devant vous à la hauteur des épaules, puis amenez-les derrière vous et saisissez vos mains. Étirez votre dos vers l'arrière pour ouvrir la poitrine. Comptez jusqu'à 10 en respirant bien dans la posture.

2. Pivotez doucement le haut du corps vers l'avant en levant les bras derrière le dos. Peu importe jusqu'où vous pouvez aller, concentrez-vous sur l'étirement et écoutez votre corps pour éviter d'aller trop loin. Comptez jusqu'à 20 en respirant bien. Puis, sur une expiration, redressez le haut du corps.

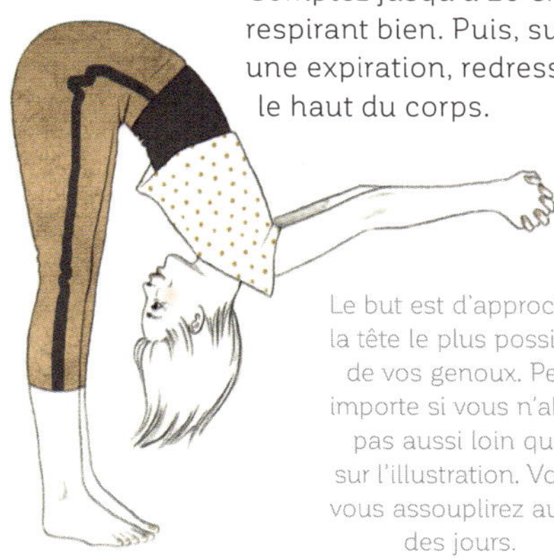

Le but est d'approcher la tête le plus possible de vos genoux. Peu importe si vous n'allez pas aussi loin que sur l'illustration. Vous vous assouplirez au fil des jours.

LA DÉESSE

La Déesse, ou *Utkata Konasana*, est une posture d'ouverture des hanches qui renforce les hanches et les cuisses.

- Tonifie, raffermit les bras et le buste.
- Soulage les tensions dans la nuque et les épaules.
- Réaligne la colonne.

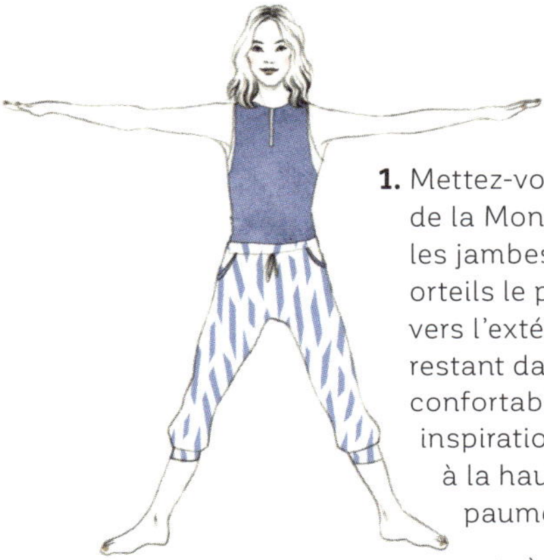

1. Mettez-vous dans la posture de la Montagne. Écartez les jambes en tournant les orteils le plus loin possible vers l'extérieur, tout en restant dans une posture confortable. Sur une inspiration, levez les bras à la hauteur des épaules, paumes vers le bas.

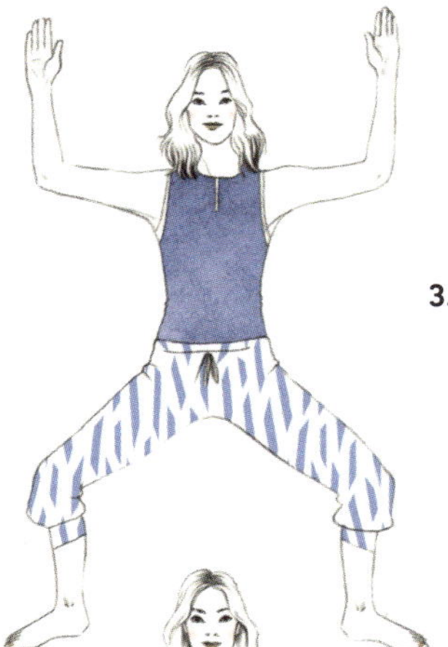

2. À l'expiration, descendez le bassin dans un « squat ». Pliez les bras à 90°, paumes tournées vers l'avant.

3. Ne laissez pas vos genoux partir vers l'avant pour les protéger. Vos hanches s'ouvriront quand vous allongerez la colonne. Si vous voulez reposer vos bras, joignez les paumes en prière. Gardez la posture pendant 30 secondes.

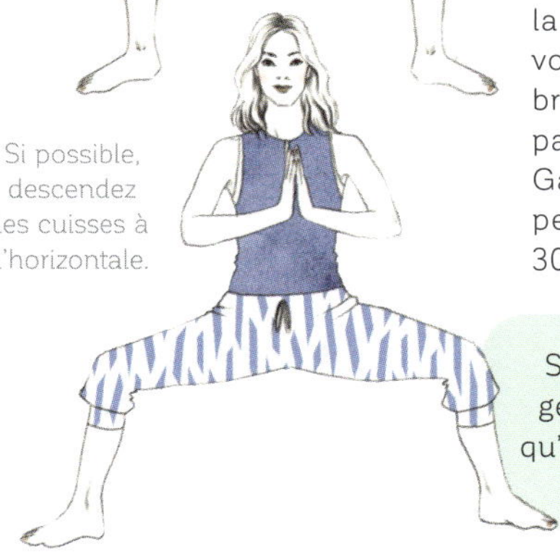

Si possible, descendez les cuisses à l'horizontale.

Si vous avez eu une intervention chirurgicale au genou ou à la hanche, ne pratiquez cette posture qu'avec l'accord de votre médecin. En cas de doute, ne la faites pas.

LA FLEXION AVANT DEBOUT

La Flexion avant debout, ou *Uttanasana*, étire la colonne vertébrale et les ischio-jambiers. Aujourd'hui, nous pratiquerons une version douce de cette posture classique.

- Renforce les muscles du dos.
- Étire les ischio-jambiers.
- Tonifie les organes digestifs.
- Soulage les maux de tête.

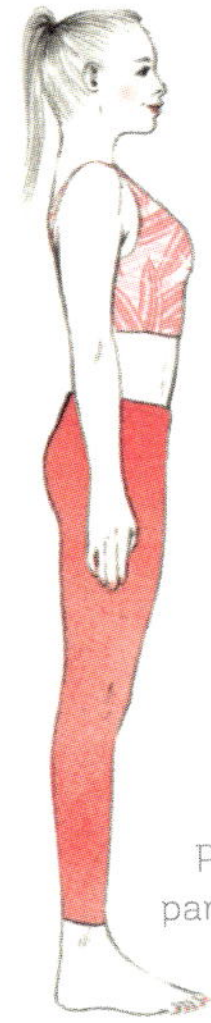

Pieds parallèles

1. Mettez-vous dans la posture de la Montagne, les pieds un petit peu écartés.

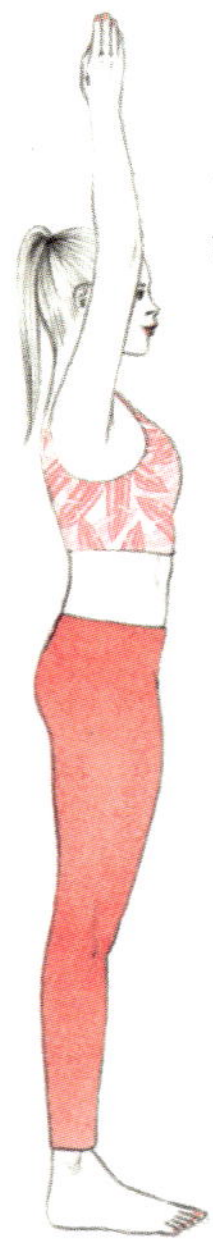

Pivotez à partir des hanches, jambes tendues.

2. Sur une inspiration, levez les bras au-dessus de la tête. Vos bras sont parallèles et vos paumes tournées vers l'intérieur.

3. À l'expiration, pivotez vers l'avant à partir des hanches. Saisissez vos coudes et approchez le nez le plus possible de vos genoux en restant dans une position confortable. Si l'étirement est trop intense, fléchissez légèrement les genoux. Comptez jusqu'à 20 en respirant bien dans la posture.

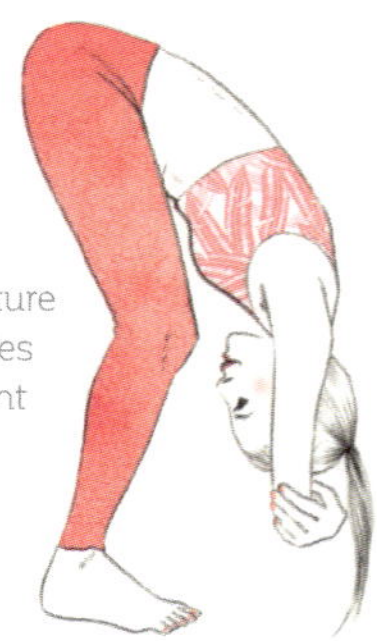

Dans la posture complète, les genoux sont tendus.

Pour l'instant, vous pouvez légèrement les plier.

L'ÉTIREMENT DE LA NUQUE

Pensez bien à bouger lentement et en douceur dans cette posture, le but étant de dénouer les tensions accumulées dans la nuque et les épaules.

- Soulage les tensions dans la nuque et les épaules.
- Apaise les maux de tête.
- Favorise la relaxation.

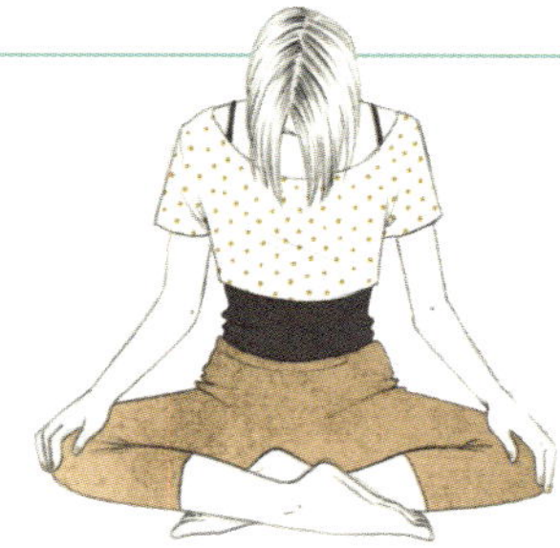

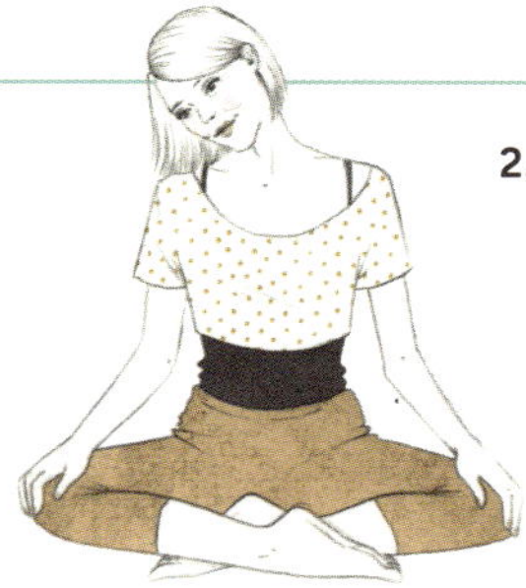

1. Asseyez-vous au sol, les jambes en Demi-Lotus, en Lotus ou simplement en tailleur. Gardez la colonne droite et relâchez la tête vers l'avant de façon à poser le menton sur la poitrine.

2. Roulez la tête vers la droite, en approchant l'oreille droite de l'épaule droite.

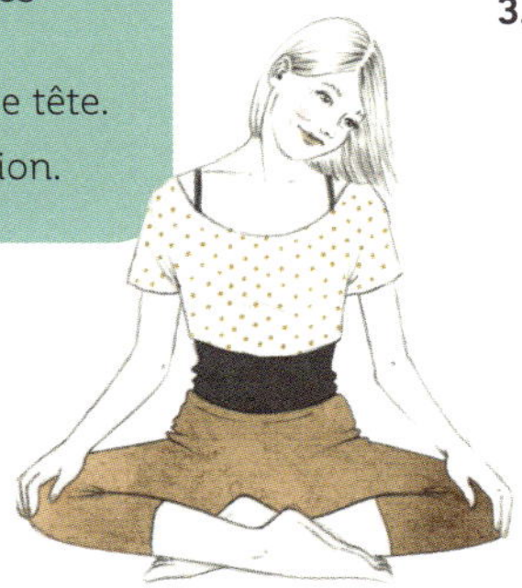

3. Roulez la tête dans l'autre sens pour ramener le menton à la poitrine, puis l'oreille gauche à côté de l'épaule gauche. Recommencez 3 à 5 fois.

4. Relâchez le menton vers la poitrine, puis relevez le menton et la tête pour dénouer les tensions dans la nuque. Recommencez 3 à 5 fois.

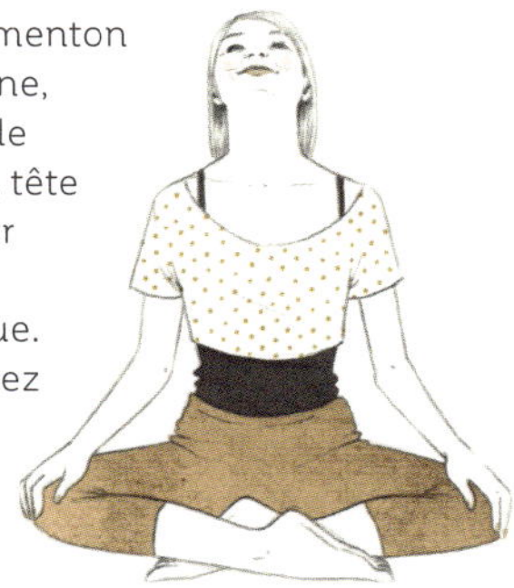

LA FLEXION AVANT ASSISE

Revenons à cette Flexion avant assise en essayant d'aller un peu plus loin dans l'étirement. En douceur, sans forcer, amenez la tête le plus près possible des genoux.

- Renforce la colonne.
- Améliore la digestion.
- Lutte contre l'infertilité, l'hypertension. artérielle et l'insomnie
- Soulage les douleurs menstruelles et les symptômes de la ménopause.

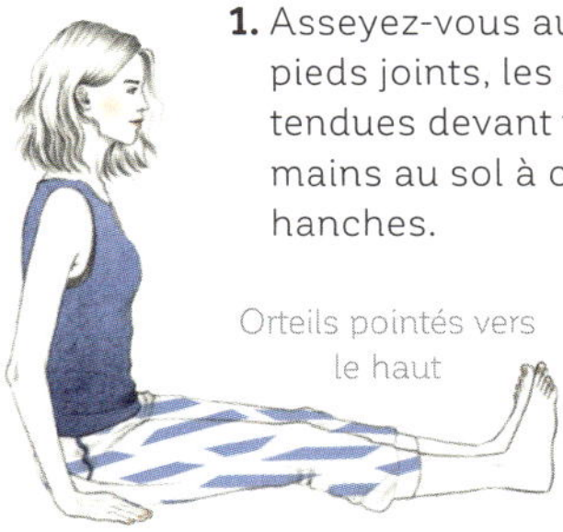

1. Asseyez-vous au sol, les pieds joints, les jambes tendues devant vous et les mains au sol à côté des hanches.

2. Sur une inspiration, levez gracieusement les bras au-dessus de la tête. Montez le regard en étirant doucement le dos vers l'arrière. Faites 2 ou 3 respirations dans cette posture.

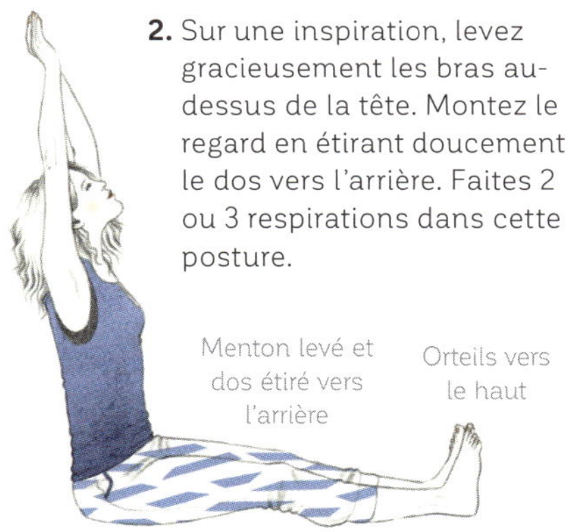

3. Sur une expiration, abaissez lentement les bras et penchez-vous vers l'avant pour saisir vos genoux.

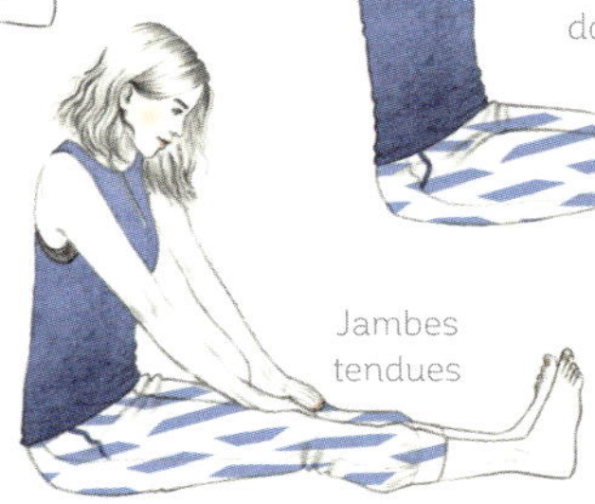

4. Pliez les coudes vers l'extérieur en amenant le buste vers les genoux. Si vous le pouvez, allez un peu plus loin dans l'étirement. Comptez jusqu'à 15. Redressez-vous lentement pour revenir dans la position initiale.

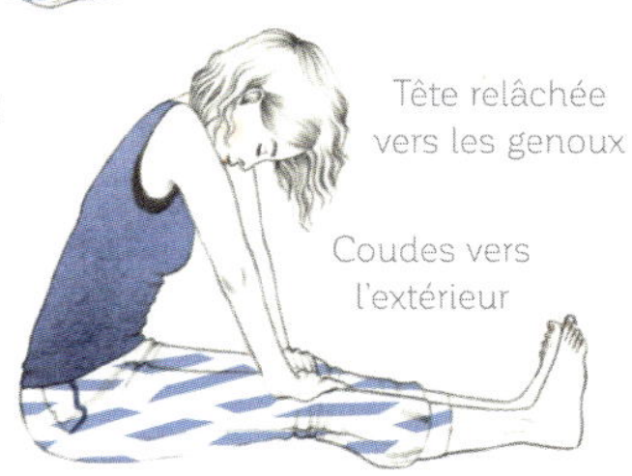

LA POSTURE DE LA JAMBE LEVÉE

Cette posture douce fait des merveilles sur les abdos tout en renforçant le bas du dos.

- Renforce la musculature du ventre.
- Améliore la digestion.
- Renforce les muscles du dos, des hanches et des cuisses.
- Énergise les organes reproducteurs.

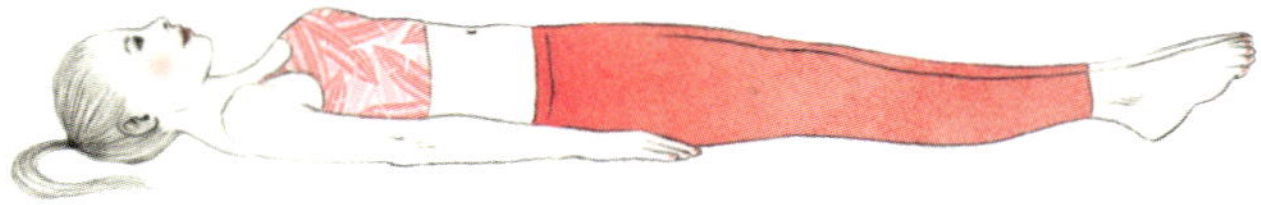

1. Allongez-vous sur le dos, les jambes et les bras tendus. Vos pieds sont joints et vos mains sont posées au sol, à côté des cuisses, paumes vers le bas.

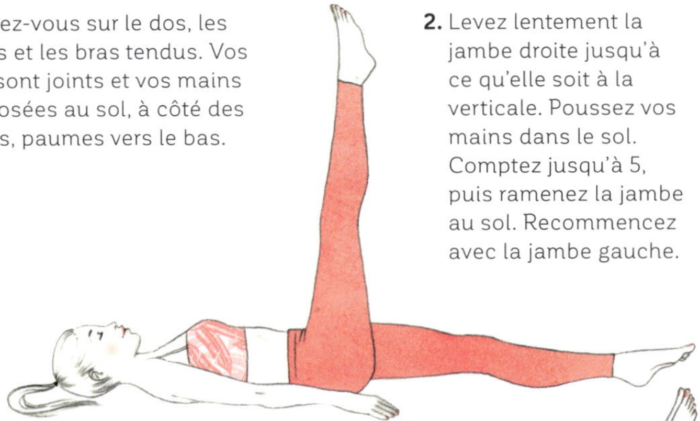

2. Levez lentement la jambe droite jusqu'à ce qu'elle soit à la verticale. Poussez vos mains dans le sol. Comptez jusqu'à 5, puis ramenez la jambe au sol. Recommencez avec la jambe gauche.

3. Soulevez lentement les deux jambes, sans plier les genoux, jusqu'à ce qu'elles soient à la verticale. Comptez jusqu'à 5.

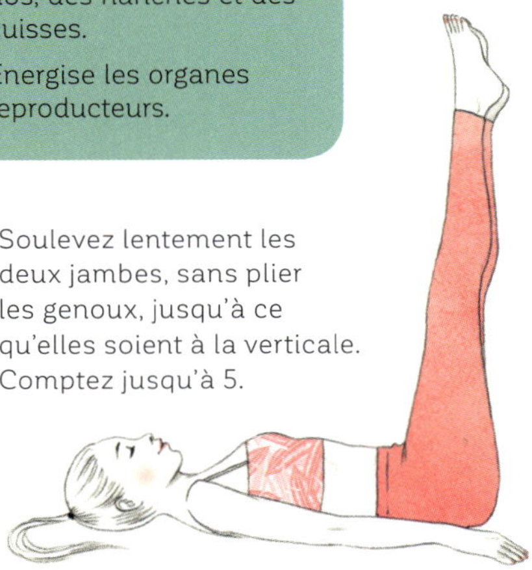

4. Ramenez doucement les jambes au sol sans plier les genoux.

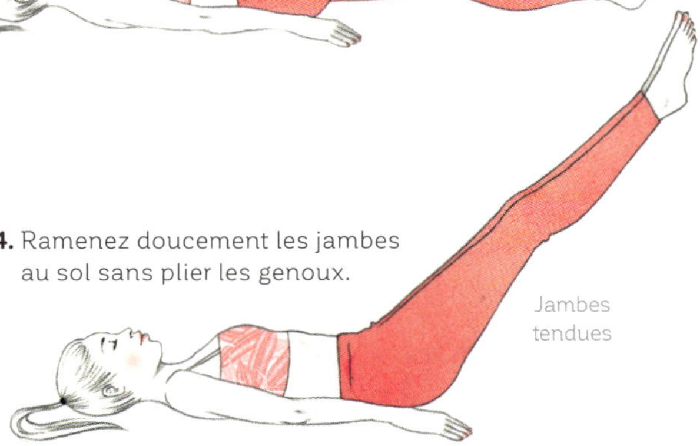

L'ARC

Cette version douce de l'Arc préparera votre dos à la posture complète que vous apprendrez le jour 9.

- Renforce la colonne.
- Tonifie le corps entier.
- Ouvre les poumons.
- Améliore la circulation.

1. Allongez-vous à plat ventre, la tête tournée sur un côté.

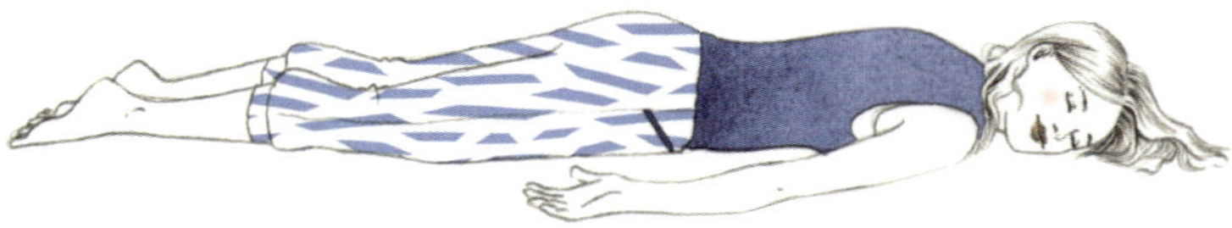

2. Ramenez la tête vers l'avant et, sur une inspiration, soulevez doucement la poitrine, la tête, les bras et les jambes. Comptez jusqu'à 5, en respirant bien dans la posture. Ensuite, ramenez les jambes et le haut du corps au sol.

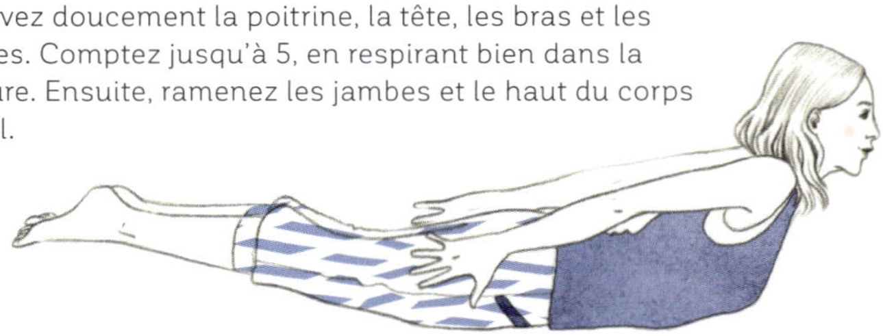

LE COBRA

Aujourd'hui, nous poursuivrons le travail de cet étirement en augmentant légèrement son intensité.

- Étire et renforce la colonne.
- Stimule le cerveau.
- Tonifie les systèmes respiratoire et digestif.
- Énergise les jambes.

1. Allongez-vous à plat ventre, la tête sur le côté, les bras le long du corps.

2. Ramenez la tête au centre et posez le front au sol. Placez les mains, paumes vers le bas, sous les épaules. Détendez les cuisses.

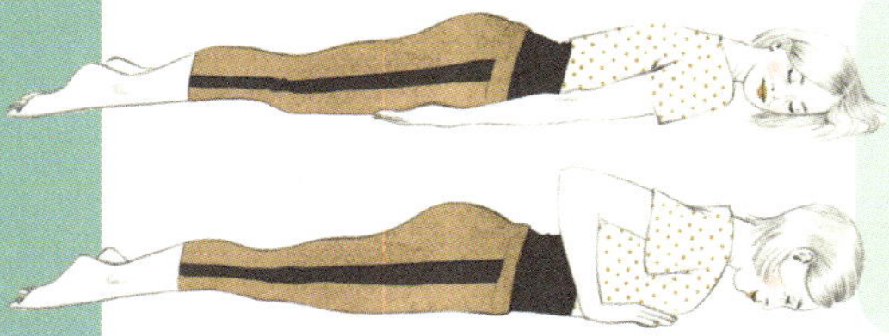

Faites attention de ne pas avoir de tension dans les épaules quand vous soulevez le haut du corps. Détendez-les et ramenez-les consciemment vers le bas une fois que vous êtes dans la posture.

3. Sur une expiration, poussez dans les mains et soulevez lentement le haut du corps.

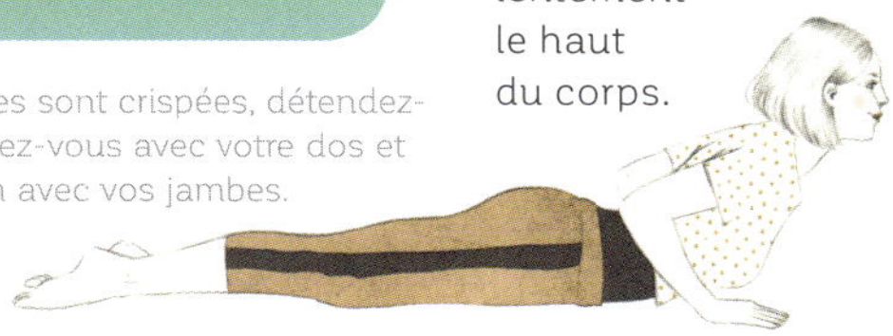

Si vos cuisses sont crispées, détendez-les. Soulevez-vous avec votre dos et non avec vos jambes.

4. Amenez le haut du corps aussi haut que possible tant que la posture est confortable. Basculez la tête en douceur vers l'arrière jusqu'à ce que le menton soit parallèle au sol. Comptez jusqu'à 15, en respirant bien dans la posture. Ramenez doucement le haut du corps au sol.

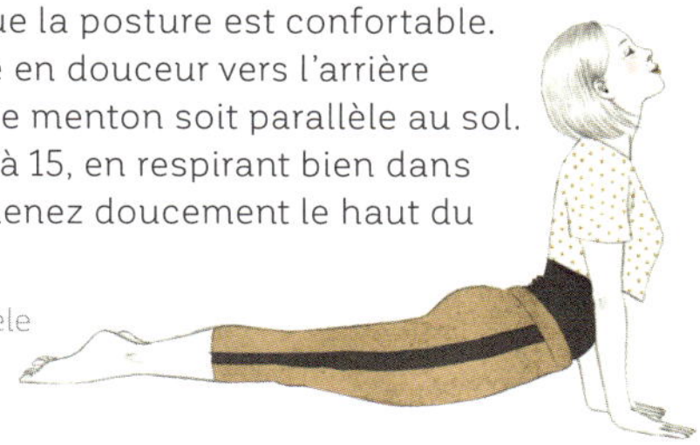

Menton parallèle au sol

LE CADAVRE

Une fois que vous avez fait toutes les postures d'aujourd'hui et que vous avez fini la routine ci-dessous, prenez 5 à 10 minutes pour bien vous relaxer dans la posture du Cadavre.

- Détend le mental et le corps après l'exercice physique.
- Favorise la relaxation profonde.
- Réduit la fatigue.

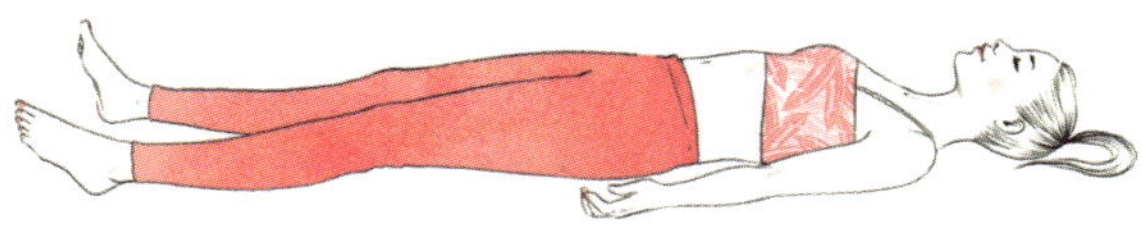

1. Relâchez les bras le long du corps, paumes vers le haut. Relâchez les pieds sur les côtés. Fermez les yeux. Scannez tout votre corps depuis les plantes de pied jusqu'au sommet de la tête, en détendant chaque articulation et chaque muscle de bas en haut. Invitez la paix dans votre mental et votre corps. Concentrez-vous sur votre souffle pour vous aider à faire le vide dans votre esprit et à rester présente. Détendez-vous pendant 5 à 10 minutes dans la posture.

LA ROUTINE DU JOUR

Une fois que vous avez appris les postures d'aujourd'hui, enchaînez-les comme dans un grand mouvement de danse. Faites ensuite une fois la posture du Cadavre pour clôturer votre séquence.

1. **LA RESPIRATION COMPLÈTE DEBOUT** ____ 5 fois
2. **L'OUVERTURE DE LA POITRINE** 5 fois
3. **LA DÉESSE** ____ 5 fois
4. **LA FLEXION AVANT DEBOUT** ____ 5 fois
5. **L'ÉTIREMENT DE LA NUQUE** ____ 5 fois
6. **LA FLEXION AVANT ASSISE** ____ 5 fois
7. **LA JAMBE LEVÉE** ____ 5 fois
8. **L'ARC** ____ 5 fois
9. **LE COBRA** ____ 5 fois
10. **LE CADAVRE** ____ 5 à 10 minutes

PLEINE CONSCIENCE

JOUR 5

Contrairement à ce que l'on fait dans une salle de sport, où l'on se concentre sur l'exercice physique et où l'on sue pour atteindre des objectifs, les exercices proposés dans ce livre sont conçus pour être réalisés dans le calme et la pleine conscience. Au début de chaque séance, videz votre esprit des pensées et préoccupations du quotidien et, quand vous faites un asana, concentrez-vous dessus. Essayez de ressentir chaque étirement dans ses moindres détails, en portant votre attention sur les muscles qui s'allongent et grandissent pour réaliser la posture. Entraînez votre mental à identifier lorsque des tensions se dissipent et observez l'énergie qui émerge de la pratique. Avant chaque séance, rappelez-vous qu'en yoga, l'esprit et le corps travaillent ensemble pour obtenir un corps mince, tonique et souple, et un mental calme mais centré.

LA MONTAGNE

Comme nous l'avons vu, la Montagne est le point de départ de toutes les postures debout. Prenons de nouveau quelques instants pour la travailler.

- Améliore l'équilibre.
- Tonifie les jambes.
- Renforce la colonne et les muscles abdominaux.

LE GUERRIER I

Le Guerrier I, ou *Virabhadrasana* I, est une fente avant debout. Cette posture raffermit et renforce les jambes, elle ouvre la poitrine et le cœur.

- Renforce les jambes, surtout les cuisses.
- Renforce la colonne.
- Stabilise les hanches, les genoux et les chevilles.
- Augmente la capacité pulmonaire.

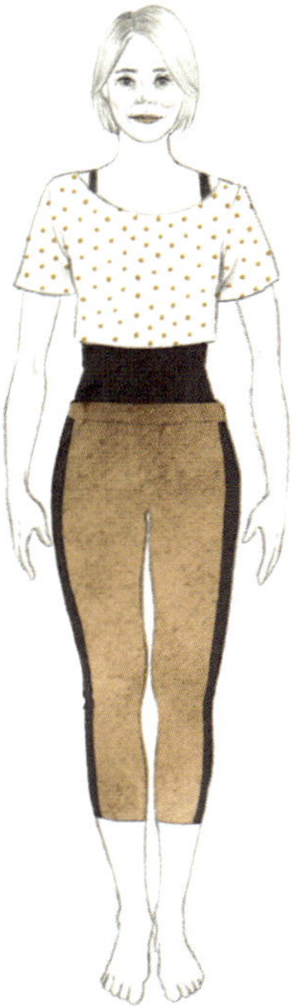

1. Mettez-vous debout, pieds joints. Engagez et allongez les muscles des cuisses et relâchez les bras sur les côtés, paumes vers l'intérieur. Poussez dans les quatre coins de chaque pied de sorte à répartir uniformément le poids de votre corps dans vos pieds. Tirez les omoplates légèrement vers l'arrière.
Le sommet de la tête est tiré vers le haut, votre menton parallèle au sol, votre colonne longue et votre coccyx rentré vers le bas.

Inspirez et expirez par le nez en vous concentrant sur votre souffle. Votre ventre se gonfle à chaque inspiration et se dégonfle à chaque expiration. Fermez les yeux si vous le souhaitez. Faites 5 à 8 respirations profondes dans cette posture.

VARIANTES

Joignez les mains devant la poitrine dans anjali mudra, *le geste de la Prière. Pressez les talons des mains et les bases des dix doigts les uns contre les autres tout en amenant les mains vers le bas. Faites 5 à 8 respirations profondes dans la posture.*

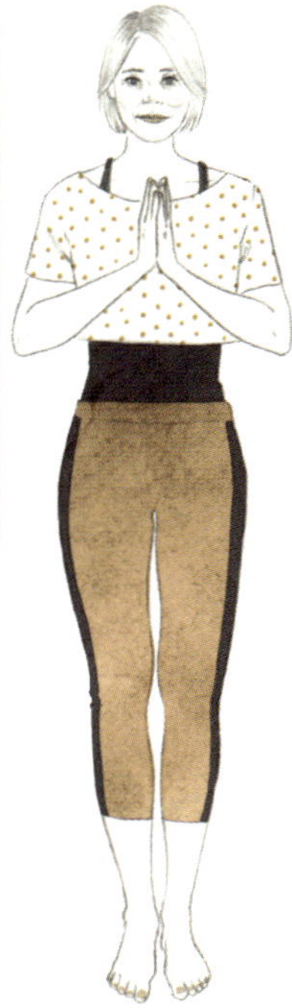

1. Mettez-vous dans la Montagne, les bras sur les côtés.

2. Sur une expiration, faites un grand pas en avant avec le pied gauche. Pivotez le pied droit à environ 45° vers l'extérieur. Placez vos mains sur vos hanches.

3. Inspirez et fléchissez le genou gauche de sorte qu'il soit à la verticale de la cheville gauche. Levez les bras au-dessus de la tête et joignez les paumes de main. Gardez le talon du pied droit ancré au sol. Amenez la tête légèrement vers l'arrière et regardez vos mains au-dessus de votre tête. Faites 5 respirations dans la posture. Sur une expiration, revenez dans la Montagne. Recommencez de l'autre côté.

Si vous avez un problème ou une douleur à l'épaule, de l'hypertension artérielle ou des troubles cardiaques, gardez les bras à l'horizontale, sur les côtés.
Si vous avez un problème ou une douleur au genou, attendez d'aller mieux avant de pratiquer cette posture.

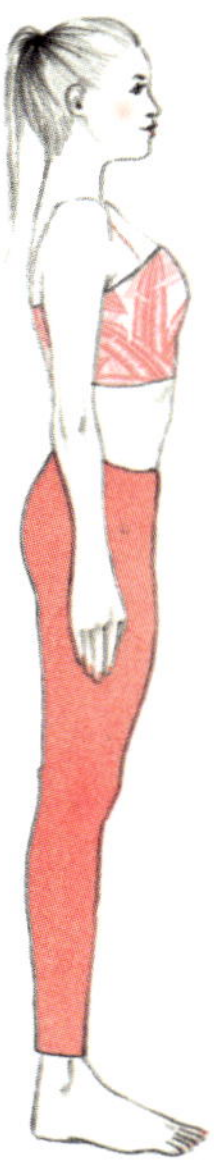

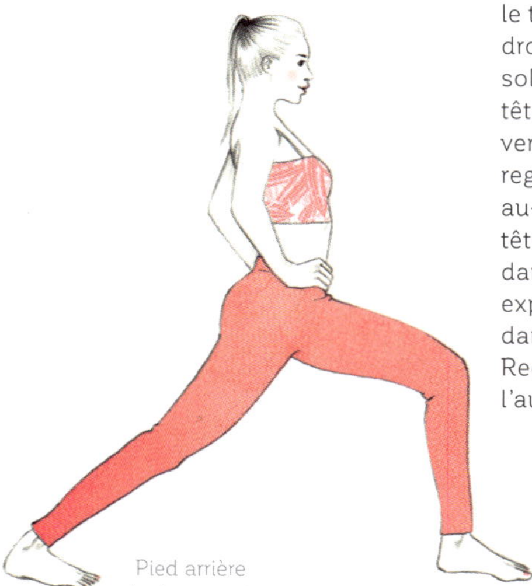

Pied arrière à plat au sol

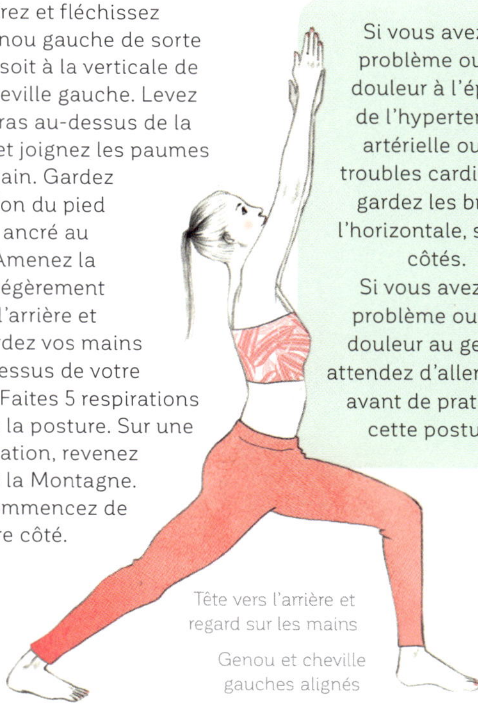

Tête vers l'arrière et regard sur les mains

Genou et cheville gauches alignés

LE TRIANGLE

Aujourd'hui, nous irons un peu plus loin dans la pratique de cet étirement intense.

- Allonge et renforce la colonne.
- Tonifie les jambes.
- Stimule le foie, la rate et les reins.
- Apporte force et détermination.

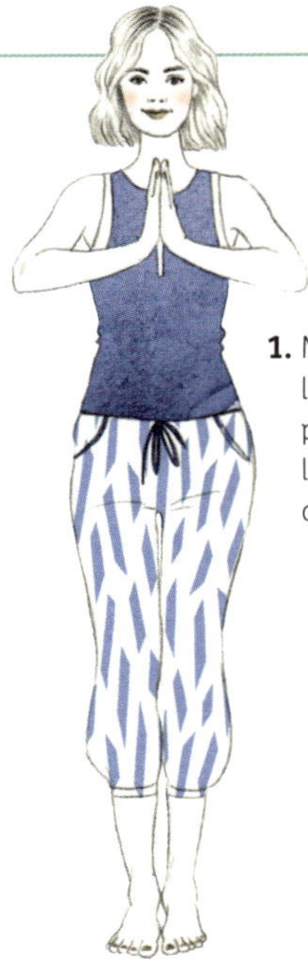

1. Mettez-vous dans la Montagne, paumes pressées l'une contre l'autre devant la poitrine.

Plus vos jambes sont écartées, plus l'étirement est intense

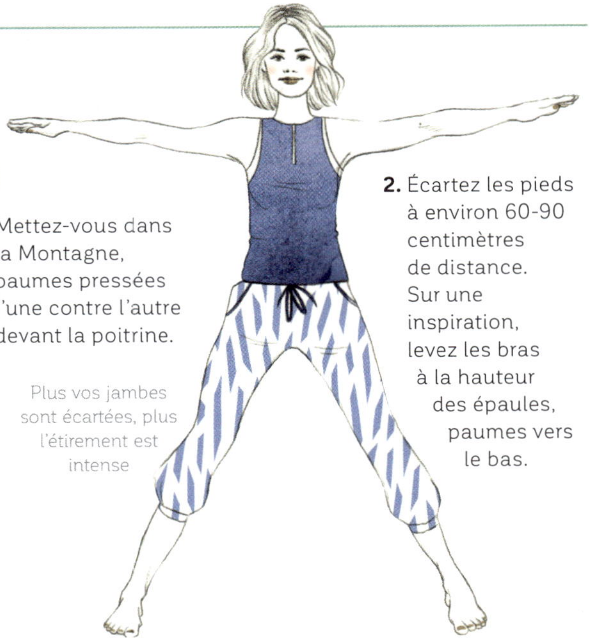

2. Écartez les pieds à environ 60-90 centimètres de distance. Sur une inspiration, levez les bras à la hauteur des épaules, paumes vers le bas.

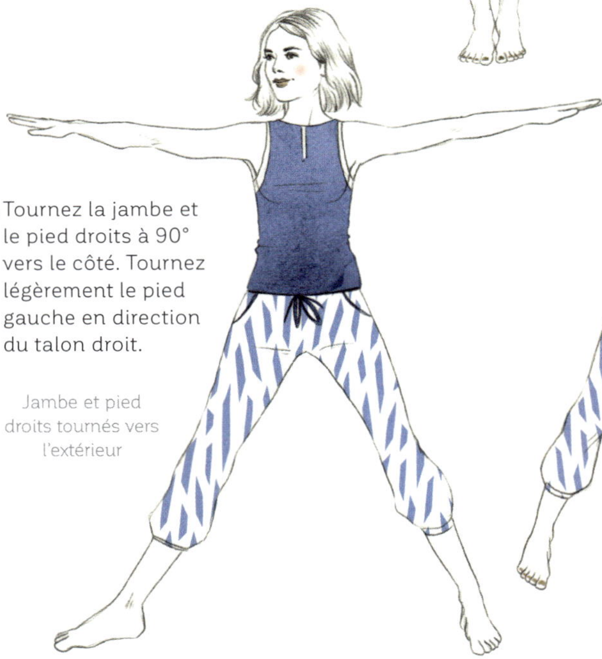

3. Tournez la jambe et le pied droits à 90° vers le côté. Tournez légèrement le pied gauche en direction du talon droit.

Jambe et pied droits tournés vers l'extérieur

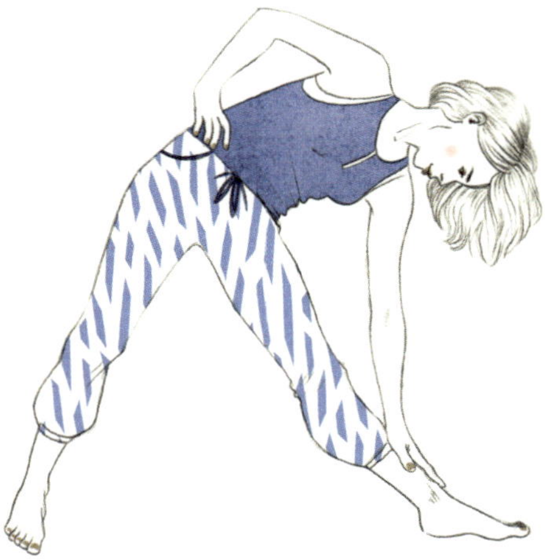

4. Posez la main gauche sur la hanche. Sur une expiration, glissez la main droite le long de la jambe droite, le plus loin possible vers le bas sans forcer. Gardez la poitrine ouverte.

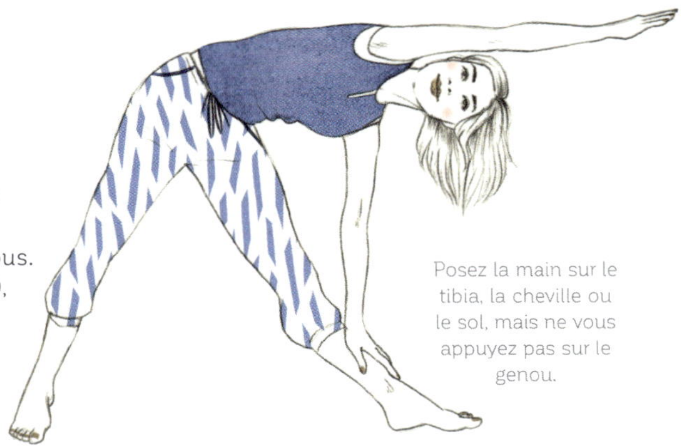

5. Tendez le bras gauche à côté de l'oreille, en gardant le coude tendu. Regardez devant vous. Comptez jusqu'à 10, en respirant bien dans la posture. Recommencez de l'autre côté.

Posez la main sur le tibia, la cheville ou le sol, mais ne vous appuyez pas sur le genou.

Si vous avez des problèmes cardiaques ou de l'hypertension artérielle, n'allez pas au-delà de l'étape 4.

L'ANGLE LIÉ

Essayez d'amener vos genoux un peu plus bas aujourd'hui, toujours sans forcer.

- Stimule les appareils urinaire et reproducteur.
- Soulage les troubles menstruels.
- Étire les muscles des cuisses.
- Soulage les dépressions légères.

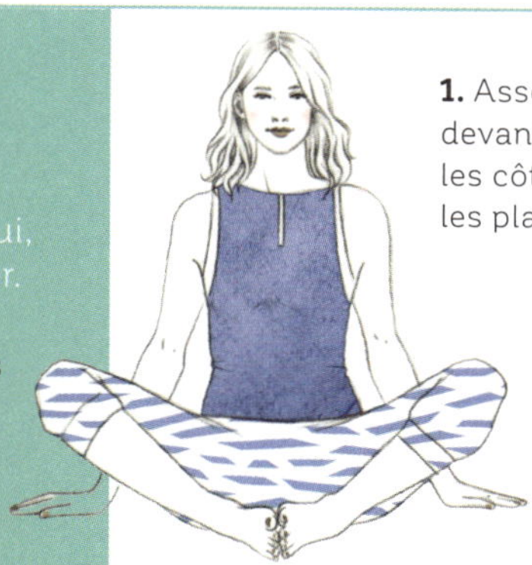

1. Asseyez-vous jambes tendues devant vous, mains posées au sol sur les côtés. Pliez les genoux et joignez les plantes de pied.

2. Ramenez les mains à l'avant et saisissez vos pieds.

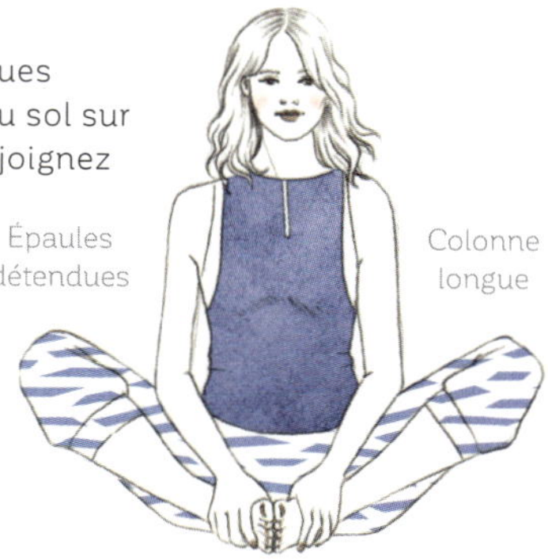

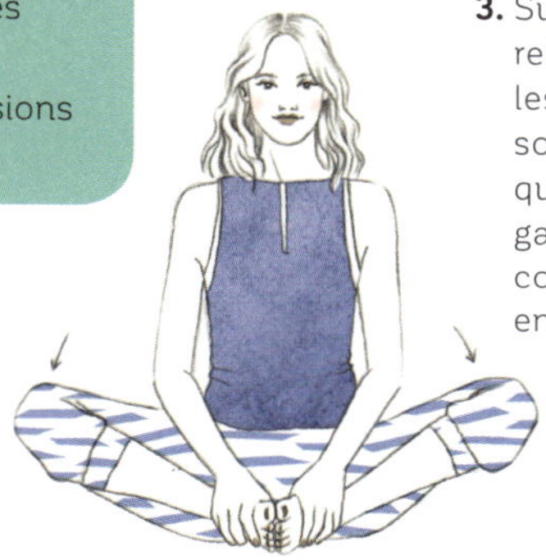

3. Sur une expiration, relâchez en douceur les genoux vers le sol. Allez aussi loin que vous le pouvez et gardez la posture en comptant jusqu'à 20, en respirant bien.

4. Pour quitter cette posture, remontez les genoux devant la poitrine et faites glisser vos mains jusqu'aux genoux.

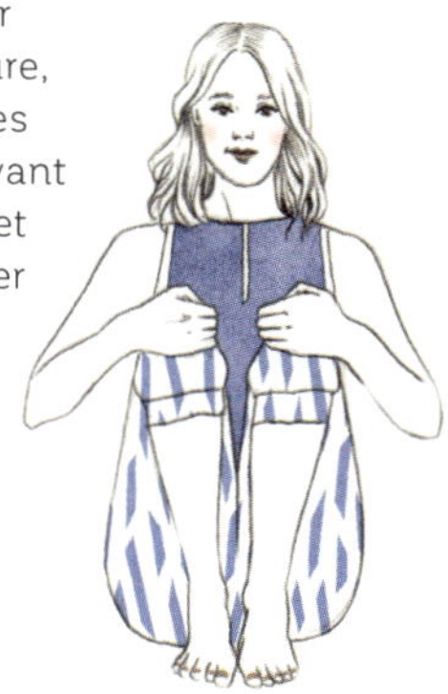

LA DEMI-TORSION

Cette Demi-Torsion douce, ou *Ardha Matsyendrasana*, masse les organes internes et réaligne la colonne vertébrale.

- Masse les organes digestifs et favorise l'élimination.
- Stimule la circulation lymphatique.
- Renforce le système immunitaire.
- Apaise le système nerveux.

1. Asseyez-vous au sol, jambes tendues devant vous, pieds joints et mains posées au sol à côté des hanches.

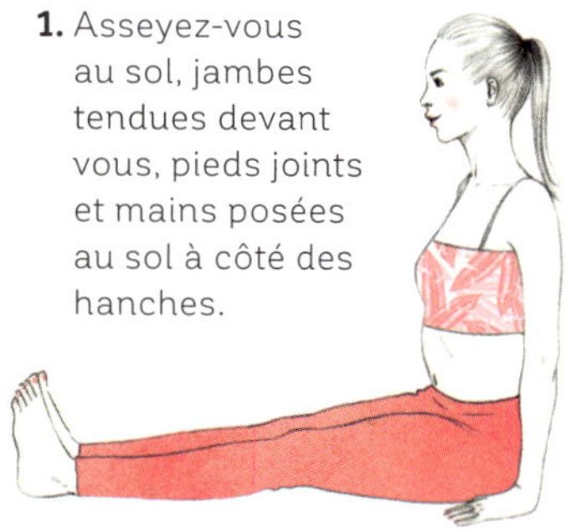

2. Sur une inspiration, allongez la colonne et poussez les ischions dans le sol. À l'expiration, fléchissez le genou droit et tirez-le vers la poitrine. Placez le pied droit au sol juste à l'extérieur du genou gauche.

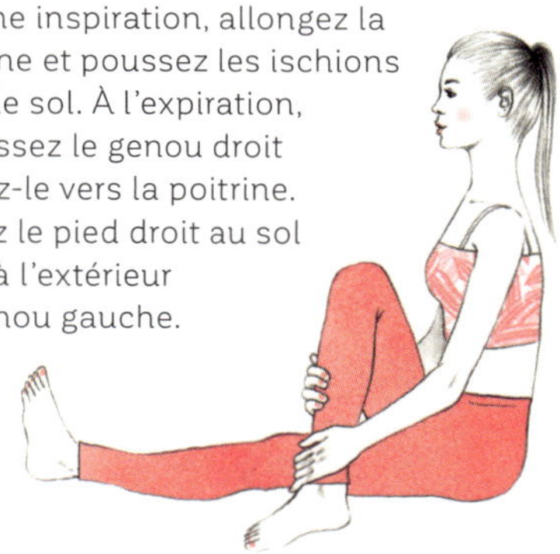

3. Posez la main droite au sol derrière vous et saisissez le genou gauche avec la main gauche.

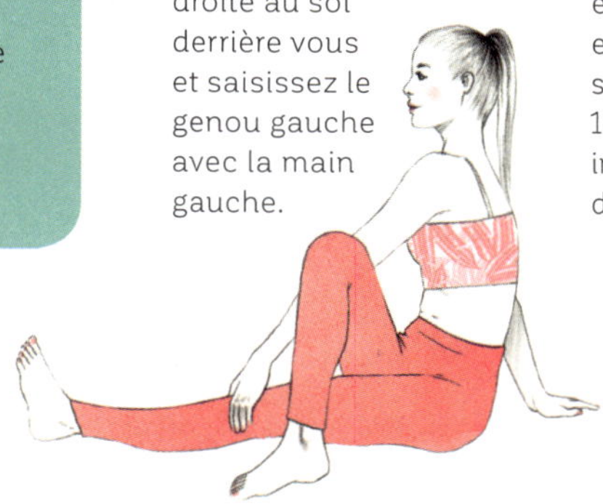

4. Tournez doucement la tête et la nuque vers la droite en allant le plus loin possible sans forcer. Comptez jusqu'à 10. Revenez dans la position initiale puis recommencez de l'autre côté.

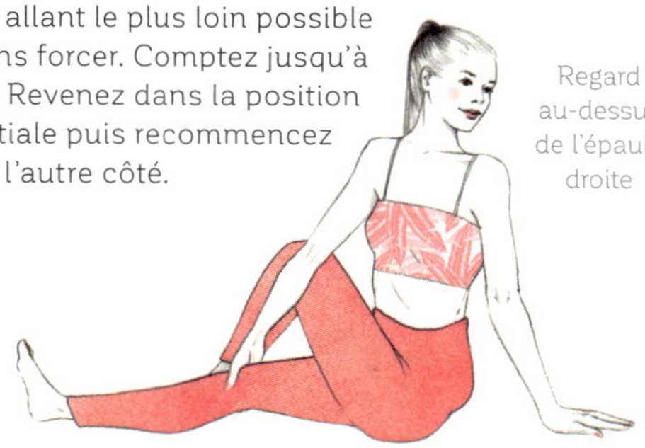

LA POSTURE DE LA JAMBE LEVÉE

Cette posture renforce et raffermit les abdominaux, de même que le bas du dos, les hanches et les cuisses.

- Renforce la colonne.
- Stimule le cerveau.
- Tonifie les systèmes respiratoire et digestif.
- Énergise les jambes.

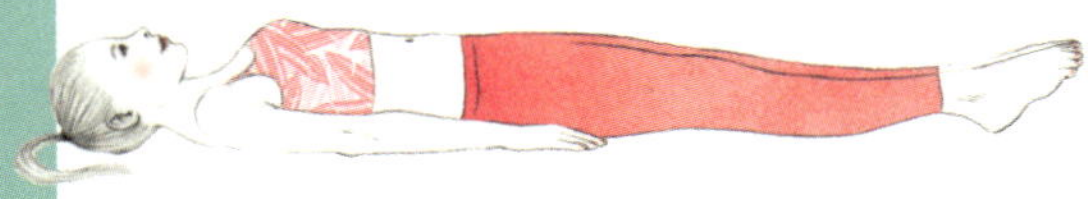

1. Allongez-vous sur le dos, les jambes et les bras tendus. Vos pieds sont joints et vos mains reposent au sol, à côté de vos cuisses, les paumes vers le bas.

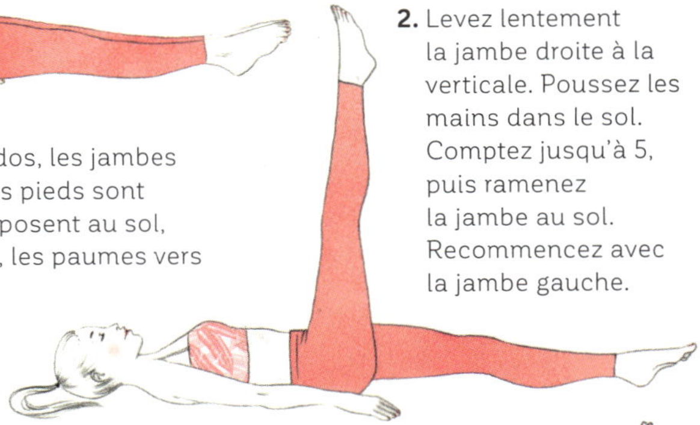

2. Levez lentement la jambe droite à la verticale. Poussez les mains dans le sol. Comptez jusqu'à 5, puis ramenez la jambe au sol. Recommencez avec la jambe gauche.

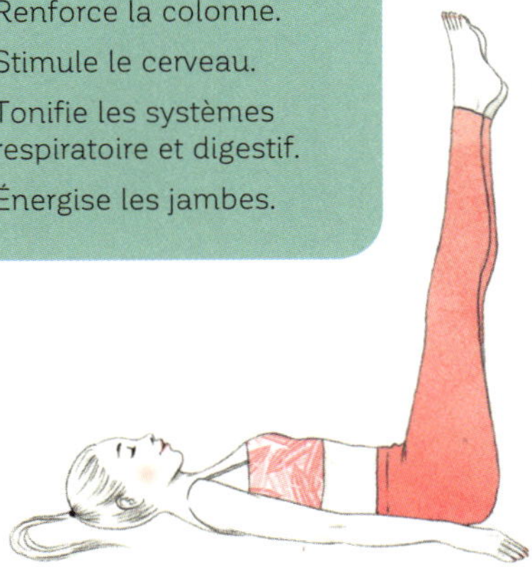

3. Soulevez lentement les deux jambes en même temps, sans plier les genoux, jusqu'à ce qu'elles soient à la verticale. Comptez jusqu'à 5.

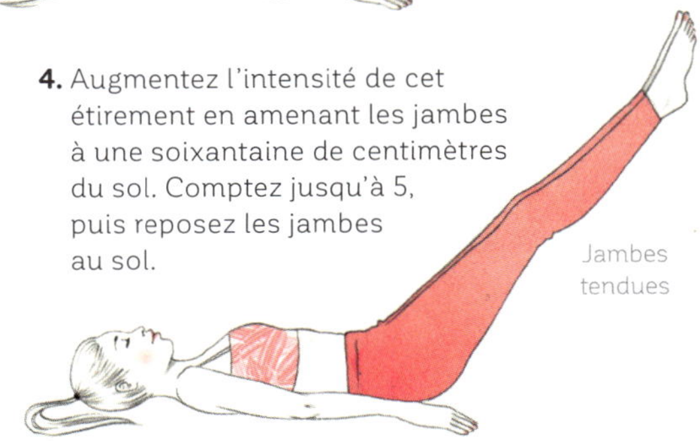

4. Augmentez l'intensité de cet étirement en amenant les jambes à une soixantaine de centimètres du sol. Comptez jusqu'à 5, puis reposez les jambes au sol.

LE COBRA

Aujourd'hui, nous poursuivons le travail de cet étirement en augmentant légèrement son intensité.

- Étire et renforce la colonne.
- Stimule le cerveau.
- Tonifie les systèmes respiratoire et digestif.
- Énergise les jambes.

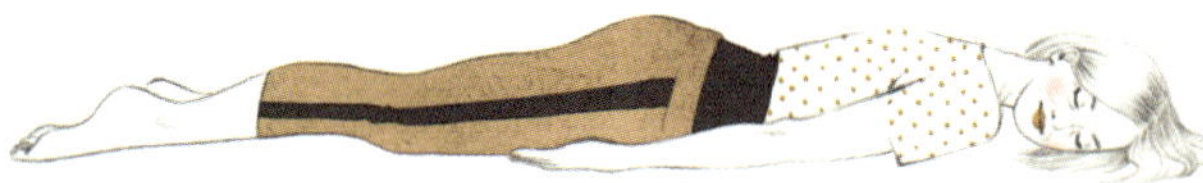

1. Allongez-vous à plat ventre, la tête sur le côté, les bras le long du corps.

2. Ramenez la tête au centre et posez le front au sol. Posez les mains, paumes vers le bas, au niveau des épaules. Détendez les cuisses.

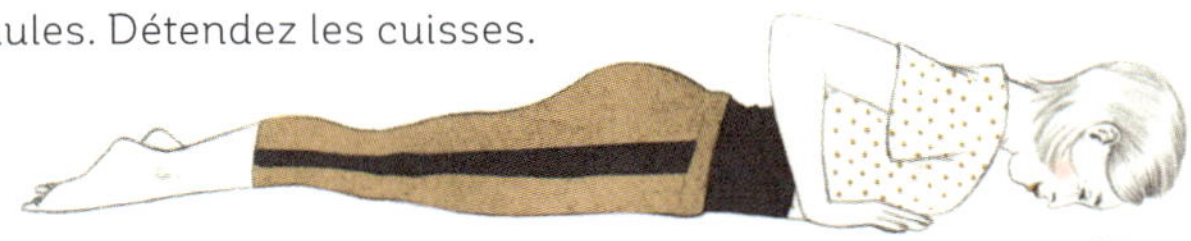

Si vos cuisses se crispent, détendez-les. Soulevez-vous à partir du dos, et non des jambes.

3. Sur une expiration, poussez dans les mains et soulevez lentement le haut du corps.

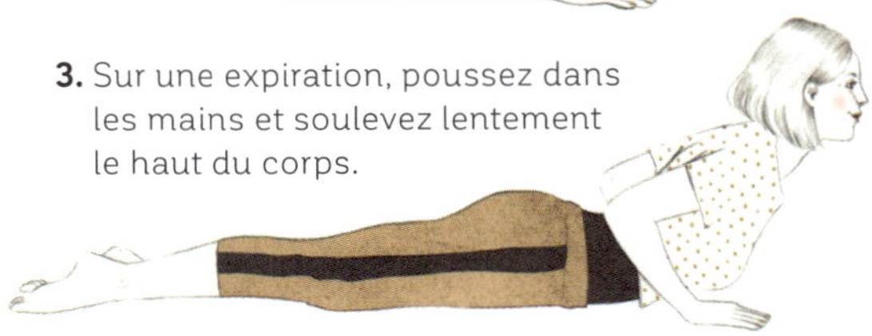

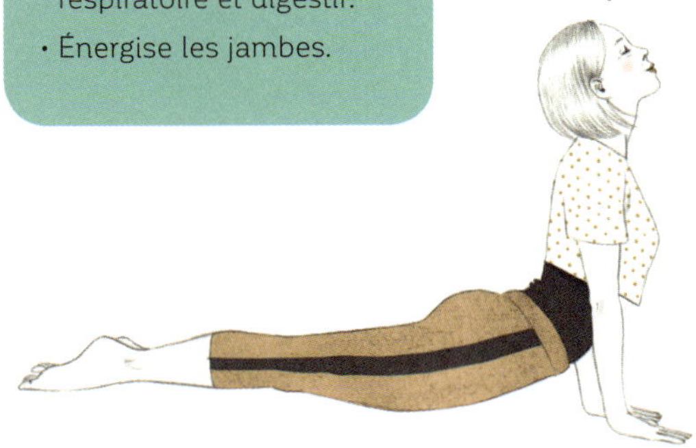

4. Soulevez le haut du corps le plus loin possible tant que la posture reste confortable. Basculez en douceur la tête vers l'arrière jusqu'à ce que votre menton soit parallèle au sol. Comptez jusqu'à 15, en respirant bien dans la posture. Ramenez doucement le haut du corps au sol, vertèbre après vertèbre.

LE DEMI-PONT

La posture du Demi-Pont étire la colonne vertébrale, mais elle réduit aussi le stress et la fatigue.

- Ouvre la poitrine.
- Soulage les douleurs menstruelles.
- Stimule la thyroïde.
- Énergise, tonifie et renforce les fesses et les jambe.

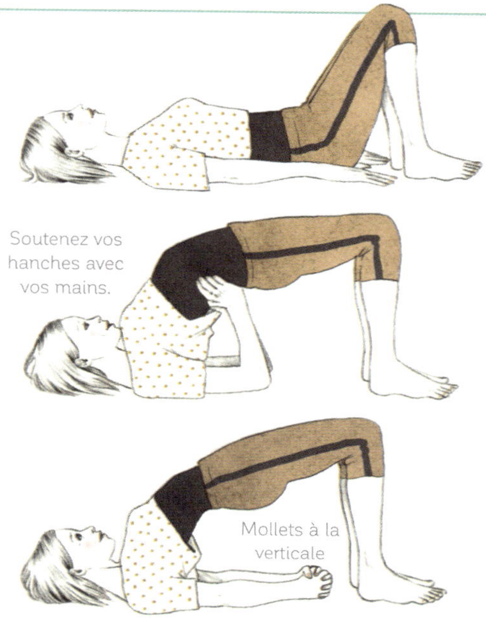

1. Allongez-vous sur le dos, les genoux fléchis et les pieds à plat au sol, les bras le long du corps et les paumes vers le bas.

2. Sur une expiration, soulevez doucement les hanches et le bas du dos. Soutenez vos hanches avec vos mains pour les soulever un peu plus.

3. Joignez les mains sous votre corps et comptez jusqu'à 5, en respirant bien. Pour quitter la posture, ramenez les mains sur les côtés et redéposez la colonne au sol, vertèbre après vertèbre.

LE CADAVRE

Une fois que vous avez fait toutes les postures d'aujourd'hui et que vous avez fini la routine ci-dessous, prenez 5 à 10 minutes pour vous relaxer en profondeur dans la posture du Cadavre.

- Détend le mental et le corps après l'exercice physique.
- Favorise la relaxation profonde.
- Réduit la fatigue.

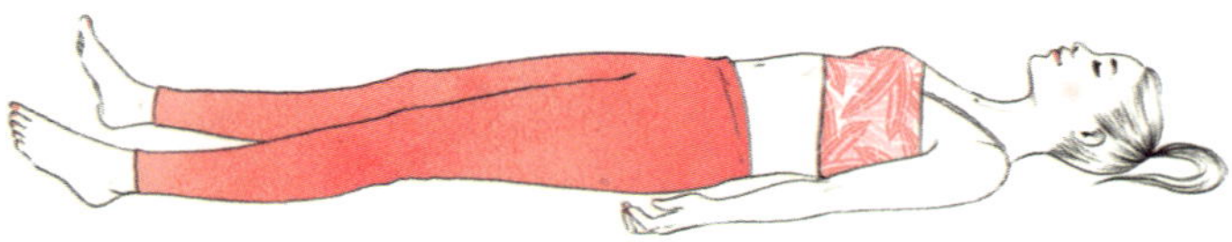

1. Relâchez les bras le long du corps, paumes vers le haut. Relâchez les pieds sur les côtés. Fermez les yeux. Scannez tout votre corps depuis les plantes de pied jusqu'au sommet de la tête, en détendant chaque articulation et chaque muscle de bas en haut. Invitez la paix dans votre mental et votre corps. Concentrez-vous sur votre souffle pour vous aider à faire le vide dans votre esprit et à rester présent. Détendez-vous pendant 5 à 10 minutes dans la posture.

LA ROUTINE DU JOUR

Refaites les postures les unes à la suite des autres dans une sorte de danse fluide. Faites ensuite une fois le cadavre pour clore la pratique.

1. LA MONTAGNE ________ 2 à 3 minutes
2. LE GUERRIER II ________ 5 fois
3. LE TRIANGLE ________ 5 fois
4. L'ANGLE LIÉ ________ 5 fois
5. LA DEMI-TORSION ________ 5 fois
6. LA JAMBE LEVÉE ________ 5 fois
7. LE COBRA ________ 5 fois
8. LE DEMI-PONT ________ 5 fois
9. LE CADAVRE ________ 5 à 10 minutes

ALIMENTATION YOGIQUE

JOUR 6

Comme l'air que nous respirons, comme l'eau, la lumière du Soleil et le sommeil, les aliments que nous consommons constituent l'un des principaux éléments qui créent notre *prana*, ou « force vitale ». Non seulement les aliments que nous choisissons influencent notre santé physique et mentale, mais ils reflètent également notre niveau de développement et affectent la façon dont nous interagissons avec le monde. L'alimentation yogique classique est pure (éthique) et végane : Ce régime favorise le développement du *sattva* (« pureté » en sanskrit). Il nourrit le corps, mais aussi l'esprit et l'âme. Les aliments sattviques sont produits naturellement, en harmonie avec la nature, et ils promeuvent la conscience, l'amour, la paix et la connexion avec tous les êtres sentients. Nous parlerons plus en détail du régime sattvique au jour 9.

LA RESPIRATION COMPLÈTE DEBOUT

Nous commençons de nouveau notre pratique avec cette respiration énergisante. Concentrez-vous sur la coordination du souffle et des mouvements : inspirez pendant que vous montez sur la pointe des pieds et expirez pendant que vous abaissez les bras et les talons.

- Augmente l'énergie et la concentration.
- Renforce la colonne.
- Tonifie les bras et le haut du corps.
- Améliore l'équilibre et la posture.

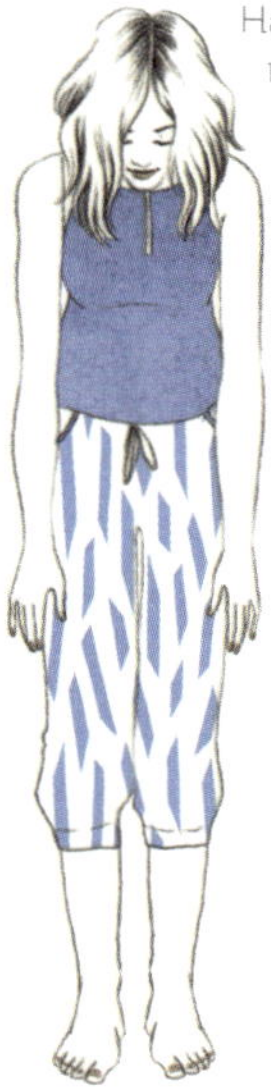

Haut du corps détendu, menton à la poitrine

1. Mettez-vous dans la posture de la Montagne. Expirez lentement par le nez, en contractant l'abdomen et en détendant les épaules et le cou. Laissez le menton descendre vers la poitrine.

2. Prenez une longue et profonde inspiration en levant lentement le menton et les bras, paumes tournées vers le haut. Quand vous soulevez vos bras, vos poumons s'ouvrent et laissent entrer l'air.

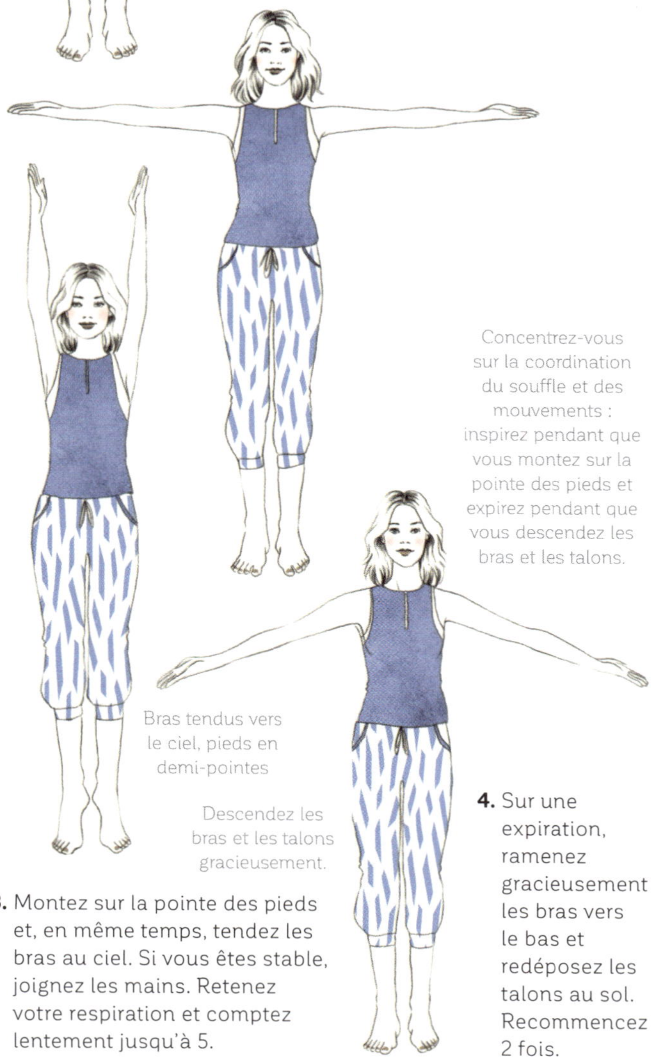

Concentrez-vous sur la coordination du souffle et des mouvements : inspirez pendant que vous montez sur la pointe des pieds et expirez pendant que vous descendez les bras et les talons.

Bras tendus vers le ciel, pieds en demi-pointes

Descendez les bras et les talons gracieusement.

3. Montez sur la pointe des pieds et, en même temps, tendez les bras au ciel. Si vous êtes stable, joignez les mains. Retenez votre respiration et comptez lentement jusqu'à 5.

4. Sur une expiration, ramenez gracieusement les bras vers le bas et redéposez les talons au sol. Recommencez 2 fois.

LA FLEXION LATÉRALE

À mesure que vous vous assouplissez, changez la position de vos mains : essayez de les mettre en namasté, les paumes pressées l'une contre l'autre.

- Allonge la colonne.
- Cible les « poignées d'amour ».
- Tonifie les bras.

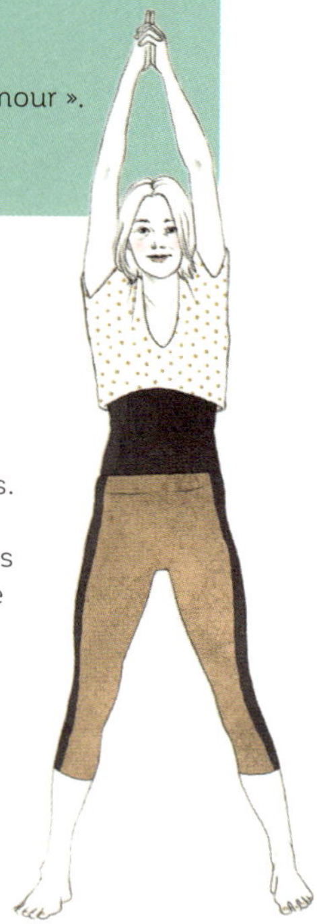

1. Mettez-vous dans la posture de la Montagne, les mains sur les côtés. Faites un petit saut ou un pas de façon à avoir les pieds écartés d'une soixantaine de centimètres. À l'inspiration, levez les bras avec grâce. Joignez les mains au-dessus de la tête en tendant les deux index et en repliant les autres doigts, ou bien joignez les mains en namasté, les paumes pressées l'une contre l'autre – vous intensifierez ainsi un peu l'étirement.

Pieds écartés d'une soixantaine de centimètres

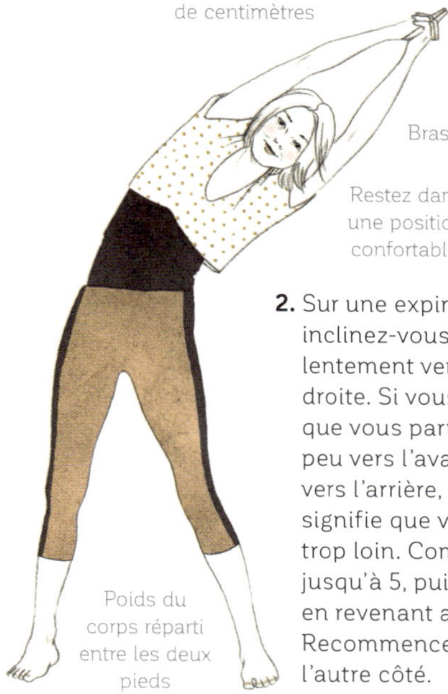

Bras tendus

Restez dans une position confortable.

Poids du corps réparti entre les deux pieds

2. Sur une expiration, inclinez-vous lentement vers la droite. Si vous sentez que vous partez un peu vers l'avant ou vers l'arrière, cela signifie que vous allez trop loin. Comptez jusqu'à 5, puis expirez en revenant au centre. Recommencez de l'autre côté.

L'OUVERTURE DE LA POITRINE

Allez un peu plus loin dans la posture, à la fois quand vous étirez votre dos vers l'arrière et quand vous vous fléchissez en avant vers les genoux.

- Tonifie et raffermit les bras et le buste.
- Soulage les tensions dans la nuque et les épaules.
- Réaligne la colonne.

1. Mettez-vous dans la Montagne les pieds légèrement écartés. Levez les bras devant vous à la hauteur des épaules, puis amenez-les derrière vous et saisissez vos mains. Étirez-vous vers l'arrière pour ouvrir la poitrine. Comptez jusqu'à 10 en respirant bien dans la posture.

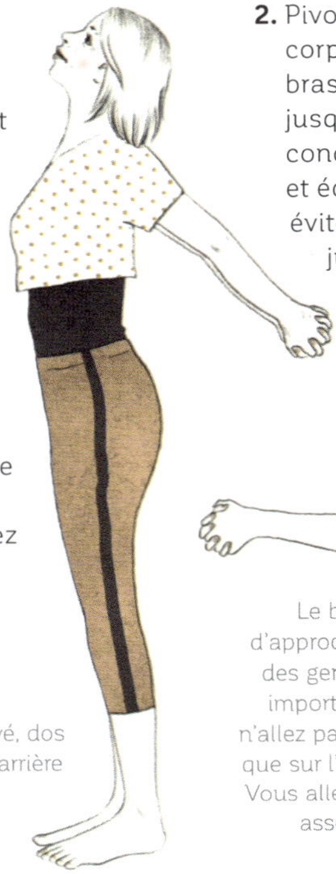

Menton levé, dos étiré vers l'arrière

2. Pivotez doucement le haut du corps vers l'avant en levant les bras derrière le dos. Peu importe jusqu'où vous pouvez aller, concentrez-vous sur l'étirement et écoutez votre corps pour éviter d'aller trop loin. Comptez jusqu'à 20 en respirant bien. Puis, sur une expiration, redressez le haut du corps.

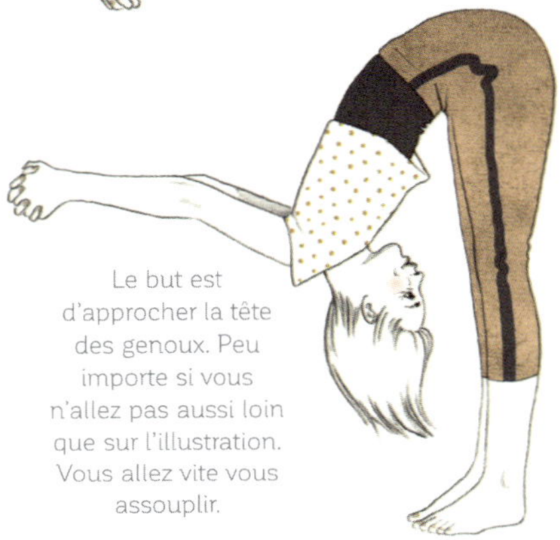

Le but est d'approcher la tête des genoux. Peu importe si vous n'allez pas aussi loin que sur l'illustration. Vous allez vite vous assouplir.

Jambes tendues

LA FLEXION AVANT DEBOUT

Revenons à cet étirement intense. Sans forcer, essayez d'amener votre nez un petit peu plus près de vos genoux.

- Renforce les muscles du dos.
- Étire les ischio-jambiers.
- Tonifie les organes digestifs.
- Soulage les maux de tête.

1. Mettez-vous dans la posture de la Montagne, les pieds un petit peu écartés.

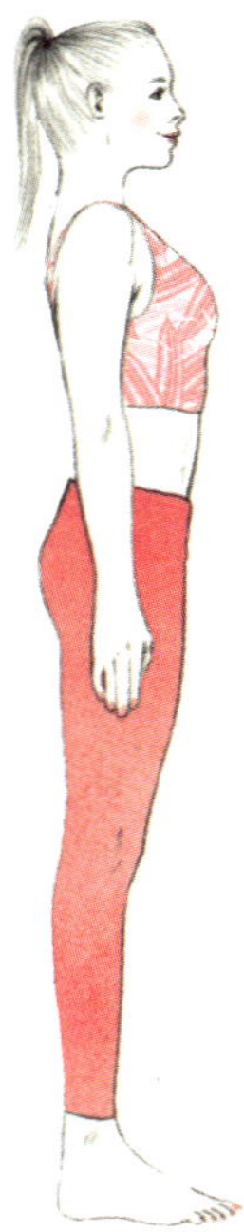

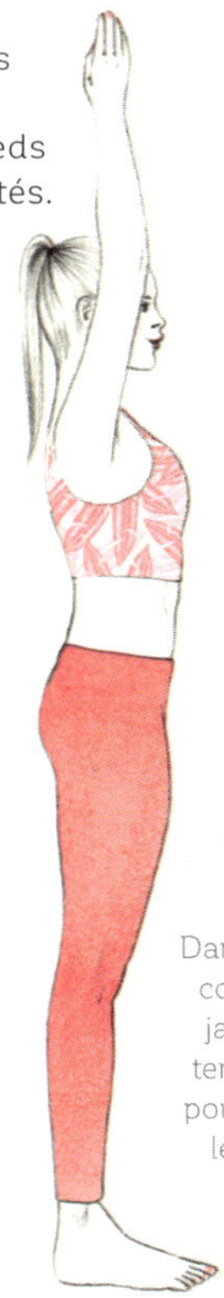

2. Sur une inspiration, levez les bras au-dessus de la tête. Vos bras sont parallèles et vos paumes tournées vers l'intérieur.

3. À l'expiration, pivotez vers l'avant à partir des hanches. Saisissez vos coudes et approchez le nez le plus possible de vos genoux en restant dans une position confortable. Si l'étirement est trop intense, fléchissez légèrement les genoux. Comptez jusqu'à 20 en respirant bien dans la posture.

Pour quitter la posture, placez les mains sur les hanches et, sur une expiration, redressez lentement le haut du corps pour revenir en position debout.

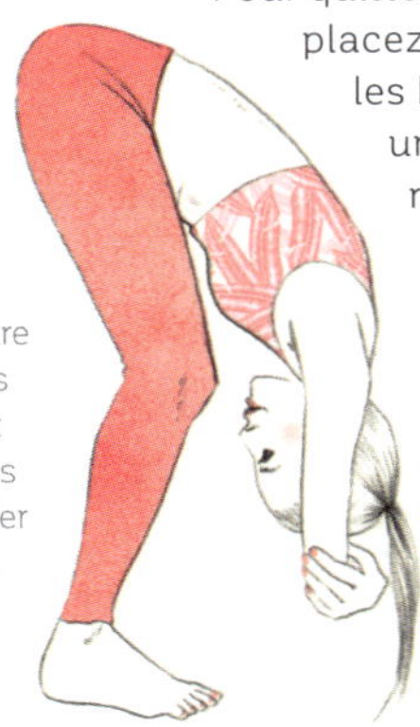

Détendez la nuque.

Dans la posture complète, les jambes sont tendues. Vous pouvez les plier légèrement.

LE GUERRIER II

Le Guerrier II est une fente avant douce qui ouvre la poitrine, les épaules et les hanches, et tonifie les jambes.

- Renforce les hanches.
- Tonifie les jambes.
- Ouvre et renforce le thorax et les épaules.
- Tonifie les abdominaux.

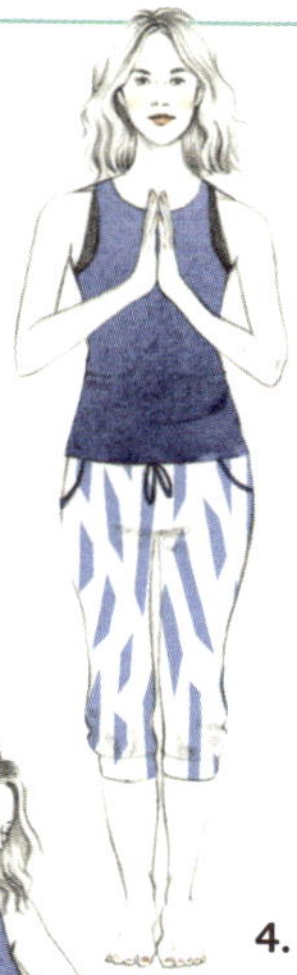

1. Mettez-vous dans la Montagne, paumes pressées l'une contre l'autre devant la poitrine.

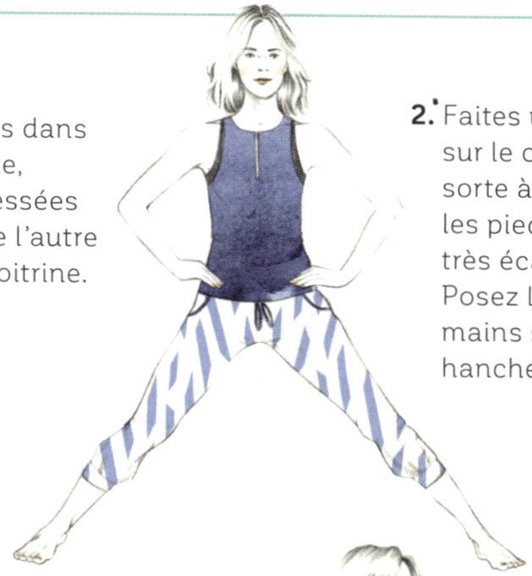

2. Faites un pas sur le côté de sorte à avoir les pieds très écartés. Posez les mains sur les hanches.

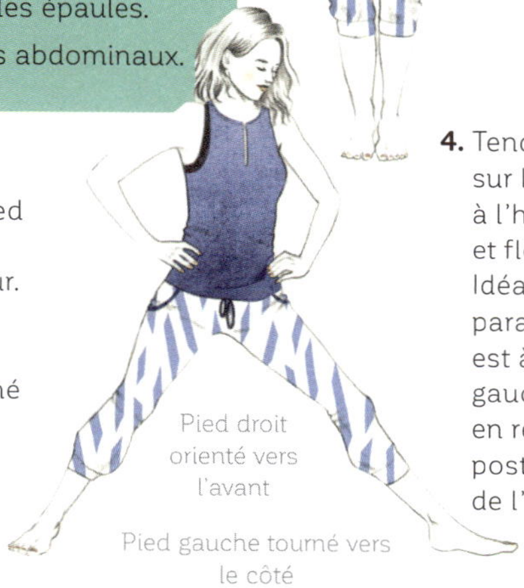
Pied droit
orienté vers
l'avant
Pied gauche tourné vers
le côté

3. Tournez le pied gauche à 90° vers l'extérieur. Le talon du pied gauche doit être aligné avec la voûte du pied droit.

4. Tendez les bras sur les côtés, à l'horizontale, et fléchissez le genou gauche. Idéalement la cuisse gauche est parallèle au sol et le genou gauche est à la verticale de la cheville gauche. Comptez jusqu'à 10 en respirant bien dans la posture. Recommencez de l'autre côté.

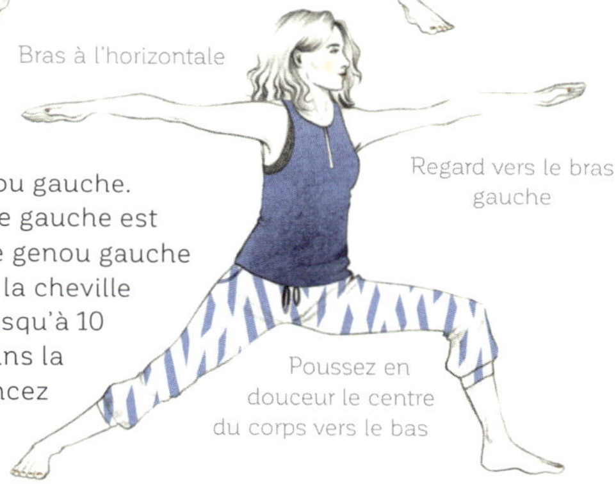
Bras à l'horizontale
Regard vers le bras
gauche
Poussez en
douceur le centre
du corps vers le bas

L'ÉTIREMENT DE LA NUQUE

Cette posture soulage les raideurs dans la nuque et les épaules.

- Soulage les tensions dans la nuque et les épaules.
- Apaise les maux de tête.
- Favorise la relaxation.

1. Asseyez-vous au sol, jambes croisées. Gardez la colonne droite et relâchez la tête en douceur vers l'avant de façon à poser le menton sur la poitrine.

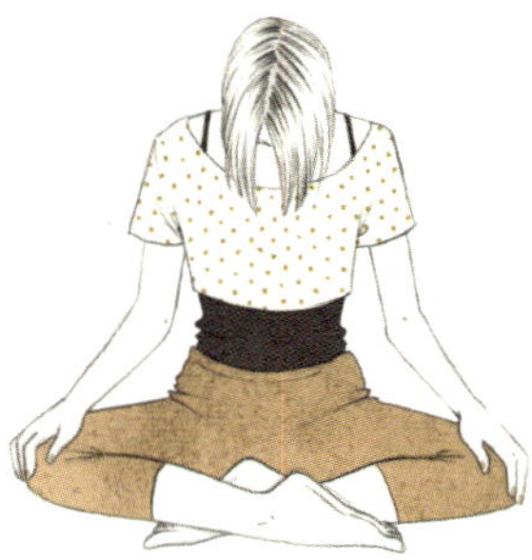

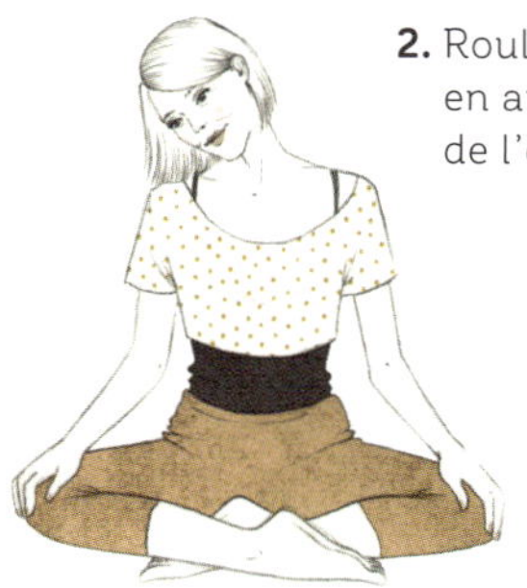

2. Roulez la tête vers la droite, en approchant l'oreille droite de l'épaule droite.

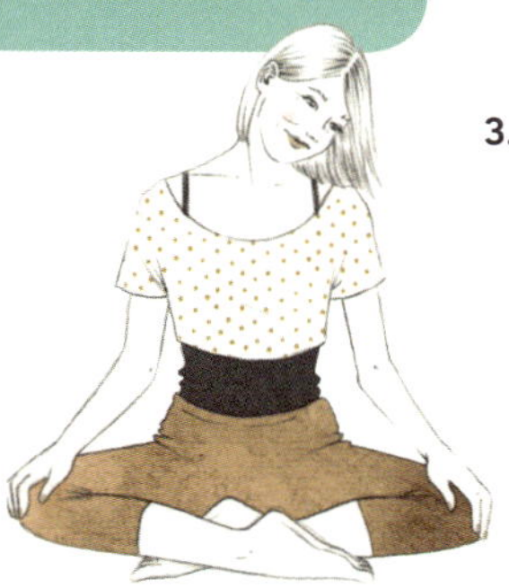

3. Roulez ensuite la tête dans l'autre sens pour ramener le menton à la poitrine, puis l'oreille gauche à côté de l'épaule gauche. Recommencez 3 à 5 fois.

4. Relâchez le menton vers la poitrine, puis relevez la tête pour détendre la nuque. Recommencez 3 à 5 fois.

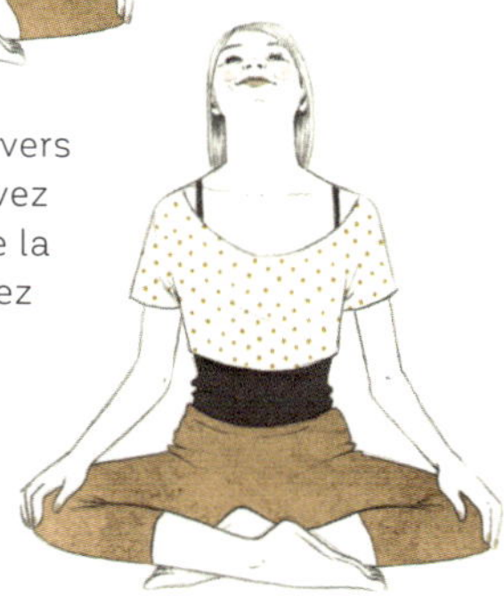

LA FLEXION AVANT ASSISE

Aujourd'hui, nous irons un peu plus loin dans cette flexion avant.

- Renforce la colonne.
- Améliore la digestion.
- Lutte contre l'infertilité, l'hypertension artérielle et l'insomnie.
- Soulage les douleurs menstruelles et les symptômes de la ménopause.

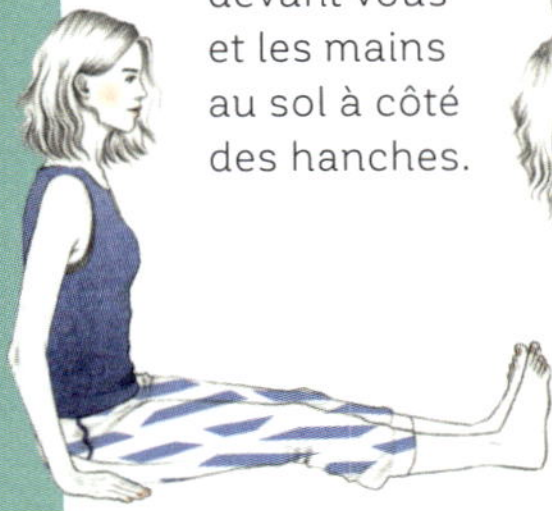

1. Asseyez-vous au sol, les pieds joints, les jambes tendues devant vous et les mains au sol à côté des hanches.

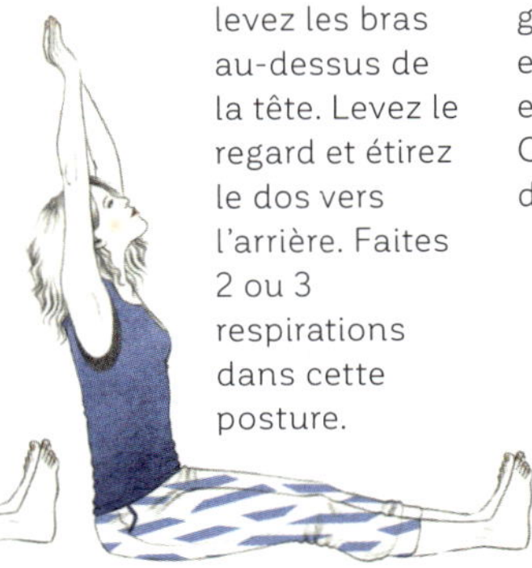

2. Sur une inspiration, levez les bras au-dessus de la tête. Levez le regard et étirez le dos vers l'arrière. Faites 2 ou 3 respirations dans cette posture.

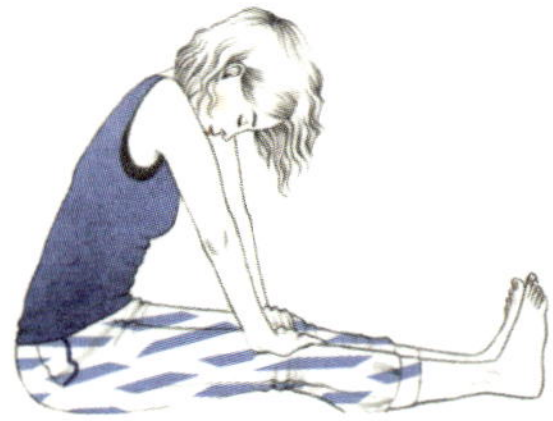

3. Sur une expiration, abaissez les bras et saisissez vos genoux. Penchez-vous en avant, vers vos genoux, en fléchissant les coudes. Comptez jusqu'à 15. Revenez dans la posture initiale.

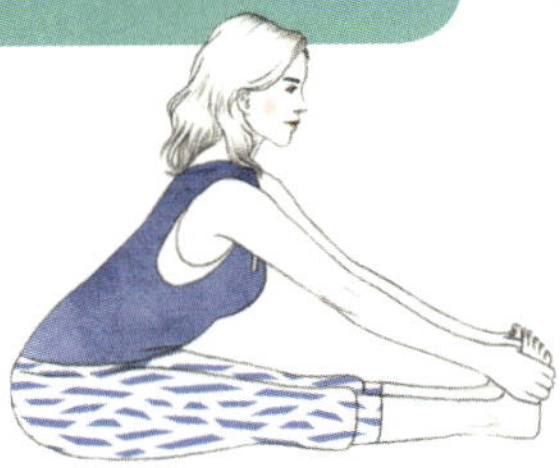

4. Sur une inspiration, creusez le dos comme à l'étape 2. Puis, sur une expiration, ramenez les bras vers le bas, penchez-vous en avant et saisissez vos orteils. Si vous n'arrivez pas à toucher vos pieds, attrapez vos chevilles ou vos tibias.

5. Amenez le front le plus près possible de vos genoux. Comptez jusqu'à 10.

Approchez le front des genoux. Sentez l'étirement du dos – il ne doit pas y avoir de tension.

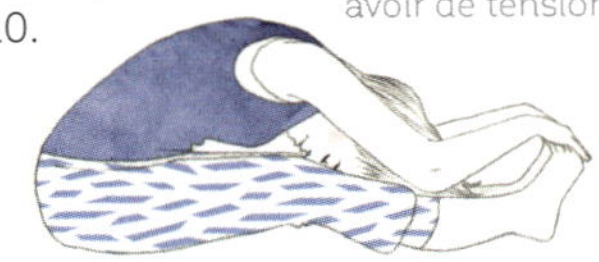

LA PLANCHE

La Planche, ou *Phalakasana*, ressemble à une pompe en position haute. Elle renforce les muscles du centre, ainsi que les bras, le dos et les fesses.

- Renforce les bras, les épaules, le dos et les jambes.
- Tonifie les abdominaux et les fesses.

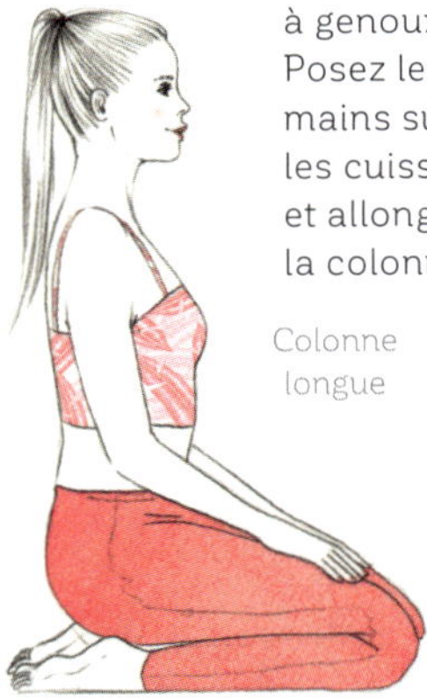

1. Asseyez-vous à genoux. Posez les mains sur les cuisses et allongez la colonne.

Colonne longue

2. Mettez-vous à quatre pattes et basculez le bassin vers le bas, comme si vous vouliez rapprocher le bas de votre bassin de vos côtes. Vos épaules et vos genoux doivent être alignés avec vos hanches.

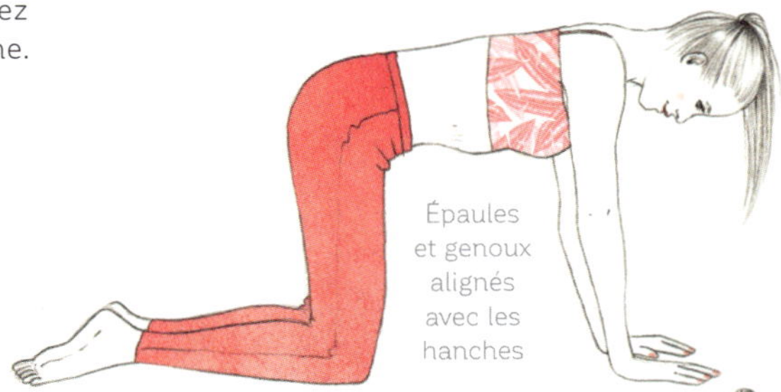

Épaules et genoux alignés avec les hanches

3. Sur une inspiration, tendez les jambes et montez sur les orteils. Verrouillez les genoux et les coudes. Gardez le corps aussi droit que possible. Comptez jusqu'à 15 en respirant bien.

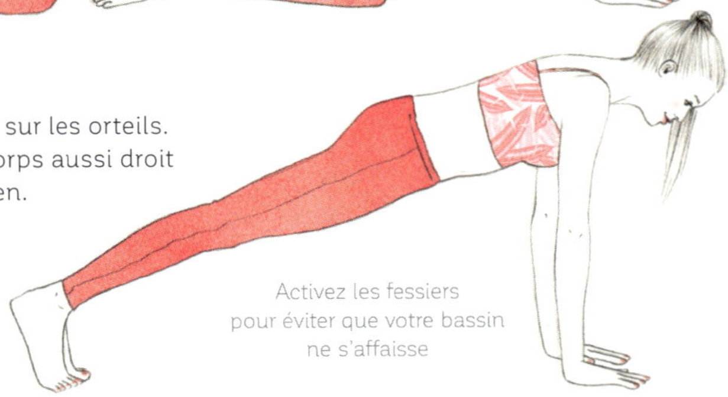

Activez les fessiers pour éviter que votre bassin ne s'affaisse

Si vous avez une douleur ou une faiblesse dans les poignets, mettez-vous en appui sur les avant-bras plutôt que sur les poignets.

LA POSTURE DES GENOUX À LA POITRINE

Le nom sanskrit de cette posture, *Apanasana*, explique son objectif : *apana* signifie « force de vie qui va vers le bas » et fait référence à l'élimination des impuretés par les poumons et le système excréteur.

- Soulage les indigestions, les ballonnements, le reflux gastrique, les flatulences et la constipation.
- Atténue les symptômes du côlon irritable.

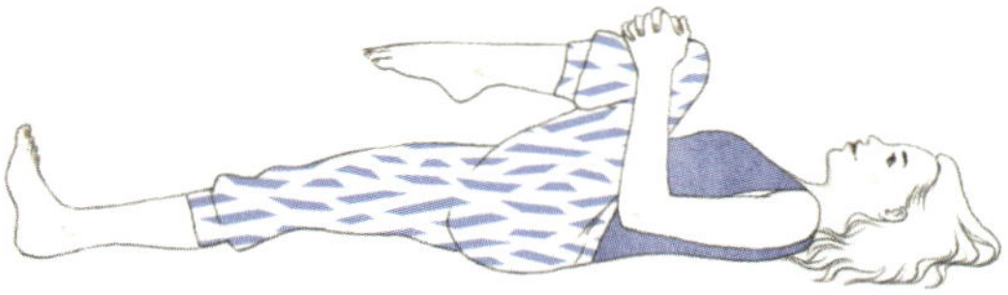

1. Allongez-vous sur le dos, jambes tendues. Repliez le genou gauche contre la poitrine. Saisissez le genou et pressez doucement la jambe contre vous. Recommencez de l'autre côté.

2. Revenez dans la position de départ, sur le dos, jambes tendues. À présent, repliez les deux genoux contre la poitrine. Saisissez-les et pressez en douceur vos jambes contre vous.

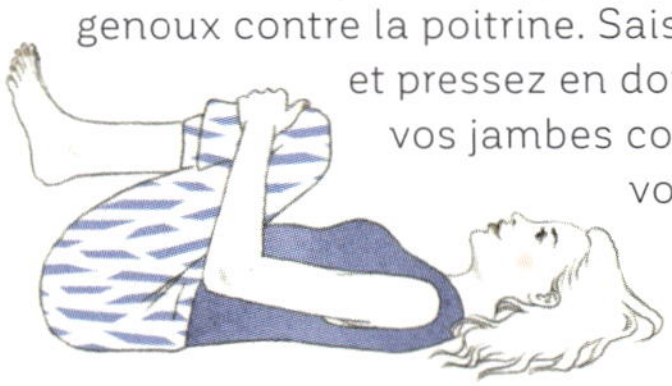

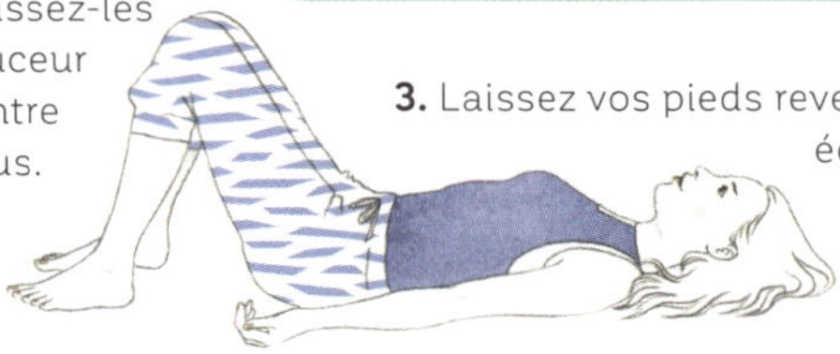

3. Laissez vos pieds revenir au sol, genoux pliés, écartés d'une cinquantaine de centimètres. Détendez-vous. Faites 2 à 3 respirations complètes.

LE CADAVRE

Une fois que vous avez fait toutes les postures d'aujourd'hui et que vous avez fini la routine ci-dessous, prenez 5 à 10 minutes pour vous relaxer en profondeur dans la posture du Cadavre.

- Détend le mental et le corps après l'exercice physique.
- Favorise la relaxation profonde.
- Réduit la fatigue.

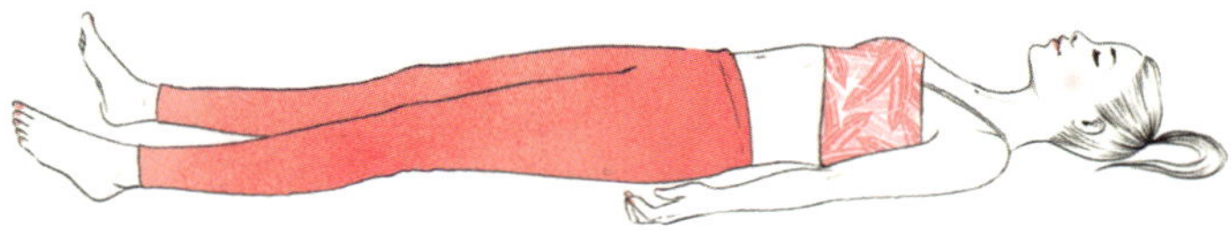

1. Relâchez les bras le long du corps, paumes vers le haut. Relâchez les pieds sur les côtés. Fermez les yeux. Scannez tout votre corps depuis les plantes de pied jusqu'au sommet de la tête, en détendant chaque articulation et chaque muscle de bas en haut. Invitez la paix dans votre mental et votre corps. Concentrez-vous sur votre souffle pour vous aider à faire le vide dans votre esprit et à rester présent. Détendez-vous pendant 5 à 10 minutes dans la posture.

LA ROUTINE DU JOUR

Refaites les postures d'aujourd'hui les unes à la suite des autres dans une longue séquence fluide, comme une danse. Ensuite, faites une fois la posture du Cadavre pour clore la pratique.

1. **LA RESPIRATION COMPLÈTE DEBOUT** ____ 2 à 3 minutes
2. **LA FLEXION LATÉRALE** ____ 5 fois
3. **L'OUVERTURE DE LA POITRINE** ____ 5 fois
4. **LA FLEXION AVANT DEBOUT** ____ 5 fois
5. **LE GUERRIER II** ____ 5 fois
6. **L'ÉTIREMENT DE LA NUQUE** ____ 5 fois
7. **LA FLEXION AVANT ASSISE** ____ 5 fois
8. **LA PLANCHE** ____ 5 fois
9. **LES GENOUX À LA POITRINE** ____ 5 fois
10. **LE CADAVRE** ____ 5 à 10 minutes

RÉVISIONS 1

JOUR 7

Notre séance de révision rassemble l'ensemble des asanas que vous avez vus depuis sept jours. Vous les répéterez deux ou trois fois chacun. Pendant cette semaine, vous avez appris pas moins de 21 asanas fondamentaux, beaucoup travaillant des muscles que vous n'avez peut-être jamais travaillés depuis des années, ou amenant le corps dans des positions totalement nouvelles pour vous. Aujourd'hui, prenez le temps de considérer les progrès que vous avez réalisés. Il n'existe pas deux corps identiques. Il se peut que vous trouviez que certaines postures sont encore assez difficiles. Il se peut aussi que vous vous soyez rendu compte que vous êtes plus souple certains jours que d'autres et qu'un exercice qui était facile hier ne l'est pas forcément aujourd'hui. Tout cela est parfaitement normal, l'important étant de progresser. Et cela signifie que votre programme de yoga jour après jour porte ses fruits, que vous voyez et savourez.

LA MONTAGNE

La posture de la Montagne, ou *Tadasana*, est la fondation de toutes les postures debout. Pour commencer, mettez-vous debout, ralentissez et approfondissez votre respiration. Laissez votre mental s'apaiser alors que vous devenez de plus en plus consciente de vous-même et de votre environnement.

- Améliore la posture et l'équilibre.
- Tonifie les jambes.
- Renforce et allonge la colonne.

LA RESPIRATION COMPLÈTE DEBOUT

Dans cet étirement doux, la respiration est connectée avec le mouvement.

- Augmente l'énergie et la concentration.
- Renforce la colonne.
- Tonifie les bras et le haut du corps.
- Améliore l'équilibre et la posture.

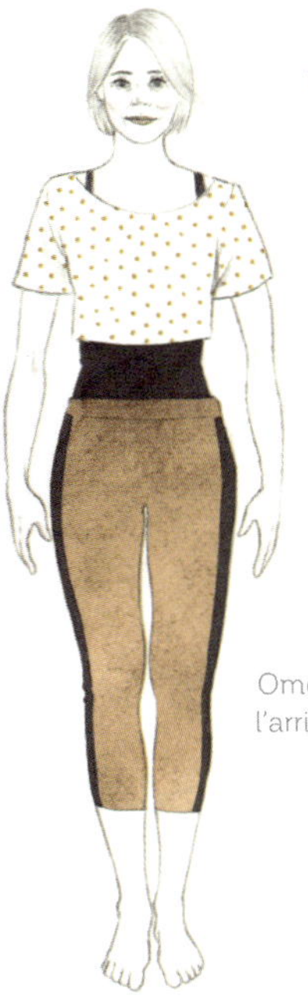

1. Mettez-vous debout, les pieds parallèles, à une distance confortable l'un de l'autre. Respirez lentement et profondément par le nez. Engagez et allongez les muscles des cuisses. Rapprochez légèrement les omoplates. Gardez le menton parallèle au sol. Faites 2 respirations lentes et profondes.

Omoplates vers l'arrière, poitrine ouverte

LA FLEXION LATÉRALE

Cet étirement des hanches raffermit la taille et les hanches.

- Allonge la colonne.
- Cible les « poignées d'amour ».
- Tonifie les bras.

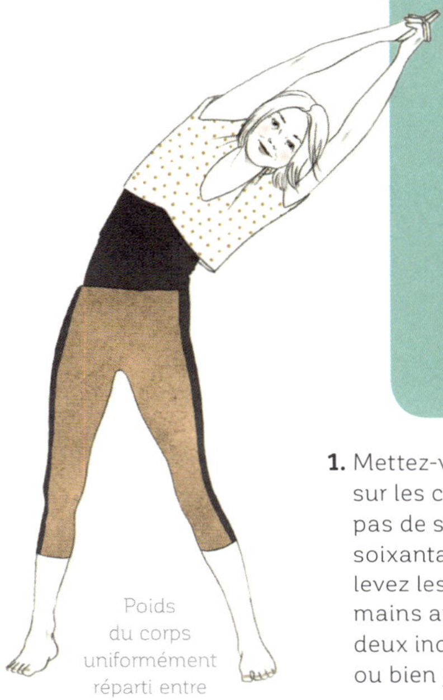

Poids du corps uniformément réparti entre les deux pieds

1. Mettez-vous dans la Montagne, les mains sur les côtés. Faites un petit saut ou un pas de sorte à avoir les pieds écartés d'une soixantaine de centimètres. À l'inspiration, levez les bras avec grâce. Joignez les mains au-dessus de la tête en tendant les deux index et en repliant les autres doigts, ou bien joignez les mains en namasté, les paumes pressées l'une contre l'autre – vous intensifierez ainsi un peu l'étirement.

1. Mettez-vous dans la posture de la Montagne. Expirez et relâchez le menton sur la poitrine. Sur une inspiration, levez les bras. Montez sur la pointe des pieds quand vos bras se tendent vers le ciel. Suspendez votre respiration et comptez lentement jusqu'à 5.

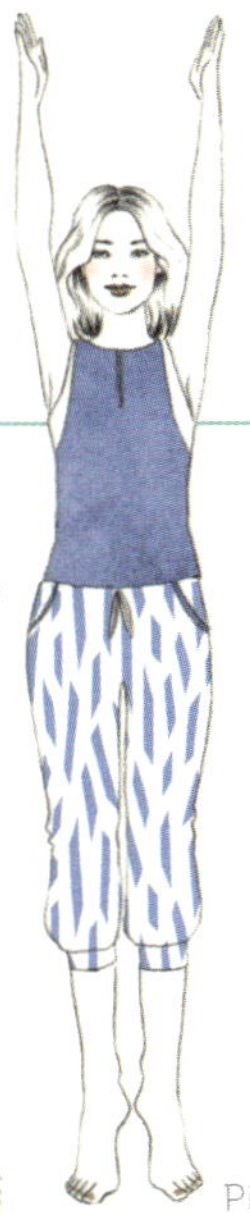

Pieds en demi-pointe

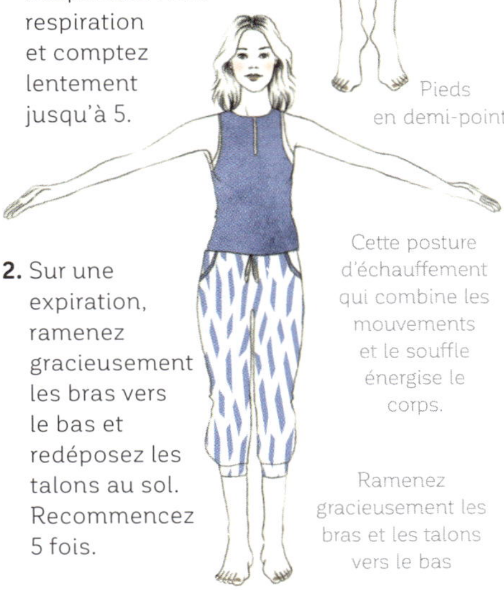

Cette posture d'échauffement qui combine les mouvements et le souffle énergise le corps.

2. Sur une expiration, ramenez gracieusement les bras vers le bas et redéposez les talons au sol. Recommencez 5 fois.

Ramenez gracieusement les bras et les talons vers le bas

L'OUVERTURE DE LA POITRINE

Cette flexion avant intense étire la colonne vertébrale et les ischio-jambiers.

- Tonifie et raffermit les bras et le buste.
- Soulage les tensions dans la nuque et les épaules.
- Réaligne la colonne.

1. Mettez-vous dans la Montagne, pieds légèrement écartés. Joignez les mains et entrelacez les doigts derrière le dos. Étirez légèrement le dos vers l'arrière. Comptez jusqu'à 10, en respirant bien dans la posture. Penchez-vous doucement vers l'avant en levant les bras derrière le dos. Comptez jusqu'à 20. Sur une expiration, redressez-vous en position debout. Recommencez 3 fois.

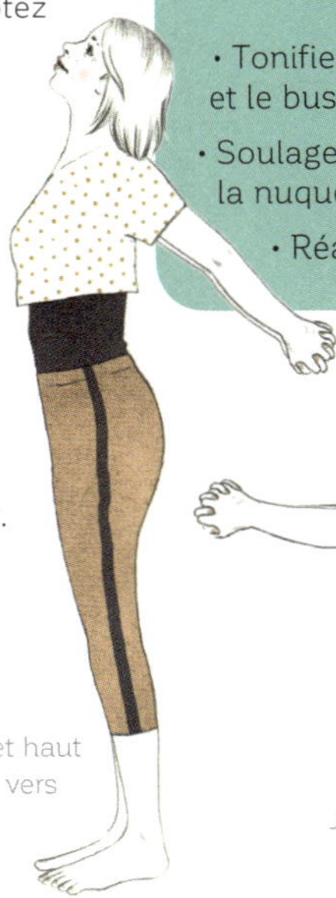

Menton levé et haut du dos étiré vers l'arrière

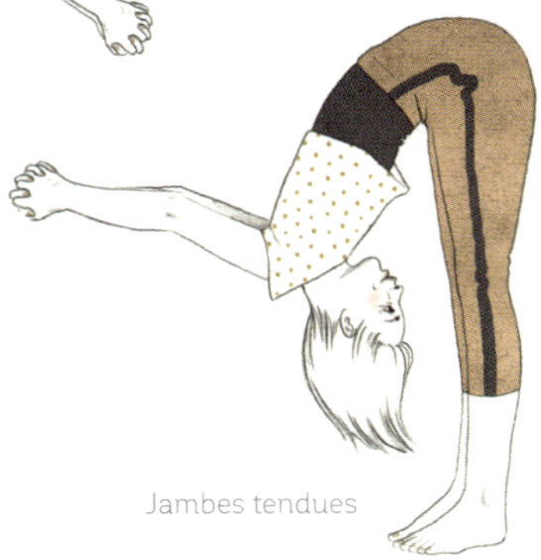

Jambes tendues

LE GUERRIER II

Le Guerrier II est une fente avant douce qui renforce le corps entier.

- Renforce les hanches.
- Tonifie les jambes.
- Ouvre et renforce le thorax et les épaules.
- Tonifie les abdominaux.

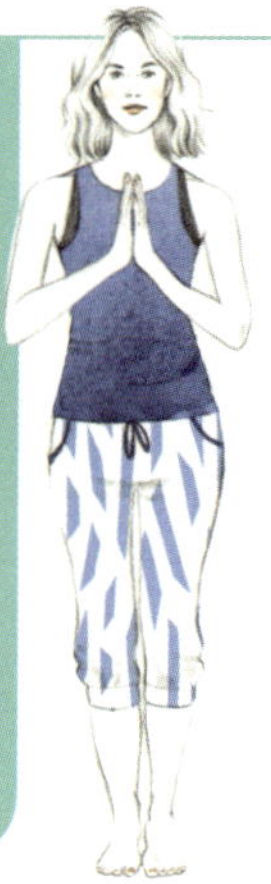

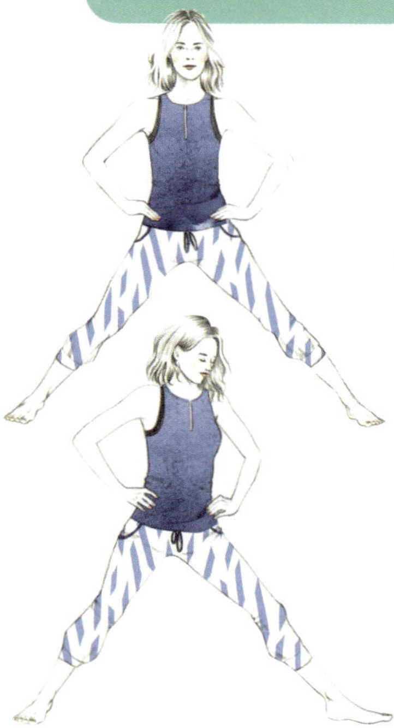

1. Mettez-vous dans la posture de la Montagne, paumes pressées l'une contre l'autre devant la poitrine.

2. Faites un pas sur le côté de façon à avoir les pieds très écartés. Posez les mains sur les hanches.

3. Tournez le pied gauche à 90° vers l'extérieur. Le talon du pied gauche doit être aligné avec la voûte du pied droit.

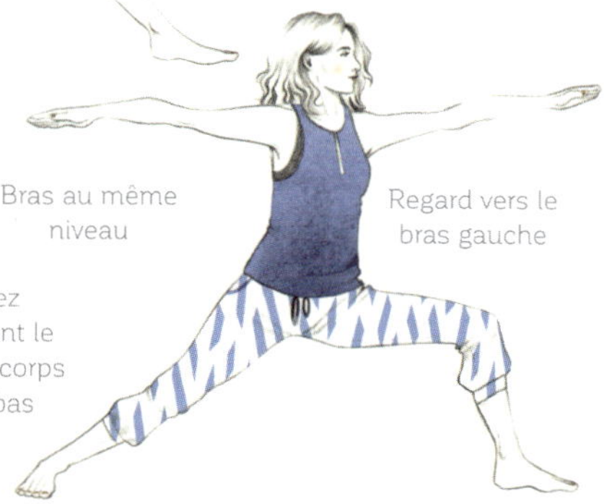
Bras au même niveau
Regard vers le bras gauche
Poussez doucement le centre du corps vers le bas

4. Tendez les bras sur les côtés, à l'horizontale, et fléchissez le genou gauche. Idéalement la cuisse gauche est parallèle au sol et le genou gauche est à la verticale de la cheville gauche. Tournez la tête et regardez le bras gauche. Comptez jusqu'à 10 en respirant bien. Recommencez 2 fois de chaque côté.

LA DÉESSE

La Déesse est une posture d'ouverture des hanches qui renforce les cuisses.

- Ouvre les hanches et l'aine.
- Renforce les cuisses.
- Renforce le corps dans son ensemble.

1. Mettez-vous dans la posture de la Montagne. Faites un grand pas sur le côté de façon à avoir les jambes très écartées. Sur une inspiration, levez les bras à la hauteur des épaules, paumes vers le bas. En expirant, mettez-vous en squat. Fléchissez les bras et tournez les paumes vers l'avant. Recommencez deux fois.

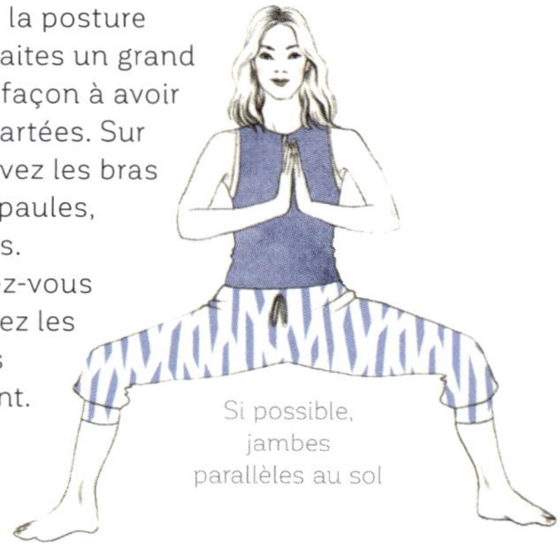
Si possible, jambes parallèles au sol

LA FLEXION AVANT DEBOUT

De nouveau, sans forcer, amenez votre nez le plus près possible de vos genoux.

- Renforce les muscles du dos.
- Étire les ischio-jambiers.
- Tonifie les organes digestifs.
- Soulage les maux de tête.

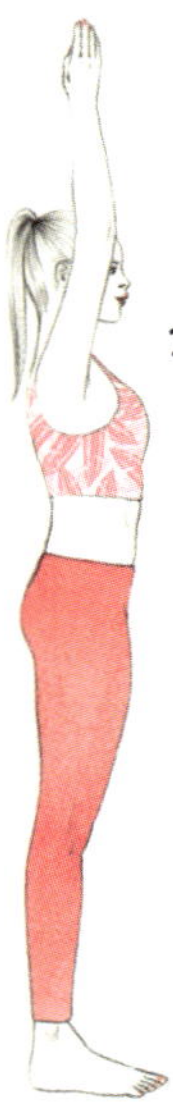

1. Mettez-vous dans la Montagne. Sur une inspiration, levez les bras au-dessus de la tête. Vos bras sont parallèles et vos paumes se regardent.

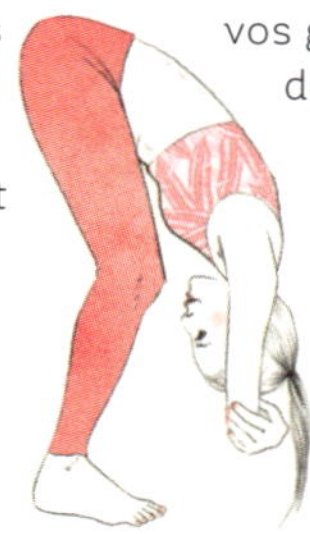

2. À l'expiration, pivotez vers l'avant à partir des hanches. Saisissez vos coudes et approchez le nez le plus possible de vos genoux en restant dans une position confortable. Comptez jusqu'à 20 en respirant bien dans la posture. Recommencez 2 fois.

LE TRIANGLE

Revenons encore une fois à cette posture d'étirement intense.

- Allonge et renforce la colonne.
- Tonifie les jambes.
- Stimule le foie, la rate et les reins.
- Apporte force et détermination.

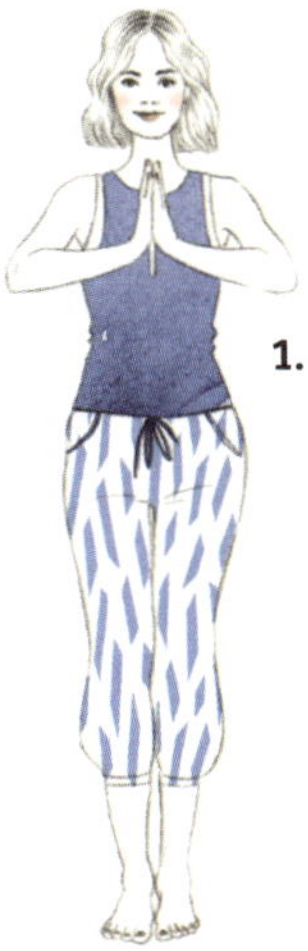

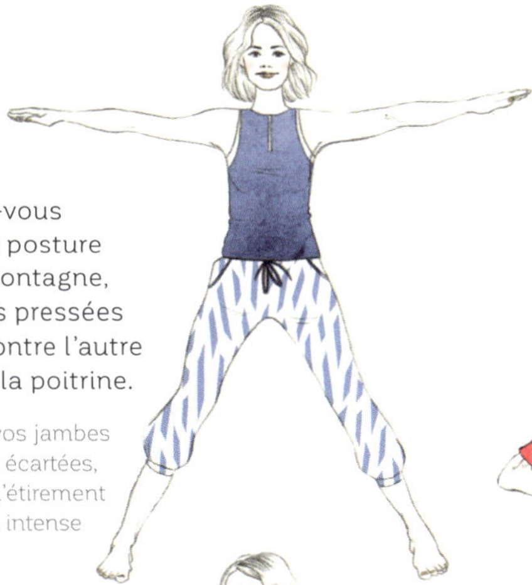

1. Mettez-vous dans la posture de la Montagne, paumes pressées l'une contre l'autre devant la poitrine.

Plus vos jambes sont écartées, plus l'étirement est intense

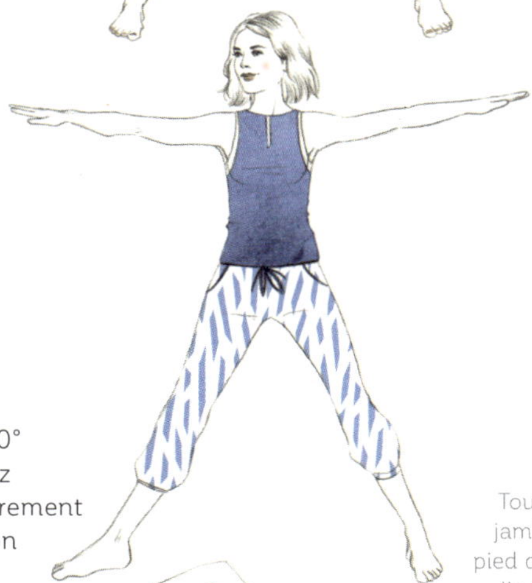

2. Écartez les pieds à 60-90 centimètres de distance environ. Sur une inspiration, levez les bras à la hauteur des épaules, paumes vers le bas.

3. Tournez la jambe et le pied droits à 90° vers le côté. Tournez le pied gauche légèrement en direction du talon droit.

Tournez la jambe et le pied droits vers l'extérieur.

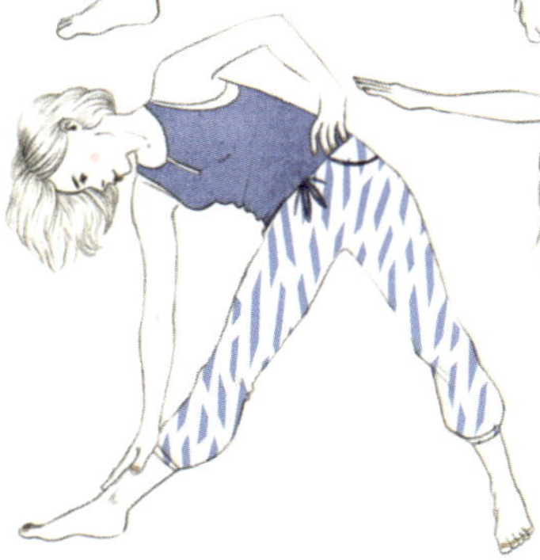

4. Posez la main gauche sur la hanche. Sur une expiration, glissez la main droite le long de la jambe droite, vers le bas, en allant le plus loin possible sans forcer. Gardez la poitrine ouverte.

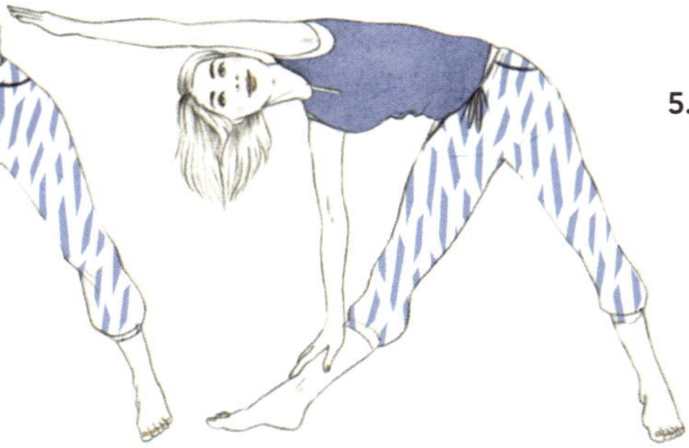

5. Tendez le bras gauche à côté de l'oreille, coude tendu. Regardez devant vous. Comptez jusqu'à 15 en respirant bien dans la posture. Recommencez deux fois de chaque côté.

LE GUERRIER I

Cette fente avant debout renforce les jambes. Elle ouvre la poitrine et le cœur.

- Renforce les jambes, surtout les cuisses
- Renforce la colonne
- Stabilise les hanches, les genoux et les chevilles
- Augmente la capacité pulmonaire

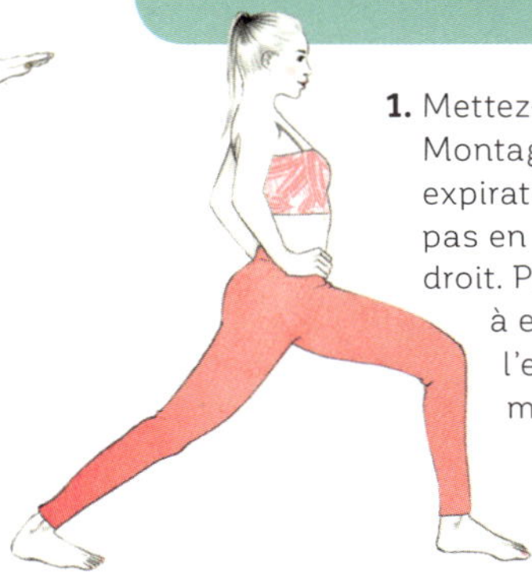

1. Mettez-vous dans la Montagne. Sur une expiration, faites un grand pas en avant avec le pied droit. Pivotez le pied gauche à environ 45° vers l'extérieur. Placez vos mains sur les hanches.

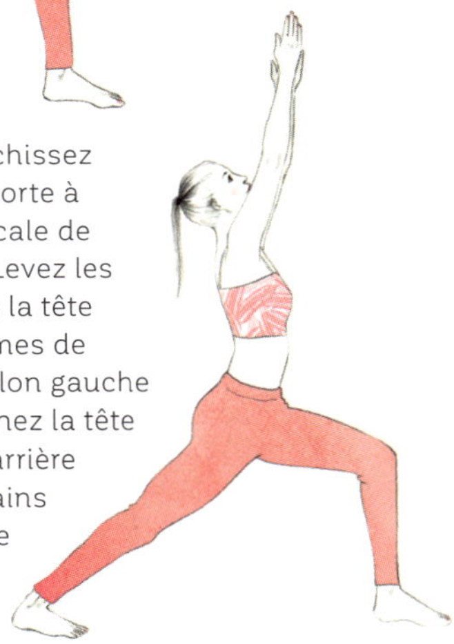

2. À l'inspiration, fléchissez le genou droit de sorte à l'amener à la verticale de la cheville droite. Levez les bras au-dessus de la tête et joignez les paumes de main. Gardez le talon gauche ancré au sol. Amenez la tête légèrement vers l'arrière et regardez vos mains au-dessus de votre tête. Faites 5 respirations.

Sur une expiration, revenez dans la posture de la Montagne. Recommencez de l'autre côté. Recommencez ensuite 2 fois des deux côtés.

LE BÂTON

La posture du Bâton est la base de nombreuses postures assises.

- Renforce la colonne.
- Étire les cuisses, le bas du dos et les muscles abdominaux.
- Tonifie les organes digestifs et soulage les brûlures d'estomac.

1. Asseyez-vous par terre, jambes tendues. Placez les mains au sol à côté de vos hanches, les doigts pointés vers l'avant. Sur une inspiration, rapprochez les omoplates et regardez vers l'avant. Pointez les orteils vers le haut. Faites 5 respirations.

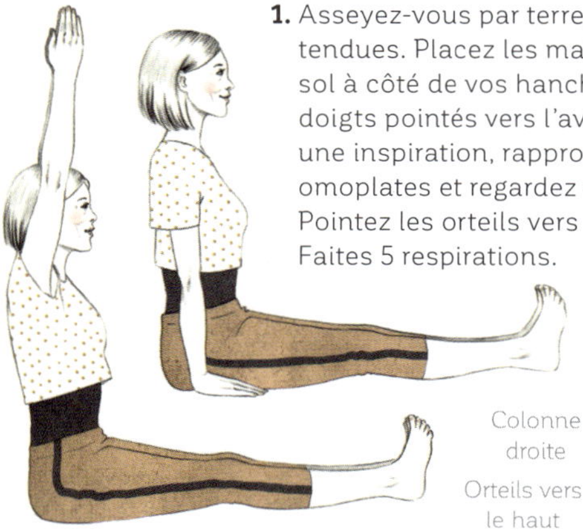

L'ANGLE LIÉ

Cet étirement ouvre les hanches et allonge les muscles de l'intérieur des cuisses.

- Stimule les appareils urinaire et reproducteur.
- Soulage les troubles menstruels.
- Étire les muscles des cuisses.
- Soulage les dépressions légères.

1. Asseyez-vous jambes tendues et posez les mains au sol sur les côtés. Pliez les genoux et joignez les plantes de pied. Saisissez les pieds avec vos mains.

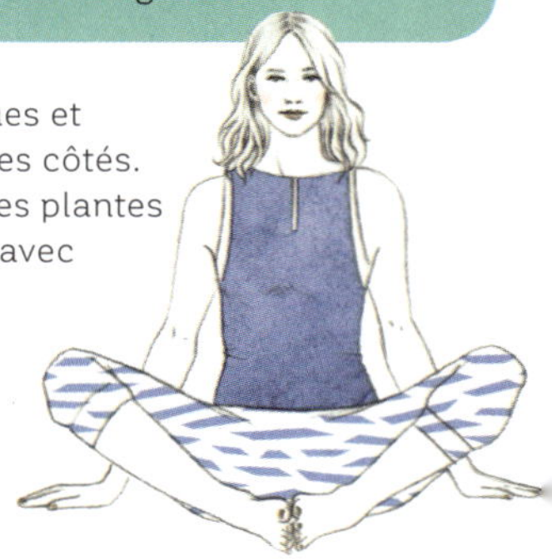

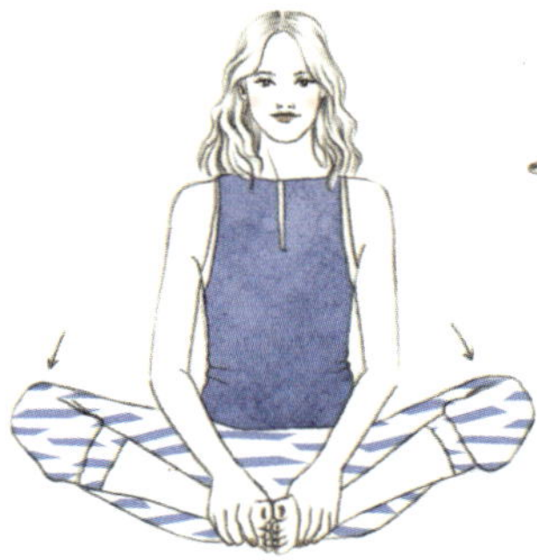

2. Sur une expiration, relâchez les genoux vers le sol. Gardez la posture en comptant jusqu'à 20, en respirant bien. Recommencez trois fois.

L'ÉTIREMENT DE LA NUQUE

Cette posture soulage les tensions et les raideurs dans la nuque et les épaules.

- Soulage les tensions dans la nuque et les épaules.
- Apaise les maux de tête.
- Favorise la relaxation.

Ne faites pas de cercle complet avec votre tête : vous exerceriez une pression excessive sur votre colonne et votre système nerveux.

1. Asseyez-vous au sol, jambes croisées. Gardez la colonne droite, relâchez la tête en douceur vers l'avant et posez le menton sur la poitrine.

2. Roulez la tête vers la droite, en approchant l'oreille droite de l'épaule droite. Roulez ensuite la tête dans l'autre sens et ramenez le menton à la poitrine, puis l'oreille gauche à côté de l'épaule gauche. Recommencez 3 à 5 fois.

3. Relâchez le menton vers la poitrine, puis relevez la tête pour étirer la nuque. Recommencez 3 à 5 fois.

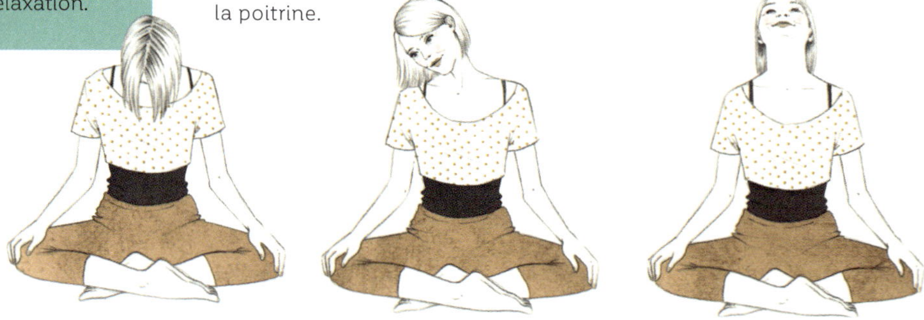

LA FLEXION AVANT ASSISE

Essayez d'aller un tout petit peu plus vers l'avant chaque fois que vous faites cet étirement.

- Renforce la colonne.
- Améliore la digestion.
- Lutte contre l'infertilité, l'hypertension artérielle et l'insomnie.
- Soulage les douleurs menstruelles et les symptômes de la ménopause.

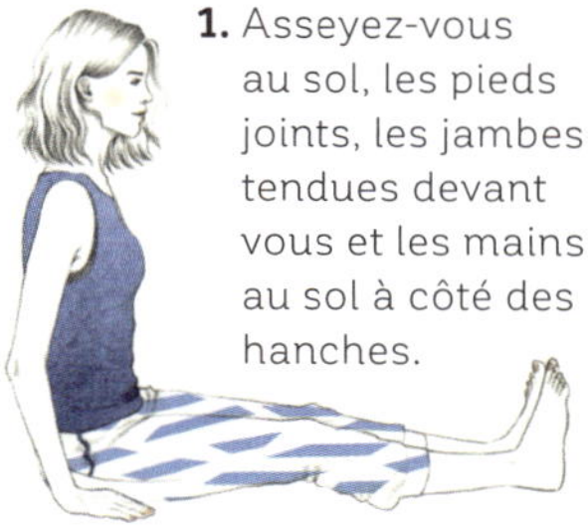

1. Asseyez-vous au sol, les pieds joints, les jambes tendues devant vous et les mains au sol à côté des hanches.

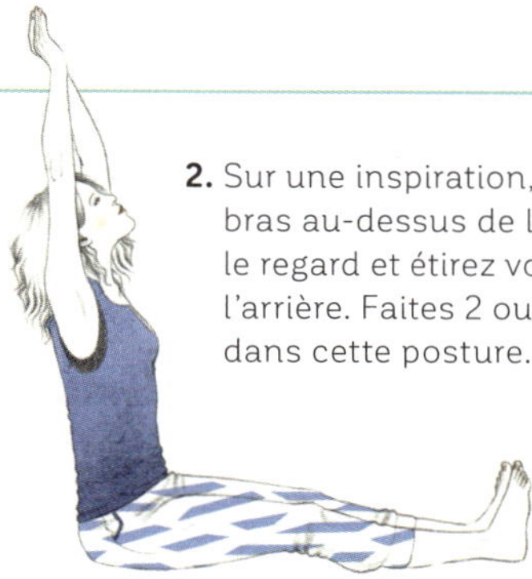

2. Sur une inspiration, levez les bras au-dessus de la tête. Levez le regard et étirez votre dos vers l'arrière. Faites 2 ou 3 respirations dans cette posture.

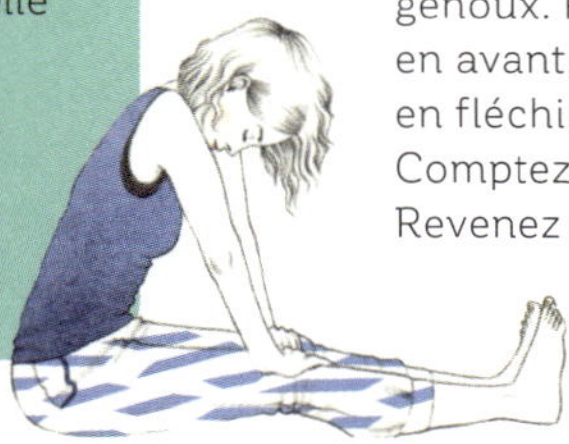

3. Sur une expiration, abaissez vos bras et saisissez vos genoux. Penchez-vous en avant, vers vos genoux, en fléchissant les coudes. Comptez jusqu'à 15. Revenez dans la posture initiale.

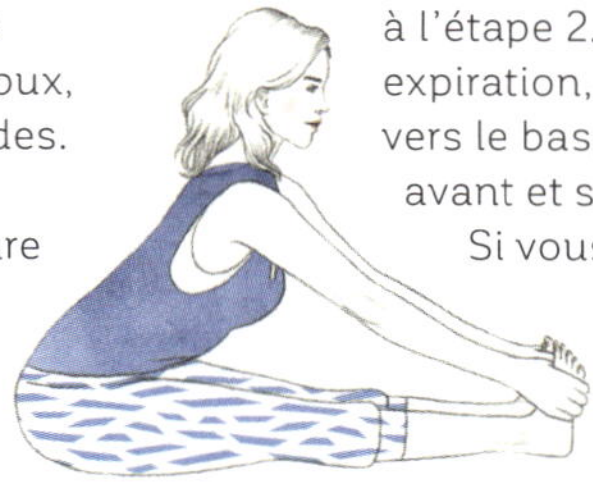

4. Sur une inspiration, étirez votre dos vers l'arrière comme à l'étape 2. Puis, sur une expiration, ramenez les bras vers le bas, penchez-vous en avant et saisissez vos orteils. Si vous n'arrivez pas à toucher vos pieds, saisissez vos chevilles ou vos tibias.

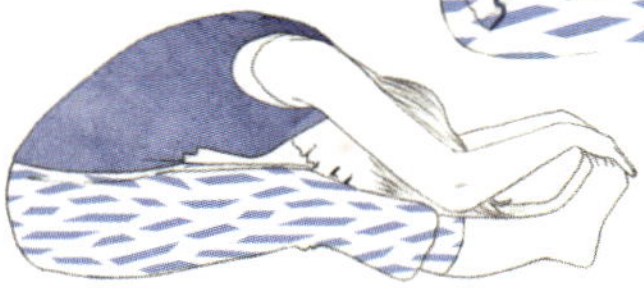

5. Amenez votre front le plus près possible de vos genoux. Comptez jusqu'à 10. Recommencez deux fois chaque position.

LA DEMI-TORSION

Cette Demi-Torsion douce réaligne la colonne vertébrale et raffermit la taille.

- Masse les organes digestifs et favorise l'élimination.
- Stimule la circulation lymphatique.
- Renforce le système immunitaire.
- Apaise le système nerveux.

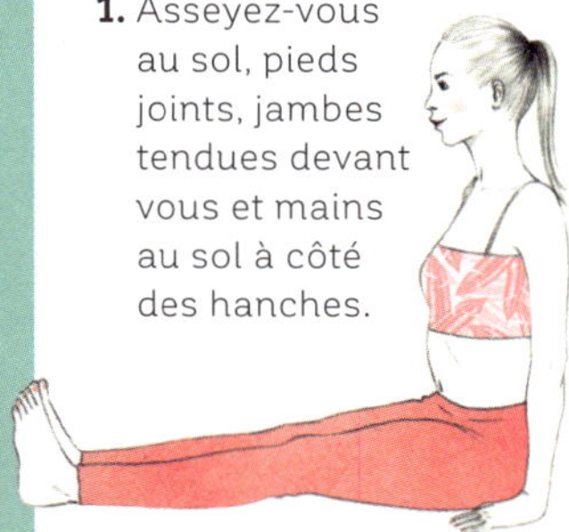

1. Asseyez-vous au sol, pieds joints, jambes tendues devant vous et mains au sol à côté des hanches.

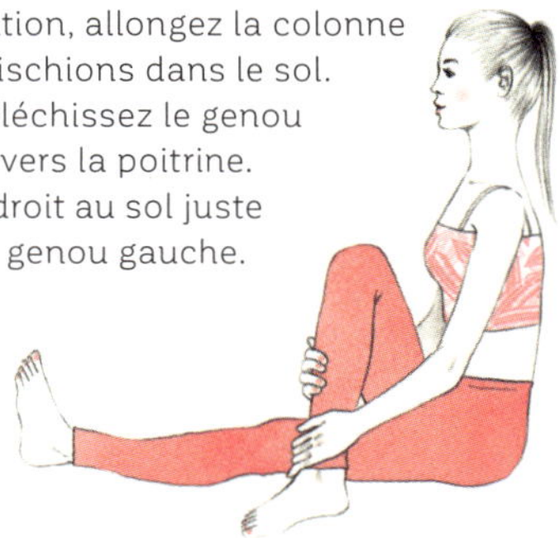

2. Sur une inspiration, allongez la colonne et poussez les ischions dans le sol. À l'expiration, fléchissez le genou droit et tirez-le vers la poitrine. Placez le pied droit au sol juste à l'extérieur du genou gauche.

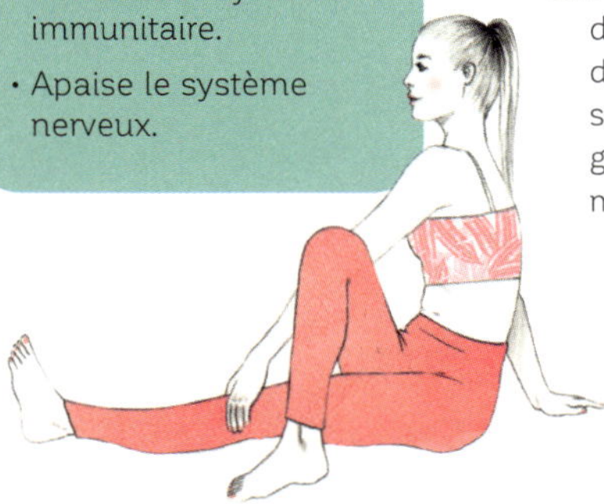

3. Posez la main droite au sol derrière vous et saisissez le genou gauche avec la main gauche.

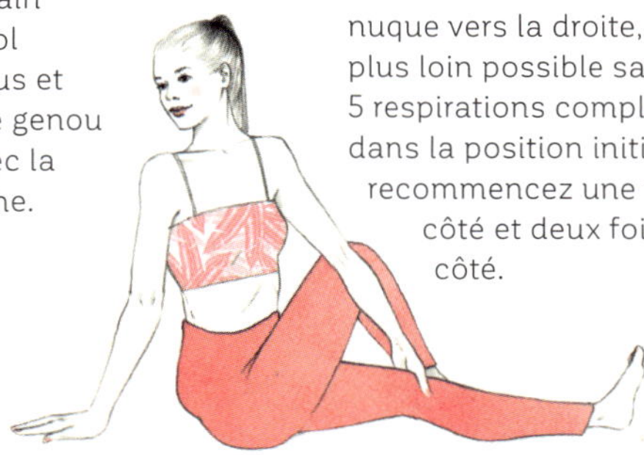

4. Tournez doucement la tête et la nuque vers la droite, en allant le plus loin possible sans forcer. Faites 5 respirations complètes. Revenez dans la position initiale, puis recommencez une fois de l'autre côté et deux fois de chaque côté.

LA PLANCHE

La Planche renforce les muscles du centre, ainsi que les bras, le dos et les fesses.

- Renforce les bras, les épaules, le dos et les jambes.
- Tonifie les abdominaux et les fesses.

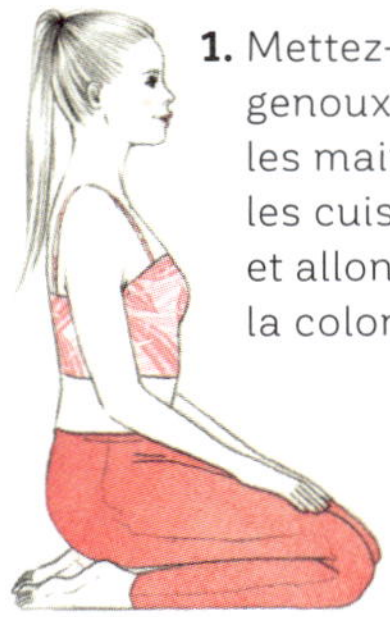

1. Mettez-vous à genoux. Posez les mains sur les cuisses et allongez la colonne.

2. Mettez-vous à quatre pattes en faisant une bascule arrière du bassin – comme si vous vouliez rapprocher le bas de votre bassin de votre cage thoracique.

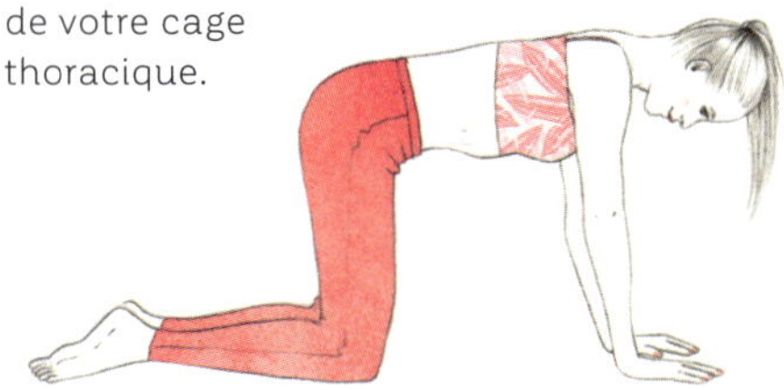

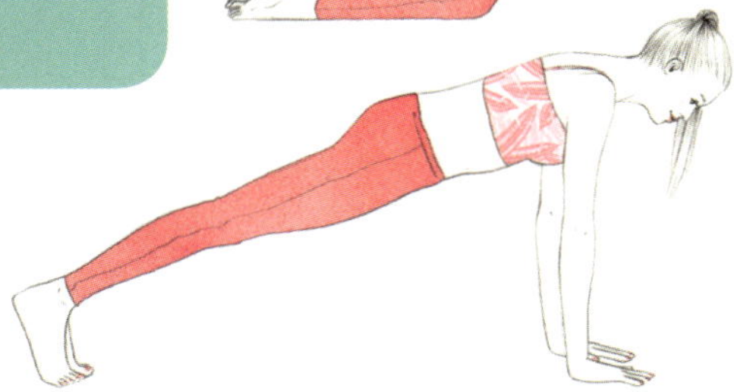

3. Sur une inspiration, tendez les jambes et m'ontez sur les orteils. Verrouillez les genoux et les coudes. Gardez le corps aussi droit que possible. Comptez jusqu'à 20 en respirant bien. Recommencez 2 fois.

LA POSTURE DE LA JAMBE LEVÉE

Cette posture est excellente pour raffermir les abdominaux, les hanches et les cuisses.

- Renforce les abdominaux.
- Améliore la digestion.
- Renforce les muscles du dos, des hanches et des cuisses.
- Énergise les organes reproducteurs.

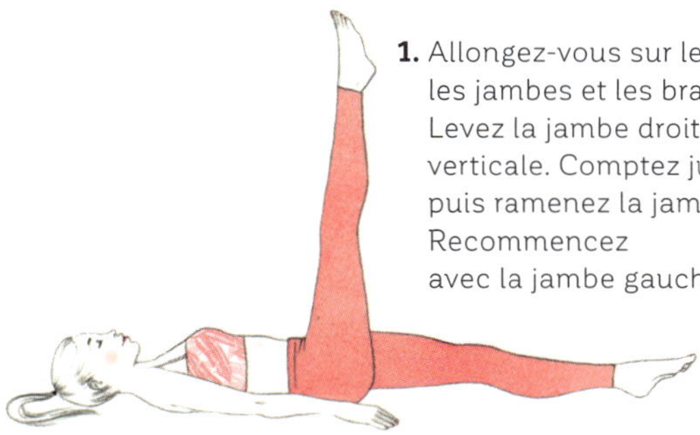

1. Allongez-vous sur le dos, les jambes et les bras tendus. Levez la jambe droite à la verticale. Comptez jusqu'à 5, puis ramenez la jambe au sol. Recommencez avec la jambe gauche.

2. Soulevez lentement les deux jambes, sans plier les genoux, jusqu'à ce qu'elles soient à la verticale. Comptez jusqu'à 5, puis ramenez les deux jambes au sol. Recommencez 3 fois.

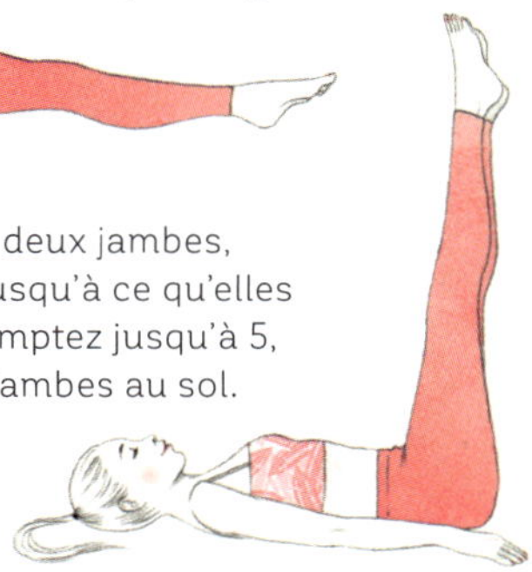

LA POSTURE DES GENOUX À LA POITRINE

Cette posture soulage les problèmes digestifs.

- Soulage les indigestions, le reflux gastrique, les ballonnements et la constipation.
- Lutte contre les symptômes du côlon irritable.

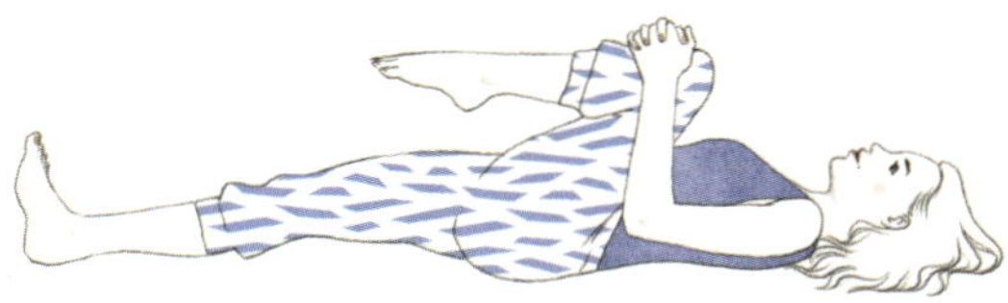

1. Allongez-vous sur le dos jambes tendues. Repliez le genou gauche contre la poitrine. Saisissez votre genou. Pressez doucement votre jambe contre vous. Recommencez de l'autre côté.

2. À présent, repliez vos deux genoux contre la poitrine et saisissez-les. Pressez vos jambes contre vous. Recommencez deux fois les étapes 1 et 2.

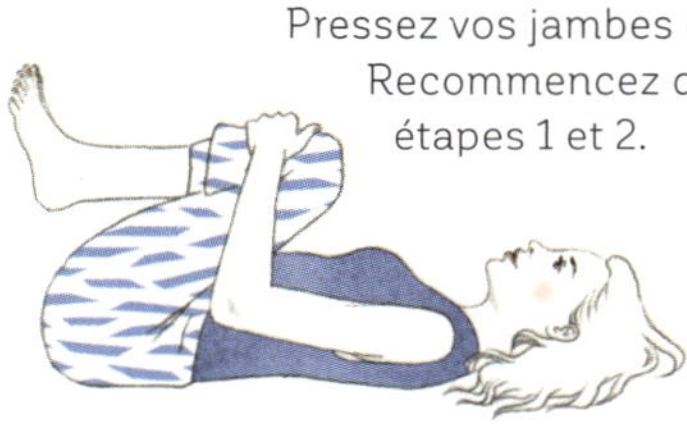

LE DEMI-PONT

Non seulement le Demi-Pont étire la colonne vertébrale, mais cette posture réduit aussi le stress et la fatigue.

- Ouvre la poitrine.
- Soulage les douleurs menstruelles.
- Stimule la thyroïde.
- Énergise, tonifie et renforce les fesses et les jambes.

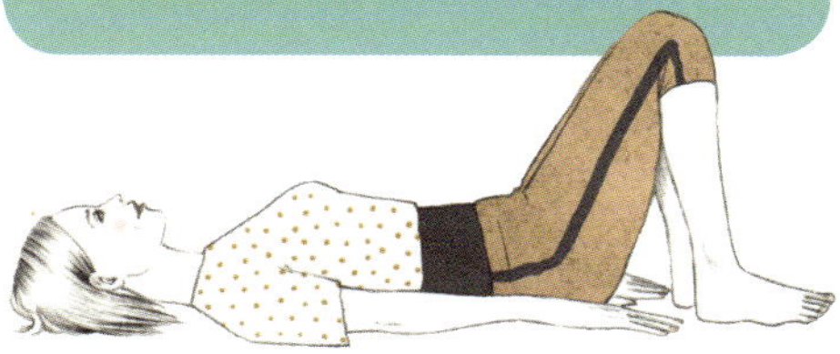

1. Allongez-vous sur le dos, les genoux fléchis et les pieds à plat au sol, les bras le long du corps et les paumes vers le bas. Poussez votre bassin vers le plafond.

2. Joignez les mains sous votre corps et comptez jusqu'à 5, en respirant bien. Pour quitter la posture, ramenez les mains sur les côtés et redéposez la colonne au sol, vertèbre après vertèbre. Recommencez deux fois.

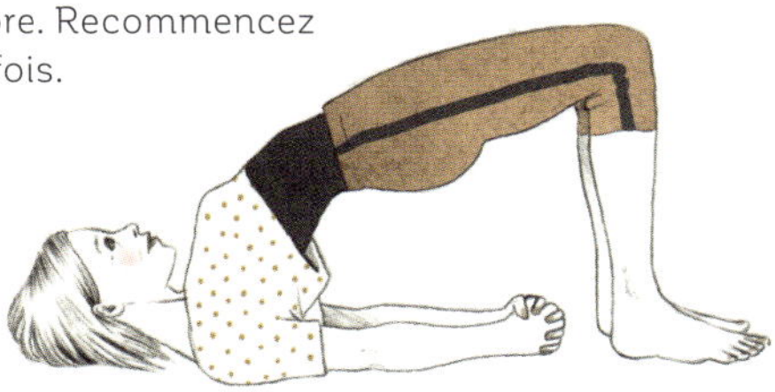

LE COBRA

Aujourd'hui, nous allons de nouveau travailler cet étirement en augmentant légèrement son intensité.

- Étire et renforce la colonne.
- Stimule le cerveau.
- Tonifie les systèmes respiratoire et digestif.
- Énergise les jambes.

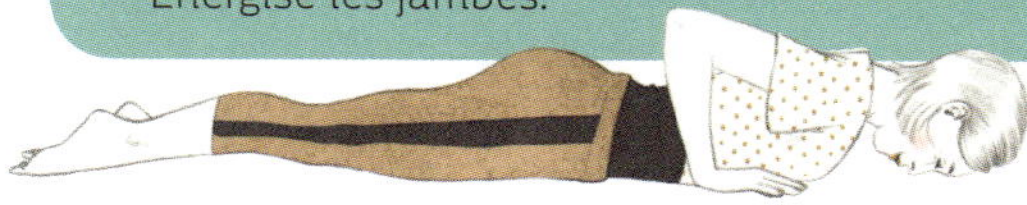

1. Allongez-vous à plat ventre, la tête sur le côté, les bras le long du corps. Ramenez la tête au centre et posez le front au sol. Placez les mains, paumes vers le bas, sous les épaules.

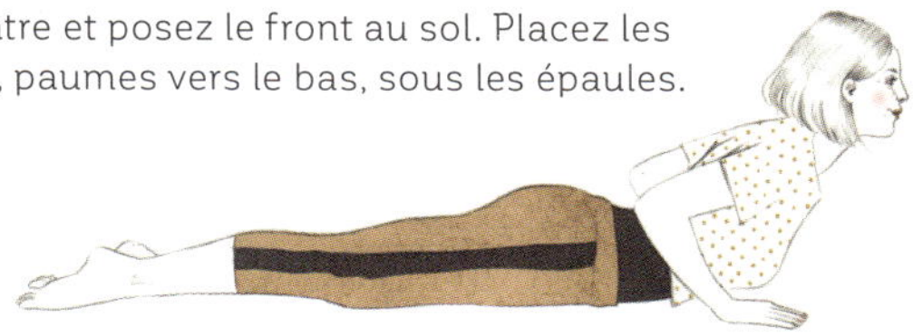

2. Sur une expiration, poussez dans les mains et soulevez lentement le haut du corps.

3. Soulevez le haut du corps le plus possible tant que la posture reste confortable. Basculez en douceur la tête vers l'arrière jusqu'à ce que votre menton soit parallèle au sol. Comptez jusqu'à 15, en respirant bien dans la posture. Ramenez doucement le haut du corps au sol. Recommencez deux fois.

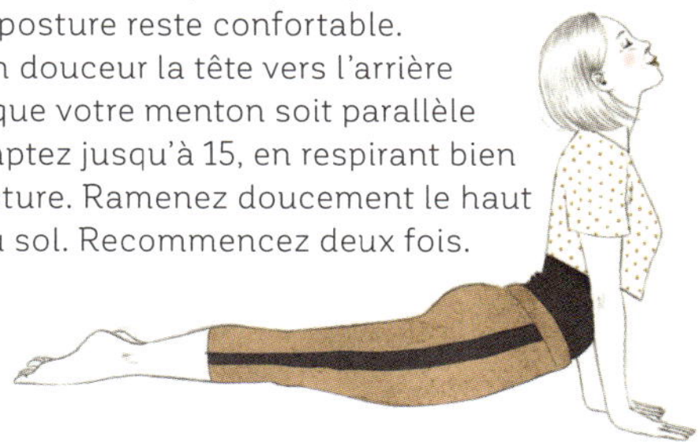

LE CADAVRE

À la fin de la séance, prenez 5 à 10 minutes pour bien vous relaxer dans la posture du Cadavre.

- Détend le mental et le corps après l'exercice physique.
- Favorise la relaxation profonde.
- Réduit la fatigue.

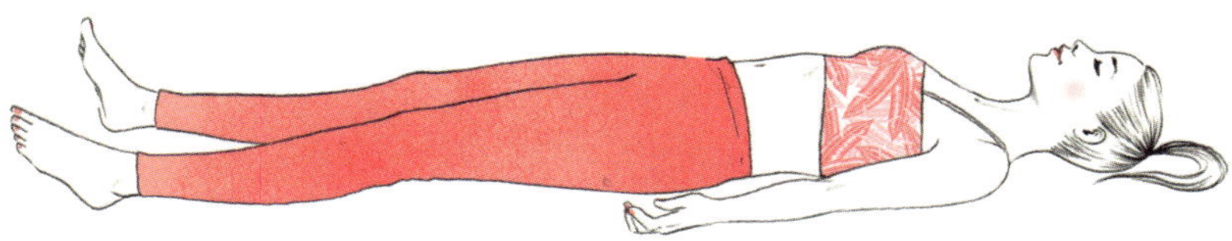

1. Allongez-vous sur le dos, les bras le long du corps, les paumes vers le haut. Relâchez les pieds sur les côtés. Fermez les yeux. Scannez tout votre corps depuis les plantes de pied jusqu'au sommet de la tête, en détendant chaque articulation et chaque muscle de bas en haut. Invitez la paix dans votre mental et votre corps. Concentrez-vous sur votre souffle pour faire le vide dans votre esprit et rester présente. Relaxez-vous 5 à 10 minutes dans la posture.

RESPIRATION

JOUR 8

Après la longue séance de révision d'hier, aujourd'hui, nous allons faire une session moins physique, mais non moins importante, car nous allons nous concentrer sur les techniques respiratoires. Une respiration lente, qui amène l'air en profondeur dans les poumons, apporte plus d'oxygène dans le sang. Les muscles sont mieux oxygénés, la concentration s'améliore, le système cardio-vasculaire fonctionne mieux, le cœur est moins stressé.
Le mental se calme, le stress et l'anxiété se dissipent de façon entièrement naturelle. Les yogis appellent cette pratique respiratoire *pranayama*. En sanskrit, *prana* signifie « énergie vitale » et *ayama* « contrôle ». On voit ici à quel point il est essentiel de bien respirer pour un yogi.

LA RESPIRATION COMPLÈTE DEBOUT

En apprenant à respirer correctement, au rythme des asanas que vous faites, vous tirerez bien plus de bienfaits de la pratique du yoga.

- Augmente l'énergie et la concentration.
- Renforce la colonne.
- Tonifie les bras et le haut du corps.
- Améliore l'équilibre et la posture.

LA FLEXION AVANT DEBOUT

Aujourd'hui, vous accompagnerez vos mouvements d'une respiration lente et profonde. En respirant profondément et correctement au fil des asanas, vous améliorerez les bienfaits de votre pratique : vous serez entre autres capable d'aller plus loin dans les étirements.

- Renforce les muscles du dos.
- Étire les ischio-jambiers.
- Tonifie les organes digestifs.
- Soulage les maux de tête.

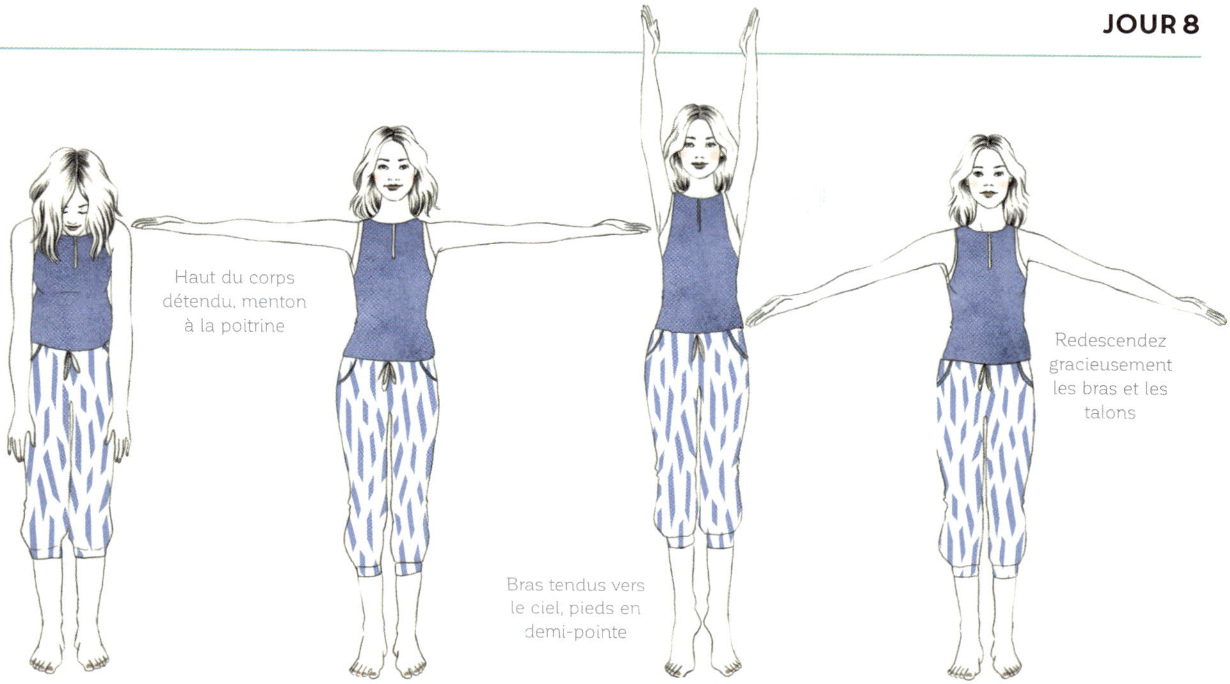
Haut du corps détendu, menton à la poitrine
Bras tendus vers le ciel, pieds en demi-pointe
Redescendez gracieusement les bras et les talons

1. Mettez-vous dans la Montagne. Expirez lentement par le nez, en contractant l'abdomen et en détendant les épaules et le cou. Laissez le menton descendre vers la poitrine.

2. Prenez une longue et profonde inspiration en levant lentement le menton et les bras, paumes tournées vers le haut. Quand vous soulevez vos bras, vos poumons s'ouvrent et laissent entrer l'air.

3. Montez sur la pointe des pieds et, en même temps, tendez les bras vers le ciel. Si vous le pouvez, joignez les mains. Comptez jusqu'à 5.

4. Sur une expiration, ramenez gracieusement les bras vers le bas et redéposez les talons au sol. Recommencez cinq fois.

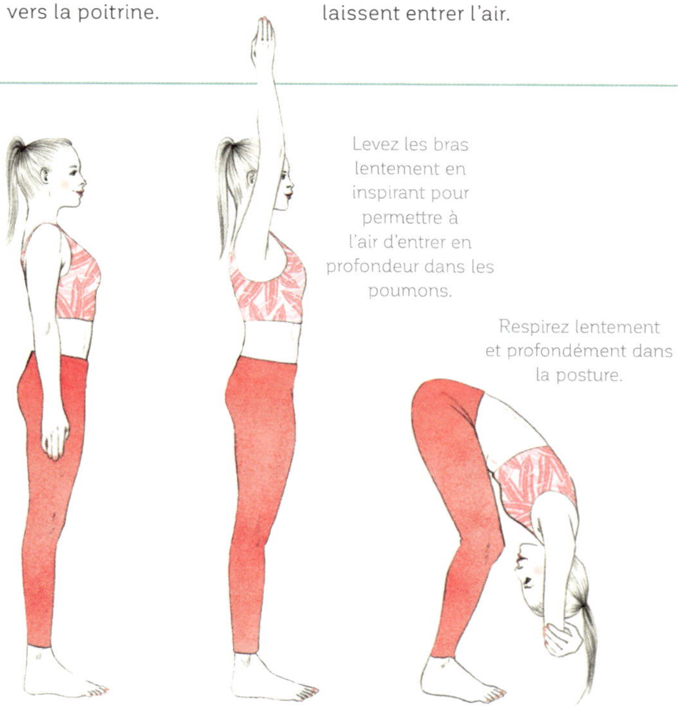
Levez les bras lentement en inspirant pour permettre à l'air d'entrer en profondeur dans les poumons.
Respirez lentement et profondément dans la posture.

1. Mettez-vous dans la posture de la Montagne, les pieds un petit peu écartés.

2. Sur une inspiration, levez les bras au-dessus de la tête, bras parallèles et paumes tournées vers l'intérieur.

3. À l'expiration, pivotez vers l'avant à partir des hanches. Saisissez vos coudes et approchez votre nez le plus possible de vos genoux en restant dans une position confortable. Vous pouvez légèrement plier les genoux si l'étirement est trop intense. Comptez jusqu'à 20 en respirant bien.

Pour quitter la posture, placez les mains sur les hanches et, sur une expiration, redressez lentement le haut du corps pour revenir en position debout. Recommencez 2 fois.

LE DEMI-LOTUS

Le Demi-Lotus, ou *Ardha Padmasana*, est une posture assise classique qui ouvre les hanches, et étire les genoux et les chevilles.

- Assouplit les hanches, les genoux et les chevilles.
- Renforce la colonne et les abdominaux.
- Améliore la posture d'ensemble.
- Augmente l'énergie.

1. Asseyez-vous dans la posture du Bâton, en allongeant la colonne depuis le coccyx jusqu'au sommet de la tête.

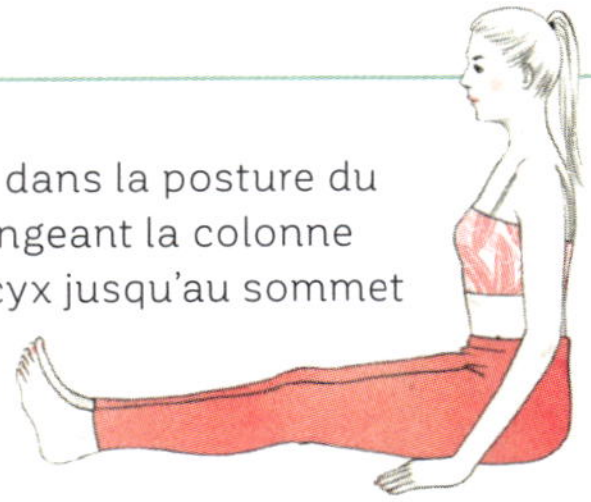

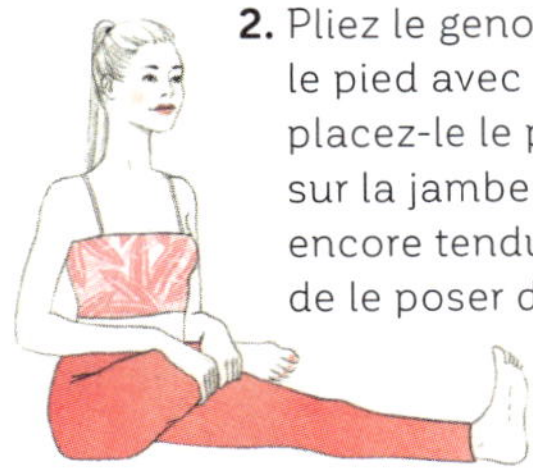

2. Pliez le genou droit, saisissez le pied avec les deux mains et placez-le le plus haut possible sur la jambe gauche, qui est encore tendue (l'objectif est de le poser dans l'aine).

3. Pliez le genou gauche, tirez la jambe et placez le pied sous la jambe droite, le talon contre l'aine. Posez les mains sur les genoux, les doigts en *chin mudra*.

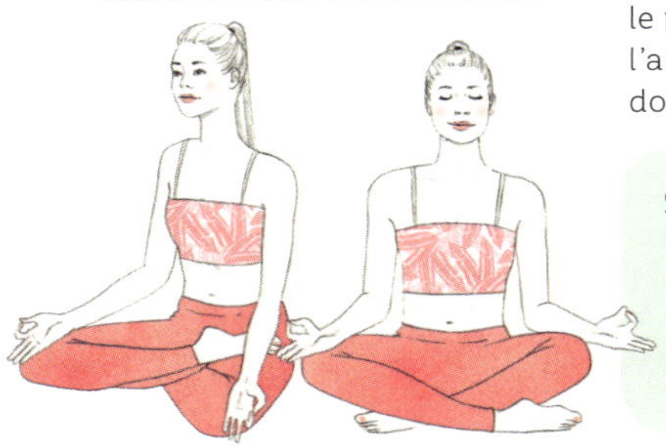

Si vous êtes blessé au genou ou si vous avez eu une intervention chirurgicale au genou ou à la hanche, ne faites pas cette posture ou bien consultez votre médecin avant de la pratiquer.

VARIANTES

Au début, vous aurez peut-être du mal à faire le Demi-Lotus. Dans ce cas, commencez dans la posture du Bâton, croisez simplement les jambes et posez les mains sur les genoux en chin mudra*.*
Si vous avez les genoux plus haut que les hanches, ou si vous ressentez une gêne dans les genoux ou les hanches, asseyez-vous sur une couverture pliée. Allongez la colonne, relâchez les épaules et concentrez-vous sur votre respiration.

LA RESPIRATION ALTERNÉE

La respiration alternée, ou *Nadi Shodhana*, nettoie les voies nasales. Elle augmente la circulation du *prana*, ou « énergie vitale », dans le corps.

- Atténue le stress.
- Améliore l'activité mentale.
- Apaise le système nerveux.
- Favorise le calme et le sommeil.
- Augmente l'énergie.

1. Asseyez-vous en Demi-Lotus ou, si ce n'est pas confortable, en tailleur. Placez les mains sur les genoux en *shuni mudra*, ou « le sceau de la patience ».

2. Bouchez la narine droite avec le pouce droit et expirez par la narine gauche. Inspirez lentement et profondément par la narine gauche. À présent, bouchez la narine gauche avec l'annulaire et l'auriculaire droits et expirez lentement par la narine droite. Inspirez par la narine droite, puis bouchez-la avec le pouce. Expirez par la narine gauche. Vous venez de faire un cycle respiratoire complet. Recommencez sept fois.

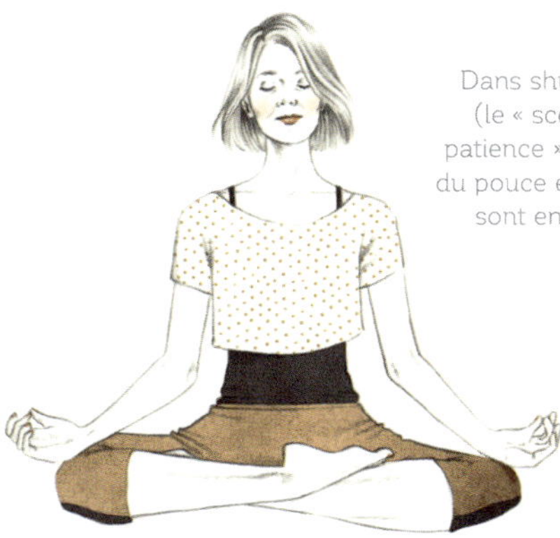

Dans shuni mudra (le « sceau de la patience »), les bouts du pouce et du majeur sont en contact.

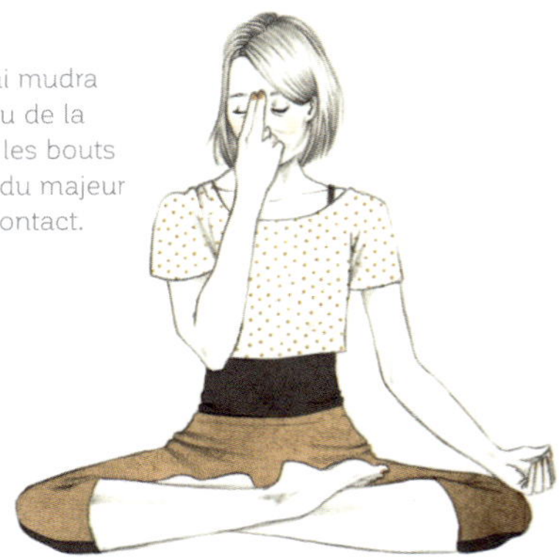

LA RESPIRATION ABDOMINALE

La respiration abdominale profonde, ou respiration diaphragmatique, renforce le diaphragme : votre respiration est plus efficace tout au long de la journée.

- Augmente l'oxygénation du sang.
- Masse les organes abdominaux, améliore la digestion et draine la lymphe.
- Apaise le système nerveux et abaisse le rythme cardiaque.

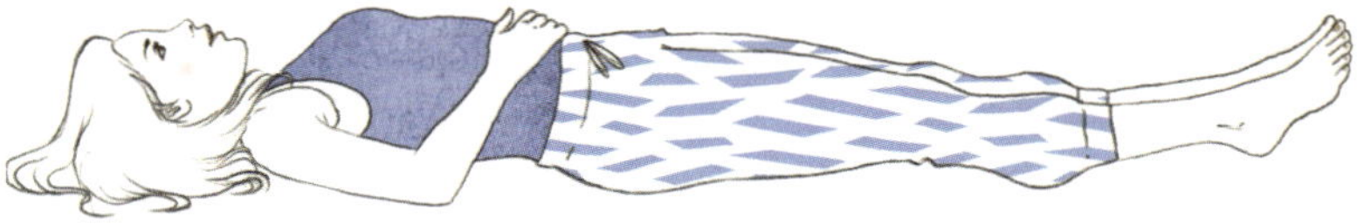

1. Allongez-vous sur le dos dans la posture du Cadavre. Posez vos mains sur votre ventre, les paumes tournées vers le bas, juste au-dessous de votre cage thoracique. Inspirez lentement et profondément par le nez. Sentez votre ventre se gonfler quand vous inspirez. Inspirez calmement jusqu'à ce que vous ne puissiez plus faire entrer d'air sans forcer.

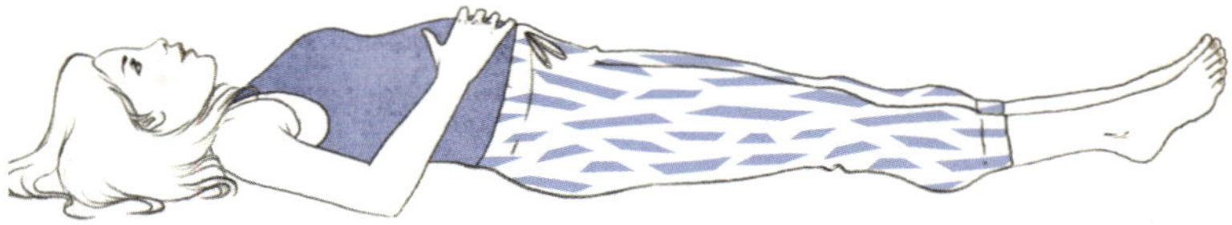

2. À présent, expirez doucement par la bouche entrouverte. Engagez les muscles du ventre pour expulser l'air. Continuez ainsi calmement pendant 2 à 3 minutes.

LE CADAVRE

La posture du Cadavre, ou *Shavasana*, est le moment idéal pour vous concentrer sur votre respiration.

- Détend le mental et le corps après l'exercice physique.
- Favorise la relaxation profonde.
- Réduit la fatigue.

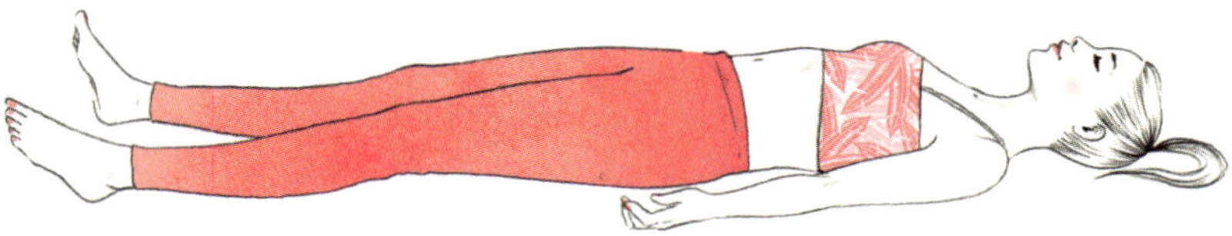

1. Allongez-vous sur le dos, les bras le long du corps, les paumes tournées vers le haut. Relâchez les pieds sur les côtés. Fermez les yeux. Scannez tout votre corps depuis les plantes de pied jusqu'au sommet de la tête, en détendant chaque articulation et chaque muscle de bas en haut. Invitez la paix dans votre mental et votre corps. Concentrez-vous sur votre souffle pour faire le vide dans votre esprit et rester présent. Relaxez-vous 5 à 10 minutes dans la posture.

UNE BONNE ALIMENTATION

JOUR 9

Le régime du yogi ne vise pas à perdre du poids. Mais si vous êtes en surpoids, il vous fera mincir. C'est un régime végan à base de produits frais, de saison et de préférence locaux, préparés avec soin et avec une attention particulière portée aux couleurs, aux textures et aux saveurs.

Un repas de yogi ne s'avale pas devant la télé, il se prend, de préférence en compagnie de sa famille ou d'amis autour d'une table commune, dans une atmosphère détendue. Une journée classique commence avec de l'eau chaude et du jus de citron, un thé vert ou au gingembre, ou bien une infusion ou un maté. Pour le petit déjeuner, optez par exemple pour du porridge à base d'avoine, de quinoa, de riz ou de millet, accompagné de baies fraîches. Dans l'idéal, le déjeuner est le repas principal de la journée. Il comprend des protéines végétales, comme des graines germées, des légumes secs (pois chiches, haricots secs, lentilles, etc.) ou du tofu, ainsi que des légumes crus ou cuits. Les graisses de cuisson doivent être végétales (huile d'olive, etc.) Nous poursuivrons notre présentation de l'alimentation yogique au jour 10.

LA RESPIRATION COMPLÈTE DEBOUT

Aujourd'hui encore, nous commençons notre pratique par cet exercice respiratoire énergisant.

- Augmente l'énergie et la concentration.
- Renforce la colonne.
- Tonifie les bras et le haut du corps.
- Améliore l'équilibre et la posture.

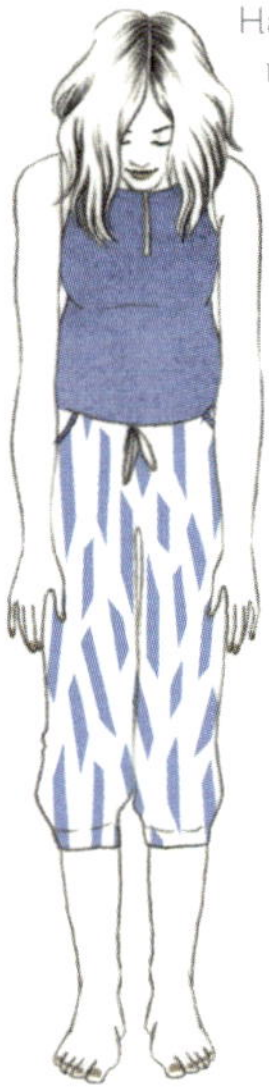

Haut du corps détendu, menton à la poitrine

1. Mettez-vous dans la posture de la Montagne. Expirez lentement par le nez, en contractant l'abdomen et en détendant les épaules et le cou. Laissez le menton descendre vers la poitrine.

2. Prenez une longue et profonde inspiration en levant lentement le menton et les bras, paumes tournées vers le haut. Quand vous soulevez vos bras, vos poumons s'ouvrent et laissent entrer l'air.

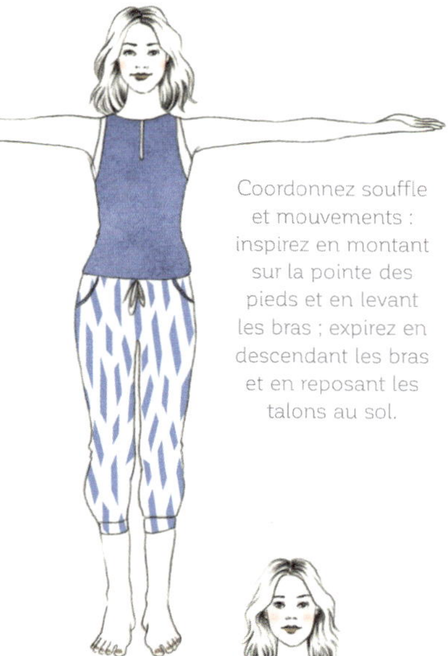

Coordonnez souffle et mouvements : inspirez en montant sur la pointe des pieds et en levant les bras ; expirez en descendant les bras et en reposant les talons au sol.

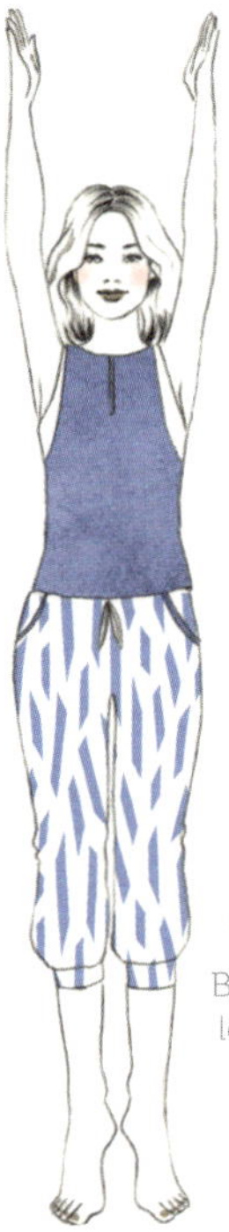

Bras tendus vers le ciel, pieds en demi-pointes.

3. Montez sur la pointe des pieds et, en même temps, tendez les bras vers le ciel. Si vous êtes stable, joignez les mains. Retenez votre respiration et comptez lentement jusqu'à 5.

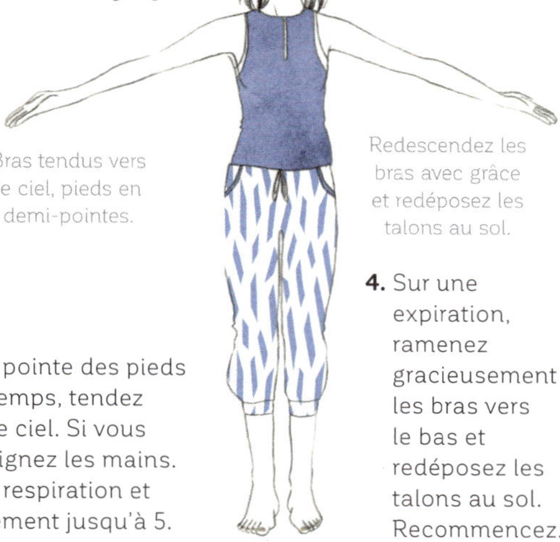

Redescendez les bras avec grâce et redéposez les talons au sol.

4. Sur une expiration, ramenez gracieusement les bras vers le bas et redéposez les talons au sol. Recommencez.

LA FLEXION LATÉRALE

Cette posture est un excellent exercice d'échauffement qui fera des merveilles sur votre tour de taille.

- Allonge la colonne.
- Cible les « poignées d'amour ».
- Tonifie les bras.

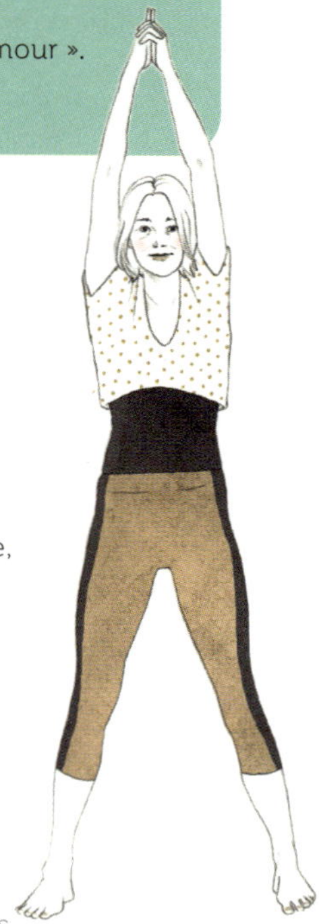

1. Mettez-vous dans la Montagne, les bras le long du corps. Faites un petit saut ou un pas de façon à avoir les pieds écartés d'une soixantaine de centimètres. Sur une inspiration, levez les bras avec grâce. Joignez les mains au-dessus de la tête, en tendant les deux index et en repliant les autres doigts, ou bien joignez les mains en namasté, les paumes pressées l'une contre l'autre – vous intensifierez ainsi un peu l'étirement.

Pieds écartés de 60 centimètres

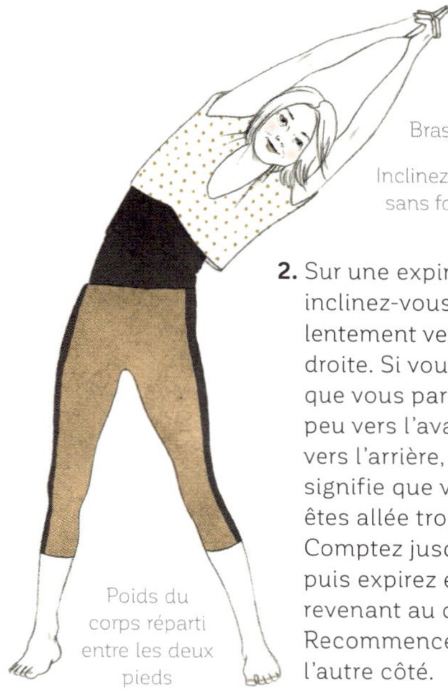

Bras tendus

Inclinez-vous sans forcer.

Poids du corps réparti entre les deux pieds

2. Sur une expiration, inclinez-vous lentement vers la droite. Si vous sentez que vous partez un peu vers l'avant ou vers l'arrière, cela signifie que vous êtes allée trop loin. Comptez jusqu'à 5, puis expirez en revenant au centre. Recommencez de l'autre côté.

LE TRIANGLE

Revenons au Triangle, un asana qui fait très bien travailler les muscles du ventre.

- Allonge et renforce la colonne.
- Tonifie les jambes.
- Ouvre le cœur.
- Stimule le foie, la rate et les reins.
- Apporte force et détermination.

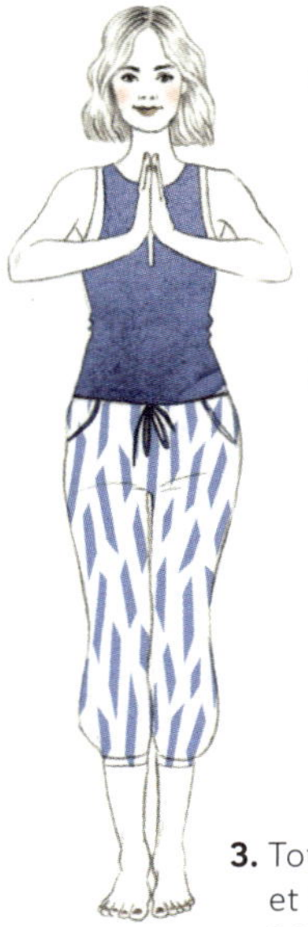

1. Mettez-vous dans la Montagne, paumes de main pressées l'une contre l'autre devant la poitrine.

2. Écartez les pieds à environ 60-90 centimètres de distance. Sur une inspiration, levez les bras à la hauteur des épaules, paumes vers le bas.

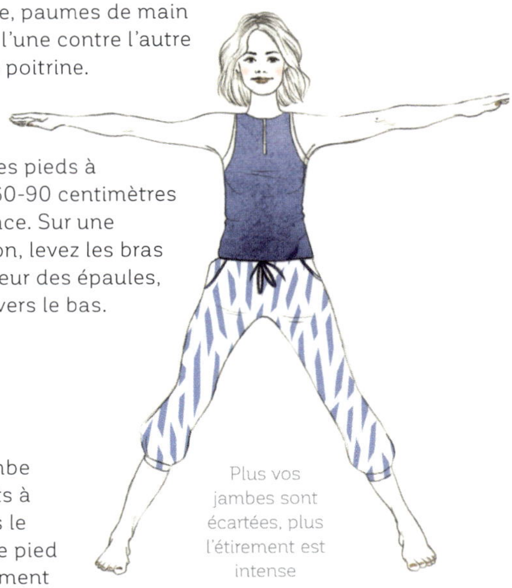

Plus vos jambes sont écartées, plus l'étirement est intense

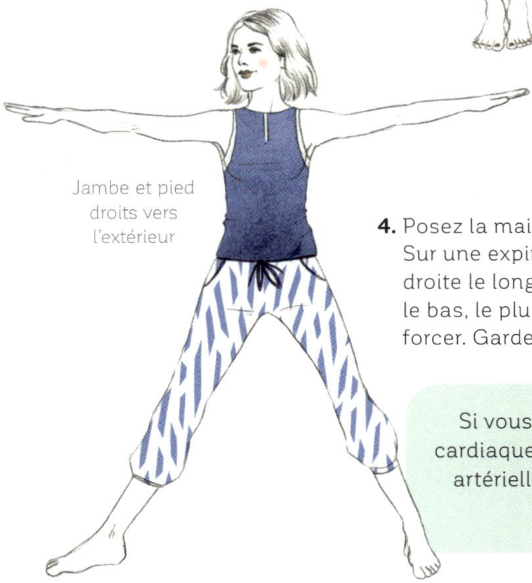

Jambe et pied droits vers l'extérieur

3. Tournez la jambe et le pied droits à 90 degrés vers le côté. Pivotez le pied gauche légèrement en direction du talon droit.

4. Posez la main gauche sur la hanche. Sur une expiration, glissez la main droite le long de la jambe droite, vers le bas, le plus loin possible sans forcer. Gardez la poitrine ouverte.

Si vous avez des problèmes cardiaques ou de l'hypertension artérielle, n'allez pas au-delà de l'étape 4.

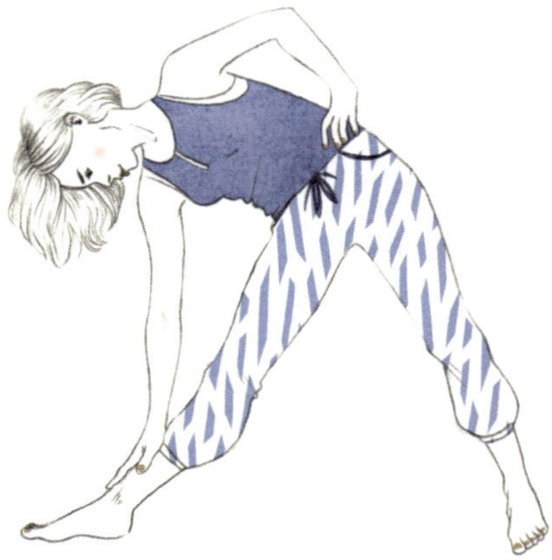

Si vous sentez que vous n'arrivez plus à garder la poitrine ouverte, c'est peut-être que vous êtes allée trop bas trop vite. Relâchez légèrement l'étirement jusqu'à ce que vous puissiez de nouveau ouvrir la poitrine.

Posez la main sur le tibia, la cheville ou le sol, mais ne vous appuyez pas sur le genou.

5. Tendez le bras gauche à côté de l'oreille, en gardant le coude tendu. Regardez devant vous. Comptez jusqu'à 15 en respirant bien dans la posture. Recommencez de l'autre côté.

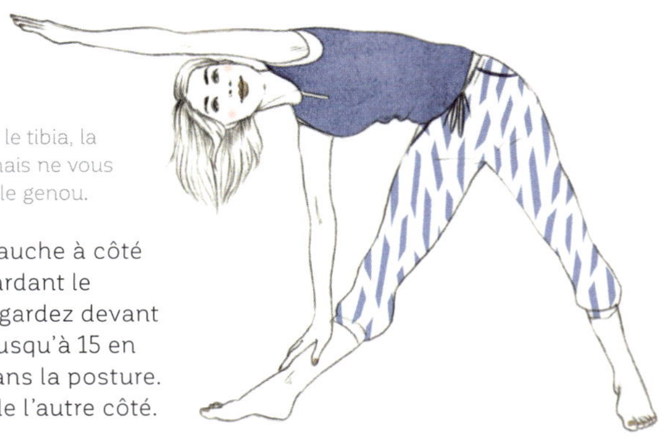

L'ANGLE LIÉ

Aujourd'hui, essayez d'amener vos genoux un peu plus bas, sans forcer.

- Stimule les appareils urinaire et reproducteur.
- Soulage les troubles menstruels.
- Étire les muscles des cuisses.
- Soulage les dépressions légères.

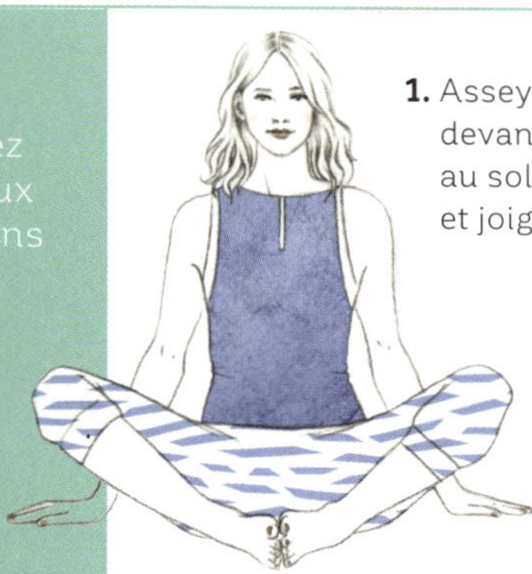

1. Asseyez-vous les jambes tendues devant vous et les mains posées au sol sur les côtés. Pliez les genoux et joignez les plantes de pied.

2. Amenez les mains vers l'avant et saisissez vos pieds.

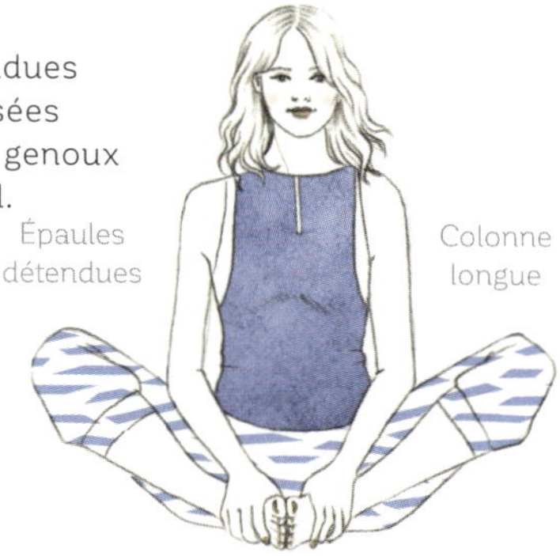

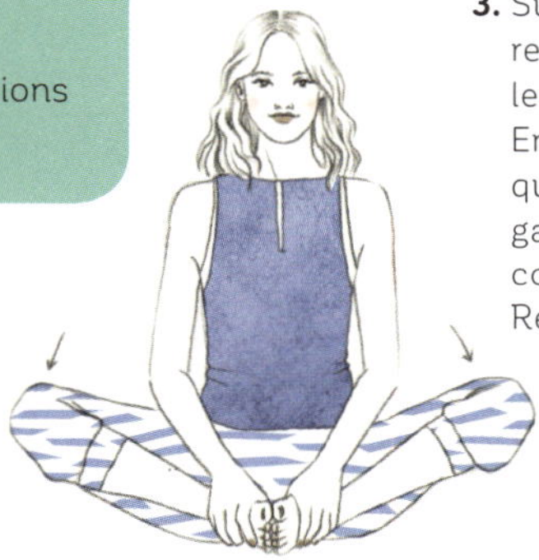

3. Sur une expiration, relâchez en douceur les genoux vers le sol. En allant aussi loin que vous le pouvez, gardez la posture en comptant jusqu'à 20. Respirez bien.

4. Pour quitter la posture, remontez les genoux devant la poitrine et glissez les mains jusqu'aux genoux.

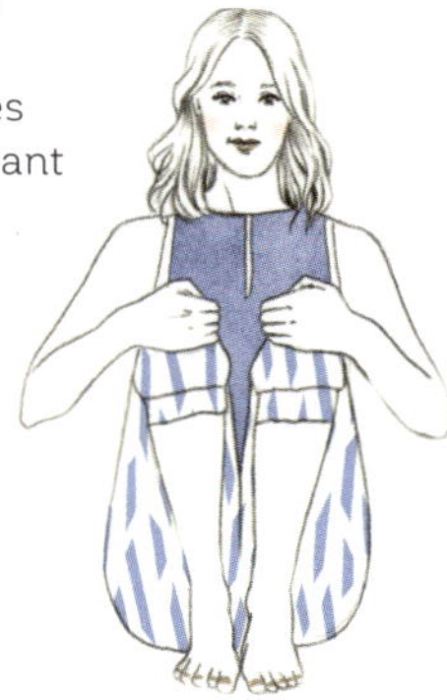

LA DEMI-TORSION

Vous pouvez optimiser les bienfaits de la Demi-Torsion en restant plus longtemps dans la posture. Une durée de 30 à 60 secondes apporte de grands résultats.

- Masse les organes digestifs et favorise l'élimination.
- Stimule la circulation lymphatique.
- Renforce le système immunitaire.
- Apaise le système nerveux.

1. Asseyez-vous au sol, pieds joints, jambes tendues devant vous et mains sur le sol à côté de vos hanches.

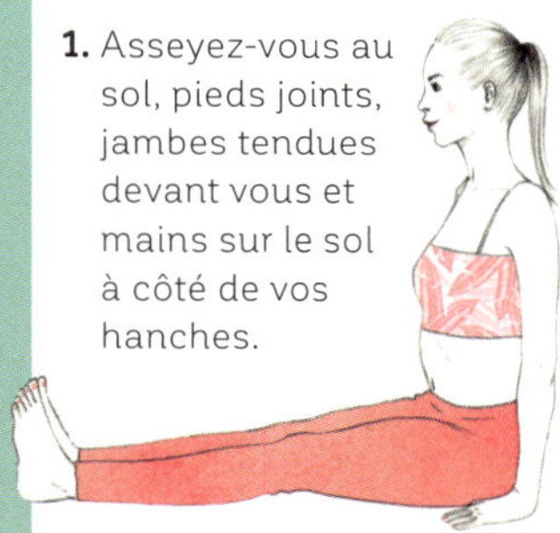

2. Inspirez en allongeant la colonne vertébrale et en poussant les ischions dans le sol. Sur une expiration, fléchissez le genou droit et tirez-le vers la poitrine. Placez le pied droit au sol juste à l'extérieur du genou gauche.

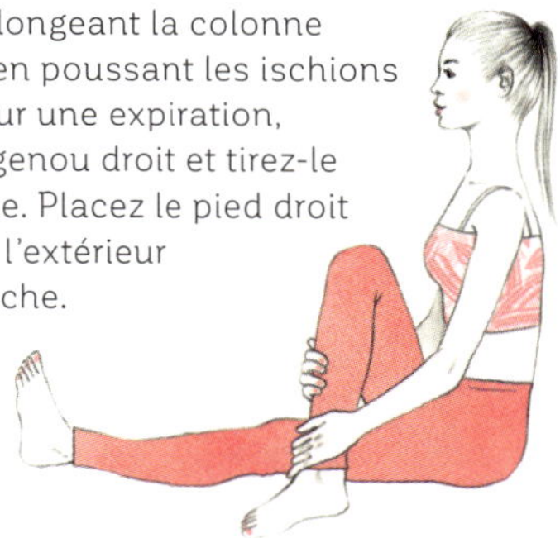

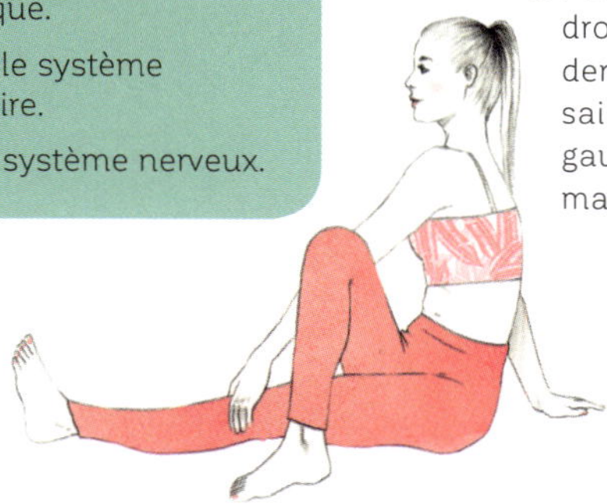

3. Posez la main droite au sol derrière vous et saisissez le genou gauche avec la main gauche.

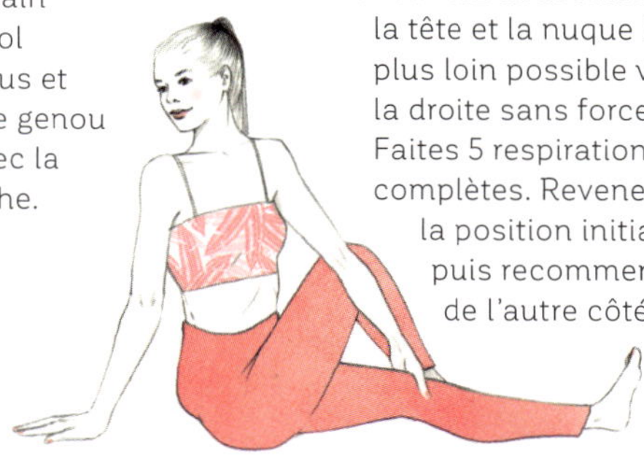

4. Tournez doucement la tête et la nuque le plus loin possible vers la droite sans forcer. Faites 5 respirations complètes. Revenez dans la position initiale puis recommencez de l'autre côté.

LA POSTURE DE LA JAMBE LEVÉE

Cette posture douce aide notamment à lutter contre les problèmes digestifs : acidité, indigestion, constipation, etc.

- Renforce la musculature du ventre.
- Améliore la digestion.
- Renforce les muscles du dos, des hanches et des cuisses.
- Énergise les organes reproducteurs.

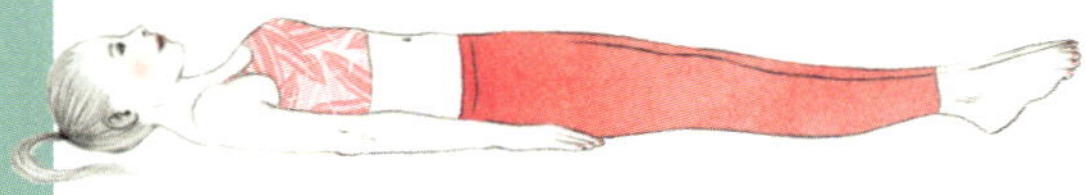

1. Allongez-vous sur le dos, les jambes et les bras tendus. Vos pieds sont joints et vos mains reposent au sol, à côté de vos cuisses, les paumes vers le bas.

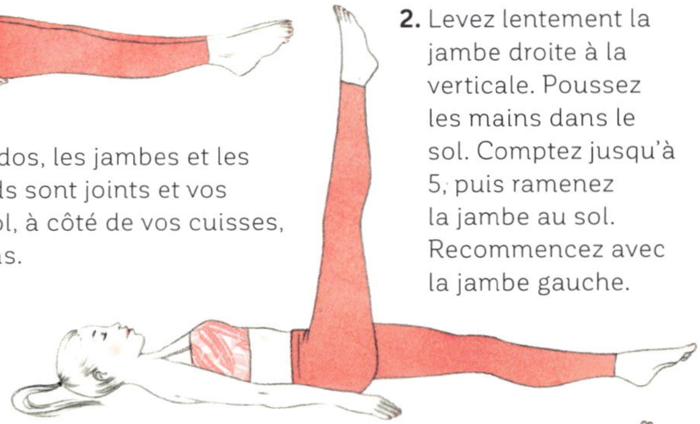

2. Levez lentement la jambe droite à la verticale. Poussez les mains dans le sol. Comptez jusqu'à 5, puis ramenez la jambe au sol. Recommencez avec la jambe gauche.

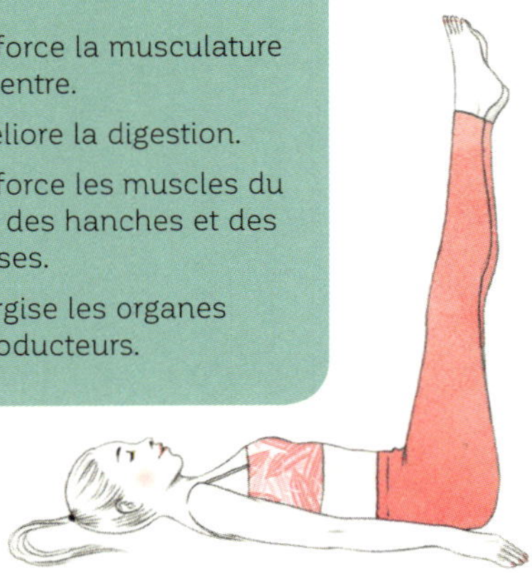

3. Soulevez lentement les deux jambes, sans plier les genoux, jusqu'à ce qu'elles soient à la verticale. Comptez jusqu'à 5.

4. Ramenez doucement les jambes au sol sans plier les genoux.

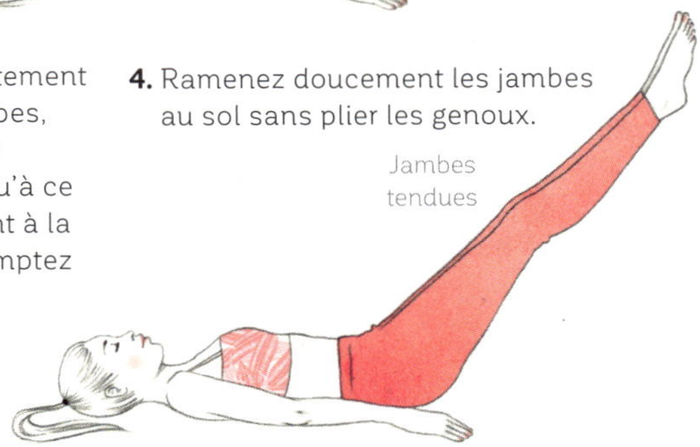

LE CHAT ET LA VACHE

La posture du Chat et de la Vache, ou *Viralasana*, est un exercice simple et excellent pour détendre la colonne vertébrale. Associez votre respiration à vos mouvements pour optimiser ses bienfaits.

- Atténue le syndrome prémenstruel.
- Améliore la digestion.
- Assouplit la colonne.

1. Mettez-vous à quatre pattes, le regard dirigé vers le sol. Vos poignets sont alignés avec vos épaules et vos genoux sont alignés avec vos hanches. Faites monter votre ventre vers la colonne pour avoir le dos bien droit. Vos orteils sont à plat au sol.

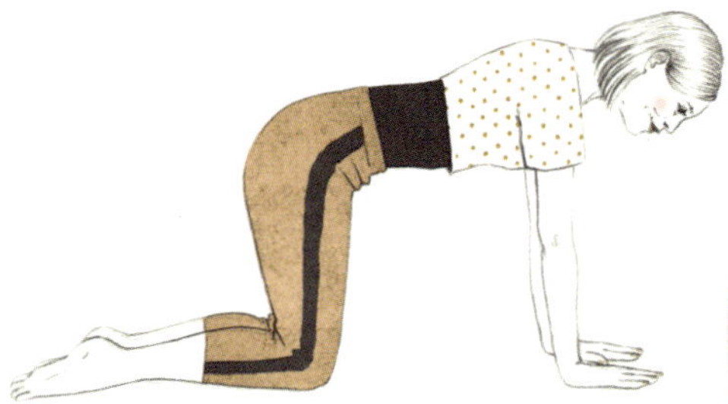

2. Sur une inspiration, montez lentement la tête et le coccyx, avancer la poitrine et reculez les épaules : votre dos se creuse.

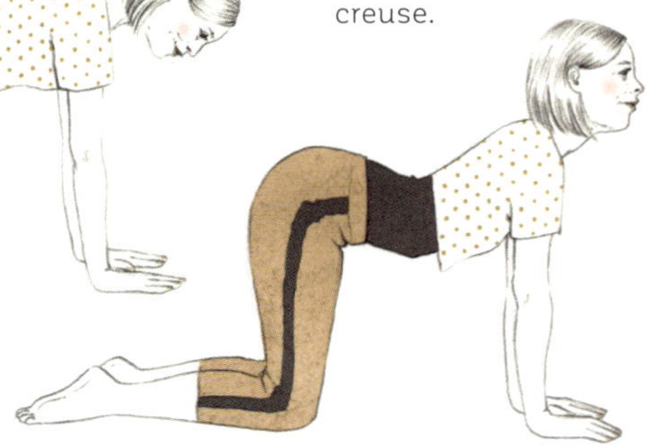

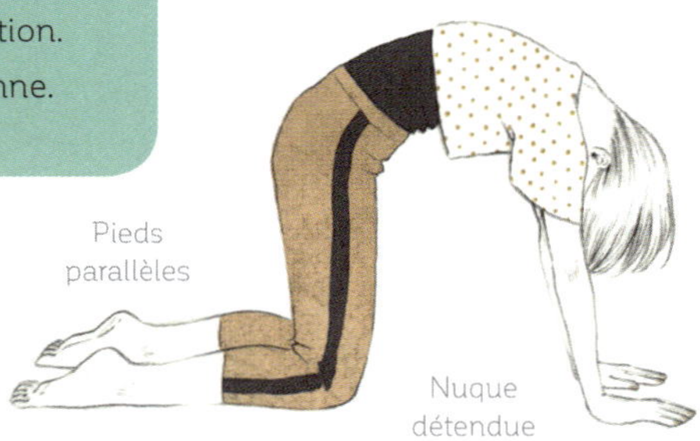

3. À l'expiration, descendez la tête et le coccyx, soulevez l'abdomen : votre dos s'arrondit vers le haut. Laissez votre tête pendre entre vos épaules sans forcer votre menton en direction de la poitrine. Recommencez trois fois.

L'ARC

Nous allons faire aujourd'hui la posture complète de l'Arc.

- Renforce la colonne.
- Tonifie le corps entier.
- Ouvre les poumons.
- Améliore la circulation.

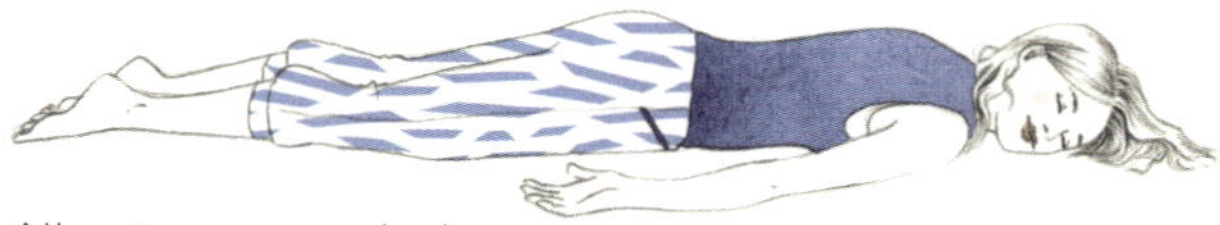

1. Allongez-vous sur le dos, les jambes et les bras tendus. Vos pieds sont joints et vos mains reposent au sol, à côté de vos cuisses, les paumes vers le bas.

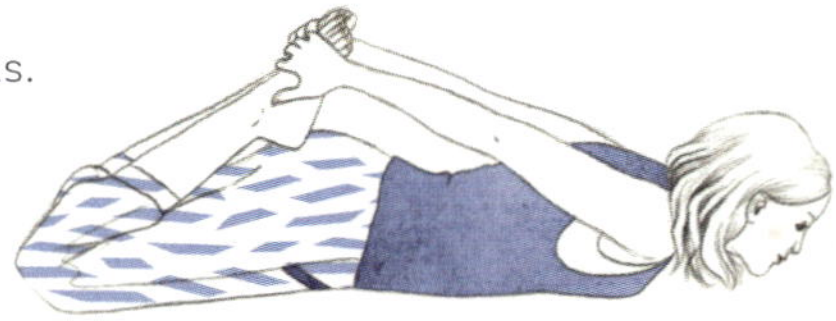

Ne faites pas cette posture si vous avez de l'hypertension artérielle, des troubles cardiaques ou bien des problèmes ou des douleurs dans le bas du dos.

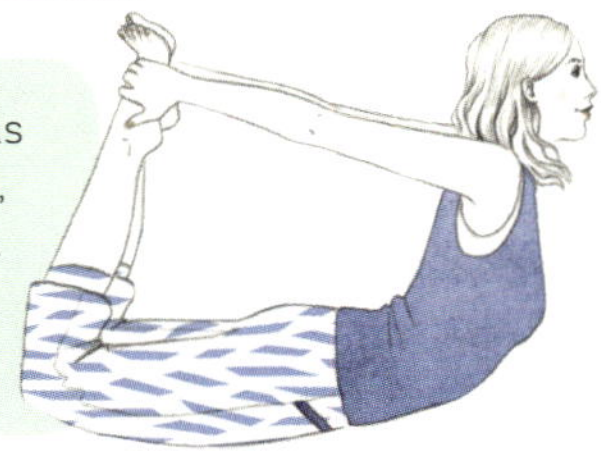

2. Ramenez la tête au centre. Sur une inspiration, tendez vos mains derrière vous pour saisir vos pieds et décollez le haut du corps du sol.

3. À l'expiration, poussez vos pieds vers l'arrière, contre vos paumes de main. Votre corps se soulèvera tout seul. Faites 3 à 5 respirations dans la posture. Pour la quitter, redéposez le haut de votre corps au sol et lâchez vos pieds.

LE CADAVRE

Une fois que vous avez fait toutes les postures d'aujourd'hui et que vous avez fini la routine ci-dessous, prenez 5 à 10 minutes pour bien vous relaxer dans la posture du Cadavre.

- Détend le mental et le corps après l'exercice physique.
- Favorise la relaxation profonde.
- Réduit la fatigue.

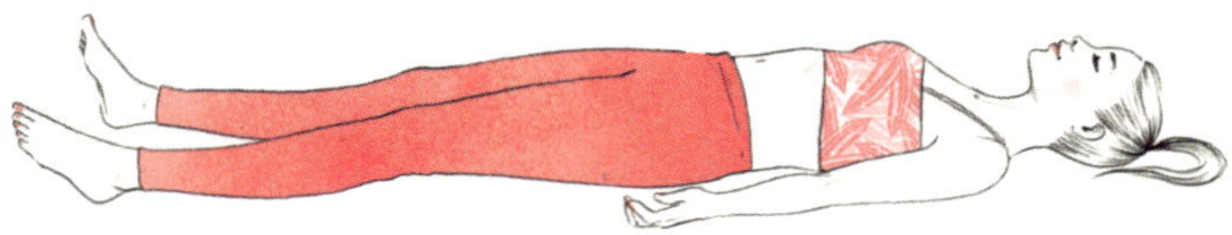

1. Allongez-vous sur le dos, les bras le long du corps, les paumes tournées vers le haut. Relâchez les pieds sur les côtés. Fermez les yeux. Scannez tout votre corps depuis les plantes de pied jusqu'au sommet de la tête, en détendant chaque articulation et chaque muscle de bas en haut. Invitez la paix dans votre mental et votre corps. Concentrez-vous sur votre souffle pour faire le vide dans votre esprit et rester présent. Relaxez-vous 5 à 10 minutes dans la posture.

LA ROUTINE DU JOUR

Quand vous avez appris toutes les postures d'aujourd'hui, refaites-les les unes à la suite des autres comme dans un grand mouvement de danse. Faites une pause entre les postures si vous en ressentez le besoin. Pratiquez la posture du Cadavre une seule fois pour clôturer votre séquence.

1. **LA RESPIRATION COMPLÈTE DEBOUT** ____ 2 à 3 minutes
2. **LA FLEXION LATÉRALE** ____ 5 fois
3. **LE TRIANGLE** ____ 5 fois
4. **L'ANGLE LIÉ** ____ 5 fois
5. **LA DEMI-TORSION** ____ 5 fois
6. **LE CHAT ET LA VACHE** ____ 5 fois
7. **L'ARC** ____ 5 fois
8. **LE CADAVRE** ____ 5 à 10 minutes

UNE BONNE ALIMENTATION (2)

JOUR 10

Un yogi ne mange que lorsqu'il a vraiment faim. Avec des repas sains et savoureux, on se sent rassasié et plein d'énergie, et on laisse à son corps le temps nécessaire pour absorber et assimiler les nutriments. Ainsi, on n'a généralement pas besoin de grignoter entre les repas. Si vous avez envie de manger un petit quelque chose dans l'après-midi, c'est peut-être simplement par habitude, ou même parce que vous avez soif, plutôt que faim. Pendant l'après-midi et en début de soirée, il est bon de boire beaucoup d'eau ou d'infusions. Au dîner, il est important de manger des légumes cuits, notamment des légumes-racines comme de la betterave, de la patate douce, de l'igname ou des carottes. Vous pouvez finir votre repas avec une soupe ou du bouillon bien chaud. Le dîner doit être plus léger que le déjeuner, et il doit être pris au moins deux ou trois heures avant le coucher.

L'OUVERTURE DE LA POITRINE

Aujourd'hui, nous irons un peu plus loin dans cette posture : nous allons intensifier l'étirement vers l'arrière et vers l'avant.

- Tonifie et raffermit les bras et le buste.
- Soulage les tensions dans la nuque et les épaules.
- Réaligne la colonne.

1. Mettez-vous dans la Montagne, les pieds légèrement écartés. Sur une inspiration, levez les bras à la hauteur des épaules et entrelacez vos doigts dans votre dos. Étirez le dos vers l'arrière pour ouvrir la poitrine. Comptez jusqu'à 10 en respirant bien dans la posture.

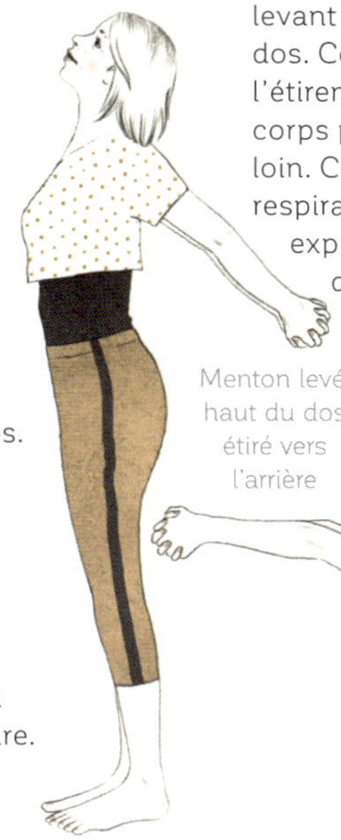

2. Pivotez en douceur le haut du corps vers l'avant en levant les bras dans votre dos. Concentrez-vous sur l'étirement et écoutez votre corps pour ne pas aller trop loin. Comptez jusqu'à 15 en respirant bien. Puis, sur une expiration, redressez le haut du corps et relâchez vos bras sur les côtés.

Menton levé, haut du dos étiré vers l'arrière

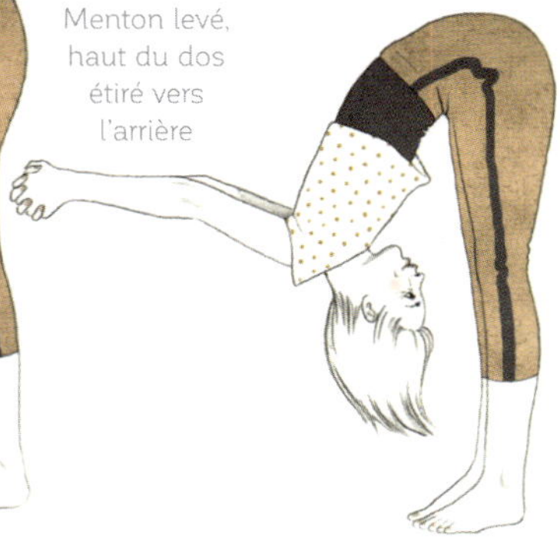

3. Sur une inspiration, levez vos bras dans le dos et entrelacez vos doigts. Étirez de nouveau votre dos vers l'arrière, le plus loin possible sans forcer. Comptez jusqu'à 5 en respirant bien dans la posture.

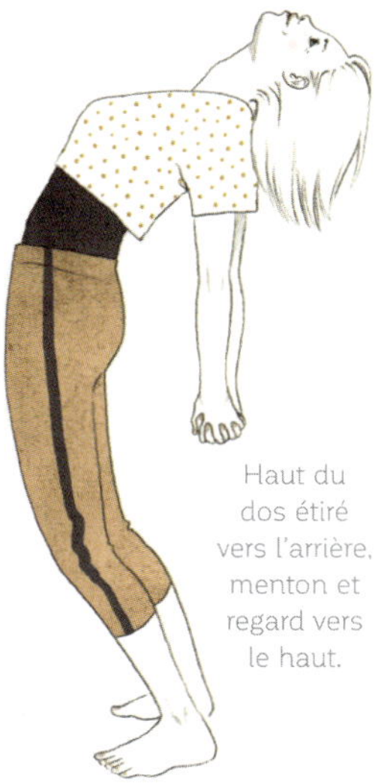

Haut du dos étiré vers l'arrière, menton et regard vers le haut.

4. Sur une expiration, penchez-vous de nouveau vers l'avant en amenant les bras vers le sol – vos bras sont toujours dans votre dos. Amenez votre nez le plus près possible de vos genoux sans forcer. Comptez jusqu'à 15 en respirant bien dans la posture. Revenez en position debout sur une expiration. Refaites une fois chaque étape.

Jambes tendues

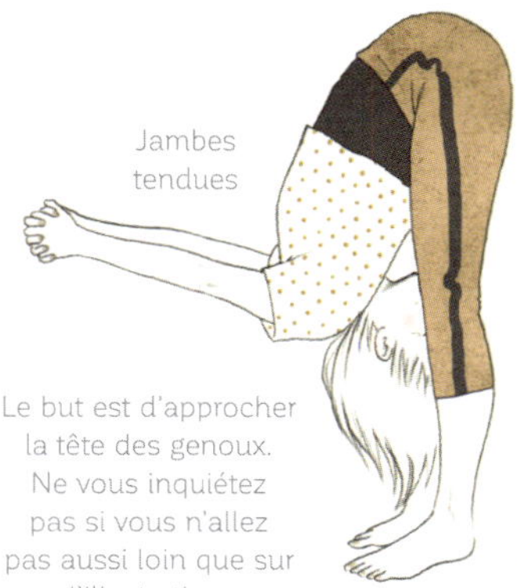

Le but est d'approcher la tête des genoux. Ne vous inquiétez pas si vous n'allez pas aussi loin que sur l'illustration.

LA DÉESSE

Quand vous pratiquez cette posture, pensez à l'énergie de la déesse qui circule dans toute votre vie. Cette énergie est faite de puissance et de force, mais aussi de chaleur et d'amour durable.

- Ouvre les hanches et l'aine.
- Renforce les cuisses.
- Renforce le corps dans son ensemble.

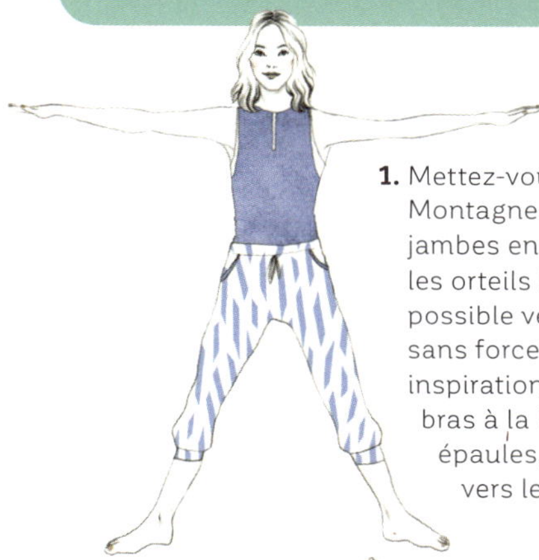

1. Mettez-vous dans la Montagne. Écartez les jambes en tournant les orteils le plus loin possible vers l'extérieur sans forcer. Sur une inspiration, levez les bras à la hauteur des épaules, paumes vers le bas.

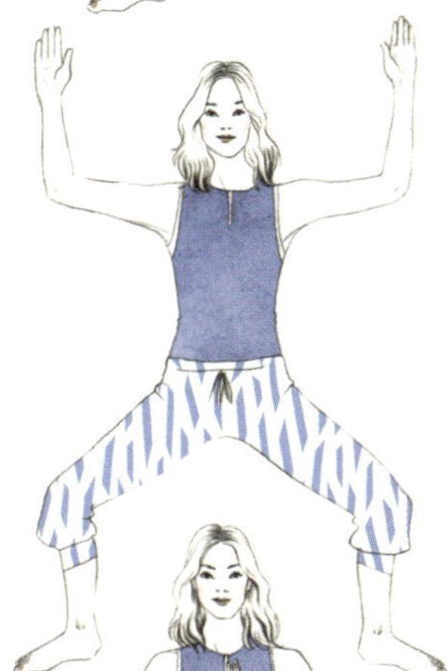

2. À l'expiration, descendez le bassin dans un « squat ». Pliez les bras à 90°, paumes tournées vers l'avant.

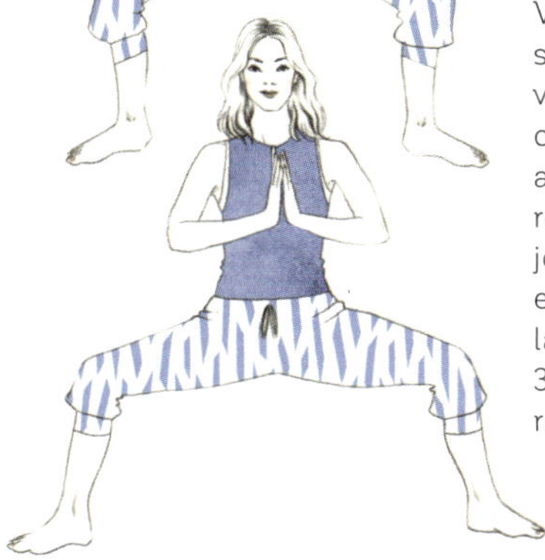

3. Évitez de laisser vos genoux partir vers l'avant pour les protéger. Vos hanches s'ouvriront quand vous allongerez la colonne. Si vous avez besoin de reposer vos bras, joignez les paumes en prière. Gardez la posture pendant 30 secondes en respirant bien.

LE GUERRIER I

Cette fente avant debout étire et muscle les cuisses, les mollets et les chevilles, ainsi que les épaules, les bras et le cou.

- Renforce les jambes, surtout les cuisses.
- Renforce la colonne.
- Stabilise les hanches, les genoux et les chevilles.
- Augmente la capacité pulmonaire.

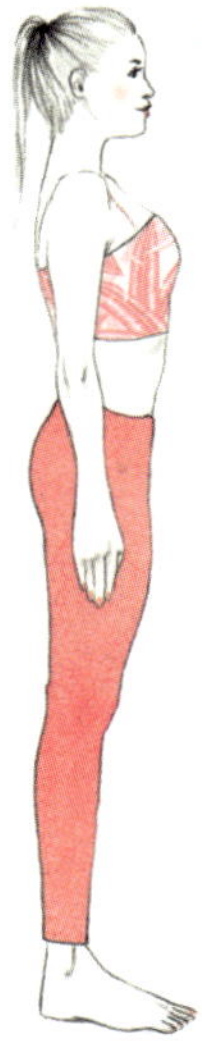

1. Mettez-vous dans la Montagne, les bras le long du corps.

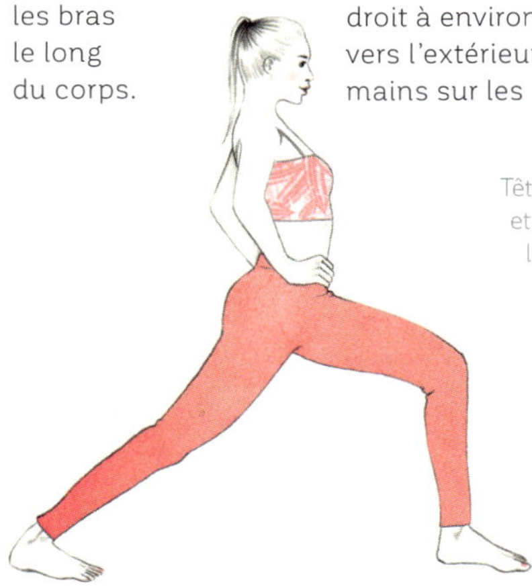

2. Sur une expiration, faites un grand pas en avant avec le pied gauche. Pivotez le pied droit à environ 45 degrés vers l'extérieur. Placez vos mains sur les hanches.

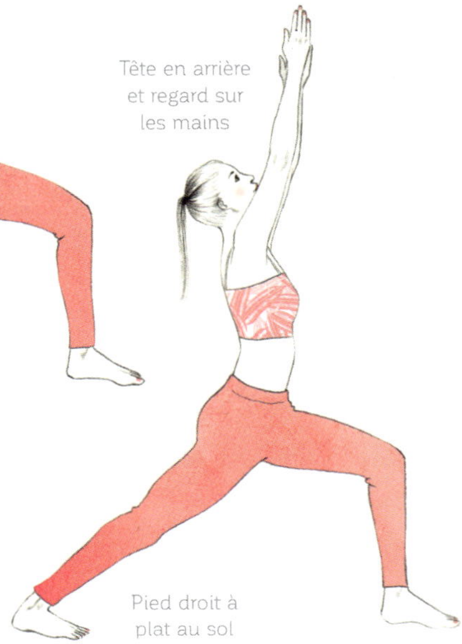
Tête en arrière et regard sur les mains
Pied droit à plat au sol

3. À l'inspiration, fléchissez le genou gauche en l'amenant à la verticale de la cheville gauche. Levez les bras au-dessus de la tête et joignez les paumes de main. Gardez le talon droit ancré au sol. Pivotez la tête légèrement vers l'arrière et regardez vos mains au-dessus de votre tête. Faites cinq respirations. Sur une expiration, revenez dans la Montagne. Recommencez de l'autre côté.

L'ÉTIREMENT DE LA NUQUE

Cette posture peut être très efficace pour lutter contre les maux de tête liés à des tensions musculaires.

- Soulage les tensions dans la nuque et les épaules.
- Apaise les maux de tête.
- Favorise la relaxation.

1. Asseyez-vous au sol, jambes croisées. Gardez la colonne droite et relâchez la tête en douceur vers l'avant de façon à poser le menton sur la poitrine.

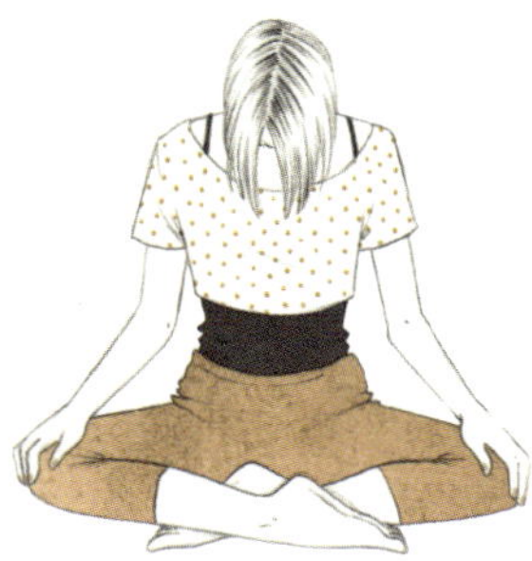

2. Roulez la tête vers la droite, en approchant l'oreille droite de l'épaule droite.

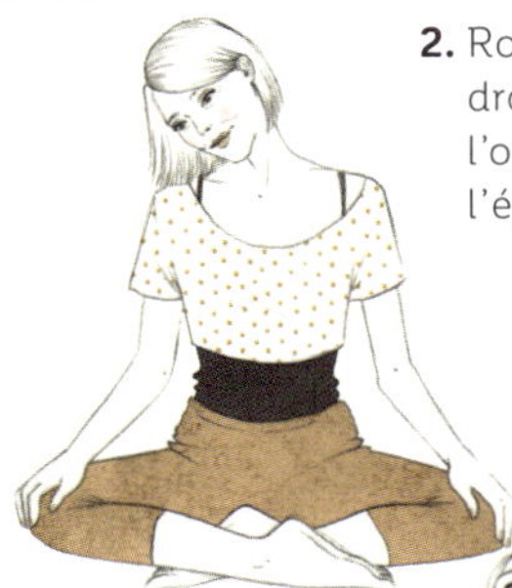

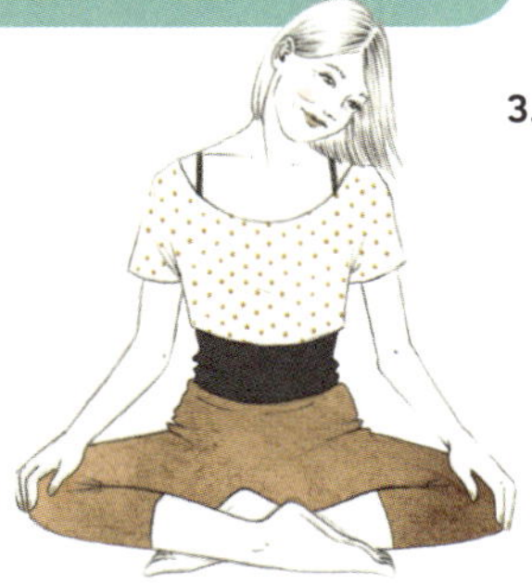

3. Roulez ensuite la tête dans l'autre sens pour ramener le menton à la poitrine, puis l'oreille gauche à côté de l'épaule gauche. Recommencez 3 à 5 fois.

4. Relâchez le menton vers la poitrine, puis relevez la tête pour détendre la nuque. Recommencez 3 à 5 fois.

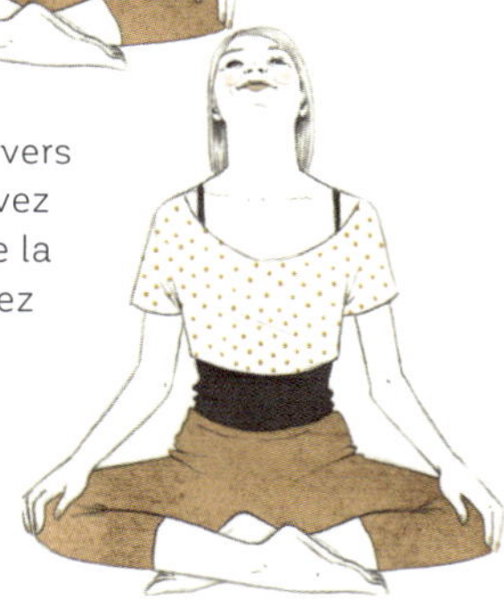

LA FLEXION AVANT ASSISE

Dans cette posture, évitez d'arrondir la colonne et les épaules quand vous vous étirez vers l'avant. Gardez le dos droit.

- Renforce la colonne.
- Améliore la digestion.
- Lutte contre l'infertilité, l'hypertension artérielle et l'insomnie.
- Soulage les douleurs menstruelles et les symptômes de la ménopause.

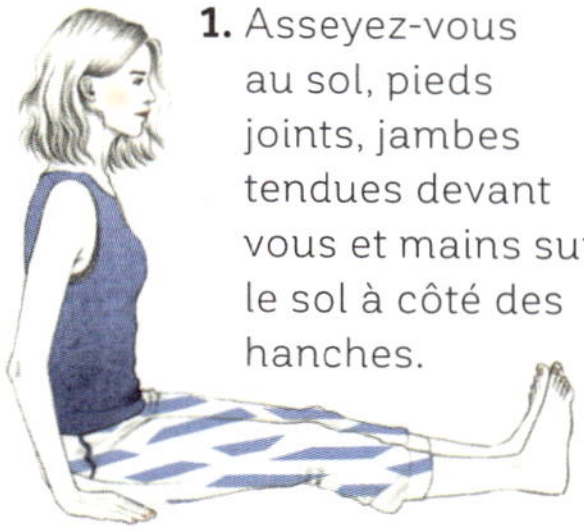

1. Asseyez-vous au sol, pieds joints, jambes tendues devant vous et mains sur le sol à côté des hanches.

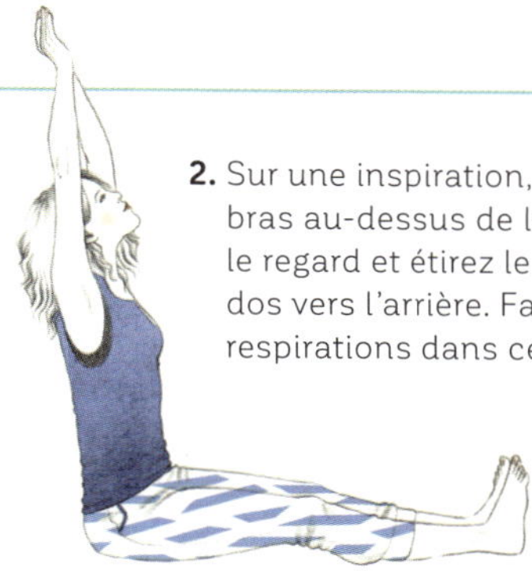

2. Sur une inspiration, levez les bras au-dessus de la tête. Levez le regard et étirez le haut du dos vers l'arrière. Faites 2 ou 3 respirations dans cette position.

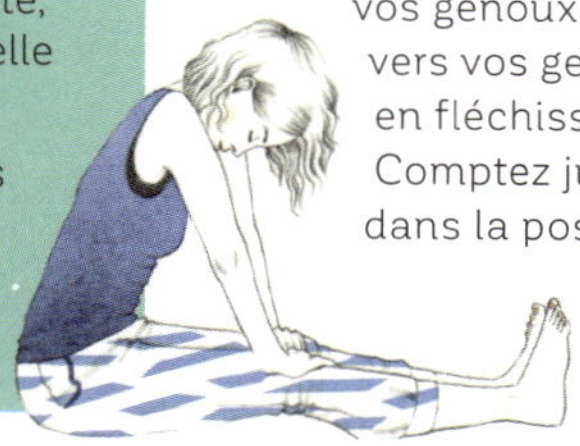

3. Sur une expiration, abaissez vos bras et attrapez vos genoux. Penchez-vous vers vos genoux en fléchissant les coudes. Comptez jusqu'à 15. Revenez dans la posture initiale.

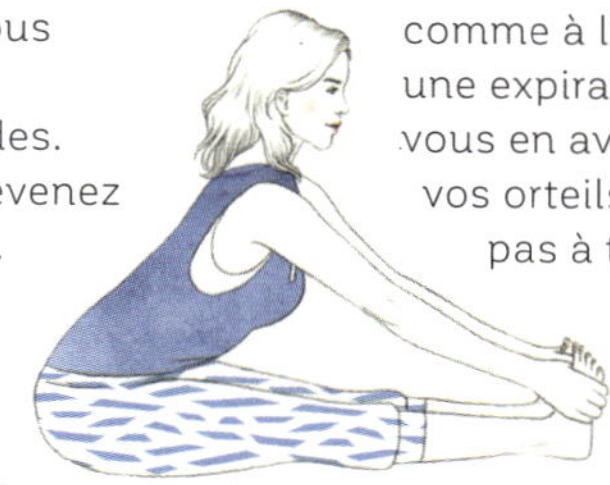

4. Sur une inspiration, étirez le haut du dos vers l'arrière comme à l'étape 2. Puis, sur une expiration, penchez-vous en avant et saisissez vos orteils. Si vous n'arrivez pas à toucher vos pieds, attrapez vos chevilles ou vos mollets.

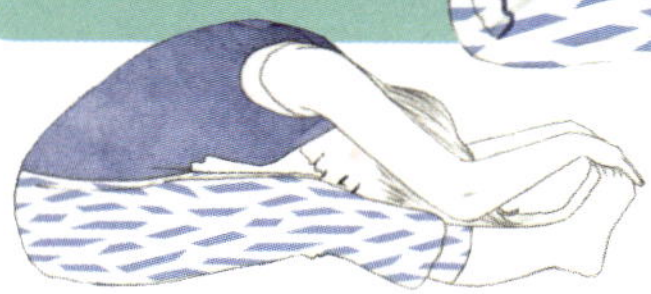

Front vers les tibias. Vous devez sentir un étirement, mais pas de tension

5. Amenez votre front le plus près possible de vos genoux. Comptez jusqu'à 15.

LA POSTURE DES GENOUX À LA POITRINE

Le nom sanskrit de cette posture, *Apanasana*, explique son objectif : *apana* signifie « force de vie qui va vers le bas » et fait référence à l'élimination des impuretés par les poumons et le système excréteur.

- Soulage les indigestions, les ballonnements, le reflux gastrique, les flatulences et la constipation.
- Atténue les symptômes du côlon irritable.

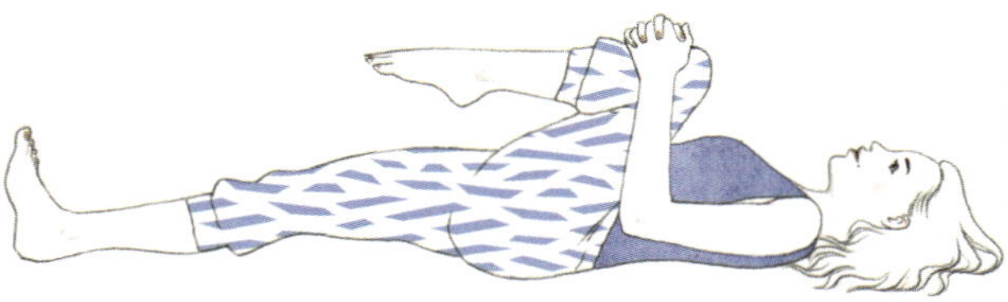

1. Allongez-vous sur le dos jambes tendues. Repliez le genou gauche contre la poitrine. Saisissez votre genou avec les deux mains. Pressez doucement la jambe contre vous. Recommencez avec l'autre jambe.

2. Revenez dans la position de départ, sur le dos, jambes tendues. À présent, repliez les deux genoux contre votre poitrine. Saisissez-les et pressez en douceur vos jambes contre vous.

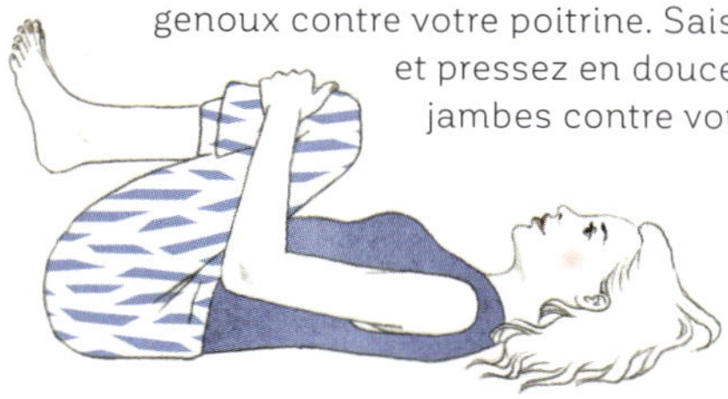

3. Laissez vos pieds revenir au sol, genoux pliés, écartés à une cinquantaine de centimètres. Détendez-vous. Faites 2 à 3 respirations complètes.

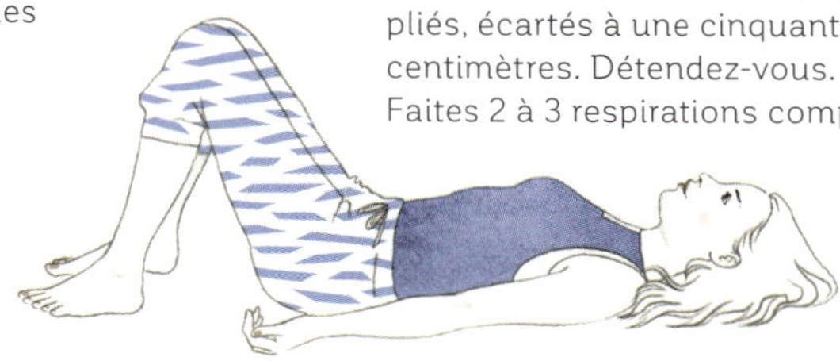

LE DEMI-PONT

La posture du Demi-Pont étire la colonne vertébrale, mais elle réduit aussi le stress et la fatigue.

- Ouvre la poitrine.
- Soulage les douleurs menstruelles.
- Stimule la thyroïde.
- Énergise, tonifie et renforce les fesses et les jambe.

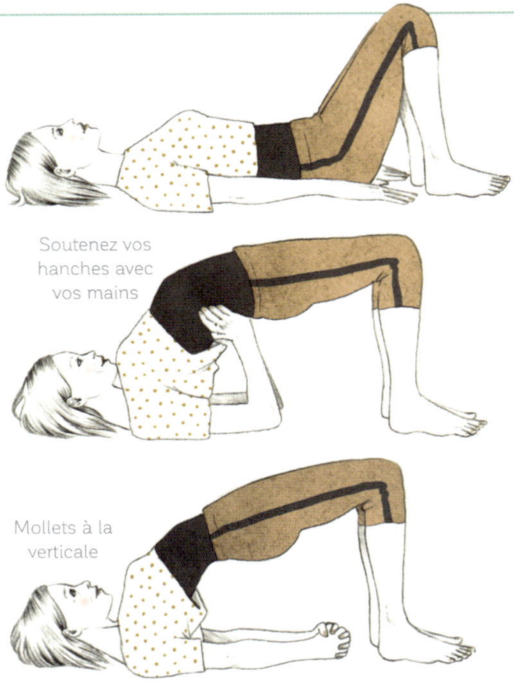

1. Allongez-vous sur le dos, les genoux fléchis et les pieds à plat au sol, les bras le long du corps et les paumes vers le bas. Poussez votre bassin vers le plafond.
2. Sur une expiration, soulevez doucement les hanches et le bas du dos. Soutenez vos hanches avec vos mains pour les soulever un peu plus.
3. Joignez les mains sous votre corps et comptez jusqu'à 5, en respirant bien. Pour quitter la posture, ramenez les mains sur les côtés et redéposez la colonne au sol, vertèbre après vertèbre.

L'ARC

La posture de l'Arc est une puissante flexion arrière. Si l'étirement est trop intense avec les deux jambes, vous pouvez commencer par travailler une jambe à la fois.

- Renforce la colonne.
- Tonifie le corps entier.
- Ouvre les poumons.
- Améliore la circulation.

1. Allongez-vous à plat ventre, la tête tournée sur un côté.

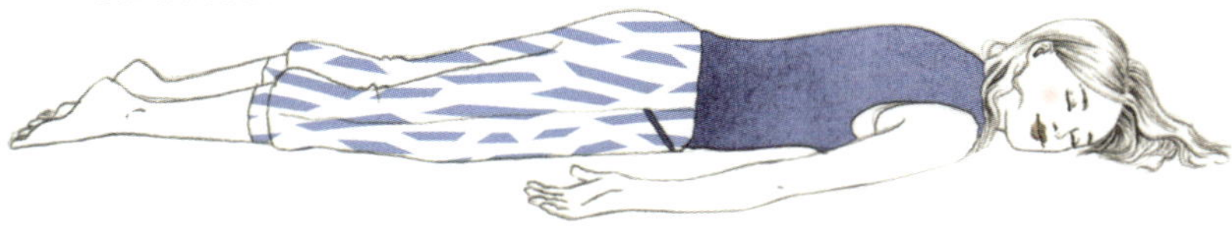

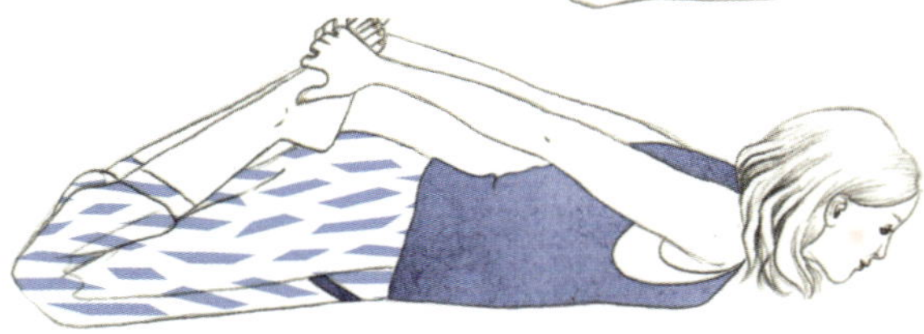

2. Ramenez la tête au centre. Sur une inspiration, tendez vos mains derrière vous pour saisir vos pieds et décollez le haut du corps du sol.

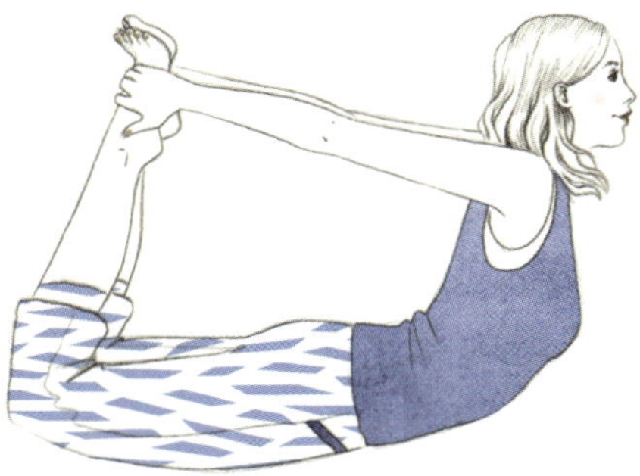

3. À l'expiration, poussez vos pieds vers l'arrière, contre vos paumes de main. Votre corps se soulèvera tout seul. Faites 3 à 5 respirations dans la posture. Pour la quitter, redéposez le haut de votre corps au sol et lâchez vos pieds.

L'ENFANT

L'Enfant, ou Balasana, est un asana restauratif doux que l'on fait pour apaiser le corps après des postures plus intenses. Nous l'avons choisi pour clore la séance d'aujourd'hui.

- Soulage la fatigue.
- Détend la nuque et les épaules.
- Stimule la digestion.
- Étire le bas du dos

1. Mettez-vous à genoux, les gros orteils en contact, les genoux écartés à la largeur des hanches et la colonne droite. Asseyez-vous bien sur vos talons. Attrapez un poignet avec une main.

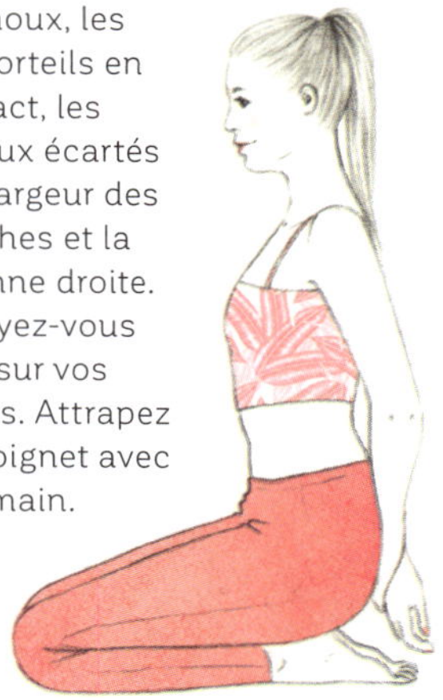

2. Sur une expiration, pliez-vous vers l'avant à partir des hanches, en approchant la tête et la poitrine le plus possible du sol, en douceur. Si possible, posez le front au sol.

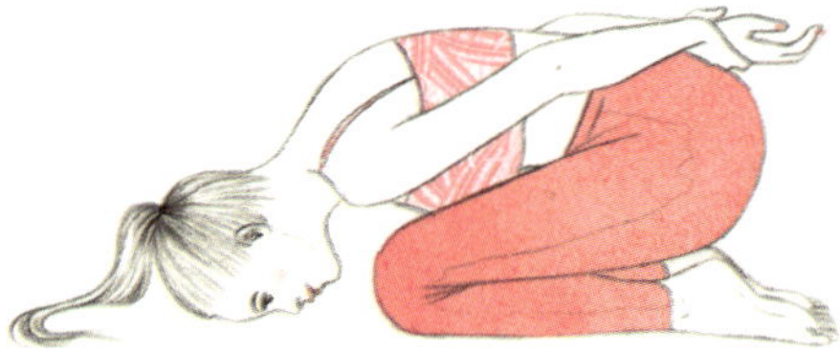

Écartez les genoux au besoin pour laisser votre corps descendre vers le sol.

3. Relâchez vos mains et posez le dos des mains au sol près de vos pieds. Tirez le coccyx doucement vers les talons. Observez l'étirement du bas du dos. Restez 2 à 3 minutes dans la posture en faisant de longues et profondes respirations.

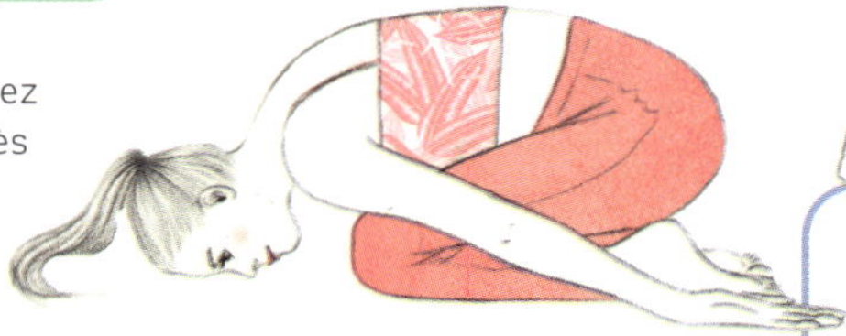

Nuque et épaules détendues

Coccyx sur les talons

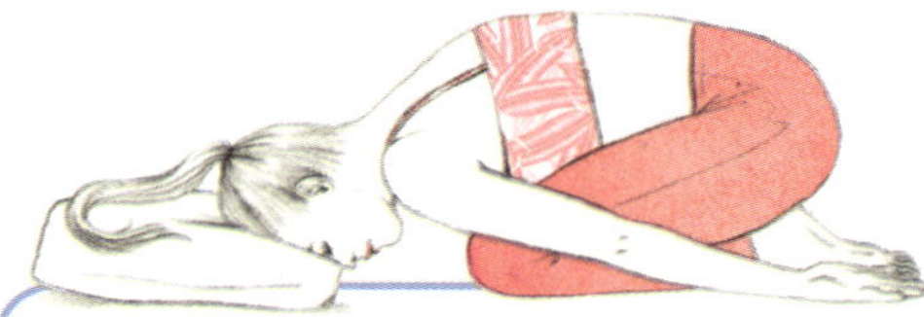

VARIANTES

Si vous n'êtes pas bien quand vous avez la tête sur le sol, placez un coussin, un bolster ou une serviette pliée devant vous et posez votre front dessus. Certaines personnes préfèrent tendre les bras devant eux, au lieu d'avoir les mains près des pieds.

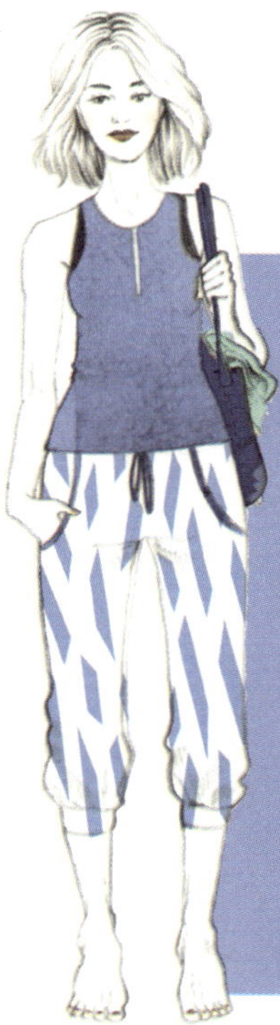

LA ROUTINE DU JOUR

Une fois que vous avez pratiqué toutes les postures d'aujourd'hui, refaites-les les unes à la suite des autres comme dans un grand mouvement de danse. Faites une pause entre les postures si vous en ressentez le besoin.

1. **L'OUVERTURE DE LA POITRINE** ___ 3 fois
2. **LA DÉESSE** ___ 3 fois
3. **LE GUERRIER I** ___ 3 fois
4. **L'ÉTIREMENT DE LA NUQUE** ___ 5 fois
5. **LA FLEXION AVANT ASSISE** ___ 3 fois
6. **LES GENOUX À LA POITRINE** ___ 3 fois
7. **LE DEMI-PONT** ___ 3 fois
8. **L'ARC** ___ 3 fois
9. **L'ENFANT** ___ 2 à 3 minutes

UNE VIE CHARGÉE

JOUR 11

Nous sommes passées maîtres dans l'art de faire plusieurs choses à la fois. Nous travaillons à plein temps tout en élevant nos enfants, nous menons des études tout en ayant un job à côté. Nous entretenons un cercle d'amis et nous voyageons à travers le monde pour le travail ou le plaisir. Et, plus tard dans la vie, nous élevons nos enfants adolescents tout en nous occupant de nos parents âgés, alors que nous avons un travail prenant. Pas étonnant que nous soyons stressées et épuisées ! Le yoga est l'antidote idéal : vos séances quotidiennes de 30 minutes vous permettront de vous ancrer, de prendre du temps pour vous et d'évacuer le stress, tout en améliorant votre santé physique. En outre, vous vous sentirez rayonnante – et vous le serez.

LA FLEXION LATÉRALE

Cette flexion latérale est un très bon exercice d'échauffement. Essayez d'aller un peu plus loin qu'hier.

- Allonge la colonne.
- Cible les « poignées d'amour ».
- Tonifie les bras.

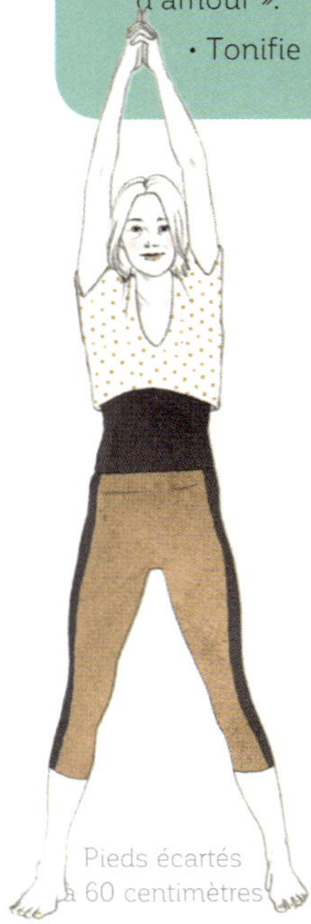
Pieds écartés à 60 centimètres

1. Mettez-vous dans la Montagne, les bras le long du corps. Faites un saut ou un pas en écartant les pieds d'une soixantaine de centimètres. Sur une inspiration, levez les bras avec grâce. Joignez les mains au-dessus de la tête, en la serrant entre vos biceps. Vos index sont tendus, les autres doigts repliés.

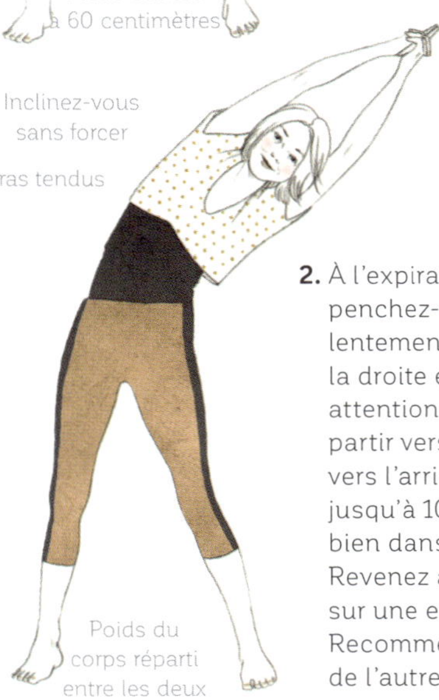
Inclinez-vous sans forcer
Bras tendus
Poids du corps réparti entre les deux pieds

2. À l'expiration, penchez-vous lentement vers la droite en faisant attention de ne pas partir vers l'avant ni vers l'arrière. Comptez jusqu'à 10 en respirant bien dans la posture. Revenez au centre sur une expiration. Recommencez de l'autre côté.

L'ARC DEBOUT

L'Arc debout, ou *Dandayamana Dhanurasana*, nécessite de la concentration, de la force et un bon équilibre. Allez-y en douceur aujourd'hui et concentrez-vous sur votre équilibre.

- Améliore la circulation sanguine vers le cœur et les poumons.
- Augmente l'élasticité de la colonne.
- Active le système digestif.
- Améliore l'équilibre et la concentration.

VARIANTES

Si vous avez du mal à conserver votre équilibre, pratiquez à côté d'un mur.

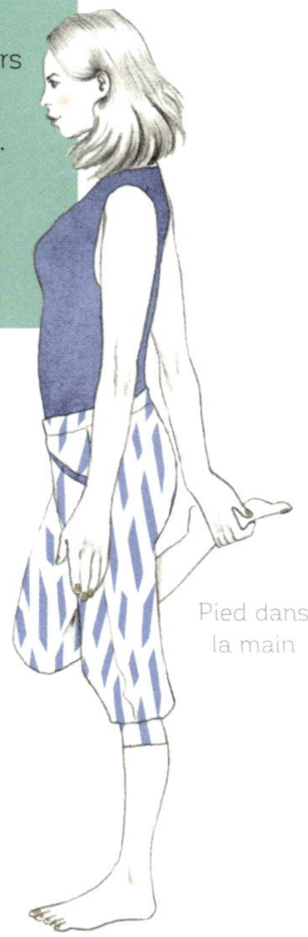

1. Mettez-vous dans la Montagne, les bras le long du corps. Soulevez le pied droit derrière vous et saisissez le cou-de-pied avec la main droite.

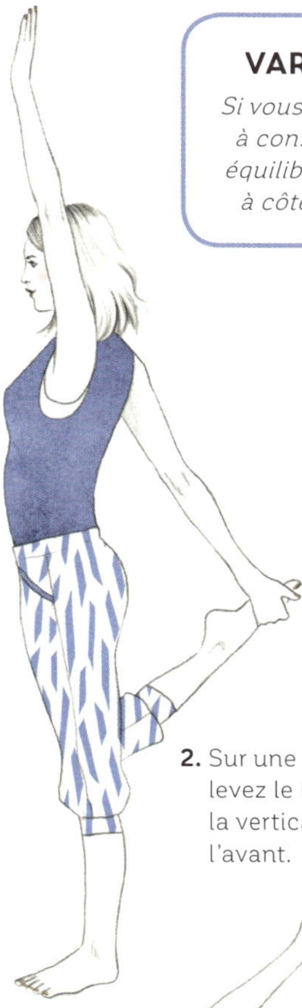

2. Sur une inspiration, levez le bras gauche à la verticale, paume vers l'avant.

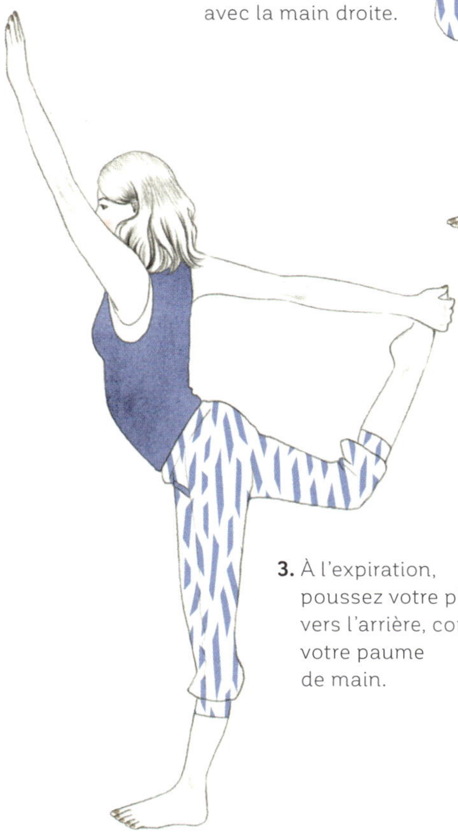

3. À l'expiration, poussez votre pied vers l'arrière, contre votre paume de main.

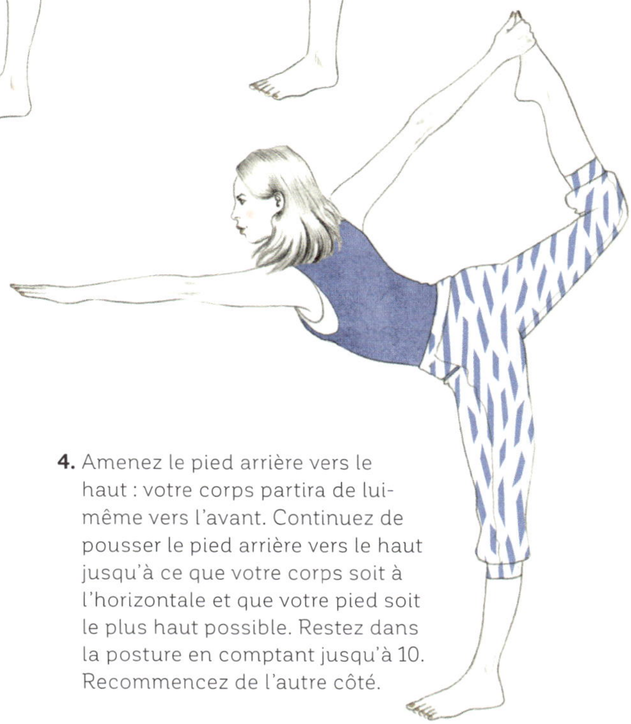

4. Amenez le pied arrière vers le haut : votre corps partira de lui-même vers l'avant. Continuez de pousser le pied arrière vers le haut jusqu'à ce que votre corps soit à l'horizontale et que votre pied soit le plus haut possible. Restez dans la posture en comptant jusqu'à 10. Recommencez de l'autre côté.

LE GUERRIER II

Le Guerrier II est une fente avant douce qui ouvre la poitrine, les épaules et les hanches, et qui tonifie les jambes.

- Renforce les hanches.
- Tonifie les jambes.
- Ouvre et renforce le thorax et les épaules.
- Tonifie les abdominaux.

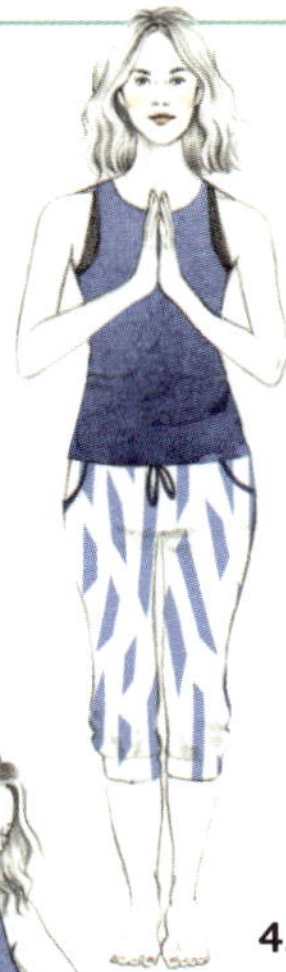

1. Mettez-vous dans la Montagne, paumes pressées l'une contre l'autre devant la poitrine.

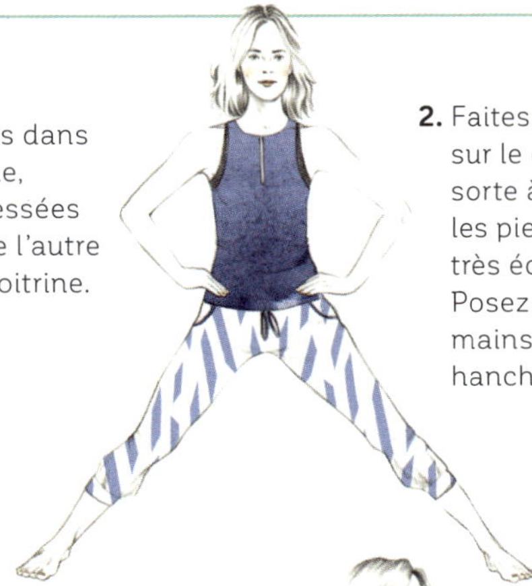

2. Faites un pas sur le côté de sorte à avoir les pieds très écartés. Posez les mains sur les hanches.

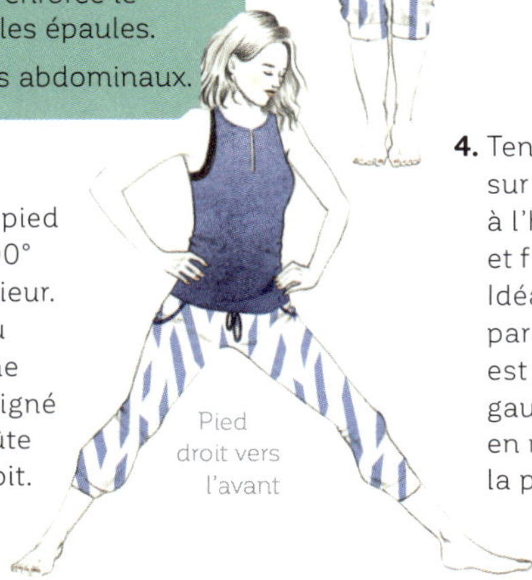
Pied
droit vers
l'avant

3. Tournez le pied gauche à 90° vers l'extérieur. Le talon du pied gauche doit être aligné avec la voûte du pied droit.

4. Tendez les bras sur les côtés, à l'horizontale, et fléchissez le genou gauche. Idéalement, la cuisse gauche est parallèle au sol et le genou gauche est à la verticale de la cheville gauche. Comptez jusqu'à 10 en respirant bien dans la posture.

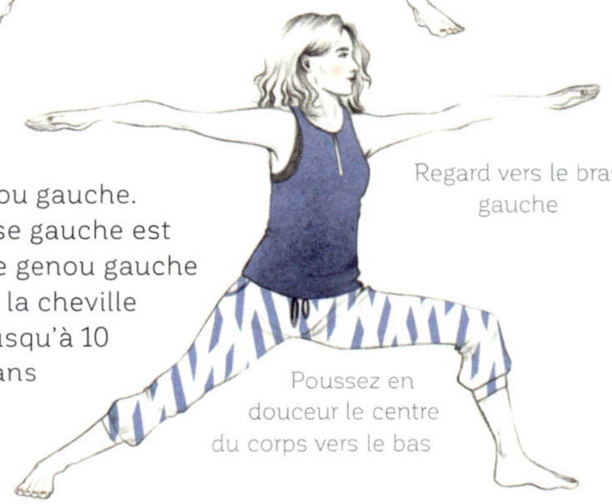
Regard vers le bras
gauche
Poussez en
douceur le centre
du corps vers le bas

LA FLEXION AVANT DEBOUT

Revenons à cet étirement intense. Sans forcer, essayez d'amener votre nez un petit peu plus près de vos genoux.

- Renforce les muscles du dos.
- Étire les ischio-jambiers.
- Tonifie les organes digestifs.
- Soulage les maux de tête.

1. Mettez-vous dans la Montagne, les pieds légèrement écartés.

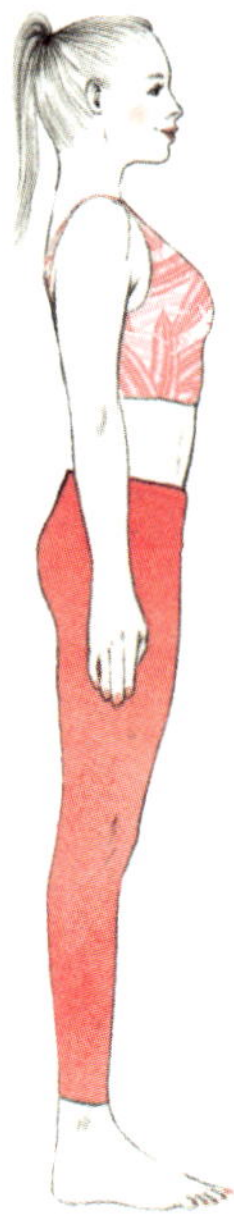

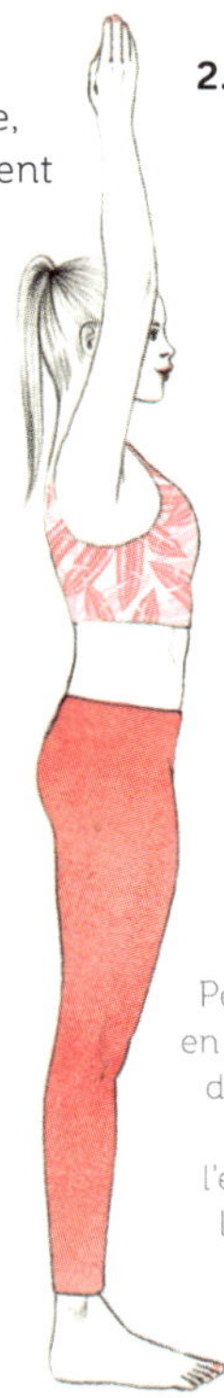

2. Sur une inspiration, levez les bras au-dessus de la tête. Vos bras sont parallèles et vos paumes tournées vers l'intérieur.

3. Sur une expiration, pivotez vers l'avant à partir des hanches. En gardant les jambes tendues, descendez vos mains le long des jambes le plus loin possible. Si vous touchez le sol, posez les paumes à côté des pieds. Sinon, attrapez vos tibias, vos chevilles ou vos pieds, et rapprochez votre nez le plus possible de vos genoux sans forcer. Comptez jusqu'à 10 en respirant bien. Pour quitter la posture, placez les mains sur vos hanches et, en expirant, redressez lentement le haut du corps en position debout.

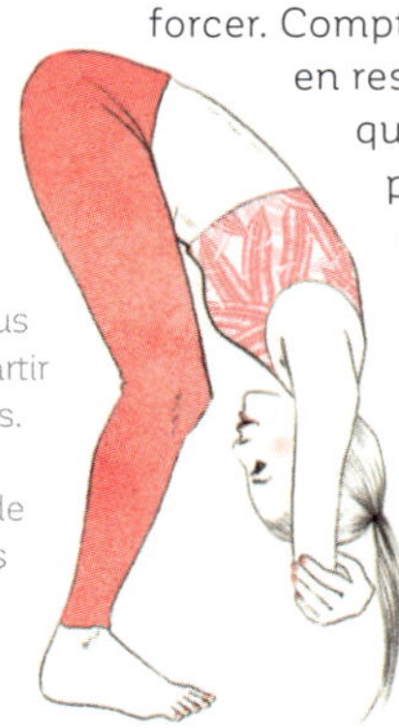

L'ANGLE LIÉ

Essayez d'amener vos genoux un peu plus bas aujourd'hui, toujours sans forcer.

- Stimule les appareils urinaire et reproducteur.
- Soulage les troubles menstruels.
- Étire les muscles des cuisses.
- Soulage les dépressions légères.

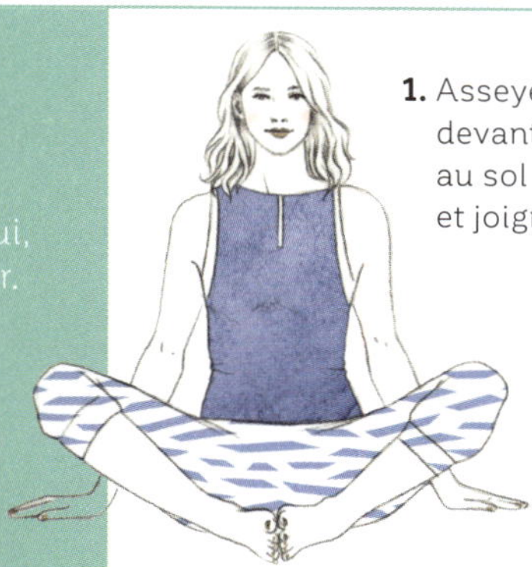

1. Asseyez-vous les jambes tendues devant vous et les mains posées au sol sur les côtés. Pliez les genoux et joignez les plantes de pied.

2. Amenez les mains vers l'avant et saisissez vos pieds.

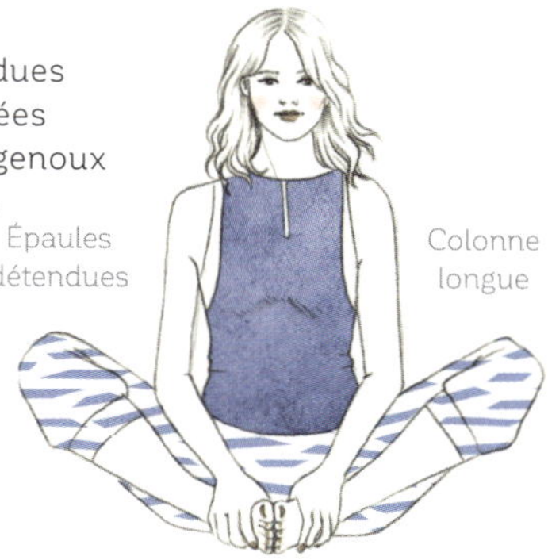

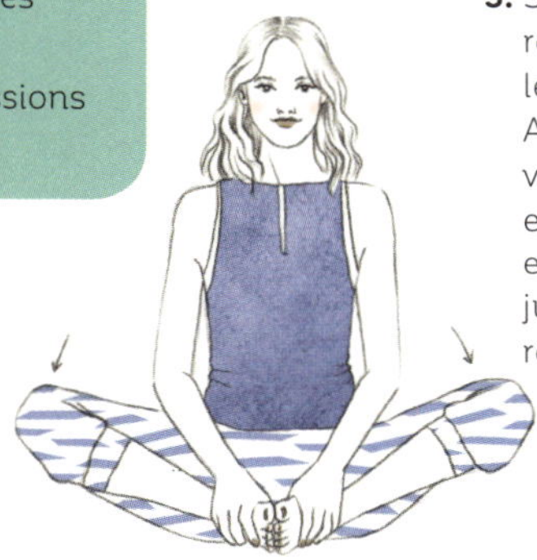

3. Sur une expiration, relâchez en douceur les genoux vers le sol. Allez aussi loin que vous le pouvez et gardez la posture en comptant jusqu'à 20, en respirant bien.

4. Pour quitter la posture, remontez les cuisses devant l'abdomen et glissez les mains jusqu'aux genoux.

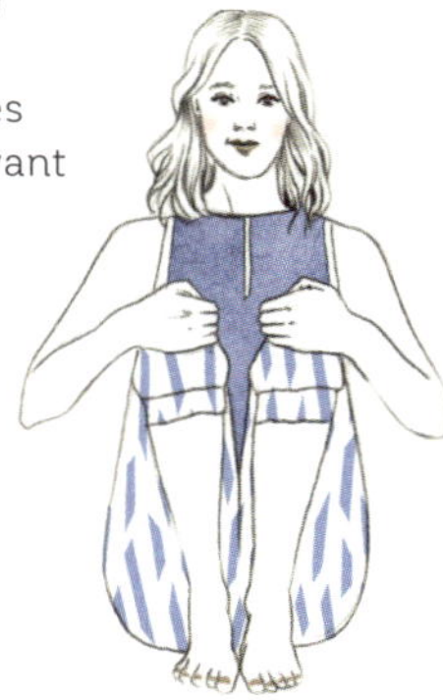

LA DEMI-TORSION

Cette torsion douce réaligne la colonne vertébrale et raffermit la taille.

- Masse les organes digestifs et favorise l'élimination.
- Stimule la circulation lymphatique.
- Renforce le système immunitaire.
- Apaise le système nerveux.

1. Asseyez-vous au sol, pieds joints, jambes tendues devant vous et mains sur le sol à côté de vos hanches.

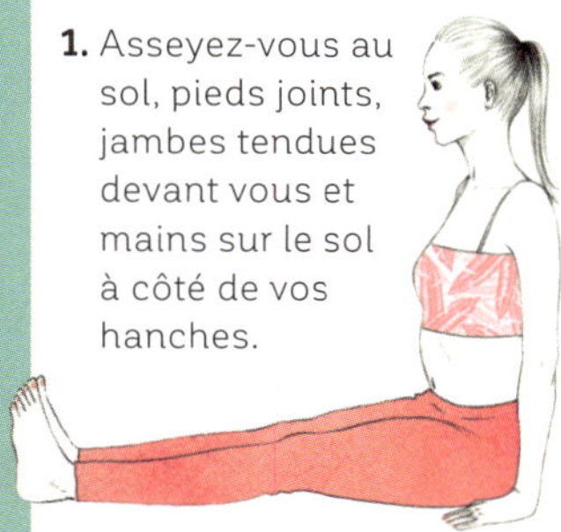

2. Inspirez en allongeant la colonne vertébrale et en poussant les ischions dans le sol. Sur une expiration, fléchissez le genou droit et tirez-le vers la poitrine. Placez le pied droit au sol juste à l'extérieur du genou gauche.

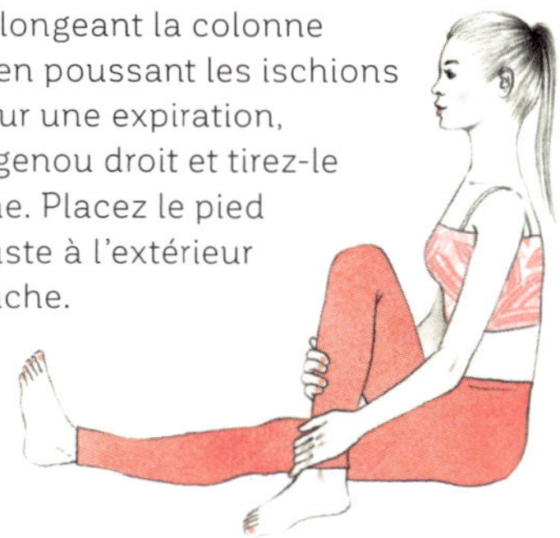

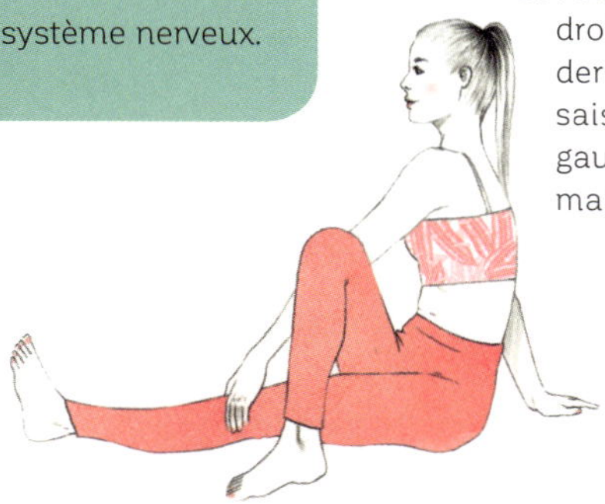

3. Posez la main droite au sol derrière vous et saisissez le genou gauche avec la main gauche.

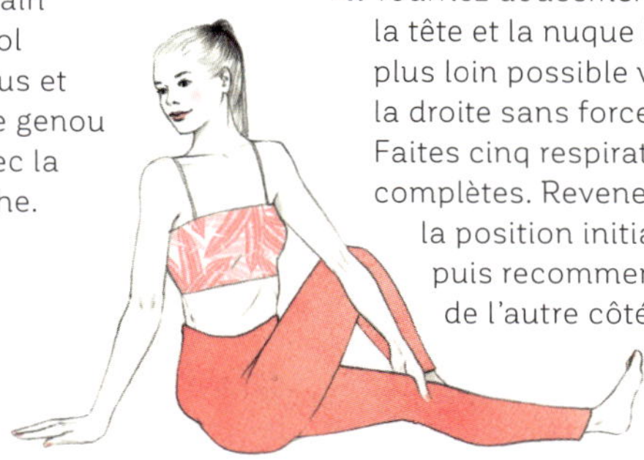

4. Tournez doucement la tête et la nuque le plus loin possible vers la droite sans forcer. Faites cinq respirations complètes. Revenez dans la position initiale puis recommencez de l'autre côté.

LA POSTURE DE LA JAMBE LEVÉE

Cette posture est utile pour lutter contre les problèmes de digestion : indigestion, reflux gastrique et constipation.

- Renforce la colonne.
- Stimule le cerveau.
- Tonifie les systèmes respiratoire et digestif.
- Énergise les jambes.

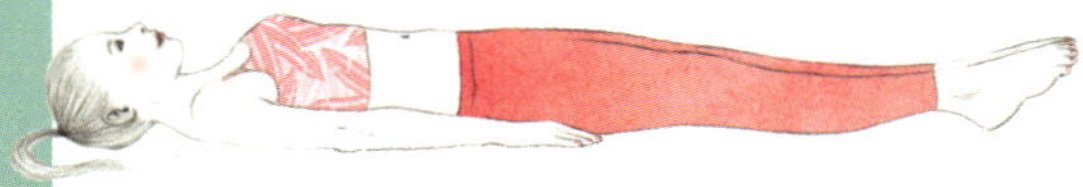

1. Allongez-vous sur le dos, les jambes tendues et les bras le long du corps. Vos pieds sont joints et vos mains reposent au sol, à côté de vos cuisses, les paumes vers le bas.

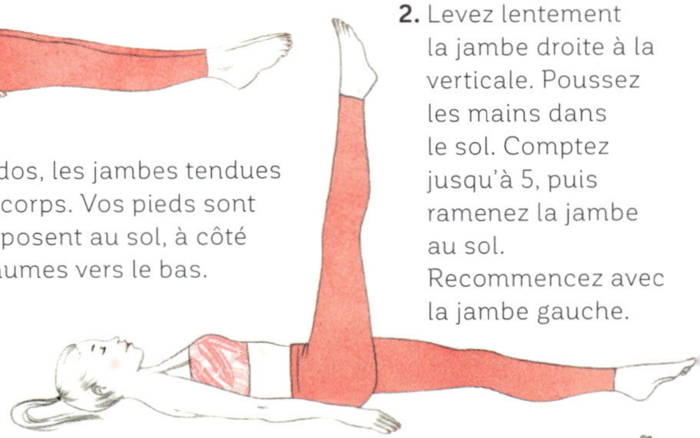

2. Levez lentement la jambe droite à la verticale. Poussez les mains dans le sol. Comptez jusqu'à 5, puis ramenez la jambe au sol. Recommencez avec la jambe gauche.

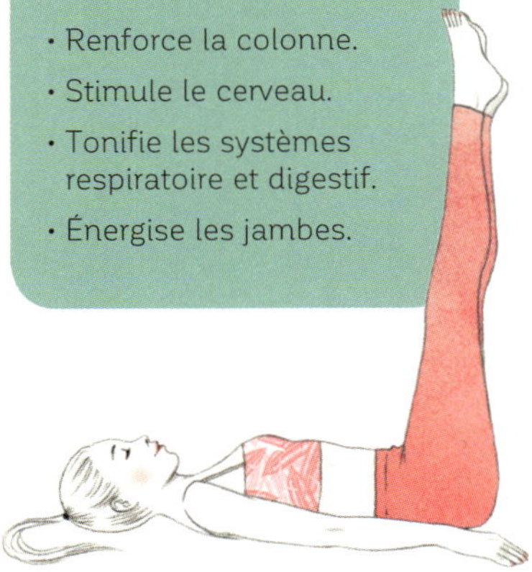

3. Soulevez lentement les deux jambes, sans plier les genoux, jusqu'à ce qu'elles soient à la verticale. Comptez jusqu'à 5.

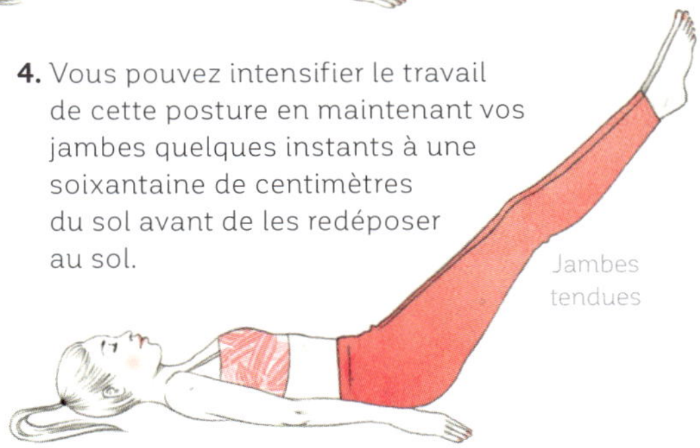

4. Vous pouvez intensifier le travail de cette posture en maintenant vos jambes quelques instants à une soixantaine de centimètres du sol avant de les redéposer au sol.

Jambes tendues

LE COBRA

Aujourd'hui, nous allons travailler de nouveau cet étirement en augmentant légèrement son intensité.

- Étire et renforce la colonne.
- Stimule le cerveau.
- Tonifie les systèmes respiratoire et digestif.
- Énergise les jambes.

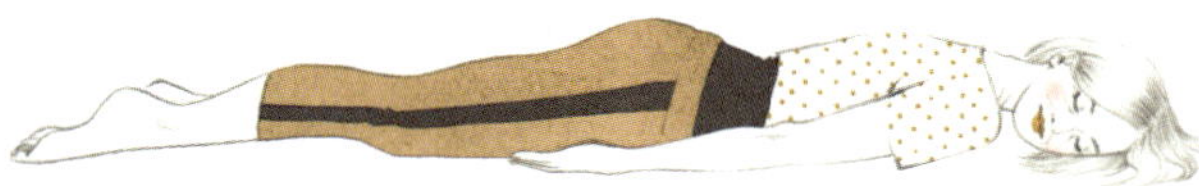

1. Allongez-vous à plat ventre, la tête sur le côté, les bras le long du corps.

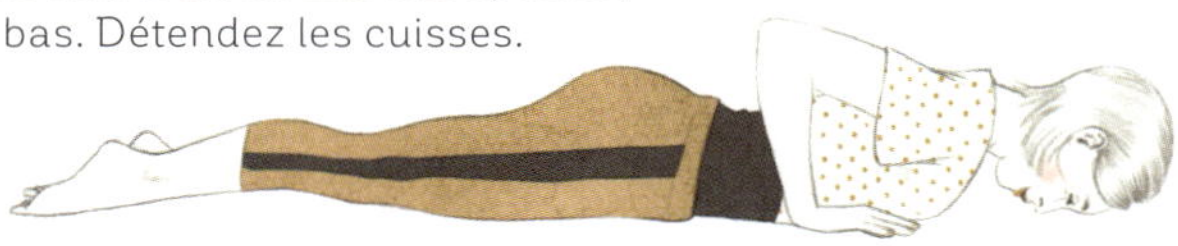

2. Ramenez la tête au centre et posez le front au sol. Placez les mains au niveau des épaules, paumes vers le bas. Détendez les cuisses.

Si vos cuisses se crispent, détendez-les. Soulevez-vous à partir du dos, et non des jambes.

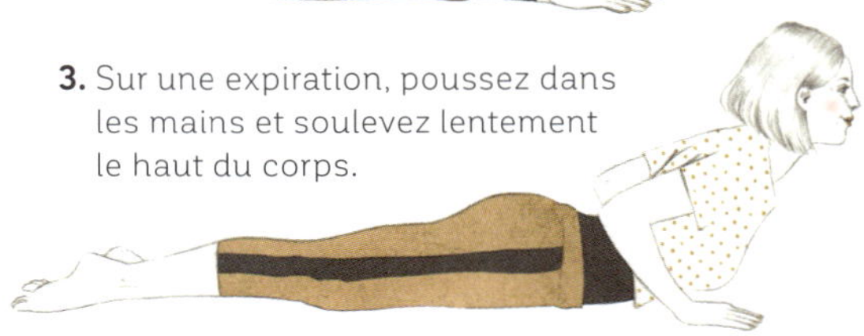

3. Sur une expiration, poussez dans les mains et soulevez lentement le haut du corps.

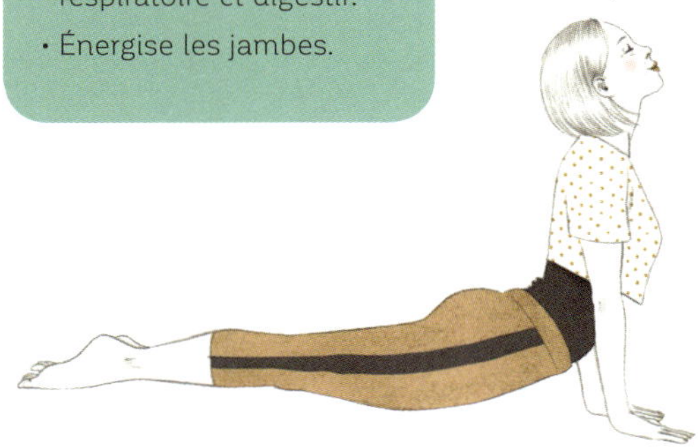

4. Amenez le haut du corps le plus haut possible sans forcer. Basculez en douceur la tête vers l'arrière jusqu'à ce que votre menton soit parallèle au sol. Comptez jusqu'à 15, en respirant bien dans la posture. Ramenez doucement le haut du corps au sol, vertèbre après vertèbre.

Épaules basses et détendues. Si l'étirement est trop intense, gardez les mains et les avant-bras au sol

L'ARC

La posture de l'Arc étire tout l'avant du corps : chevilles, cuisses, aines, abdomen, poitrine et gorge.

- Renforce la colonne.
- Tonifie le corps entier.
- Ouvre les poumons.
- Améliore la circulation.

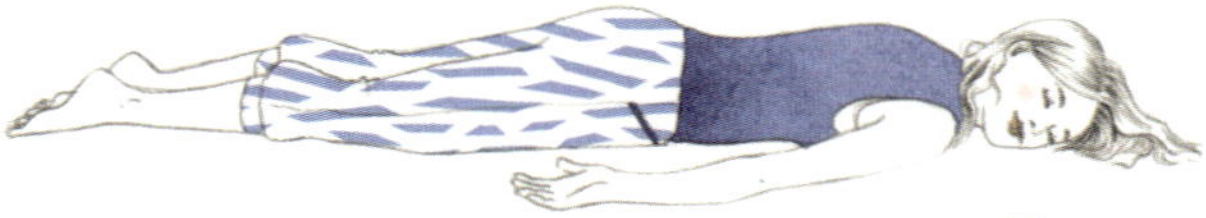

1. Allongez-vous à plat ventre, la tête tournée sur un côté.

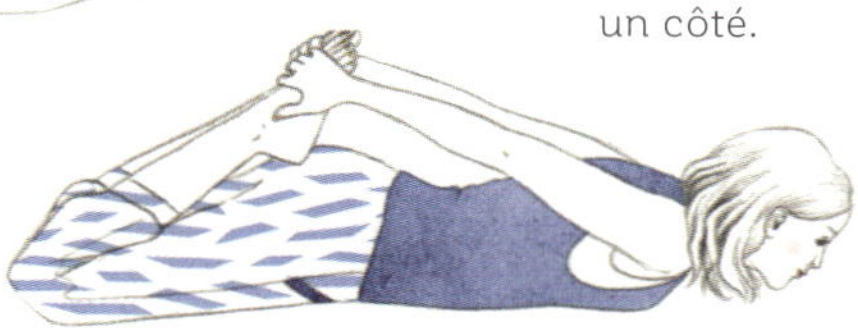

2. Ramenez la tête au centre. Sur une inspiration, tendez vos mains derrière vous pour saisir vos pieds et décollez le haut du corps du sol.

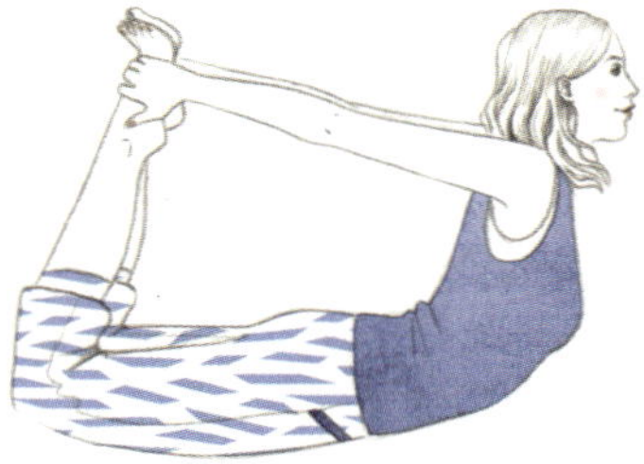

3. À l'expiration, poussez vos pieds vers l'arrière, contre vos paumes de main : le haut de votre corps se soulève tout seul. Faites 3 à 5 respirations dans la posture. Pour la quitter, redéposez le haut de votre corps au sol et lâchez vos pieds.

LE CADAVRE

À la fin de la séance, prenez 5 à 10 minutes pour bien vous relaxer dans la posture du Cadavre.

- Détend le mental et le corps après l'exercice physique.
- Favorise la relaxation profonde.
- Réduit la fatigue.

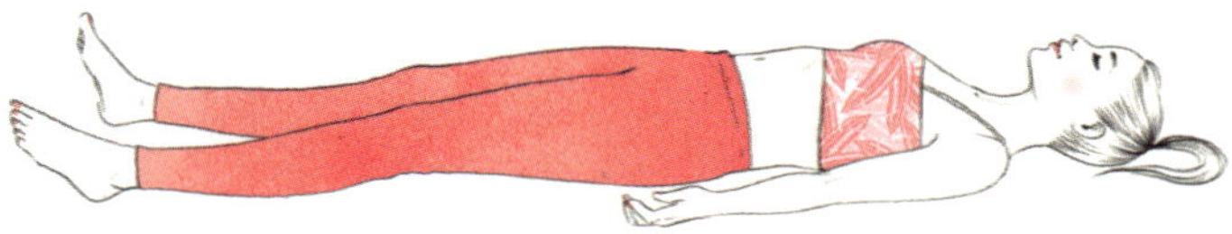

1. Allongez-vous sur le dos, les bras le long du corps, les paumes tournées vers le haut. Relâchez les pieds sur les côtés. Fermez les yeux. Scannez tout votre corps depuis les plantes de pied jusqu'au sommet de la tête, en détendant chaque articulation et chaque muscle de bas en haut. Invitez la paix dans votre mental et votre corps. Concentrez-vous sur votre souffle pour faire le vide dans votre esprit et rester présente. Relaxez-vous 5 à 10 minutes dans la posture.

LA ROUTINE DU JOUR

Une fois que vous avez pratiqué toutes les postures d'aujourd'hui, enchaînez-les comme dans un grand mouvement de danse. Faites la posture du Cadavre une seule fois pour clôturer votre séquence.

1. **LA FLEXION LATÉRALE** ________ 3 fois
2. **L'ARC DEBOUT** ________ 3 fois
3. **LE GUERRIER II** ________ 3 fois
4. **LA FLEXION AVANT DEBOUT** ___ 3 fois
5. **L'ANGLE LIÉ** ________ 5 fois
6. **LA DEMI-TORSION** ________ 3 fois
7. **LA JAMBE LEVÉE** ________ 3 fois
8. **LE COBRA** ________ 3 fois
9. **L'ARC** ________ 3 fois
10. **LE CADAVRE** ________ 5 à 10 minutes

RENFORCEMENT MUSCULAIRE

JOUR 12

Les experts de la santé recommandent de combiner des exercices d'aérobie, comme la marche rapide, le jogging ou la natation, et les exercices de renforcement, qui travaillent le tonus musculaire. Si l'idée de soulever des poids vous fait tourner de l'œil, rassurez-vous : la pratique régulière du yoga peut parfaitement remplacer des séances de musculation. L'avantage du yoga, surtout pour les femmes qui ne veulent pas se retrouver avec des muscles volumineux et disgracieux, c'est qu'il tonifie l'ensemble du corps, en remplaçant la graisse par des muscles, mais en affinant la ligne. De plus, il tonifie les muscles de tout le corps, harmonieusement, et donne ainsi une belle silhouette. Les asanas de ce livre sont idéaux pour développer votre force musculaire et l'entretenir au fil des années. Rappelons qu'à partir de la trentaine, le tonus musculaire diminue : il faut faire de l'exercice pour l'entretenir.

LA RESPIRATION COMPLÈTE DEBOUT

Nous commençons la séance d'aujourd'hui avec notre habituelle posture de travail respiratoire et d'échauffement.

- Augmente l'énergie et la concentration.
- Renforce la colonne.
- Tonifie les bras et le haut du corps.
- Améliore l'équilibre et la posture.

L'OUVERTURE DE LA POITRINE

Nous refaisons aujourd'hui les deux versions de la posture complète que nous avons apprises.

- Augmente l'énergie et la concentration.
- Renforce la colonne.
- Tonifie les bras et le haut du corps.
- Améliore l'équilibre et la posture.

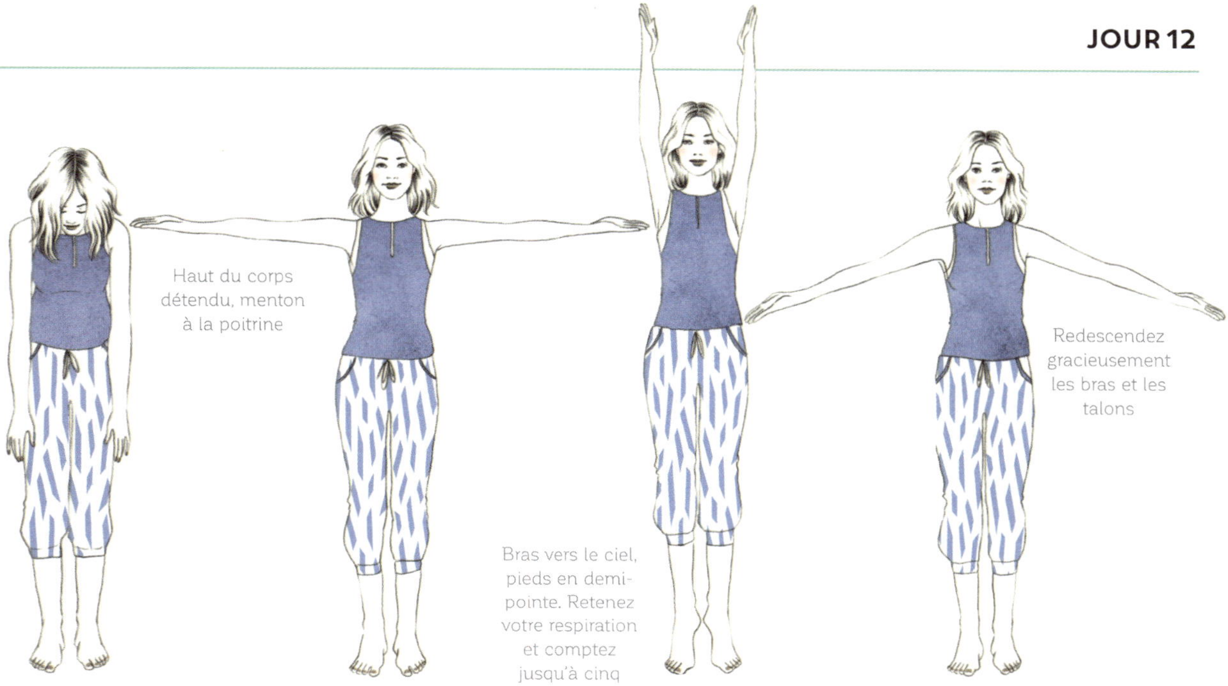
Haut du corps détendu, menton à la poitrine
Bras vers le ciel, pieds en demi-pointe. Retenez votre respiration et comptez jusqu'à cinq
Redescendez gracieusement les bras et les talons

1. Mettez-vous dans la Montagne. Expirez lentement par le nez, en contractant l'abdomen et en détendant les épaules et le cou. Laissez le menton descendre vers la poitrine.

2. Inspirez profondément en levant lentement les bras.

3. Montez sur la pointe des pieds quand vos bras arrivent à la verticale. Retenez votre respiration et comptez lentement jusqu'à 5.

4. À l'expiration, ramenez doucement les bras vers le bas et les talons au sol. Recommencez 5 fois.

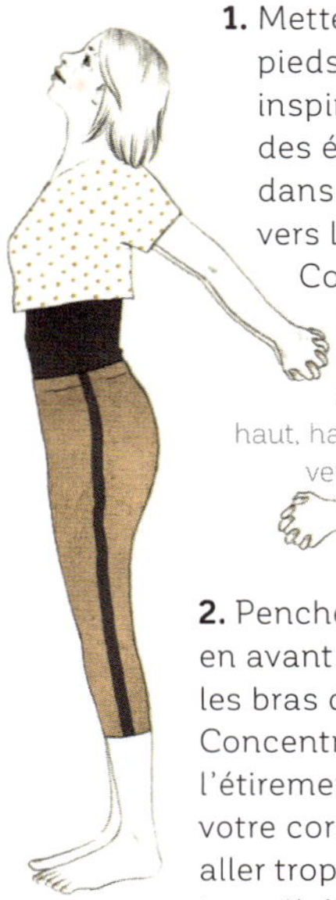

1. Mettez-vous dans la Montagne, les pieds légèrement écartés. Sur une inspiration, levez les bras à la hauteur des épaules et entrelacez vos doigts dans votre dos. Étirez le haut du corps vers l'arrière pour ouvrir la poitrine. Comptez jusqu'à 10 en respirant bien dans la posture.

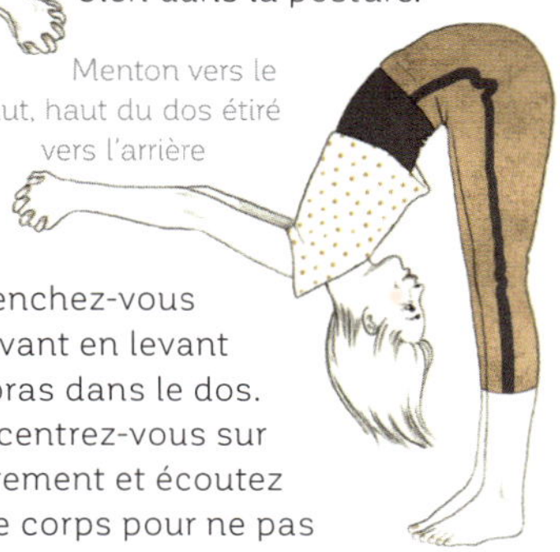
Menton vers le haut, haut du dos étiré vers l'arrière

2. Penchez-vous en avant en levant les bras dans le dos. Concentrez-vous sur l'étirement et écoutez votre corps pour ne pas aller trop loin. Comptez jusqu'à 15 en respirant bien. Puis, sur une expiration, redressez le haut du corps.

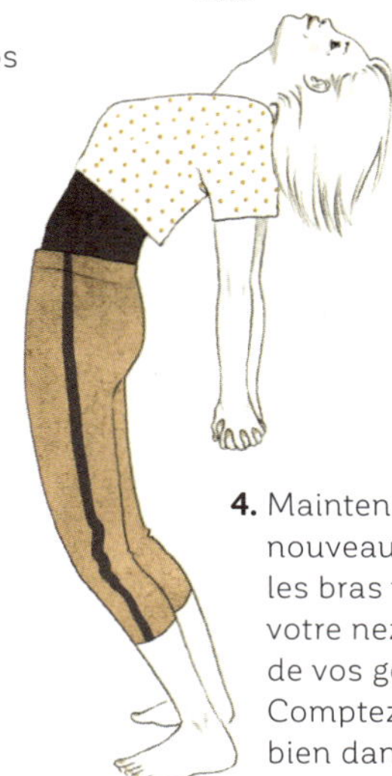

3. Levez vos bras à la hauteur de vos épaules et entrelacez vos doigts dans votre dos. Étirez-vous de nouveau vers l'arrière le plus loin possible sans forcer. Comptez jusqu'à 5 en respirant bien dans la posture.

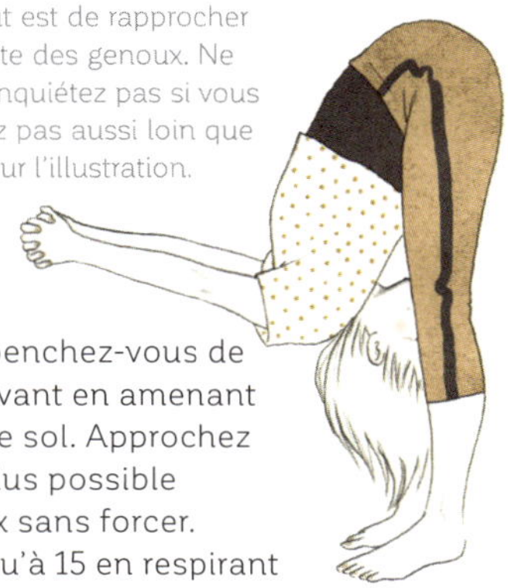
Le but est de rapprocher la tête des genoux. Ne vous inquiétez pas si vous n'allez pas aussi loin que sur l'illustration.
Jambes tendues

4. Maintenant, penchez-vous de nouveau en avant en amenant les bras vers le sol. Approchez votre nez le plus possible de vos genoux sans forcer. Comptez jusqu'à 15 en respirant bien dans la posture. Revenez en position debout sur une expiration.

LE TRIANGLE

Aujourd'hui, nous allons voir la version complète de cette posture d'étirement.

- Allonge et renforce la colonne.
- Tonifie les jambes.
- Ouvre le cœur.
- Stimule le foie, la rate et les reins.
- Apporte force et détermination.

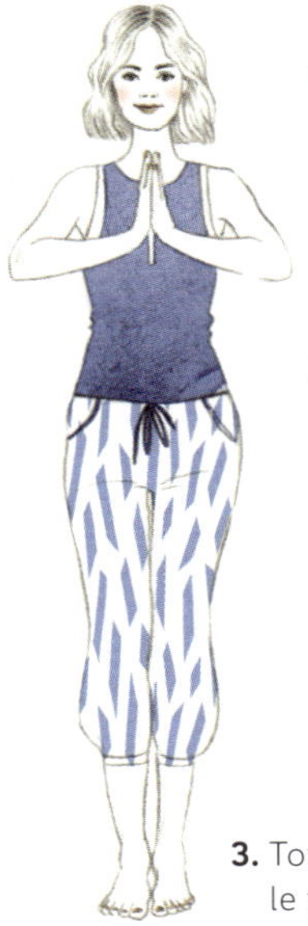

1. Mettez-vous dans la Montagne, paumes de main pressées l'une contre l'autre devant la poitrine.

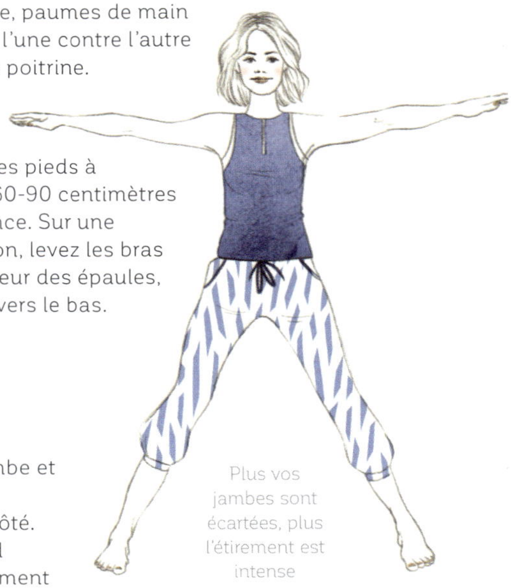

2. Écartez les pieds à environ 60-90 centimètres de distance. Sur une inspiration, levez les bras à la hauteur des épaules, paumes vers le bas.

Plus vos jambes sont écartées, plus l'étirement est intense

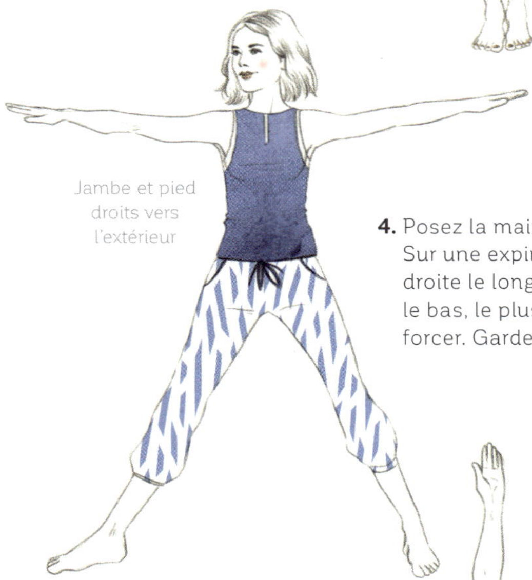

Jambe et pied droits vers l'extérieur

3. Tournez la jambe et le pied droits à 90° vers le côté. Pivotez le pied gauche légèrement en direction du talon droit.

4. Posez la main gauche sur la hanche. Sur une expiration, glissez la main droite le long de la jambe droite, vers le bas, le plus loin possible sans forcer. Gardez la poitrine ouverte.

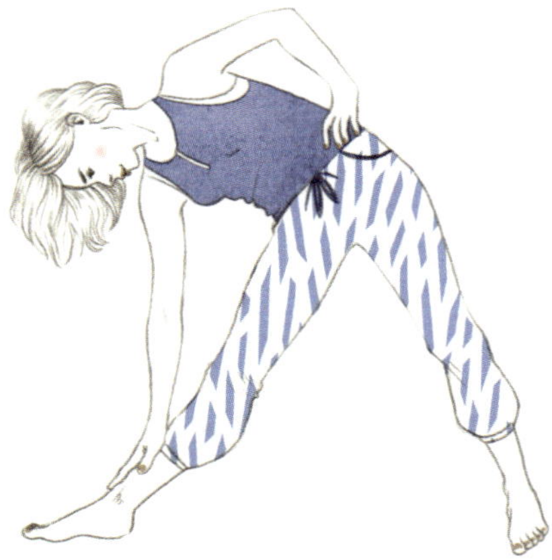

Si vous avez des problèmes cardiaques ou de l'hypertension artérielle, n'allez pas au-delà de l'étape 4.

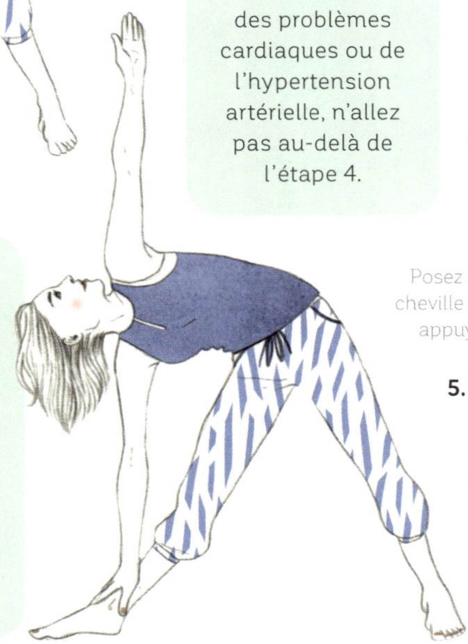

Posez la main sur le tibia, la cheville ou le sol, mais ne vous appuyez pas sur le genou.

Si vous sentez que vous n'arrivez plus à garder la poitrine ouverte, c'est peut-être que vous êtes allée trop bas trop vite. Relâchez légèrement l'étirement jusqu'à ce que vous puissiez de nouveau ouvrir la poitrine.

5. Tendez le bras gauche à côté de l'oreille, en gardant le coude tendu. Regardez devant vous. Comptez jusqu'à 15 en respirant bien dans la posture. Recommencez de l'autre côté.

LA BARQUE

La Barque, ou *Paripurna Navasana*, est une posture d'équilibre où le corps ressemble à une barque sur l'eau.

- Renforce les hanches, les cuisses et le dos.
- Tonifie les abdominaux.
- Améliore la digestion.
- Améliore l'équilibre.

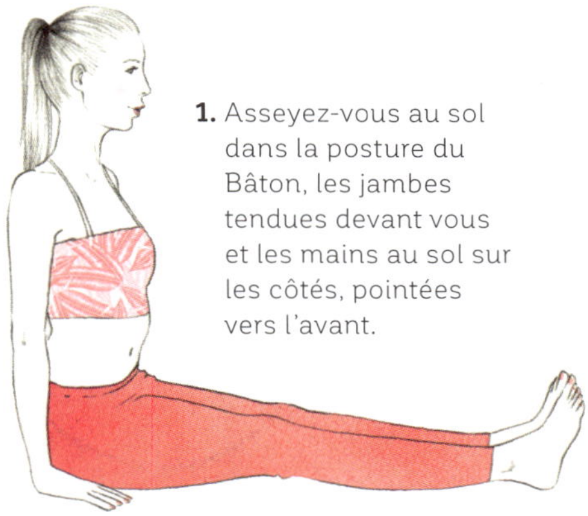

1. Asseyez-vous au sol dans la posture du Bâton, les jambes tendues devant vous et les mains au sol sur les côtés, pointées vers l'avant.

2. Pliez les genoux, approchez vos cuisses de votre abdomen et attrapez vos jambes juste au-dessous des genoux. Sur une inspiration, allongez la colonne et reculez vos omoplates pour ouvrir votre cœur.

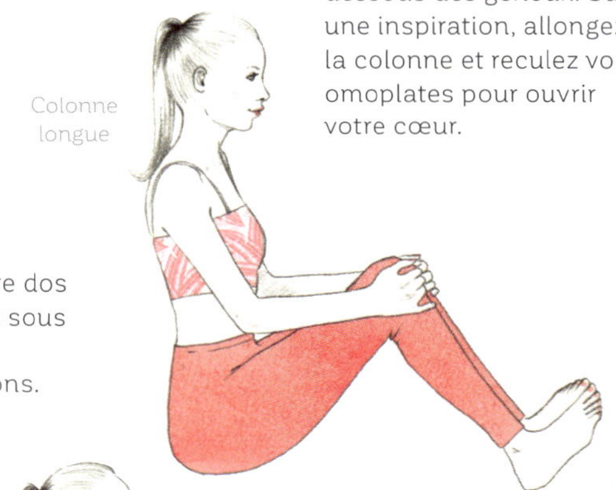

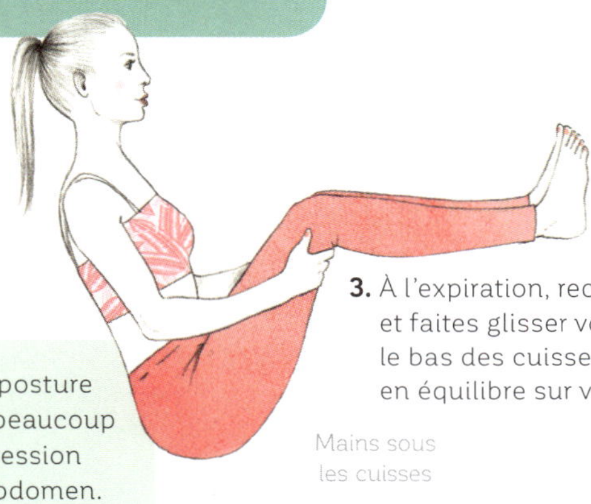

3. À l'expiration, reculez votre dos et faites glisser vos mains sous le bas des cuisses. Venez en équilibre sur vos ischions.

Cette posture exerce beaucoup de pression sur l'abdomen. Si vous avez des problèmes intestinaux, attendez qu'ils soient passés pour la pratiquer.

4. Sur une expiration, tendez les jambes vers le haut et les bras vers l'avant. Restez dans cet équilibre pendant 20 à 30 secondes, ou aussi longtemps que vous le pouvez, en respirant normalement. Ensuite, quittez la posture sur une expiration, en redéposant lentement les jambes au sol.

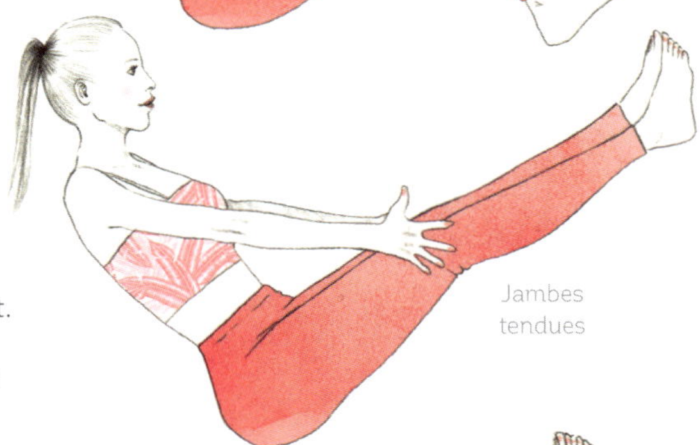

VARIANTES

Si vous avez du mal à tendre les jambes quand elles sont soulevées, fléchissez les genoux et passez une sangle autour de vos pieds. Saisissez-la fermement. Inspirez en penchant votre dos en arrière et expirez en soulevant et en tendant les jambes. Ajustez la sangle pour qu'elle soit bien tendue. Poussez fermement vos pieds contre la sangle. Vous pouvez aussi garder vos genoux légèrement pliés en attendant de pouvoir faire la posture complète.

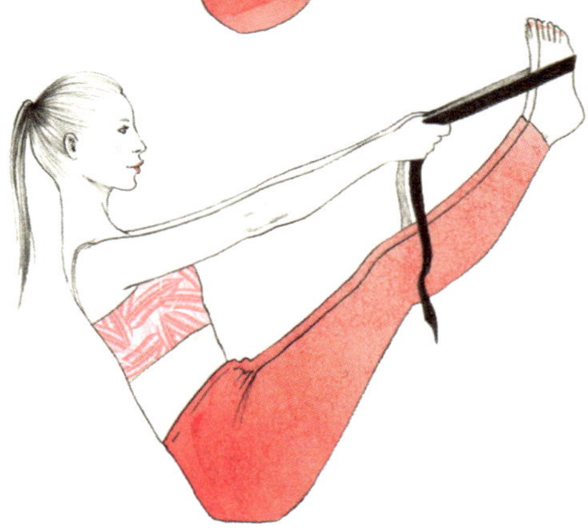

LE CHAT ET LA VACHE

La posture du Chat et de la Vache, ou *Viralasana*, est un exercice simple et excellent pour détendre la colonne vertébrale. Associez votre respiration à vos mouvements pour optimiser ses bienfaits.

- Atténue le syndrome prémenstruel.
- Améliore la digestion.
- Assouplit la colonne.

1. Mettez-vous à quatre pattes, le regard dirigé vers le sol. Vos poignets sont alignés avec vos épaules et vos genoux sont alignés avec vos hanches. Faites monter votre ventre vers la colonne pour avoir le dos bien droit. Vos orteils sont à plat au sol.

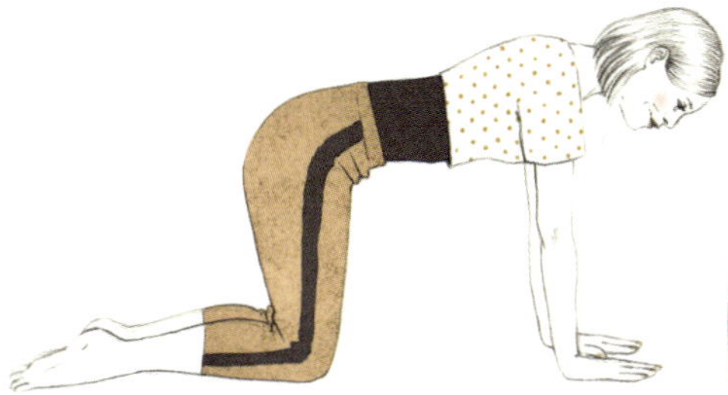

2. Sur une inspiration, montez lentement la tête et le coccyx, avancer la poitrine et reculez les épaules : votre dos se creuse.

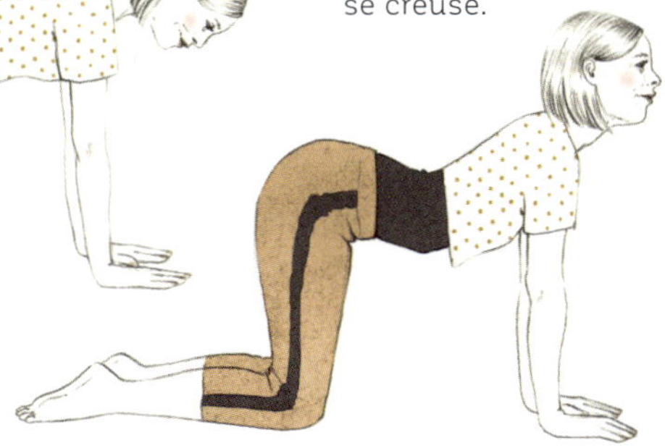

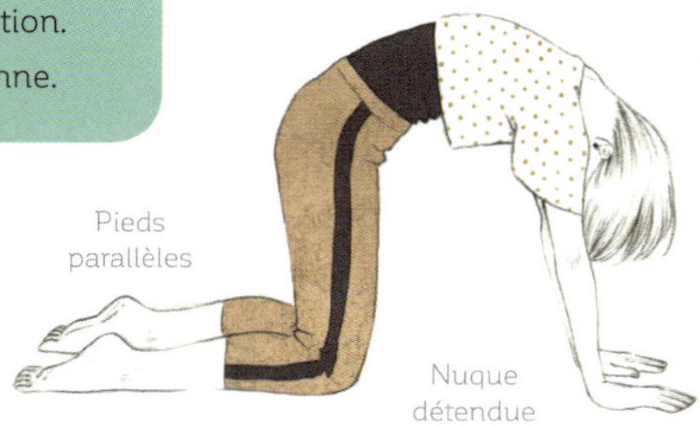

3. À l'expiration, descendez la tête et le coccyx, soulevez l'abdomen : votre dos s'arrondit vers le haut. Laissez votre tête pendre entre vos épaules sans forcer votre menton en direction de la poitrine. Recommencez trois fois.

LA PLANCHE

La Planche renforce les muscles du centre, de même que ceux des bras, du dos et des fesses. Si vous avez des douleurs ou un problème aux poignets, vous pouvez vous mettre en appui sur les avant-bras.

- Renforce les bras, les épaules, le dos et les jambes.
- Tonifie les abdominaux et les fesses.

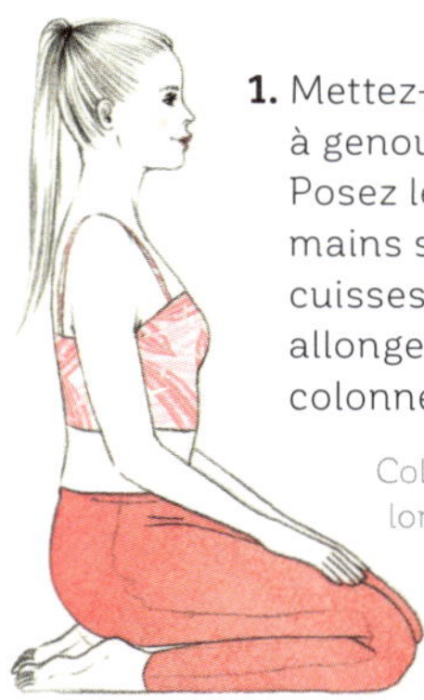

1. Mettez-vous à genoux. Posez les mains sur les cuisses et allongez la colonne.

2. Mettez-vous ensuite à quatre pattes et basculez le bassin vers l'arrière, comme si vous vouliez rapprocher le bas de votre bassin de vos côtes. Vos épaules et vos genoux doivent être alignés avec vos hanches.

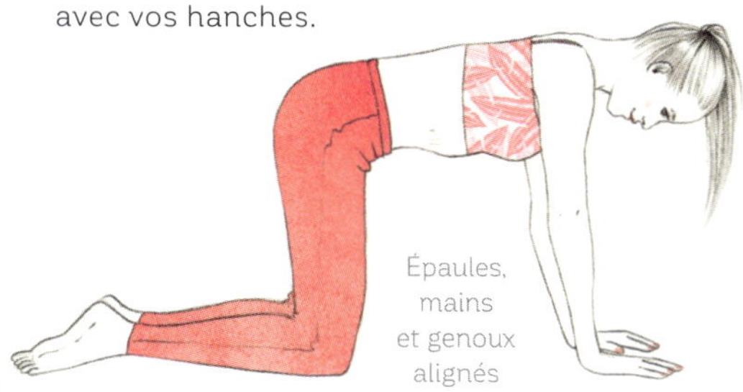

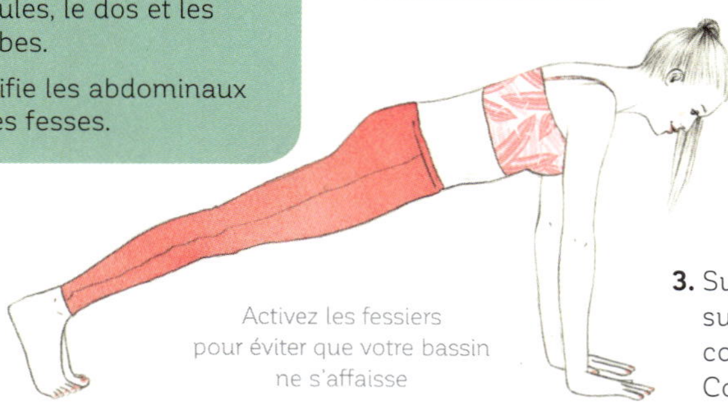

3. Sur une inspiration, tendez les jambes et montez sur les orteils. Verrouillez les genoux et les coudes. Gardez le corps le plus droit possible. Comptez jusqu'à 15 en respirant bien.

LE CHIEN TÊTE EN HAUT

Le Chien tête en haut, ou *Urdhva Mukha Shvanasana*, est une puissante posture d'étirement du dos.

- Renforce la colonne, le buste et les bras.
- Tonifie les abdominaux et les hanches.
- Ouvre les poumons.
- Améliore la circulation et la posture.
- Stimule la région abdominale.

1. Allongez-vous à plat ventre, la tête tournée sur un côté.

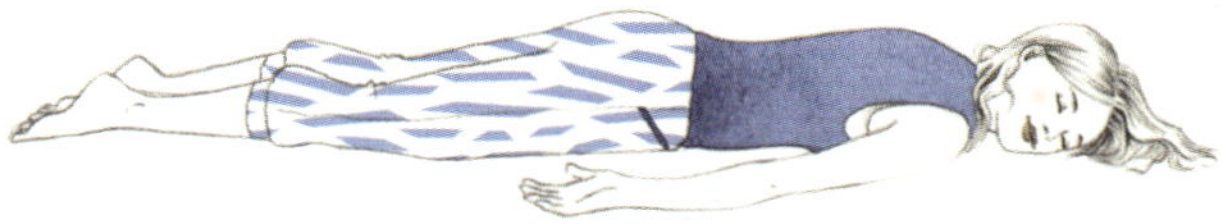

2. Ramenez la tête au centre. Sur une inspiration, placez les paumes de main au sol juste au-dessous du niveau des épaules. À l'inspiration suivante, montez les épaules vers les oreilles et rapprochez les omoplates l'une de l'autre.

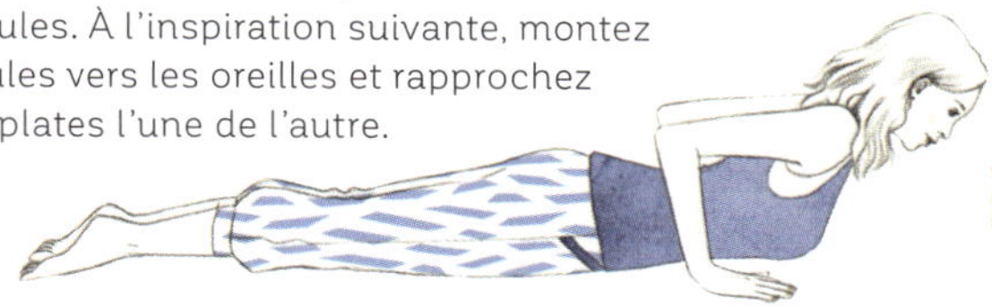

3. Sur une expiration, poussez dans les mains et soulevez la tête, le haut du corps et les hanches. Les pieds, les tibias, les genoux et les cuisses restent au sol.

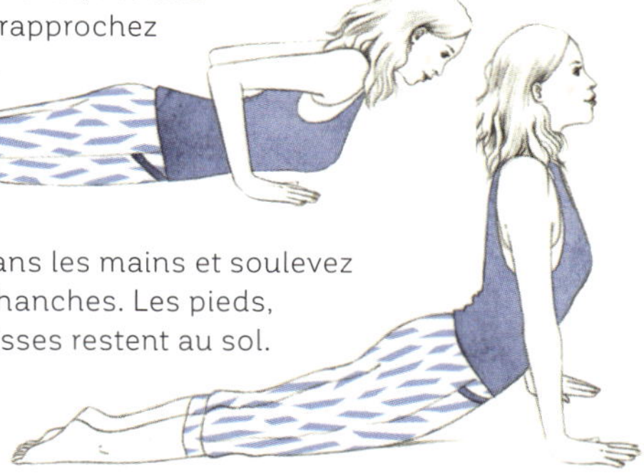

LE CADAVRE

À la fin de la séance, prenez 5 à 10 minutes pour finir de vous relaxer dans la posture du Cadavre.

- Détend le mental et le corps après l'exercice physique.
- Favorise la relaxation profonde.
- Réduit la fatigue.

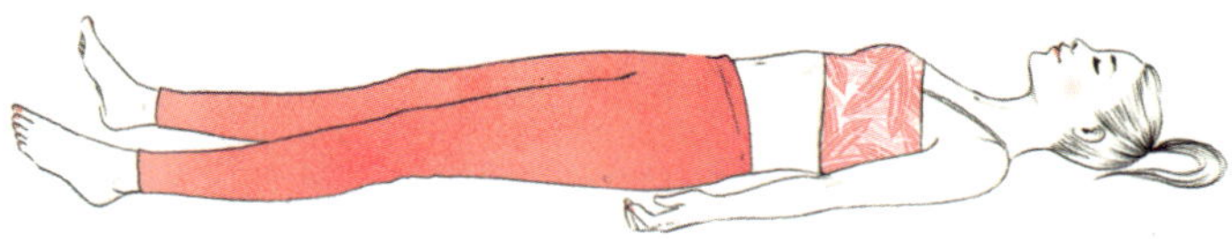

1. Allongez-vous sur le dos, les bras le long du corps, les paumes tournées vers le haut. Relâchez les pieds sur les côtés. Fermez les yeux. Scannez tout votre corps depuis les plantes de pied jusqu'au sommet de la tête, en détendant chaque articulation et chaque muscle de bas en haut. Invitez la paix dans votre mental et votre corps. Concentrez-vous sur votre souffle pour faire le vide dans votre esprit et rester présente. Relaxez-vous 5 à 10 minutes dans la posture.

LA ROUTINE DU JOUR

Une fois que vous avez pratiqué toutes les postures d'aujourd'hui, enchaînez-les comme dans un grand mouvement de danse. Faites la posture du Cadavre une seule fois pour clôturer votre séquence.

1. **LA RESPIRATION COMPLÈTE DEBOUT** ________ 5 fois
2. **L'OUVERTURE DE LA POITRINE** ________ 3 fois
3. **LE TRIANGLE** ________ 3 fois
4. **LA BARQUE** ________ 3 fois
5. **LE CHAT ET LA VACHE** ________ 3 fois
6. **LA PLANCHE** ________ 3 fois
7. **LE CHIEN TÊTE EN HAUT** ________ 3 fois
8. **LE CADAVRE** ________ 5 à 10 minutes

SYNDROME PRÉMENSTRUEL

JOUR 13

Pendant les jours qui précèdent les règles, beaucoup de femmes souffrent de sautes d'humeur, de fatigue et de divers autres symptômes – maux de tête, acné, ballonnements ou sensibilité des seins, ou encore envies d'aliments sucrés ou salés. La liste des symptômes du syndrome prémenstruel est longue, mais les médecins s'accordent à dire que la cause en est généralement le changement hormonal ainsi qu'une faiblesse du foie. La pratique régulière du yoga peut soulager le problème de bien des manières. Physiquement, le yoga contribue à équilibrer le système endocrinien et à purifier le foie. Beaucoup d'asanas sont conçus pour stimuler l'hypophyse, la thyroïde et l'hypothalamus, toutes ces glandes contrôlant nos hormones. Sur le plan psychologique, le yoga soulage le stress, il vous aide ainsi à vous détendre et à bien dormir, et donc à être en meilleure forme même si vos hormones font des leurs.

LA DÉESSE

Aujourd'hui, nous allons commencer par ce squat large qui renforce les cuisses.

- Ouvre les hanches et l'aine.
- Renforce les cuisses.
- Renforce le corps dans son ensemble.

LE GUERRIER I

Cette fente avant debout améliore la concentration, l'équilibre et la stabilité.

- Renforce les jambes, surtout les cuisses
- Renforce la colonne
- Stabilise les hanches, les genoux et les chevilles
- Augmente la capacité pulmonaire

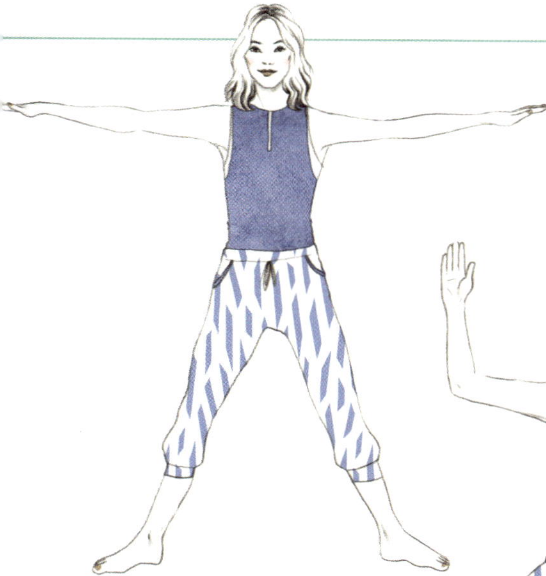

1. Mettez-vous dans la Montagne, écartez les jambes à une bonne distance et tournez les orteils le plus loin possible vers l'extérieur sans forcer. Sur une inspiration, levez les bras à la hauteur des épaules, paumes vers le bas.

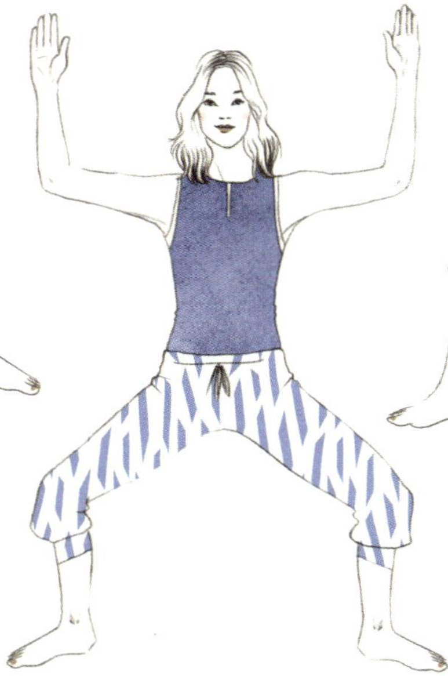

2. À l'expiration, descendez le bassin dans un « squat ». Pliez les bras à 90°, paumes tournées vers l'avant.

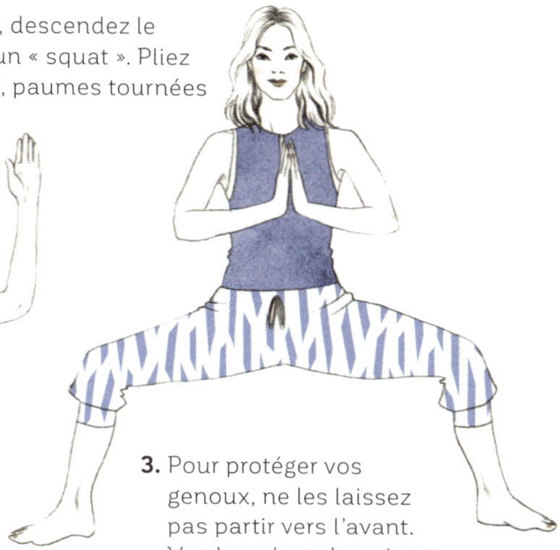

3. Pour protéger vos genoux, ne les laissez pas partir vers l'avant. Vos hanches s'ouvriront quand vous allongerez la colonne. Si vous voulez reposer vos bras, joignez les paumes de main en prière. Gardez la posture pendant 30 secondes.

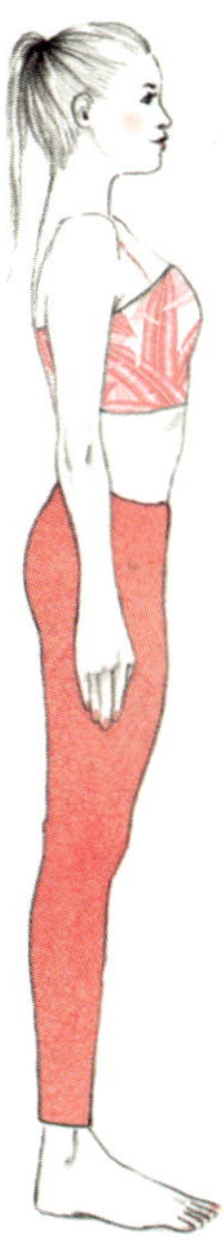

1. Mettez-vous dans la posture de la Montagne, les bras le long du corps.

2. Sur une expiration, faites un grand pas en avant avec le pied gauche. Pivotez le pied droit à environ 45° vers l'extérieur. Placez vos mains sur les hanches.

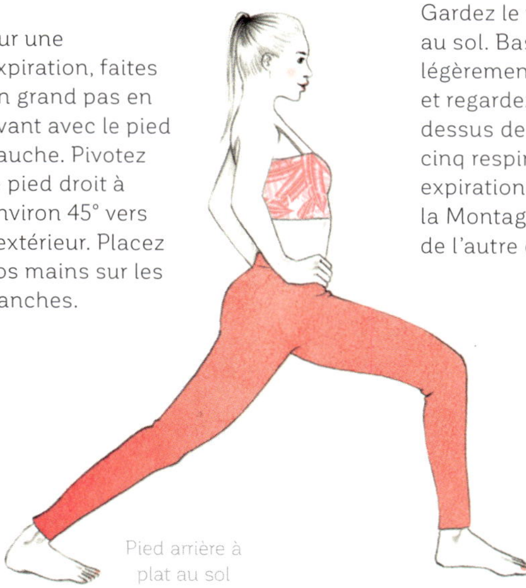

3. À l'inspiration, fléchissez le genou gauche en l'amenant à la verticale de la cheville gauche. Levez les bras au-dessus de la tête et joignez les paumes de main. Gardez le talon droit ancré au sol. Basculez la tête légèrement vers l'arrière et regardez vos mains au-dessus de votre tête. Faites cinq respirations. Sur une expiration, revenez dans la Montagne. Recommencez de l'autre côté.

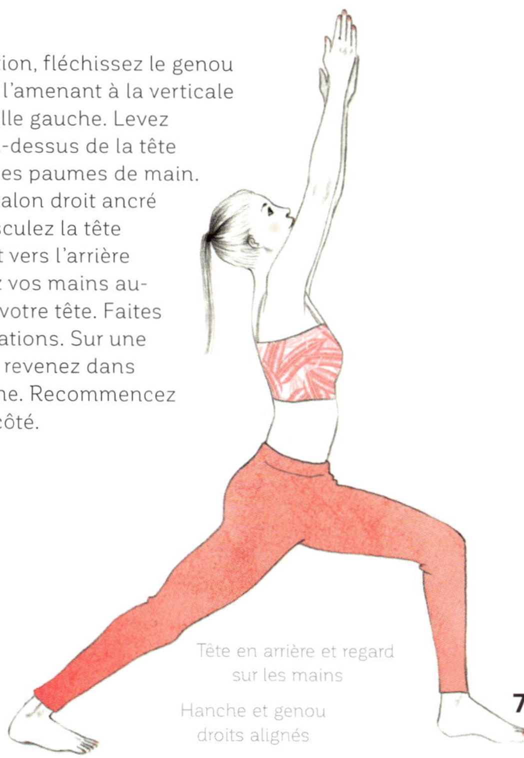

L'ÉTIREMENT INTENSE SUR LE CÔTÉ

L'Étirement intense sur le côté, ou *Parshvottanasana*, développe l'équilibre et la force. Dans l'idéal, les mains sont en *anjali mudra*, c'est-à-dire en prière, dans le dos.

- Améliore l'équilibre.
- Soulage les raideurs dans les épaules, la nuque et les poignets.
- Ouvre la poitrine.
- Masse les organes digestifs.
- Renforce les jambes.

1. Mettez-vous dans la Montagne, expirez, puis écartez les pieds à une bonne distance. Levez les bras au niveau des épaules.

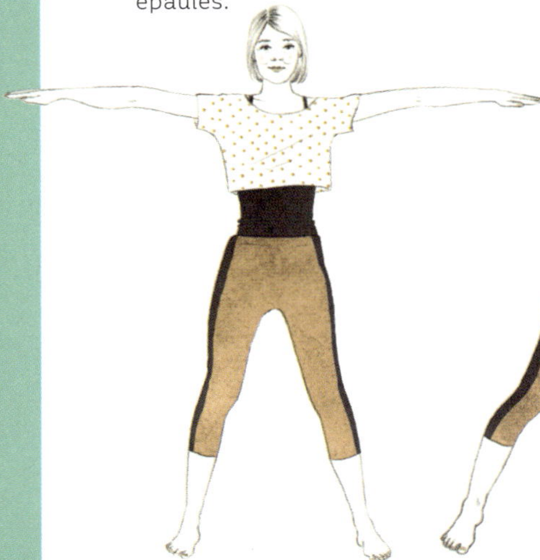

2. Pressez les mains l'une contre l'autre dans le dos, les doigts vers le haut. (S'il est trop difficile pour vous de mettre les mains en prière, faites la modification proposée ci-dessous.) Tournez le haut du corps vers la droite, en pivotant la jambe et le pied droits à environ 90° sur le côté. Regardez vers le haut et étirez le dos vers l'arrière.

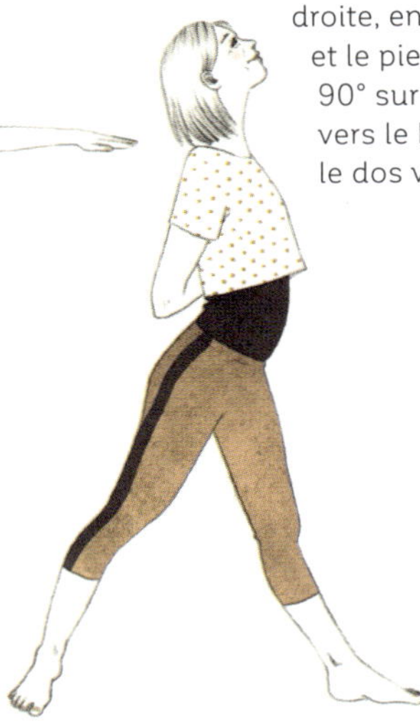

3. Sur une expiration, étirez-vous vers l'avant à partir du coccyx, menton pointé vers l'avant. Gardez les jambes tendues pour conserver votre équilibre.

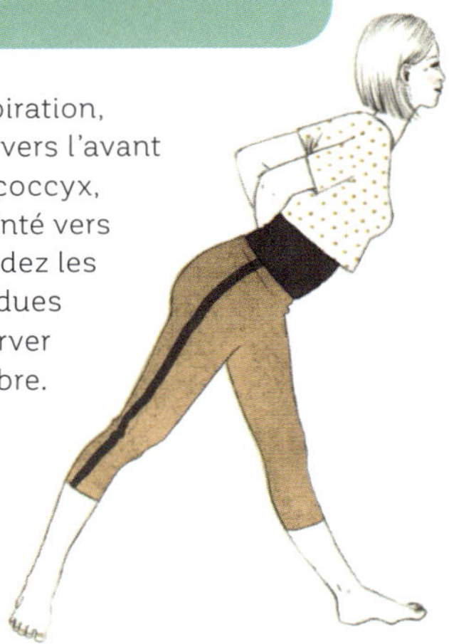

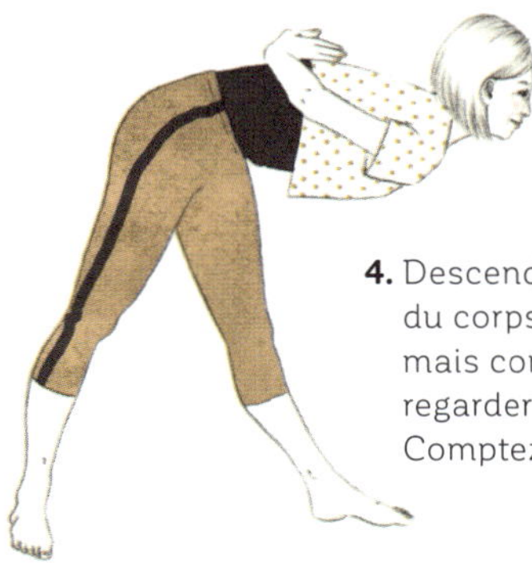

4. Descendez le haut du corps vers le sol, mais continuez à regarder devant vous. Comptez jusqu'à 5.

VARIANTES

Si vous n'arrivez pas à joindre les paumes de main dans le dos, saisissez vos coudes ou vos poignets.

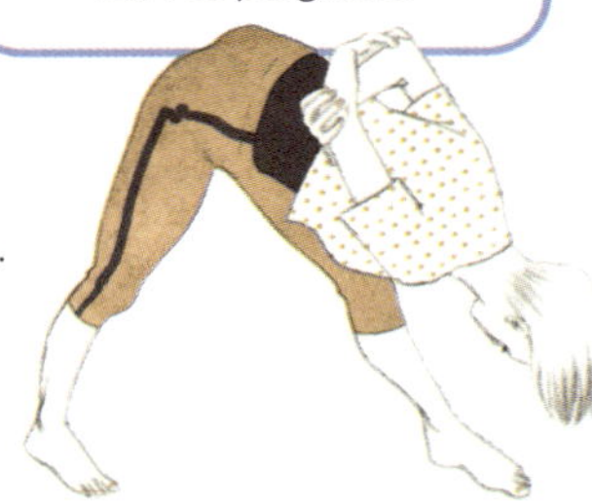

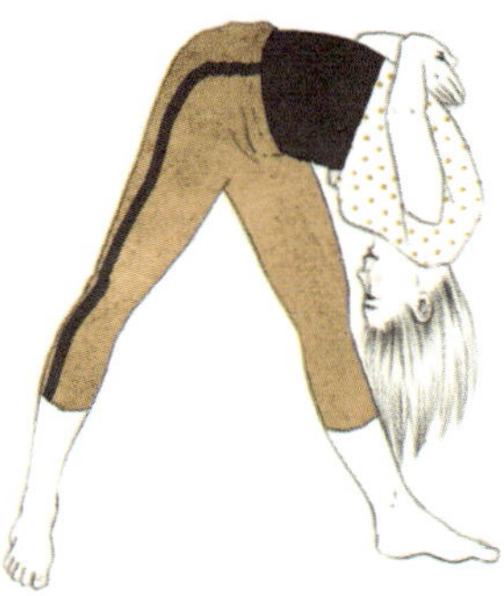

5. Relâchez le front vers le genou gauche et amenez le nez contre la rotule ou le plus près possible sans forcer. Comptez jusqu'à 5 en respirant bien. Sur une expiration, redressez-vous en position debout. Recommencez de l'autre côté.

VARIANTES

Si vous ressentez une tension dans les ischio-jambiers et que vous n'arrivez pas à approcher la tête de votre genou, pliez un petit peu la jambe droite. En tous cas, ne forcez pas.

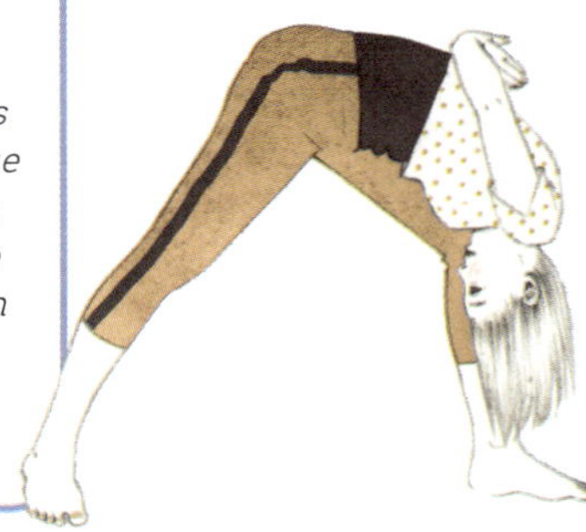

LE DEMI-LOTUS

Revenons au Demi-Lotus. Si cet étirement est trop intense, reportez-vous à la variation présentée page 52.

- Assouplit les hanches, les genoux et les chevilles.
- Renforce la colonne et les abdominaux.
- Améliore la posture d'ensemble.
- Augmente l'énergie.

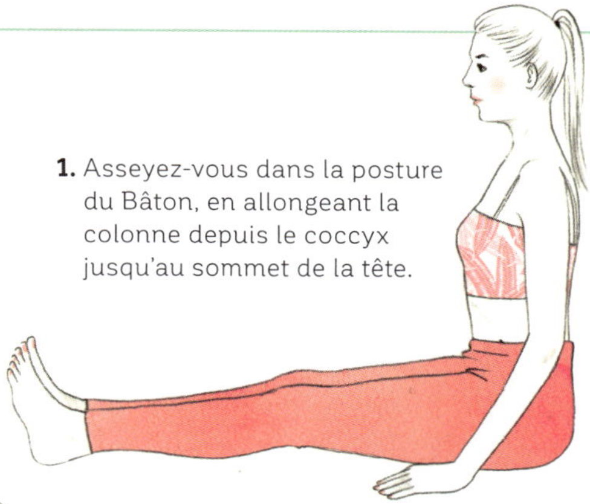

1. Asseyez-vous dans la posture du Bâton, en allongeant la colonne depuis le coccyx jusqu'au sommet de la tête.

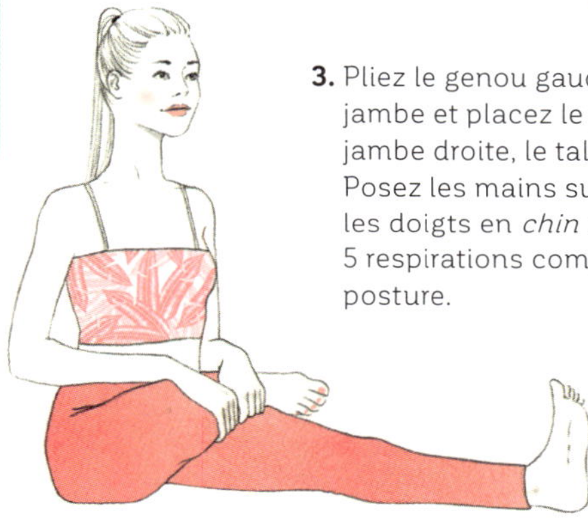

2. Pliez le genou droit, saisissez le pied avec les deux mains et placez-le le plus haut possible sur la jambe gauche, qui est encore tendue (l'objectif est de le poser contre l'aine).

3. Pliez le genou gauche, tirez la jambe et placez le pied sous la jambe droite, le talon contre l'aine. Posez les mains sur les genoux, les doigts en *chin mudra*. Faites 5 respirations complètes dans la posture.

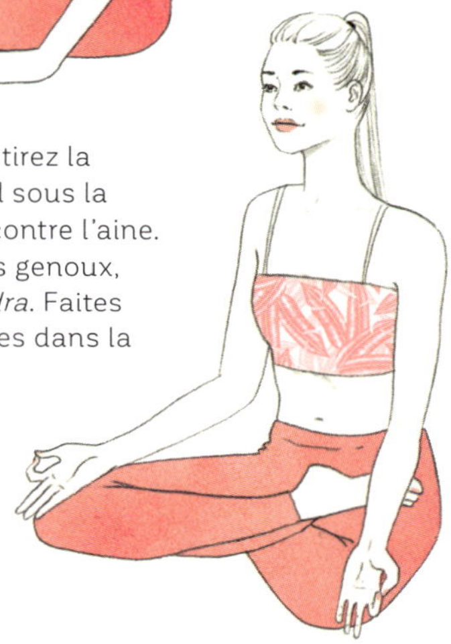

Dans *chin mudra* (« sceau de la conscience »), les bouts du pouce et de l'index sont en contac

LA FLEXION AVANT ASSISE

Cette posture étire en profondeur tout l'arrière du corps, depuis les talons jusqu'à la nuque.

- Renforce la colonne.
- Améliore la digestion.
- Lutte contre l'infertilité, l'hypertension artérielle et l'insomnie.
- Soulage les douleurs menstruelles et les symptômes de la ménopause.

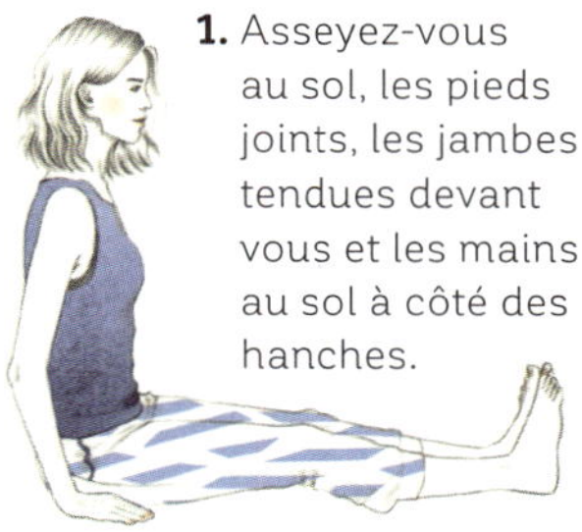

1. Asseyez-vous au sol, les pieds joints, les jambes tendues devant vous et les mains au sol à côté des hanches.

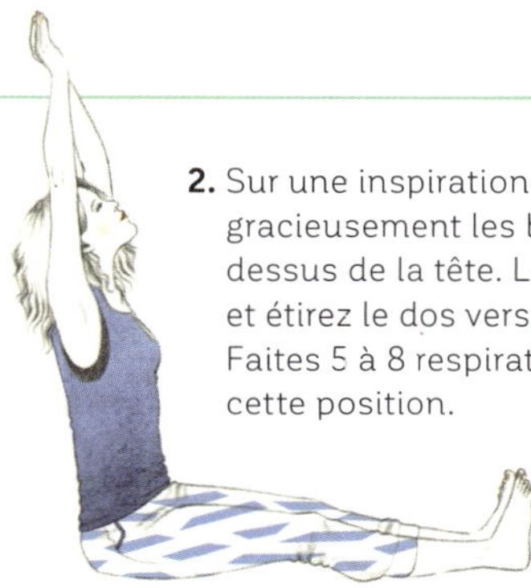

2. Sur une inspiration, levez gracieusement les bras au-dessus de la tête. Levez le regard et étirez le dos vers l'arrière. Faites 5 à 8 respirations dans cette position.

Orteils pointés vers le haut

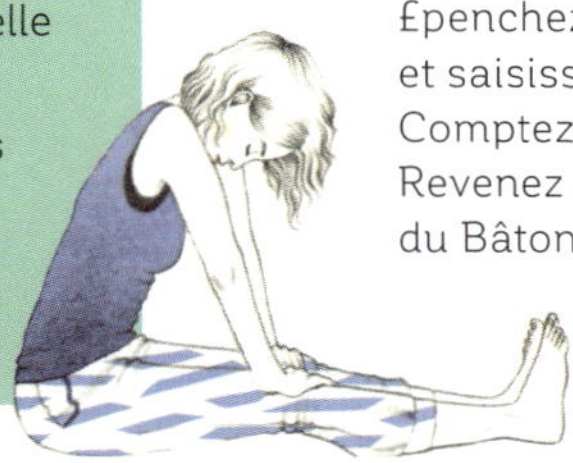

3. Sur une expiration, redescendez les bras, £penchez-vous en avant et saisissez vos genoux. Comptez jusqu'à 15. Revenez dans la posture du Bâton.

Colonne droite

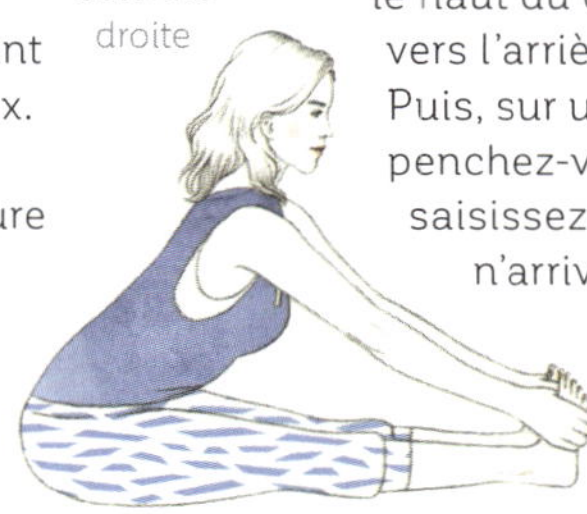

4. Sur une inspiration, étirez le haut du dos vers le haut et vers l'arrière, comme à l'étape 2. Puis, sur une expiration, penchez-vous en avant et saisissez vos orteils. Si vous n'arrivez pas à toucher vos pieds, attrapez vos chevilles ou vos mollets.

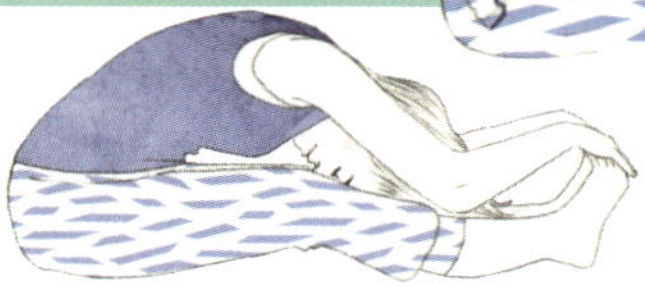

Front vers les genoux. Sentez l'étirement du dos, mais ne forcez pas.

5. Amenez le front le plus près possible des tibias sans forcer. Comptez jusqu'à 10, en respirant bien. N'allez pas trop loin, votre position doit être confortable.

LA POSTURE DE LA JAMBE LEVÉE

Cette posture aide également à évacuer les gaz intestinaux. Pratiquez-la tous les jours si vous avez ce problème.

- Renforce la colonne.
- Stimule le cerveau.
- Tonifie les systèmes respiratoire et digestif.
- Énergise les jambes.

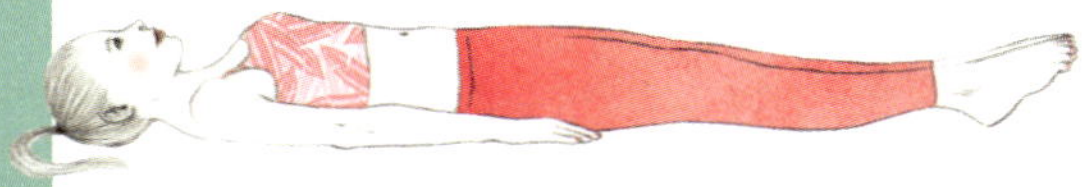

1. Allongez-vous sur le dos, les jambes tendues et les bras le long du corps. Vos pieds sont joints et vos mains reposent au sol, à côté de vos cuisses, les paumes tournées vers le bas.

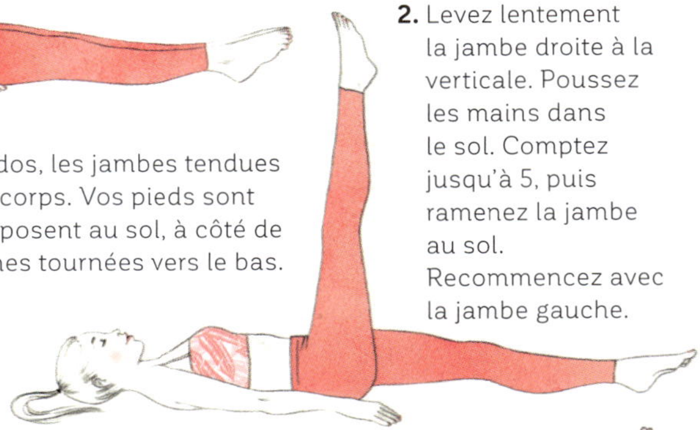

2. Levez lentement la jambe droite à la verticale. Poussez les mains dans le sol. Comptez jusqu'à 5, puis ramenez la jambe au sol. Recommencez avec la jambe gauche.

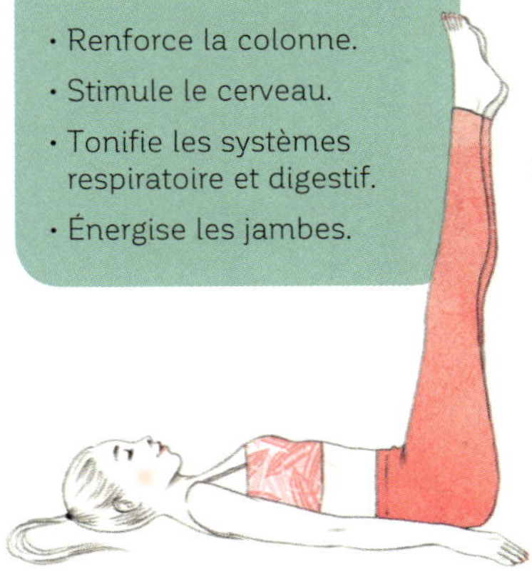

3. Soulevez lentement les deux jambes, sans plier les genoux, jusqu'à ce qu'elles soient à la verticale. Comptez jusqu'à 5.

4. Vous pouvez intensifier le travail de cette posture en maintenant vos jambes à une cinquantaine de centimètres du sol avant de les redéposer doucement par terre.

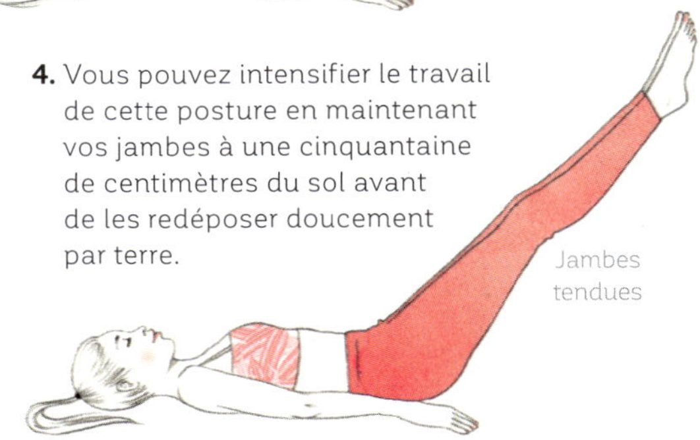

LA POSTURE DES GENOUX À LA POITRINE

Cette posture apaise la colère et l'anxiété. Elle peut par ailleurs être utile contre l'hypertension artérielle.

- Soulage les indigestions, les ballonnements, le reflux gastrique, les flatulences et la constipation.
- Atténue les symptômes du côlon irritable.

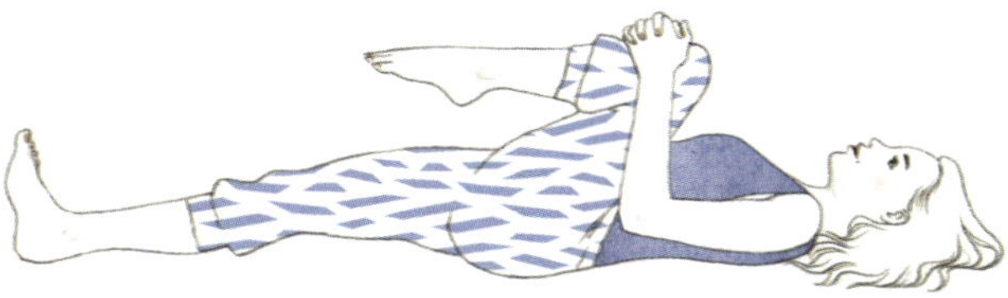

1. Allongez-vous sur le dos jambes tendues. Repliez le genou gauche contre la poitrine. Saisissez votre genou avec les deux mains. Pressez doucement la jambe contre vous. Recommencez avec l'autre jambe.

2. Revenez dans la position de départ, sur le dos, jambes tendues. À présent, repliez les deux genoux contre la poitrine. Saisissez-les et pressez en douceur vos jambes contre vous.

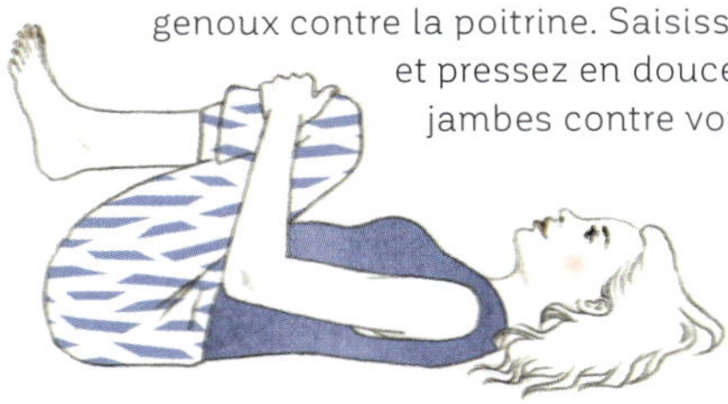

3. Laissez vos pieds redescendre au sol, genoux pliés, écartés à environ 50 cm. Détendez-vous. Faites 2 à 3 respirations complètes.

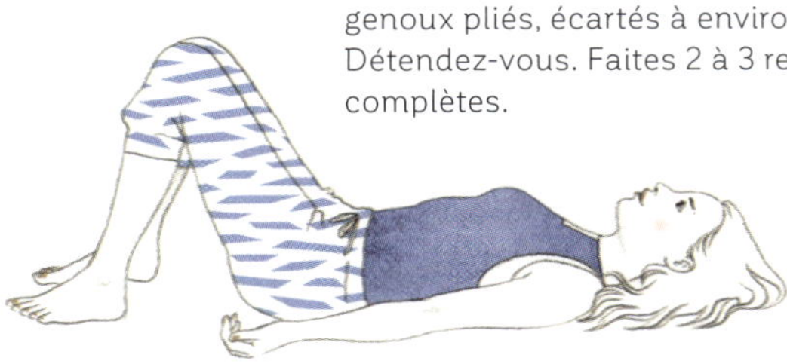

LA TORSION ALLONGÉE

Cette torsion allongée, ou *Jathara Parivartanasana,* est une posture restaurative que l'on pratique souvent pour clôturer une séance.

- Étire toute la colonne
- Détend la nuque
- Stimule la digestion
- Détend le corps entier

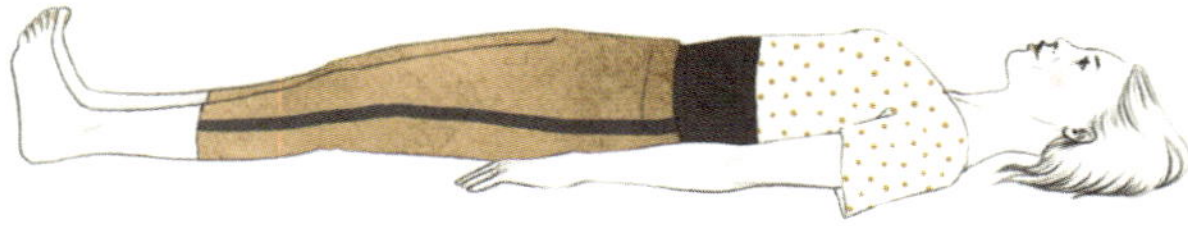

1. Allongez-vous sur le dos, pieds joints et bras le long du corps, paumes vers le bas.

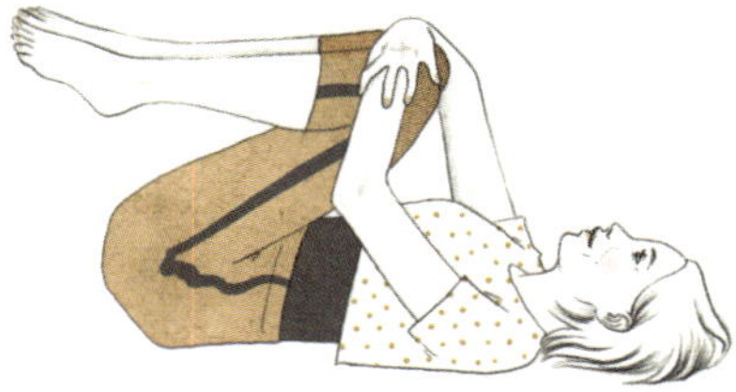

2. Sur une inspiration, repliez les genoux contre la poitrine. Entourez vos genoux avec vos bras.

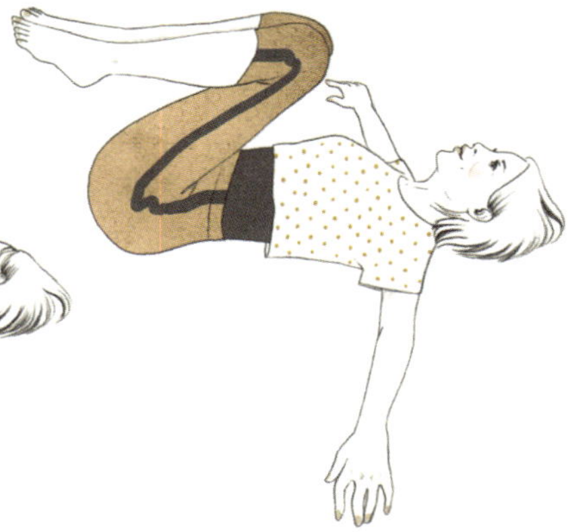

3. Étirez ensuite les bras sur les côtés, à la perpendiculaire du corps, paumes vers le bas. Détendez la nuque et les épaules.

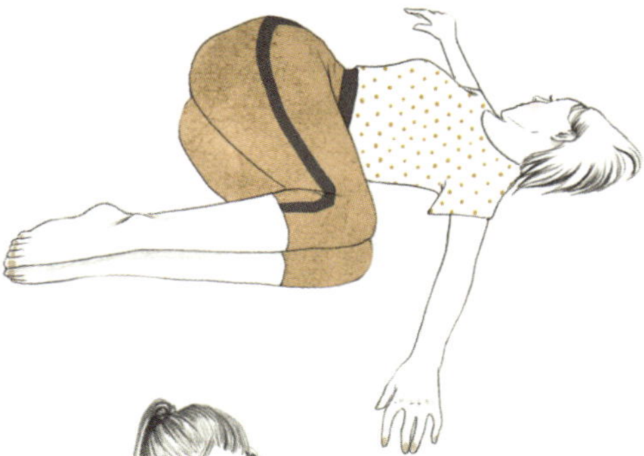

4. Sur une expiration, tournez les genoux vers la gauche. Ils doivent être joints. Amenez-les aussi près du sol que possible. Simultanément, pivotez la tête vers la droite. Gardez les deux épaules au sol. Comptez jusqu'à 5. Puis, sur une inspiration, ramenez les genoux et la tête au centre. Recommencez de l'autre côté.

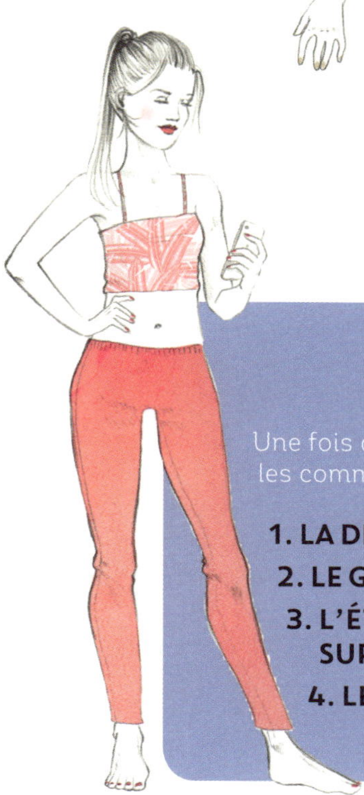

LA ROUTINE DU JOUR

Une fois que vous avez pratiqué toutes les postures d'aujourd'hui, enchaînez-les comme dans un grand mouvement de danse.

1. **LA DÉESSE** ____ 3 fois
2. **LE GUERRIER I** ____ 3 fois
3. **L'ÉTIREMENT INTENSE SUR LE CÔTÉ** ____ 3 fois
4. **LE DEMI-LOTUS** ____ 3 fois
5. **LA FLEXION AVANT ASSISE** ____ 3 fois
6. **LA JAMBE LEVÉE** ____ 5 fois
7. **LES GENOUX À LA POITRINE** ____ 5 fois
8. **LA TORSION ALLONGÉE** ____ 3 fois

RÉVISIONS 2

JOUR 14

Nous sommes presque arrivés à la moitié de notre programme et vous avez probablement remarqué de réels changements dans votre corps, ainsi qu'une amélioration de votre capacité de concentration, de votre détente et de votre sommeil. Il est possible qu'à ce stade, des amis vous disent que vous avez l'air en pleine forme ou vous demandent si vous avez perdu du poids. À moins que vous ayez modifié votre alimentation, vous n'avez probablement pas perdu de poids, mais votre corps a l'air plus mince et plus tonique, et votre posture est plus belle : vous avez une silhouette plus élégante et gracieuse. Il se peut aussi que vous ayez perdu 1 ou 2 centimètres de tour de taille et de hanches en vous musclant. Et si vous arrivez à vous détendre et à bien dormir, vous avez certainement bien meilleure mine, des yeux qui pétillent et une peau qui resplendit. La séance de révisions d'aujourd'hui est assez intense : nous allons pratiquer 18 asanas.

LA FLEXION LATÉRALE

Les flexions latérales aident à respirer en profondeur en étirant les muscles intercostaux et ouvrant la cage thoracique.

- Allonge la colonne.
- Cible les « poignées d'amour ».
- Tonifie les bras.

LA RESPIRATION COMPLÈTE DEBOUT

Cette posture toute simple est efficace contre le souffle court, l'asthme, les bronchites et l'emphysème pulmonaire.

- Augmente l'énergie et la concentration.
- Renforce la colonne.
- Tonifie les bras et le haut du corps.
- Améliore l'équilibre et la posture.

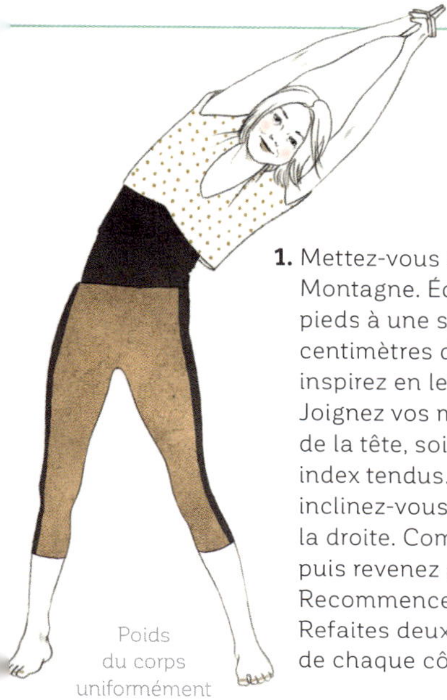

1. Mettez-vous dans la Montagne. Écartez les pieds à une soixantaine de centimètres de distance et inspirez en levant les bras. Joignez vos mains au-dessus de la tête, soit en prière, soit index tendus. À l'expiration, inclinez-vous lentement vers la droite. Comptez jusqu'à 5, puis revenez au centre. Recommencez de l'autre côté. Refaites deux fois la posture de chaque côté.

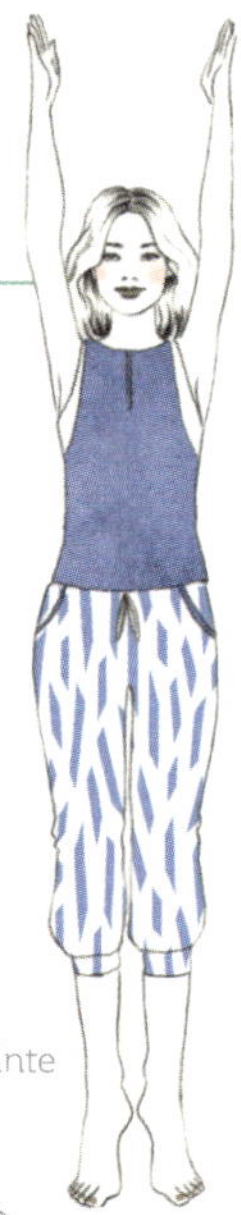

1. Mettez-vous dans la posture de la Montagne. Expirez et relâchez le menton sur la poitrine. Sur une inspiration, levez les bras. Montez sur la pointe des pieds quand les bras se tendent vers le ciel. Suspendez votre respiration et comptez lentement jusqu'à 5.

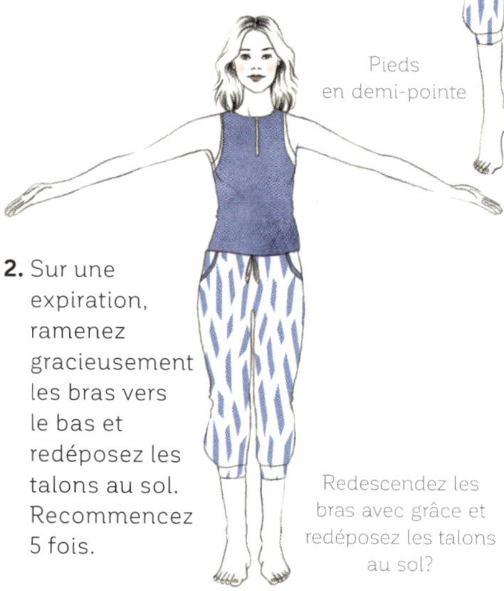

2. Sur une expiration, ramenez gracieusement les bras vers le bas et redéposez les talons au sol. Recommencez 5 fois.

L'OUVERTURE DE LA POITRINE

Cette posture ouvre les muscles de la poitrine – elle amènera de la joie dans votre vie.

- Allonge la colonne.
- Cible les « poignées d'amour ».
- Tonifie les bras.

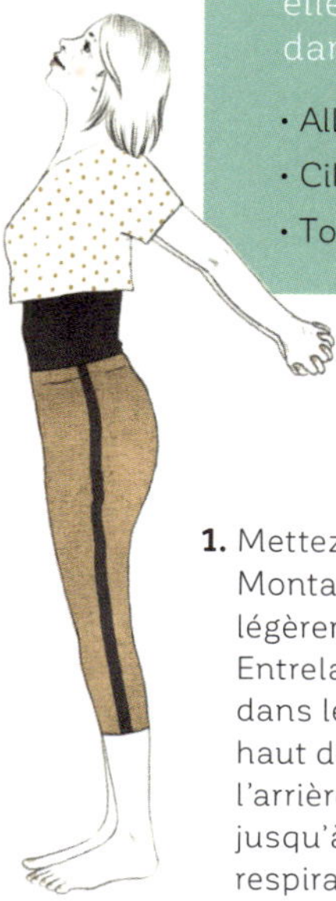

1. Mettez-vous dans la Montagne, les pieds légèrement écartés. Entrelacez les doigts dans le dos. Étirez le haut du corps vers l'arrière et comptez jusqu'à 10 en respirant bien dans la posture.

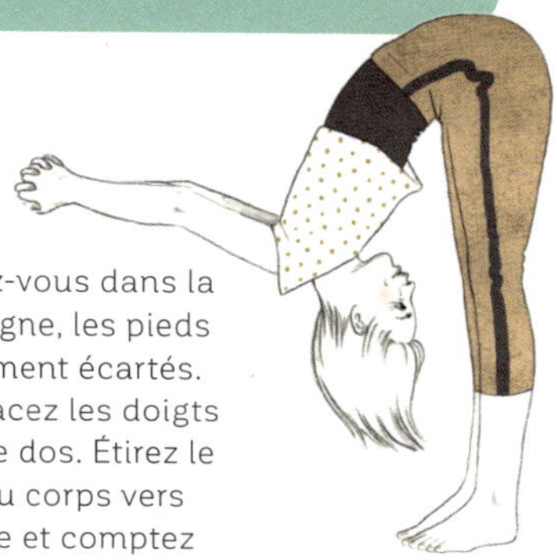

2. Pivotez doucement le haut du corps vers l'avant en levant les bras dans le dos. Comptez jusqu'à 20 en respirant bien. Puis, sur une expiration, redressez-vous en position debout.

3. Levez les bras à la hauteur des épaules et entrelacez les doigts dans votre dos. Étirez de nouveau le haut du corps vers l'arrière, aussi loin que possible cette fois, mais sans forcer. Comptez jusqu'à 5 en respirant bien dans la posture.

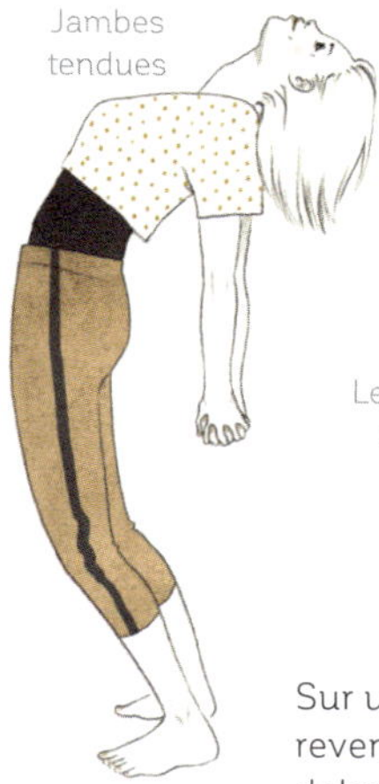

4. Penchez-vous de nouveau en avant en levant les bras dans le dos. Approchez votre nez le plus possible de vos genoux. N'allez pas trop loin. Comptez jusqu'à 15 en respirant bien.

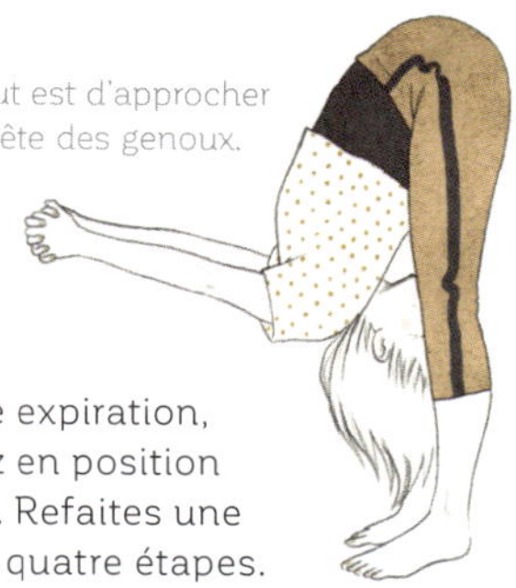

Sur une expiration, revenez en position debout. Refaites une fois les quatre étapes.

L'ARC DEBOUT

Cette posture est une affaire d'équilibre. Posez votre regard sur un point fixe devant vous et bougez lentement jusqu'à ce que vous vous sentiez stable.

- Améliore la circulation sanguine vers le cœur et les poumons.
- Augmente l'élasticité de la colonne.
- Active le système digestif.
- Améliore l'équilibre et la concentration.

1. Mettez-vous dans la Montagne, les bras le long du corps. Soulevez le pied droit derrière vous et saisissez le cou-de-pied avec la main droite.

2. Sur une inspiration, levez le bras gauche à la verticale, paume vers l'avant.

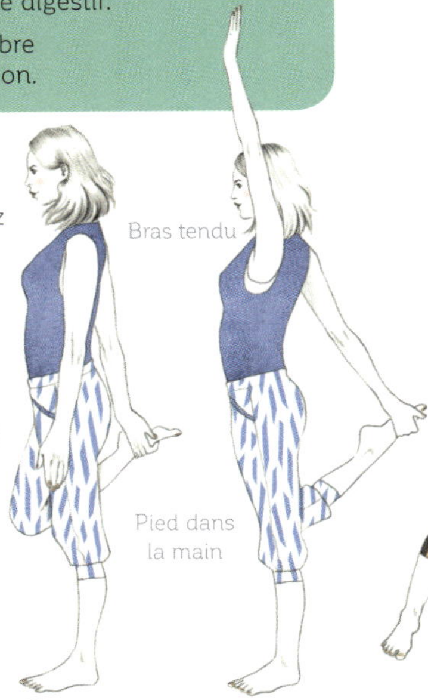

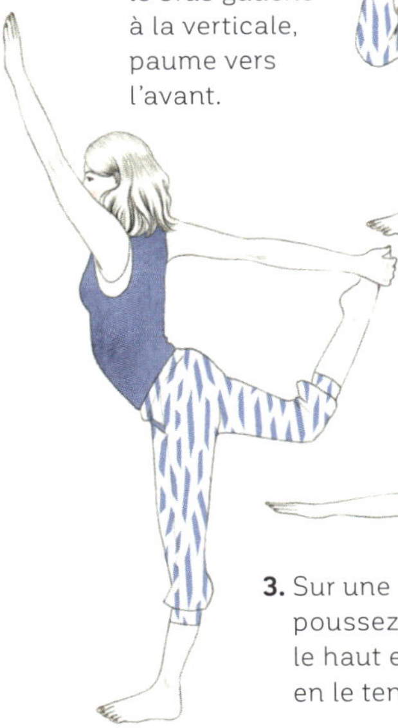

3. Sur une expiration, poussez le pied vers le haut et vers l'arrière en le tenant fermement.

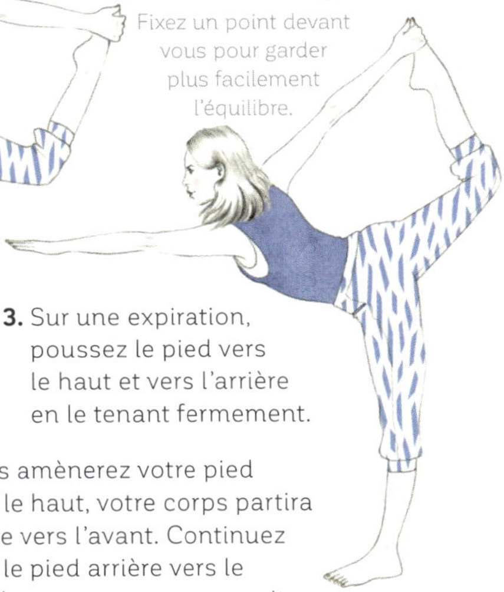

4. Quand vous amènerez votre pied arrière vers le haut, votre corps partira de lui-même vers l'avant. Continuez de pousser le pied arrière vers le haut jusqu'à ce que votre corps soit à l'horizontale et que votre pied soit le plus haut possible. Restez dans la posture en comptant jusqu'à 10. Recommencez de l'autre côté.

L'ÉTIREMENT INTENSE SUR LE CÔTÉ

Si vous n'arrivez pas à mettre les mains en prière dans le dos, faites la variation proposée à la page 80.

- Améliore l'équilibre.
- Soulage les raideurs dans les épaules, la nuque et les poignets.
- Ouvre la poitrine.
- Masse les organes digestifs.
- Renforce les jambes.

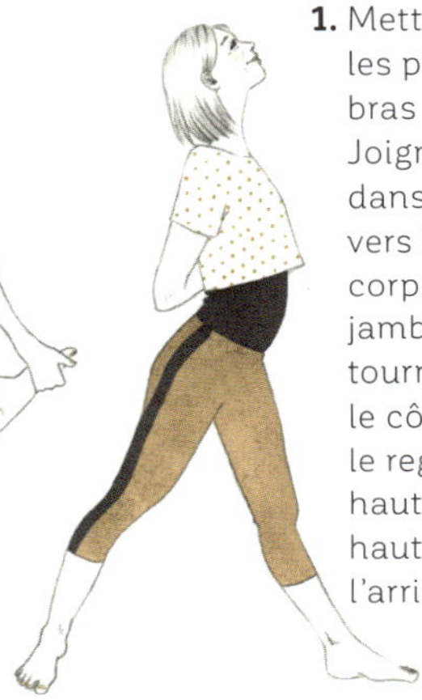

1. Mettez-vous dans la Montagne, les pieds très écartés. Montez les bras au niveau des épaules. Joignez les paumes de main dans le dos, doigts pointés vers le bas. Pivotez le haut corps vers la droite, la jambe et le pied droits tournés à 90° vers le côté. Dirigez le regard vers le haut et étirez le haut du dos vers l'arrière.

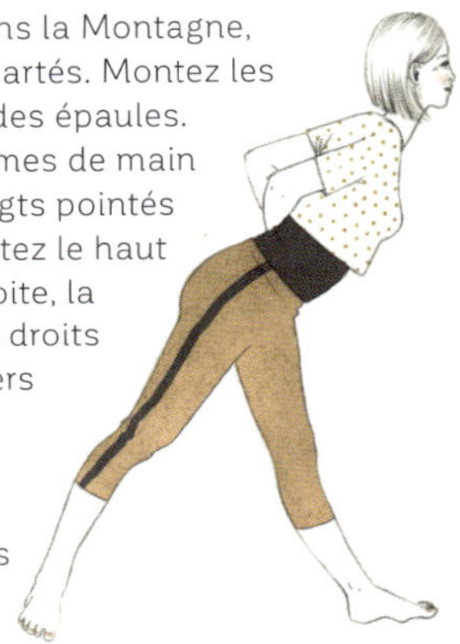

2. Sur une expiration, étirez-vous vers l'avant à partir du coccyx, le menton pointé vers l'avant. Gardez les jambes bien tendues pour conserver votre équilibre.

3. Descendez le haut du corps et regardez devant vous. Restez 5 secondes dans la posture.

4. Relâchez le front vers le genou gauche et amenez le nez le plus près possible de la rotule sans forcer. Comptez jusqu'à 5 en respirant normalement. Fléchissez légèrement le genou droit si l'étirement est trop intense. Redressez-vous en position debout et recommencez de l'autre côté.

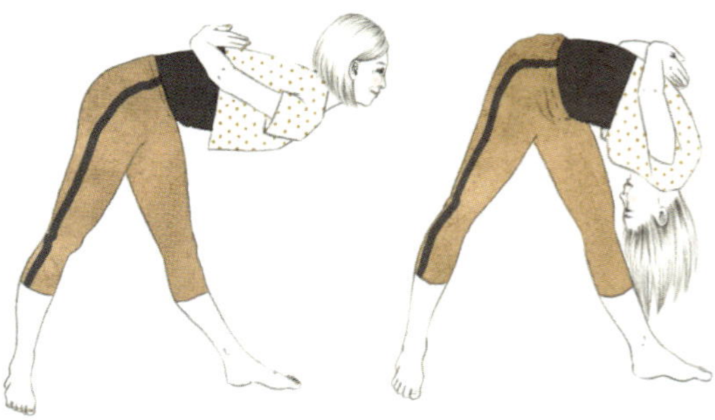

LA FLEXION AVANT DEBOUT

Revenons à cet étirement intense. Sans forcer, essayez d'amener votre nez un petit peu plus près de vos genoux.

- Renforce les muscles du dos.
- Étire les ischio-jambiers.
- Tonifie les organes digestifs.
- Soulage les maux de tête.

1. Mettez-vous dans la Montagne, les pieds légèrement écartés.

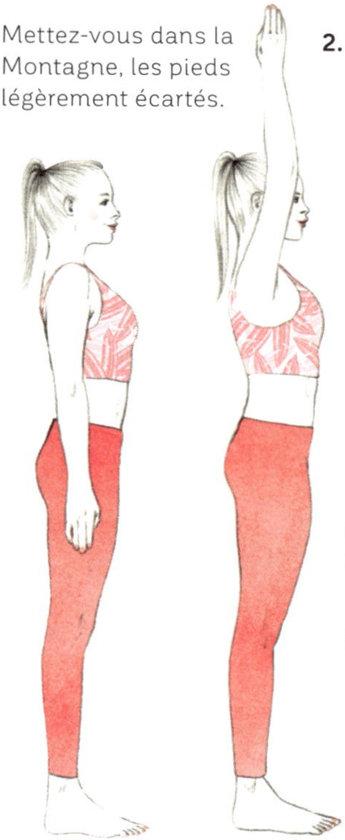

2. Sur une inspiration, levez les bras au-dessus de la tête. Vos bras sont parallèles et vos paumes tournées vers l'intérieur.

3. Sur une expiration, pivotez vers l'avant à partir des hanches. Jambes tendues, descendez vos mains le long des jambes en allant le plus bas possible. Si vous touchez le sol, posez les paumes à côté des pieds. Sinon, attrapez vos tibias, vos chevilles ou vos pieds. Approchez votre nez le plus possible de vos genoux, sans forcer. Comptez jusqu'à 10 en respirant bien. Pour quitter la posture, placez les mains sur vos hanches et, en expirant, redressez lentement le haut du corps en position debout. Recommencez 3 fois.

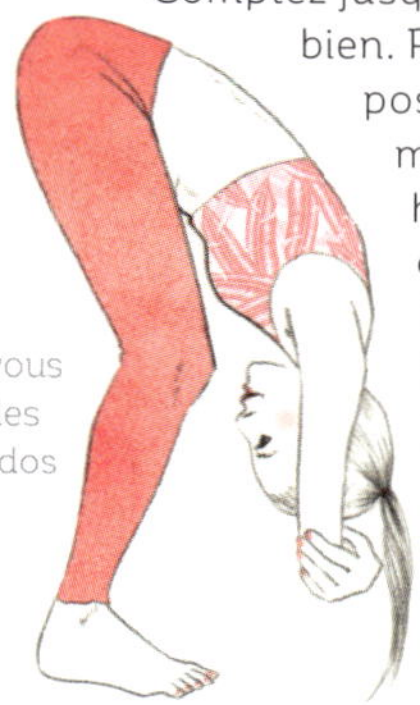
Détendez la nuque.
Penchez-vous à partir des hanches, dos droit
Pieds parallèles

LE TRIANGLE

Travaillons une fois encore cet étirement. Aujourd'hui, nous allons faire la posture complète : jambes tendues et mains au sol à côté des pieds.

- Allonge et renforce la colonne.
- Tonifie les jambes.
- Stimule le foie, la rate et les reins.
- Apporte force et détermination.

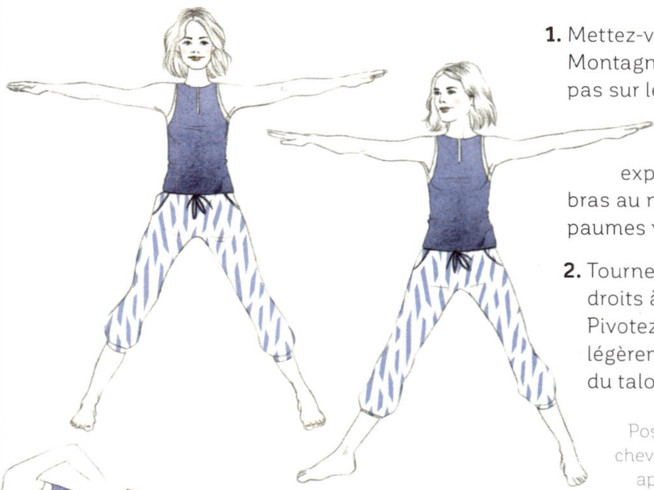

1. Mettez-vous dans la Montagne. Faites un grand pas sur le côté pour avoir les pieds très écartés. Puis, sur une expiration, levez les bras au niveau des épaules, paumes vers le bas.

2. Tournez la jambe et le pied droits à 90° vers le côté. Pivotez le pied gauche légèrement en direction du talon droit.

Posez la main sur le tibia, la cheville ou le sol, mais ne vous appuyez pas sur le genou.

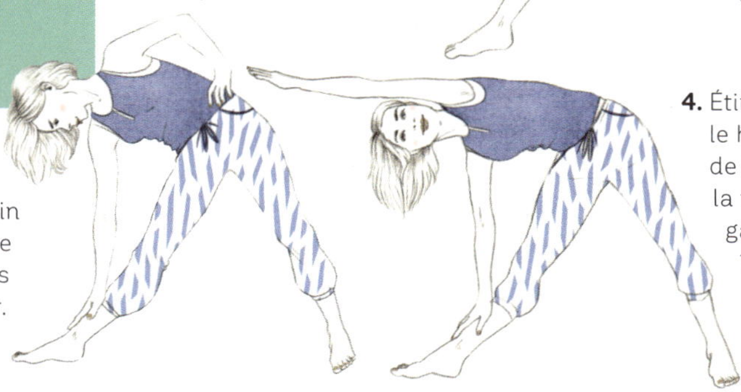

3. Posez la main gauche sur la hanche. Sur une expiration, glissez la main droite le long de la jambe droite, vers le bas, le plus loin possible sans forcer. Gardez la poitrine bien ouverte.

4. Étirez le bras gauche vers le haut, dans l'alignement de l'épaule droite. Tournez la tête et regardez la main gauche. Comptez jusqu'à 15 en respirant bien. Recommencez une fois de l'autre côté, puis 3 fois de chaque côté.

L'ÉTIREMENT DE LA NUQUE

Cette posture soulage les raideurs dans la nuque et les épaules.

- Soulage les tensions dans la nuque et les épaules.
- Apaise les maux de tête.
- Favorise la relaxation.

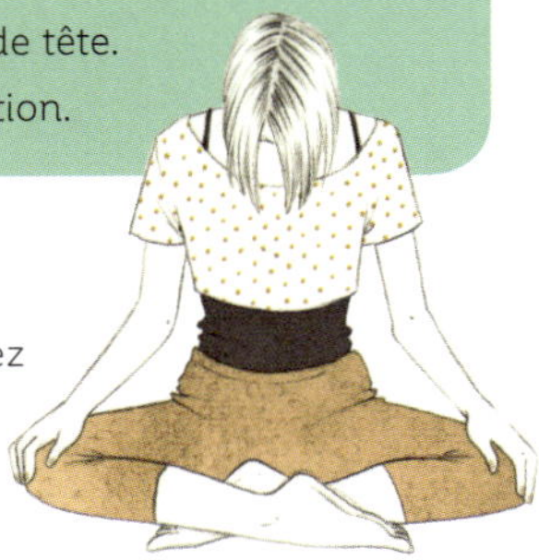

1. Asseyez-vous au sol, jambes croisées. Gardez la colonne droite, relâchez la tête en douceur vers l'avant et déposez le menton sur la poitrine.

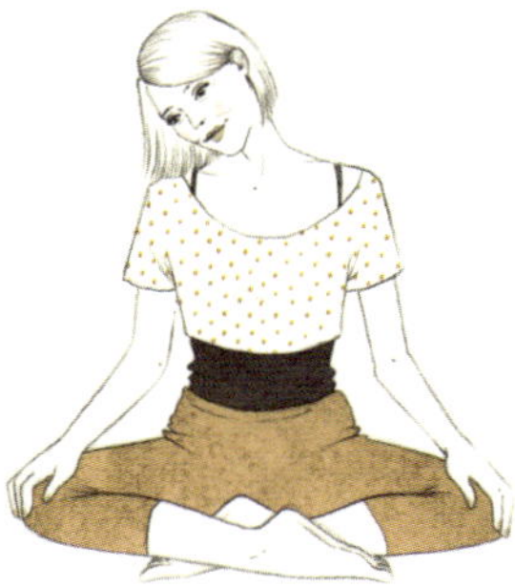

2. Roulez la tête vers la droite, en approchant l'oreille droite de l'épaule droite. Ramenez le menton à la poitrine, puis roulez la tête vers la gauche et ramenez l'oreille gauche à côté de l'épaule gauche. Recommencez 3 à 5 fois.

L'ANGLE LIÉ

Cet étirement ouvre les hanches et allonge les muscles de l'intérieur des cuisses.

- Stimule les appareils urinaire et reproducteur
- Soulage les troubles menstruels
- Étire les muscles des cuisses
- Soulage les dépressions légères

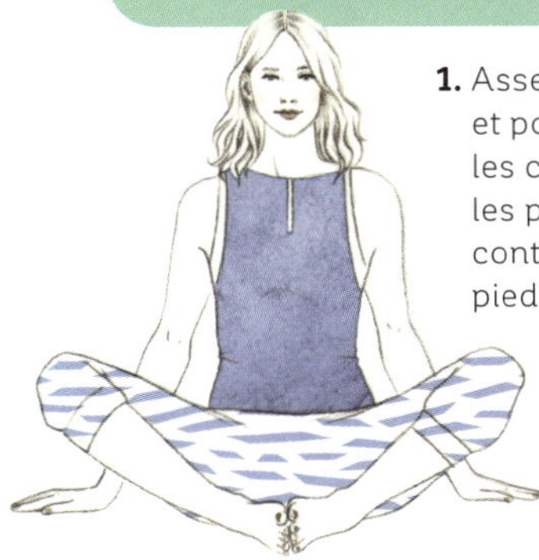

1. Asseyez-vous jambes tendues et posez les mains au sol sur les côtés. Pressez doucement les plantes de pied l'une contre l'autre. Saisissez les pieds avec vos mains.

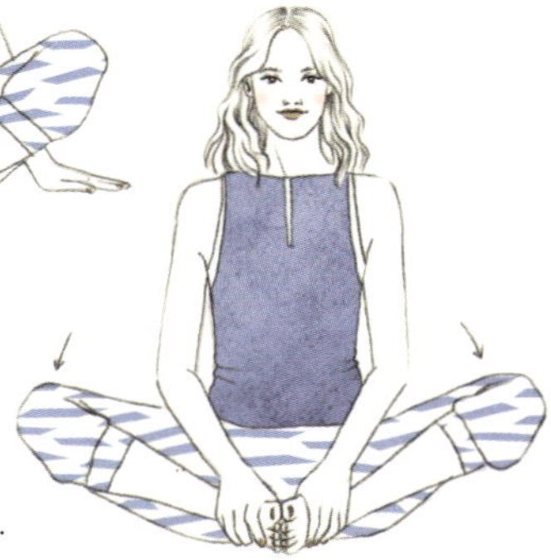

2. Sur une expiration, relâchez les genoux vers le sol. Comptez jusqu'à 20, en respirant bien. Recommencez 5 fois.

LA BARQUE

La Barque est une posture d'équilibre où le corps ressemble à une barque sur l'eau.

- Renforce les hanches, les cuisses et le dos
- Tonifie les abdominaux
- Améliore la digestion
- Améliore l'équilibre

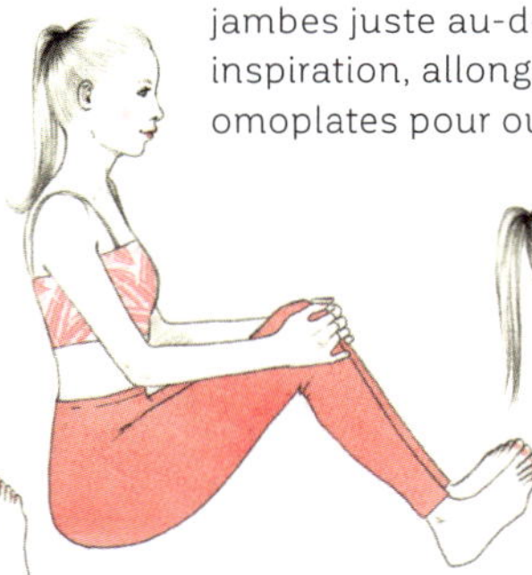

1. Mettez-vous dans la posture du Bâton, puis pliez les genoux vers le haut et attrapez vos jambes juste au-dessous des genoux. Sur une inspiration, allongez la colonne et reculez les omoplates pour ouvrir le cœur.

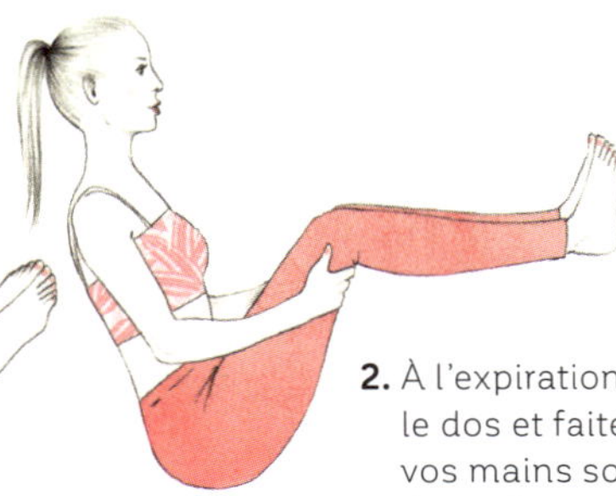

2. À l'expiration, reculez le dos et faites glisser vos mains sous le bas des cuisses. Venez en équilibre sur les ischions.

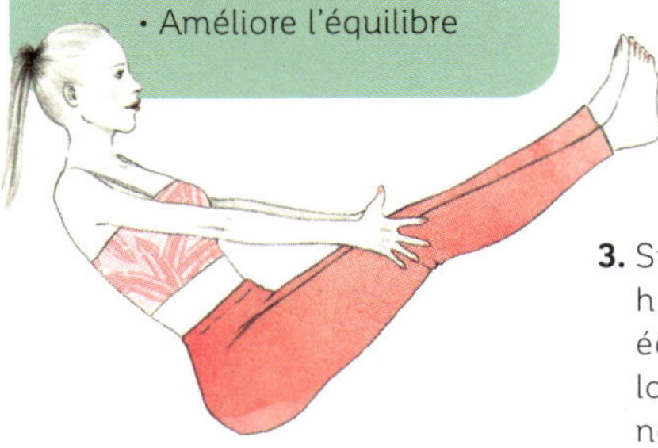

3. Sur une expiration, tendez les jambes vers le haut et les bras vers l'avant. Restez dans cet équilibre pendant 20 à 30 secondes, ou aussi longtemps que vous le pouvez, en respirant normalement. Recommencez 3 fois.

LE CHAT ET LA VACHE

Cet asana soulage les douleurs des menstruations, du bas du dos et des sciatiques.

- Soulage les tensions dans le dos, la nuque et les épaules
- Atténue le syndrome prémenstruel.
- Améliore la digestion.
- Assouplit la colonne.

1. Pour commencer, mettez-vous à quatre pattes, le regard dirigé vers le sol. Alignez vos poignets avec vos épaules et vos genoux avec vos hanches. Faites monter votre ventre en direction de la colonne pour avoir le dos bien droit. Vos orteils sont à plat au sol.

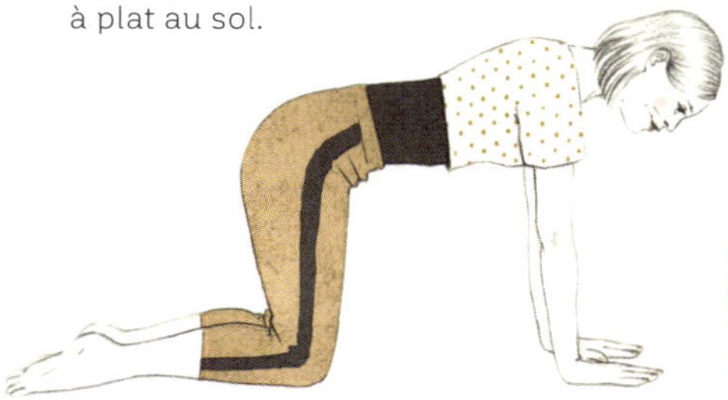

2. Sur une inspiration, montez lentement la tête et le coccyx, en avançant la poitrine et en reculant les épaules – votre dos se creuse.

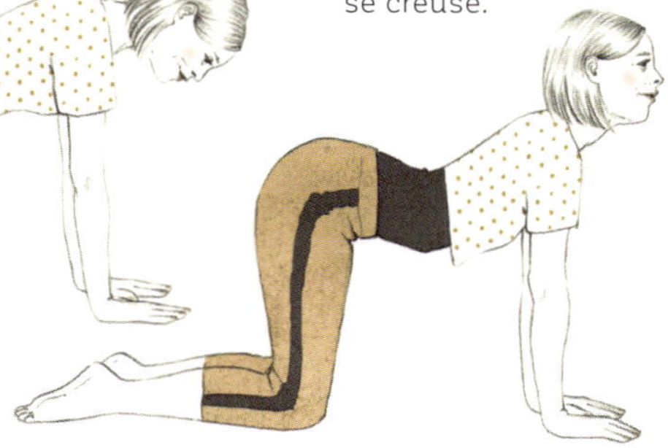

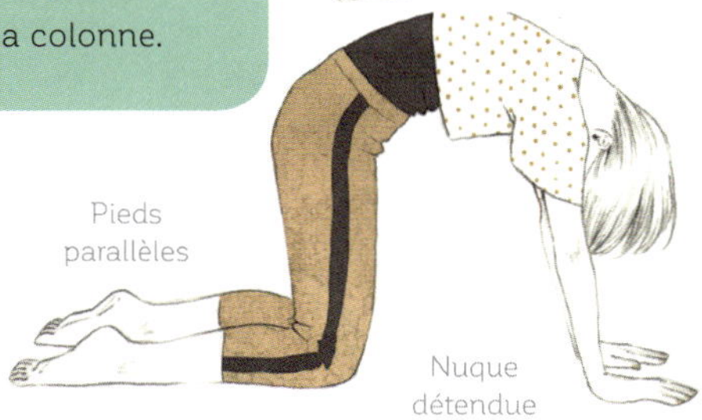

3. À l'expiration, descendez la tête et le coccyx, soulevez l'abdomen et arrondissez le dos vers le haut. Laissez votre tête pendre entre vos épaules sans forcer votre menton en direction de la poitrine. Recommencez trois fois.

LA TORSION ALLONGÉE

La Torsion allongée est une posture restaurative qui peut servir de pause pendant une séance intense.

- Étire toute la colonne
- Détend la nuque
- Stimule la digestion
- Détend le corps entier

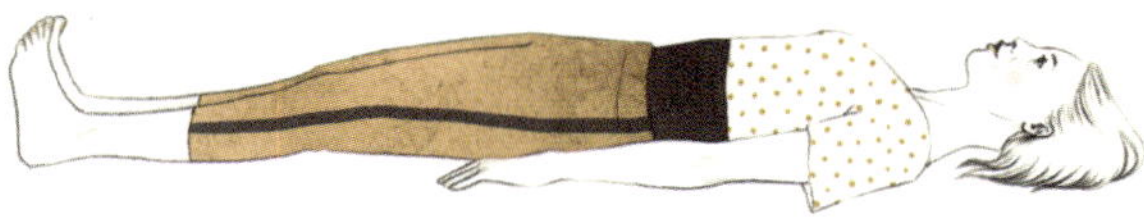

1. Allongez-vous sur le dos, pieds joints et bras le long du corps, paumes vers le bas.

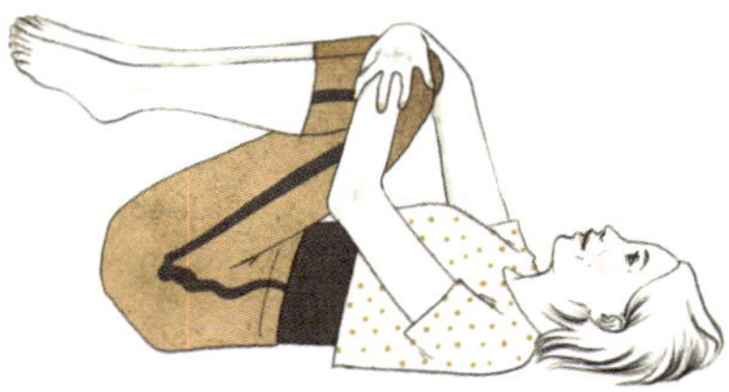

2. Sur une inspiration, repliez les genoux contre la poitrine. Entourez vos genoux avec vos bras.

3. Étirez ensuite les bras sur les côtés, à la perpendiculaire du corps, paumes vers le bas. Détendez la nuque et les épaules.

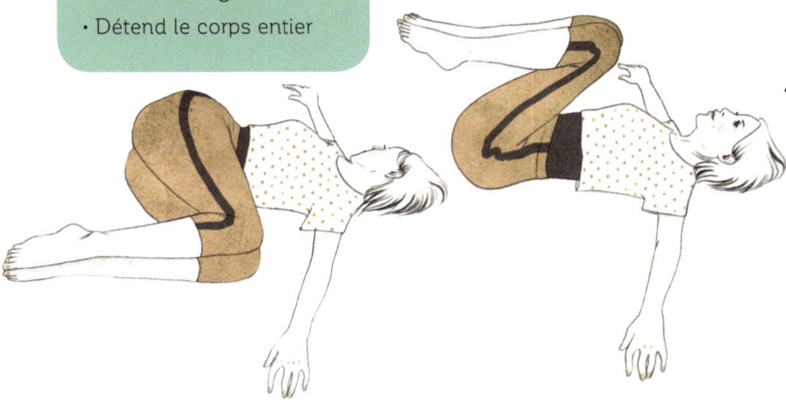

4. Puis, sur une expiration, tournez les genoux vers la gauche en les gardant joints. Amenez-les le plus près possible du sol. Simultanément, pivotez la tête vers la droite. Gardez les deux épaules au sol. Comptez jusqu'à 5 Sur une inspiration, ramenez les genoux et la tête au centre. Recommencez une fois de l'autre côté, puis 3 fois de chaque côté.

LA PLANCHE

La Planche renforce entre autres les bras.

- Renforce les bras, les épaules, le dos et les jambes.
- Tonifie les abdominaux et les fesses.

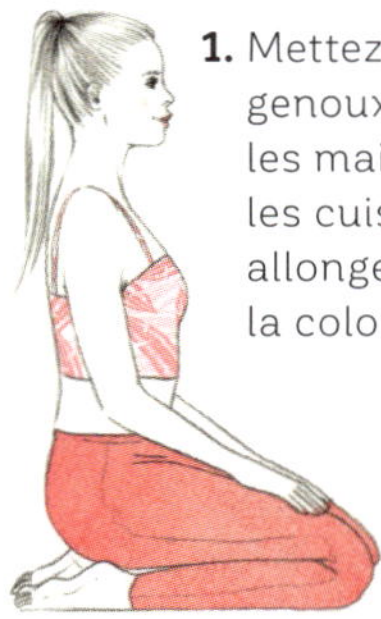

1. Mettez-vous à genoux. Posez les mains sur les cuisses et allongez la colonne.

2. Mettez-vous à quatre pattes, en basculant le bassin vers l'arrière, comme si vous vouliez rapprocher le bas de votre bassin de vos côtes. Vos épaules et vos genoux doivent être alignés avec vos hanches.

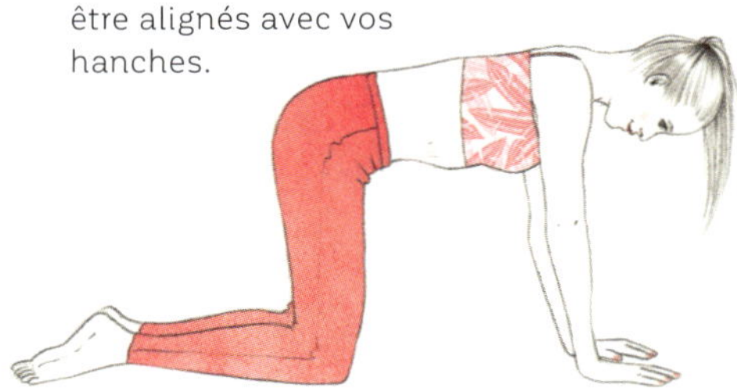

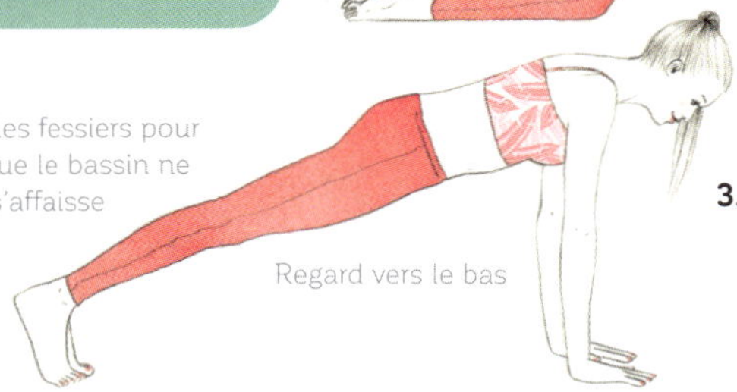

3. Sur une inspiration, tendez les jambes et montez sur les orteils. Gardez les genoux et les coudes aussi tendus que possible. Gardez le corps le plus droit possible. Comptez jusqu'à 20 en respirant bien. Recommencez trois fois.

LA POSTURE DE LA JAMBE LEVÉE

Cette posture douce fait des merveilles sur les abdos tout en renforçant le bas du dos, les hanches et les cuisses.

- Renforce les abdominaux.
- Améliore la digestion.
- Renforce les muscles du dos, des hanches et des cuisses.
- Énergise les organes reproducteurs.

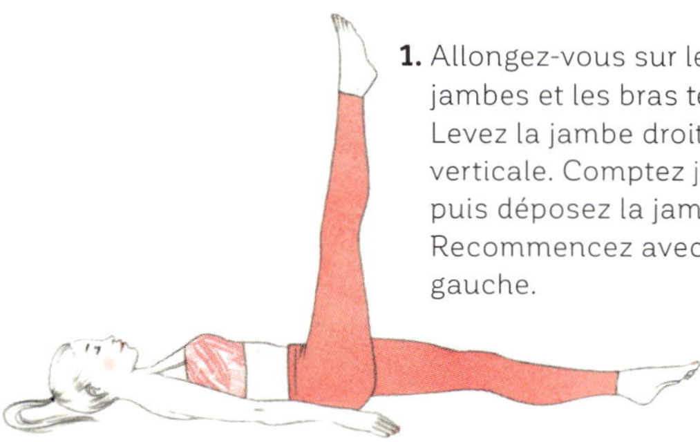

1. Allongez-vous sur le dos, les jambes et les bras tendus. Levez la jambe droite à la verticale. Comptez jusqu'à 5, puis déposez la jambe au sol. Recommencez avec la jambe gauche.

2. Soulevez lentement les deux jambes sans plier les genoux, jusqu'à ce qu'elles soient à la verticale. Comptez jusqu'à 5. Recommencez 3 fois.

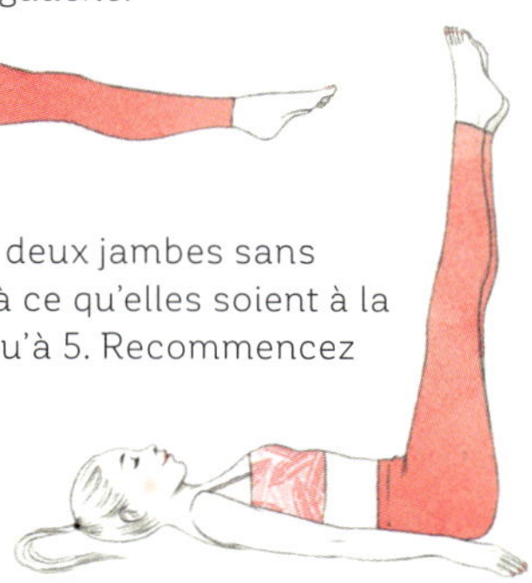

L'ARC

L'Arc masse les organes de l'abdomen et étire le dos.

- Renforce la colonne.
- Tonifie le corps entier.
- Ouvre les poumons.
- Améliore la circulation.

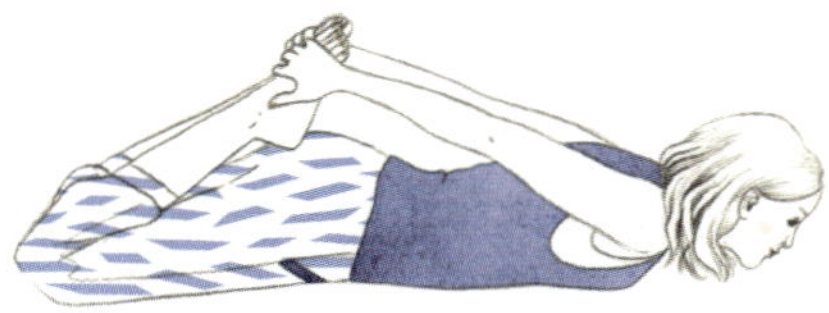

1. Allongez-vous à plat ventre, la tête tournée sur un côté. Puis ramenez la tête au centre et, sur une inspiration, tendez les mains derrière vous pour saisir le dessus des pieds et décollez le haut du corps du sol.

2. Poussez le bassin dans le sol et amenez la poitrine vers le haut et vers l'avant. Poussez les pieds vers l'arrière. Faites 3 à 5 respirations dans la posture. Recommencez 2 fois.

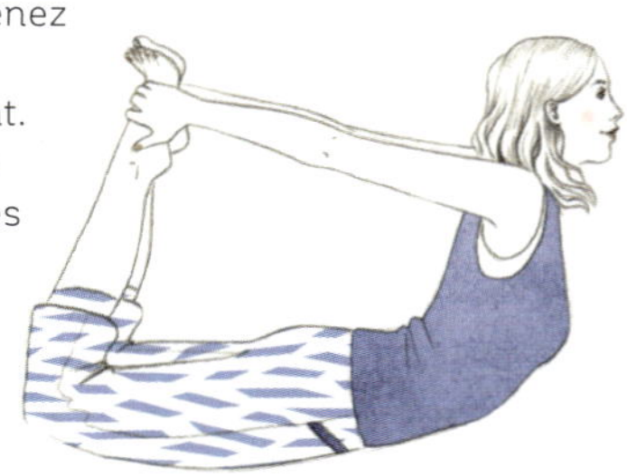

LE DEMI-PONT

La posture du Demi-Pont étire la colonne vertébrale. Elle réduit aussi le stress et la fatigue

- Ouvre la poitrine.
- Soulage les douleurs menstruelles.
- Stimule la thyroïde.
- Énergise, tonifie et renforce les fesses et les jambes.

1. Allongez-vous sur le dos, les genoux pliés et les pieds à plat au sol, les bras le long du corps, les paumes vers le bas.

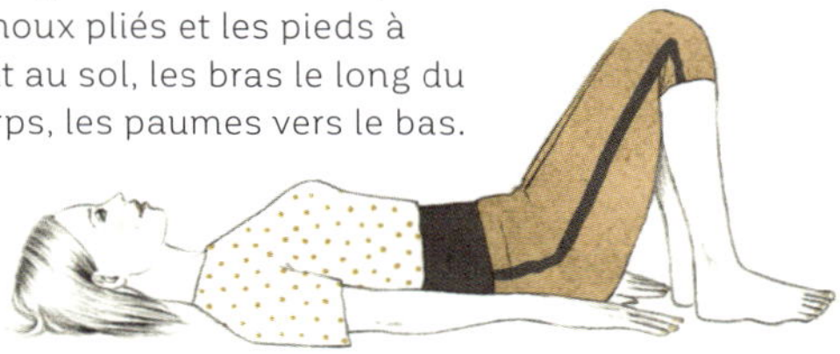

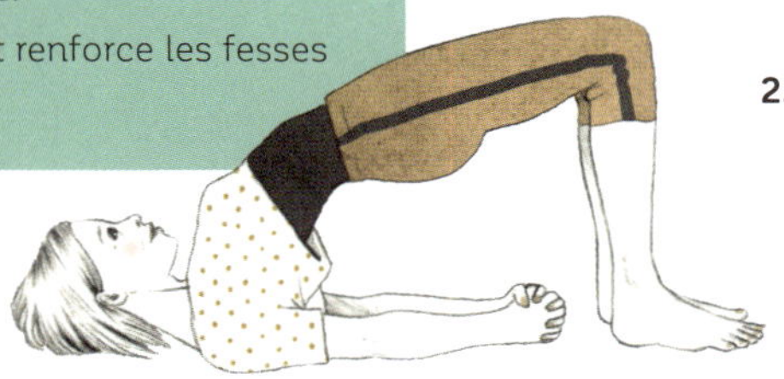

2. Sur une expiration, soulevez les hanches et le bas du dos. Joignez les mains sous le corps et comptez jusqu'à 10, en respirant bien. Pour quitter la posture, ramenez les mains sur les côtés et redéposez la colonne au sol, vertèbre après vertèbre. Recommencez 3 fois.

LE CHIEN TÊTE EN HAUT

Cette posture qui ouvre la poitrine est un excellent antidote contre les épaules qui tombent vers l'avant.

- Tonifie les abdominaux et les hanches.
- Ouvre les poumons.
- Améliore la circulation et la posture
- Stimule la région abdominale

1. Allongez-vous à plat ventre. Posez les paumes de main au sol juste au-dessous du niveau des épaules. Sur une inspiration, montez les épaules vers les oreilles et rapprochez les omoplates l'une de l'autre.

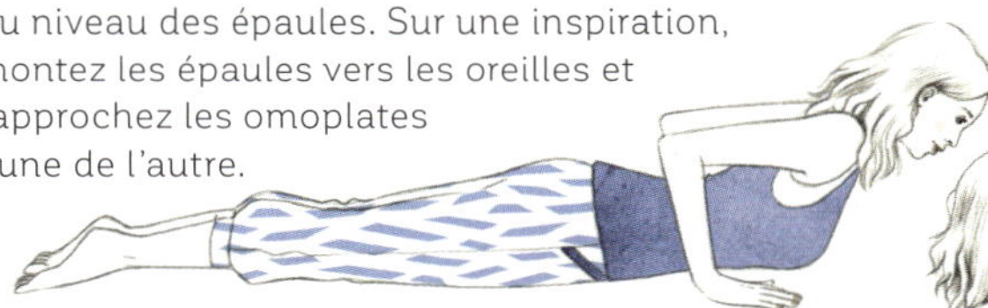

2. À l'expiration, poussez dans les mains et soulevez la tête, le haut du corps et les hanches. Les pieds, les tibias, les genoux et les cuisses restent au sol. Recommencez 3 fois.

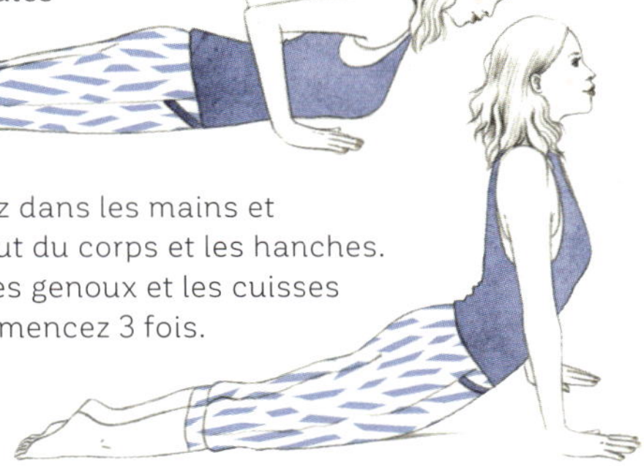

L'ENFANT

L'Enfant est une posture restaurative douce. Elle étire les hanches, les cuisses et les chevilles. Elle atténue également le stress et la fatigue.

- Soulage la fatigue.
- Détend la nuque et les épaules.
- Stimule la digestion.
- Étire le bas du dos

1. Asseyez-vous à genoux, les gros orteils en contact. Asseyez-vous bien sur vos talons. Vos genoux sont écartés à la largeur des hanches et votre colonne est droite. Attrapez un poignet avec une main.

2. Sur une expiration, penchez-vous en avant à partir des hanches. Descendez la tête et la poitrine vers le sol. Relâchez la saisie et déposez le dos des mains sur le sol. Tirez le coccyx en douceur vers les talons. Sentez l'étirement dans le bas du dos. Gardez la posture 2 à 3 minutes en faisant des respirations lentes et profondes.

Ischions sur les talons

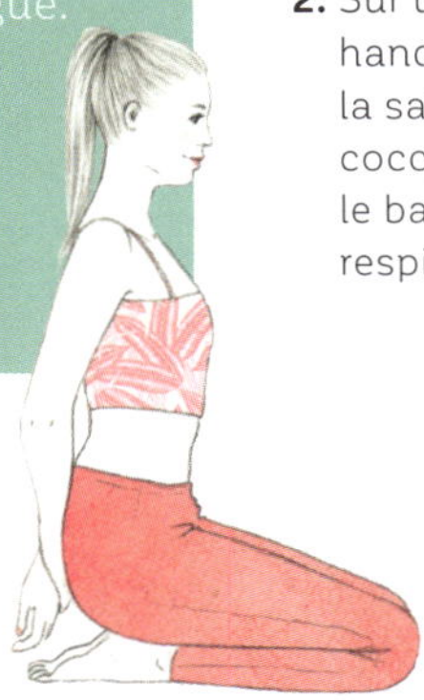

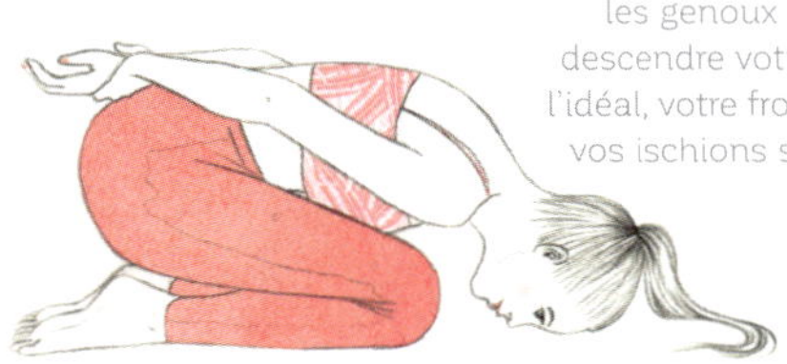

Au besoin, écartez légèrement les genoux pour laisser descendre votre corps. Dans l'idéal, votre front est au sol et vos ischions sur vos talons.

TRANSITIONS ENTRE LES POSTURES

JOUR 15

Après l'intense séance de révision d'hier, nous allons faire quelques étirements et exercices respiratoires doux, et nous concentrer sur la façon d'entrer dans une posture et d'en sortir. Les transitions entre les postures sont aussi importantes que les postures elles-mêmes. Les deux priorités : bouger en sécurité et sans forcer. Si vous ne connaissez pas un asana, mémorisez bien les instructions avant de commencer. Bougez avec précaution quand vous entrez et sortez d'une posture. Quand vous vous redressez après une flexion assise ou debout, faites-le lentement et relevez la tête en dernier. Pour sortir d'une posture allongée, sauf instructions contraires, roulez sur un côté. Faites deux ou trois respirations profondes, puis redressez-vous en prenant appui sur vos mains. Après une posture inversée, vous aurez peut-être envie de rester quelques minutes dans la posture de l'Enfant (voir page 91).

LA RESPIRATION COMPLÈTE DEBOUT

Cet étirement doux est une excellente posture d'échauffement. Vous pouvez le faire à n'importe quel moment de la journée, dès que vous ressentez le besoin de vous calmer et de vous centrer.

- Augmente l'énergie et la concentration.
- Renforce la colonne.
- Tonifie les bras et le haut du corps.
- Améliore l'équilibre et la posture.

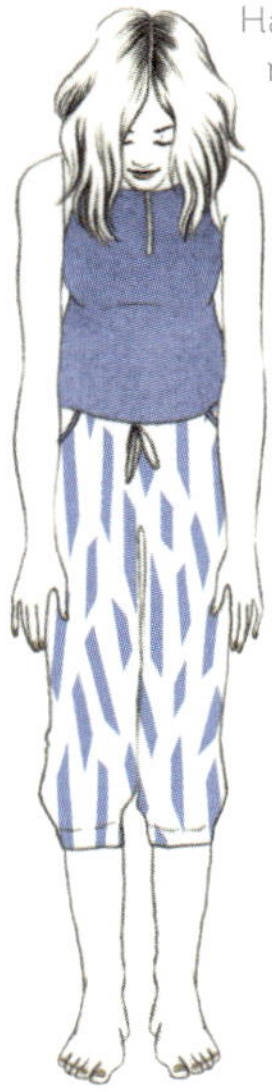

1. Mettez-vous dans la Montagne. Expirez lentement par le nez, en contractant l'abdomen et en détendant les épaules et le cou. Laissez le menton descendre vers la poitrine.

2. Prenez une longue et profonde inspiration en levant lentement le menton et les bras, paumes tournées vers le haut. En soulevant vos bras, vous ouvrez vos poumons et vous faites entrer de l'air.

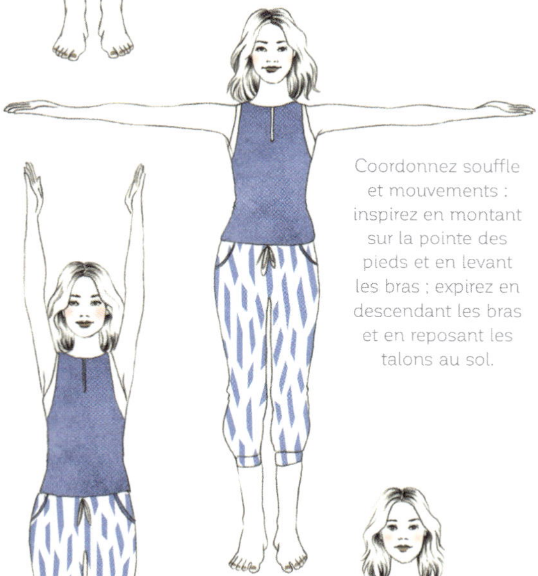

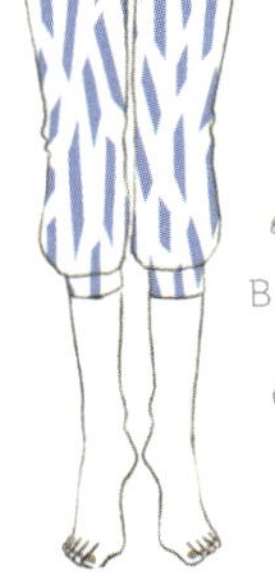

3. Montez sur la pointe des pieds et, en même temps, tendez les bras vers le ciel. Si vous êtes stable, joignez les mains. Retenez votre respiration et comptez lentement jusqu'à 5.

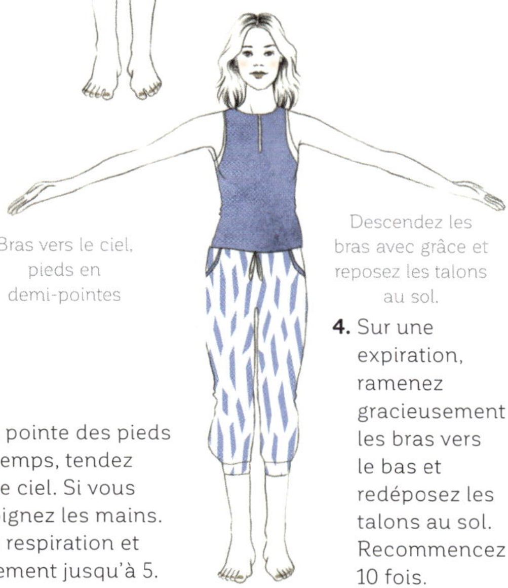

4. Sur une expiration, ramenez gracieusement les bras vers le bas et redéposez les talons au sol. Recommencez 10 fois.

LA FLEXION LATÉRALE

Cette flexion latérale a entre autres bienfaits de stimuler le foie.

- Allonge la colonne.
- Cible les « poignées d'amour ».
- Tonifie les bras.

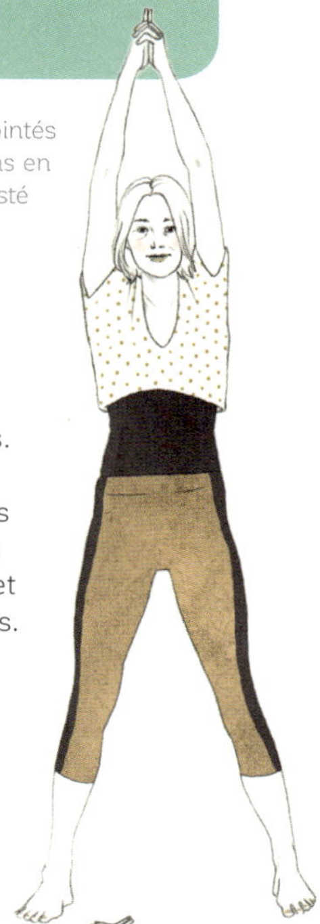

1. Mettez-vous dans la Montagne, mains sur les côtés. Faites un petit saut ou un pas de sorte à avoir les pieds écartés d'une soixantaine de centimètres. À l'inspiration, levez les bras avec grâce. Joignez les mains au-dessus de la tête en tendant les deux index et en repliant les autres doigts. Serrez votre tête entre vos biceps pour verrouiller la position du haut du corps.

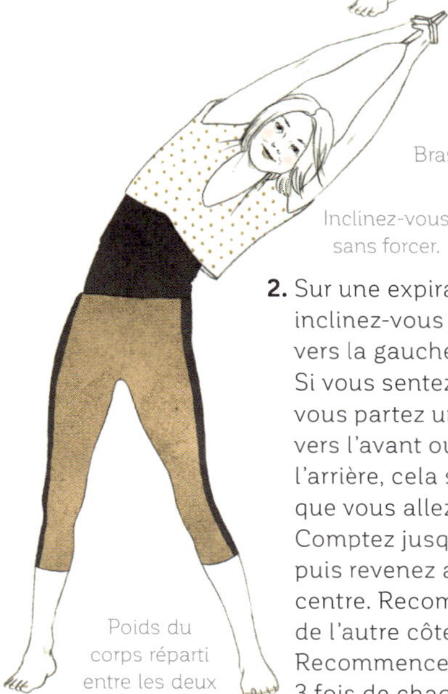

2. Sur une expiration, inclinez-vous lentement vers la gauche. Si vous sentez que vous partez un peu vers l'avant ou vers l'arrière, cela signifie que vous allez trop loin. Comptez jusqu'à 10, puis revenez au centre. Recommencez de l'autre côté. Recommencez ensuite 3 fois de chaque côté.

LE DEMI-LOTUS

Cet asana renforce le dos. Il étire par ailleurs les hanches, les genoux, les chevilles et les cuisses.

- Assouplit les hanches, les genoux et les chevilles.
- Renforce la colonne et les abdominaux.
- Améliore la posture d'ensemble.
- Augmente l'énergie.

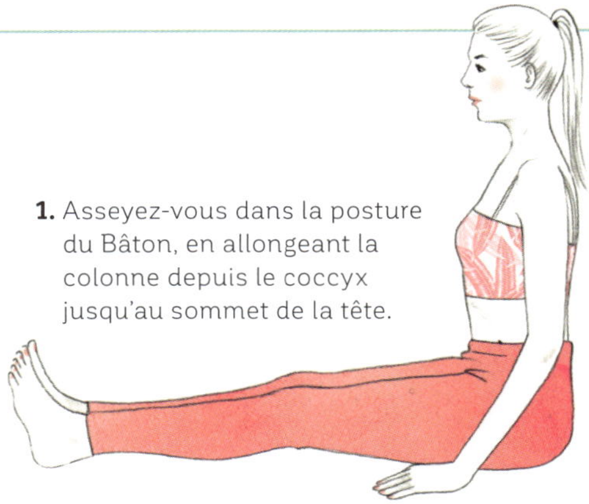

1. Asseyez-vous dans la posture du Bâton, en allongeant la colonne depuis le coccyx jusqu'au sommet de la tête.

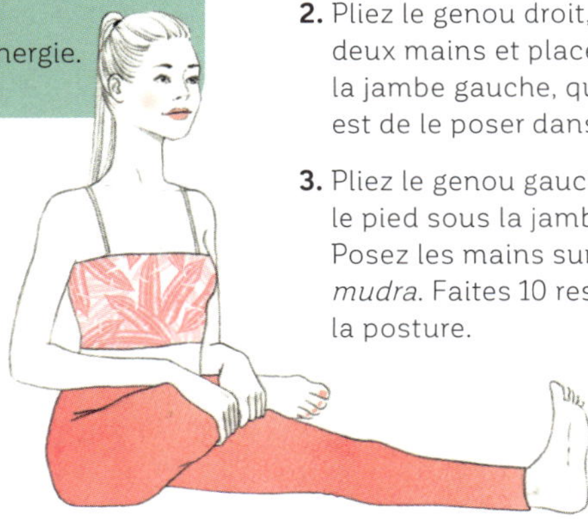

2. Pliez le genou droit, saisissez le pied avec les deux mains et placez-le le plus haut possible sur la jambe gauche, qui est encore tendue (l'objectif est de le poser dans l'aine).

3. Pliez le genou gauche, tirez la jambe et placez le pied sous la jambe droite, le talon contre l'aine. Posez les mains sur les genoux, les doigts en *chin mudra*. Faites 10 respirations complètes dans la posture.

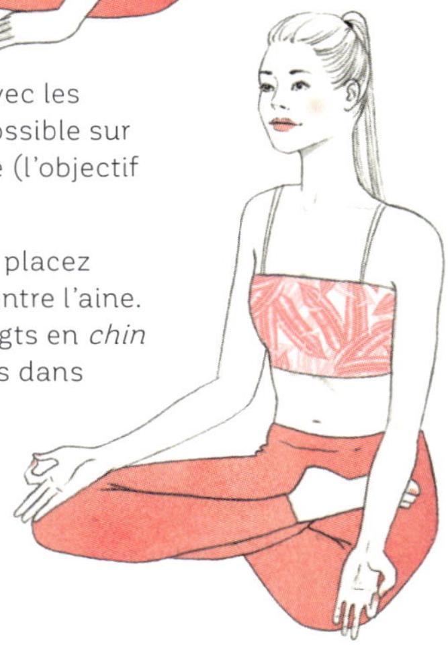

LA RESPIRATION ALTERNÉE

La Respiration alternée constitue un moyen simple mais très puissant de se déstresser et d'apaiser son mental, tout en boostant son énergie.

- Atténue le stress.
- Améliore l'activité mentale.
- Apaise le système nerveux.
- Favorise le calme et le sommeil.
- Augmente l'énergie.

1. Asseyez-vous en Demi-Lotus ou, si c'est trop difficile, en tailleur. Posez vos mains confortablement sur vos genoux en *shuni mudra* (« sceau de la patience »)

2. Bouchez la narine droite avec le pouce droit et expirez par la narine gauche. Inspirez lentement et profondément par la narine gauche. Ensuite, bouchez la narine gauche avec l'annulaire et l'auriculaire droits et expirez lentement par la narine droite. Inspirez par la narine droite, puis bouchez-la avec le pouce. Expirez par la narine gauche. Vous venez de faire un cycle respiratoire complet. Recommencez dix fois.

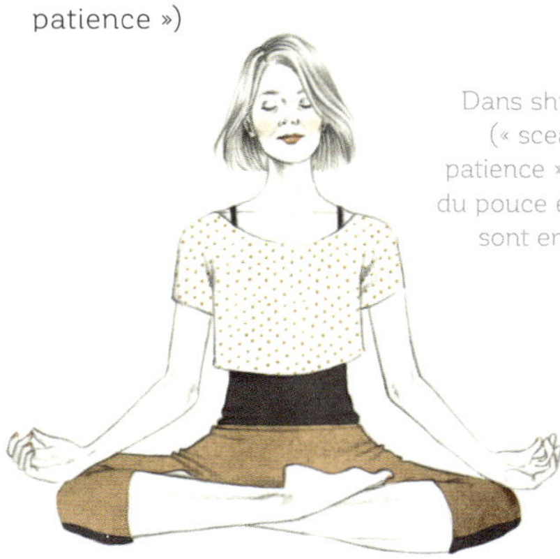

Dans shuni mudra (« sceau de la patience »), les bouts du pouce et du majeur sont en contact

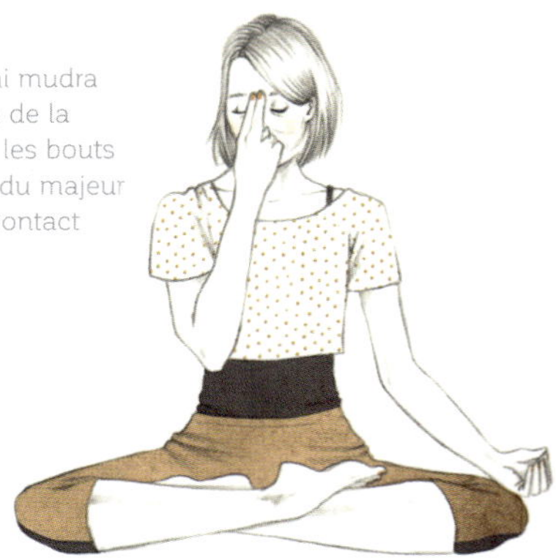

LA RESPIRATION ABDOMINALE

Si on regarde un bébé respirer, on s'aperçoit qu'il respire naturellement au niveau de l'abdomen. Quand on grandit, avec le stress qui entre dans notre vie et notre corps, notre respiration devient plus superficielle. Cet exercice, qui nous réapprend à respirer profondément, a des bienfaits sur notre corps et notre esprit.

- Augmente l'oxygénation du sang
- Masse les organes abdominaux, améliore la digestion et draine la lymphe
- Apaise le système nerveux et abaisse le rythme cardiaque

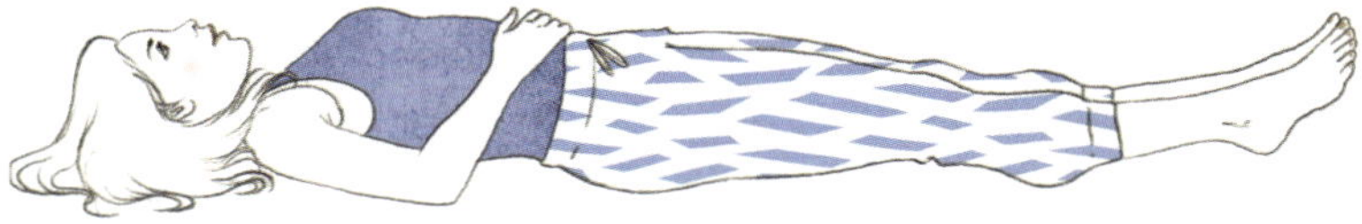

1. Allongez-vous sur le dos dans la posture du Cadavre. Posez les mains sur le ventre, paumes tournées vers le bas, juste au-dessous de votre cage thoracique. Inspirez lentement et profondément par le nez, calmement, jusqu'à ce que vous ne puissiez pas faire entrer plus d'air sans forcer. Observez votre ventre qui se gonfle avec votre inspiration.

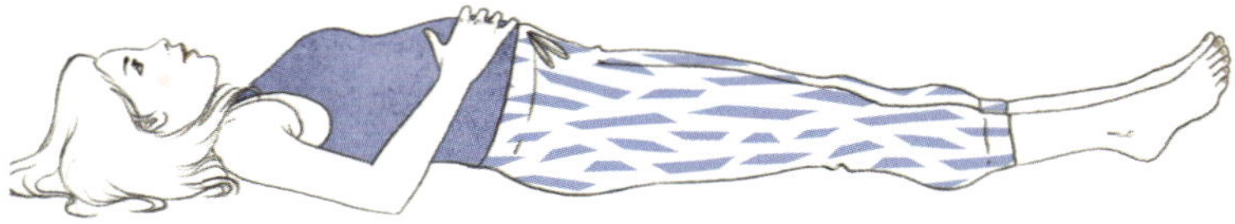

2. Ensuite, expirez doucement par la bouche entrouverte, en engageant les muscles du ventre pour expulser l'air. Continuez ainsi calmement pendant 2 à 3 minutes.

LE CROCODILE

Le Crocodile, ou *Makarasana*, permet de récupérer après des postures plus difficiles et favorise la relaxation profonde.

- Soulage les raideurs dans la nuque et le dos
- Réduit l'anxiété
- Régule la tension artérielle
- Favorise le sommeil

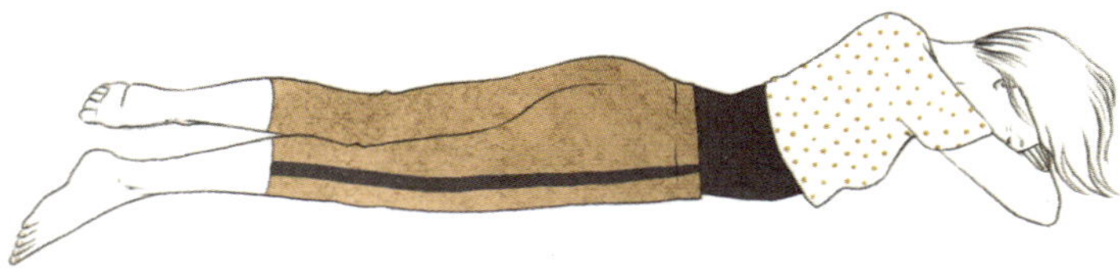

1. Allongez-vous à plat ventre. Sur une inspiration, soulevez la tête et glissez vos avant-bras sous la tête, les mains l'une sur l'autre. Posez votre front sur vos mains.

2. Écartez les jambes à peu près à la largeur des épaules, en roulant les talons vers l'intérieur. Activez doucement les muscles des fesses pour les rapprocher l'une de l'autre et pressez le ventre dans le sol. Relaxez tout votre corps. Concentrez-vous pendant quelques minutes sur votre respiration lente et profonde.

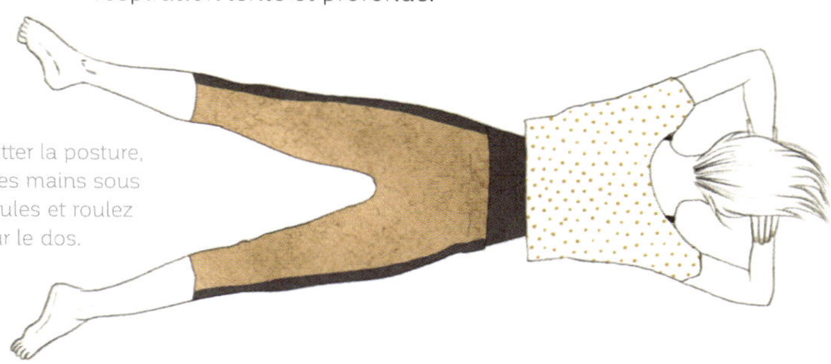

Pour quitter la posture, placez les mains sous les épaules et roulez sur le dos.

OSTÉOPOROSE

JOUR 16

Nous atteignons tous notre pic de densité osseuse vers 35 ans. Ensuite, elle commence à décliner. Les femmes, qui ont en général une ossature plus fine, ont tendance à perdre plus de masse osseuse en vieillissant que les hommes, en particulier au cours des cinq à dix années qui suivent la ménopause. Voilà pourquoi les femmes représentent 80 % des individus atteints d'ostéoporose – c'est-à-dire de fragilité osseuse. Il est évident que, plus la masse osseuse de départ est importante, mieux on vieillit. Tout comme une alimentation saine, une pratique physique régulière est essentielle pour fortifier et entretenir nos os. Le yoga est particulièrement recommandé parce que ses postures douces renforcent le corps entier, depuis la nuque et la colonne vertébrale, jusqu'aux poignets et aux chevilles. De plus, le yoga corrige la posture du corps, ce qui réduit le stress sur les os et améliore l'équilibre, et l'on a moins de risque de faire une mauvaise chute. Il booste la digestion en aidant notre corps à absorber tous les nutriments dont il a besoin pour avoir des os solides. Le yoga équilibre également les hormones, et maintient un bon niveau d'œstrogènes dans notre corps pendant plus longtemps.

LA FLEXION AVANT DEBOUT

Aujourd'hui, refaites cette flexion avant en essayant d'approcher un peu plus le nez des genoux.

- Renforce les muscles du dos.
- Étire les ischio-jambiers.
- Tonifie les organes digestifs.
- Soulage les maux de tête.

LE GUERRIER III

Voici la troisième des postures de Guerrier, en sanskrit *Virabhadrasana* III.

- Renforce les muscles de la colonne, des épaules et des hanches.
- Ouvre la poitrine.
- Améliore l'équilibre.
- Tonifie les abdominaux.

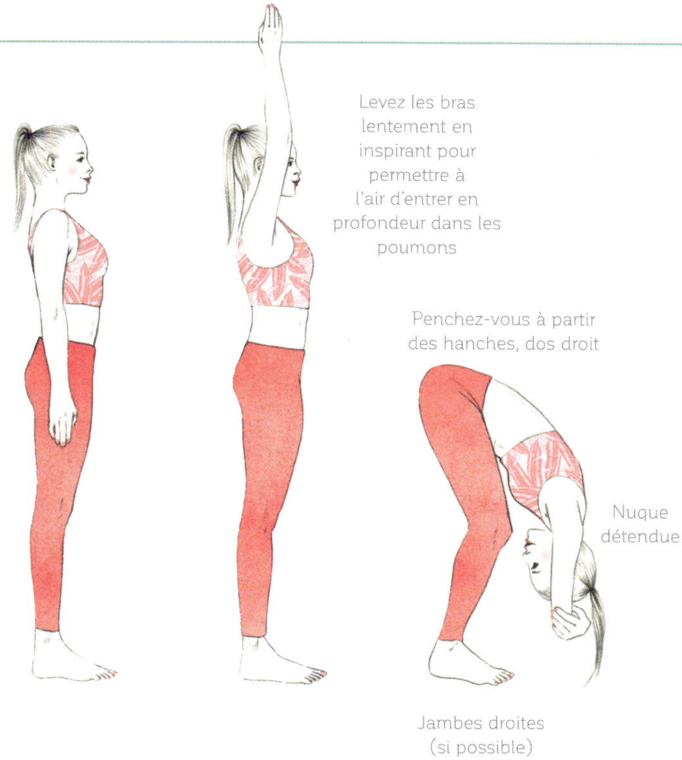
Levez les bras lentement en inspirant pour permettre à l'air d'entrer en profondeur dans les poumons
Penchez-vous à partir des hanches, dos droit
Nuque détendue
Jambes droites (si possible)

1. Mettez-vous dans la Montagne, les pieds légèrement écartés.

2. Sur une inspiration, levez les bras au-dessus de la tête, les bras parallèles et les paumes tournées vers l'intérieur.

3. Sur une expiration, pivotez vers l'avant à partir des hanches. En gardant les jambes tendues, descendez les mains le plus bas possible le long des jambes. Si vous touchez le sol, posez les paumes à côté des pieds. Sinon, attrapez vos tibias, vos chevilles ou vos pieds. Approchez votre nez le plus possible de vos genoux sans forcer. Comptez jusqu'à 15 en respirant bien.
Pour quitter la posture, placez les mains sur vos hanches et, en expirant, redressez lentement le haut du corps en position debout. Recommencez 3 fois.

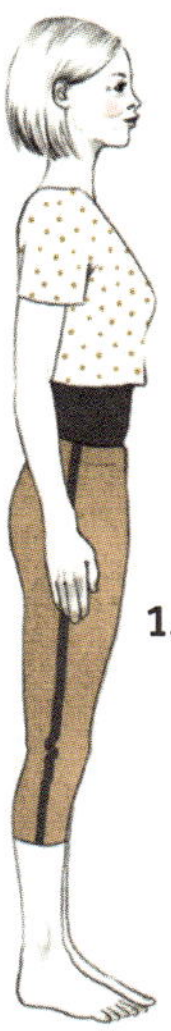

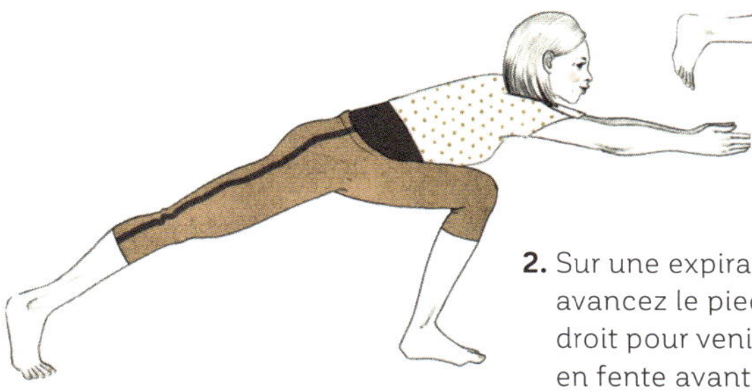

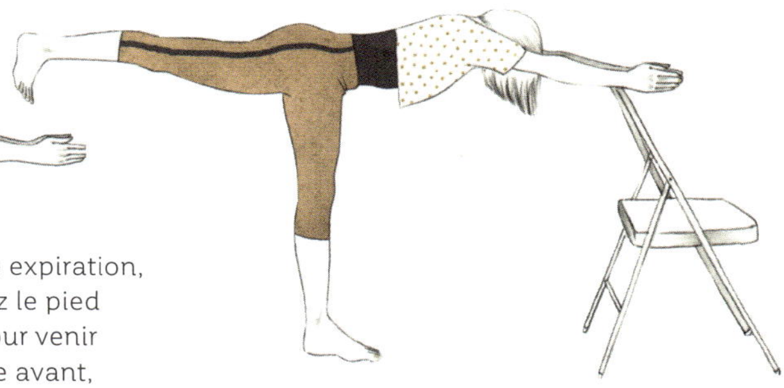

1. Mettez-vous dans la Montagne, les bras le long du corps. Posez le regard sur un point fixe devant vous et genoux dessus pendant tout le temps que vous restez dans la posture. Cela vous aidera à garder votre équilibre.

2. Sur une expiration, avancez le pied droit pour venir en fente avant, le genou plié à 90°. Tendez les bras vers l'avant. Avancez le buste au-dessus de la cuisse droite.

VARIANTES

Si vous avez du mal à garder votre équilibre, exercez-vous en posant vos mains sur un mur ou sur le dossier d'une chaise jusqu'à ce que vous soyez capable de faire la posture toute seule.

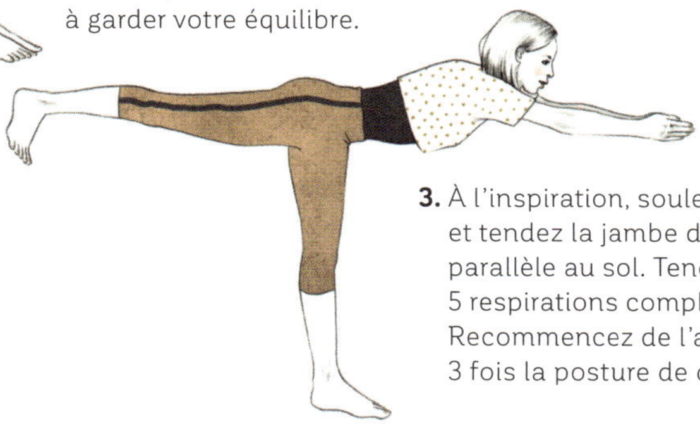

3. À l'inspiration, soulevez lentement le pied gauche et tendez la jambe derrière vous jusqu'à ce qu'elle soit parallèle au sol. Tendez la jambe droite. Faites 5 respirations complètes dans la posture.
Recommencez de l'autre côté. Recommencez ensuite 3 fois la posture de chaque côté.

LE TRIANGLE

Cet étirement renforce les jambes, les muscles du genou, de la cheville, de la hanche, de l'aine, de l'arrière des cuisses, des mollets, des épaules, du thorax et de la colonne.

- Allonge et renforce la colonne.
- Tonifie les jambes.
- Ouvre le cœur.
- Stimule le foie, la rate et les reins.
- Apporte force et détermination.

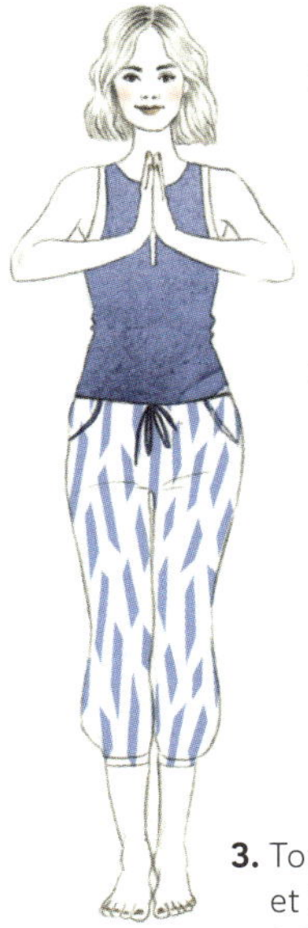

1. Mettez-vous dans la posture de la Montagne, les paumes pressées l'une contre l'autre devant la poitrine.

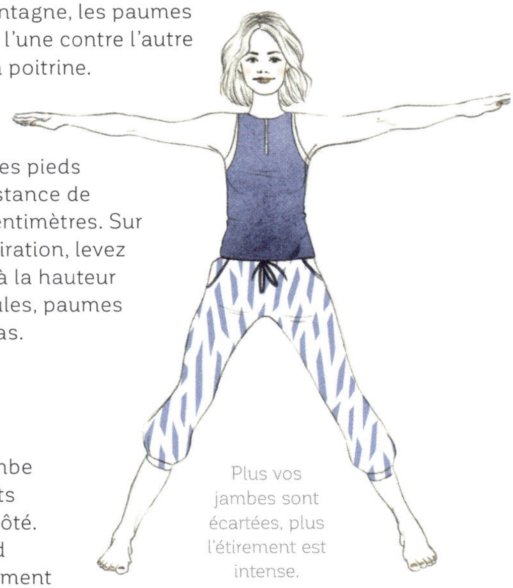

2. Écartez les pieds à une distance de 60-90 centimètres. Sur une inspiration, levez les bras à la hauteur des épaules, paumes vers le bas.

Plus vos jambes sont écartées, plus l'étirement est intense.

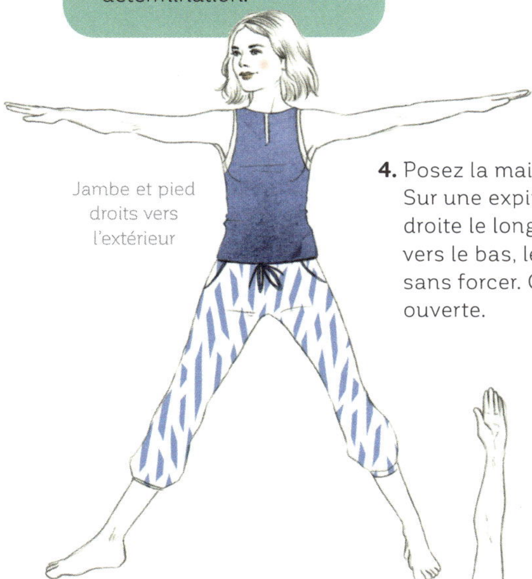

Jambe et pied droits vers l'extérieur

3. Tournez la jambe et le pied droits à 90° vers le côté. Pivotez le pied gauche légèrement en direction du talon droit.

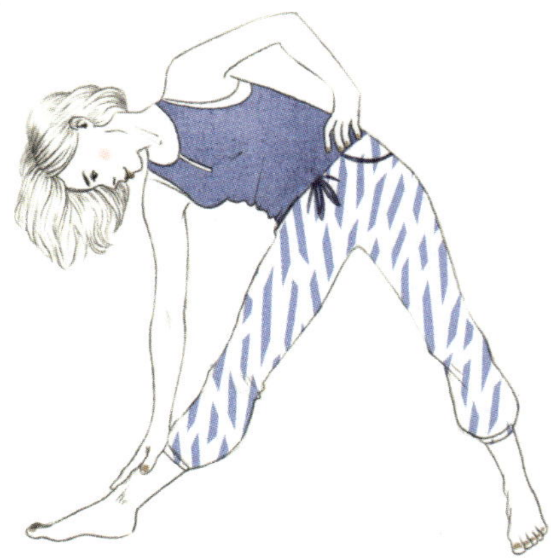

4. Posez la main gauche sur la hanche. Sur une expiration, glissez la main droite le long de la jambe droite, vers le bas, le plus loin possible sans forcer. Gardez la poitrine bien ouverte.

Si vous avez des problèmes cardiaques ou de l'hypertension artérielle, n'allez pas au-delà de l'étape 4.

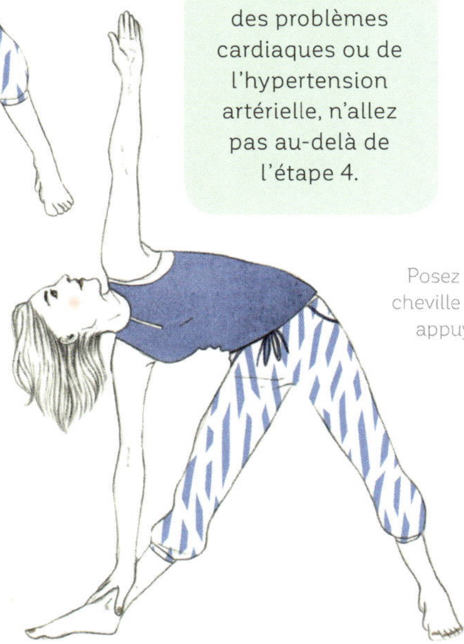

Posez la main sur le tibia, la cheville ou le sol, mais ne vous appuyez pas sur le genou.

5. Étirez le bras gauche vers le haut, dans l'alignement de l'épaule droite. Tournez la tête et regardez la main gauche. Comptez jusqu'à 15 en respirant bien. Recommencez une fois de l'autre côté, puis deux fois de chaque côté.

LA DEMI-TORSION

Cette torsion douce énergise la colonne vertébrale et améliore la digestion.

- Masse les organes digestifs et favorise l'élimination.
- Stimule la circulation lymphatique.
- Renforce le système immunitaire.
- Apaise le système nerveux.

1. Asseyez-vous au sol dans la posture du Bâton : pieds joints, jambes tendues devant vous et mains à côté des hanches.

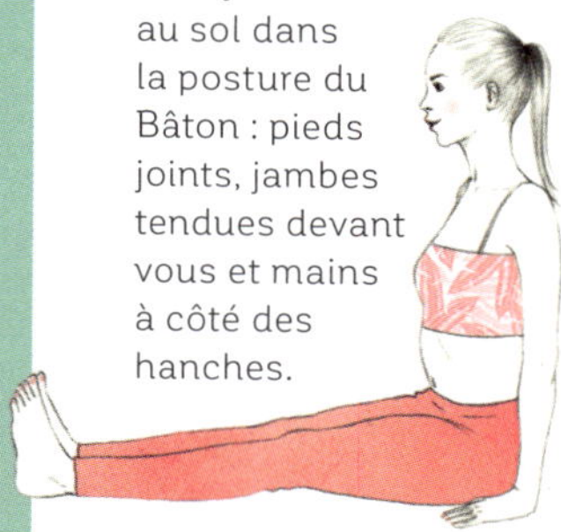

2. Inspirez en allongeant la colonne vertébrale et en poussant les ischions dans le sol. Sur une expiration, fléchissez le genou droit et tirez-le vers la poitrine. Placez le pied droit au sol juste à l'extérieur du genou gauche.

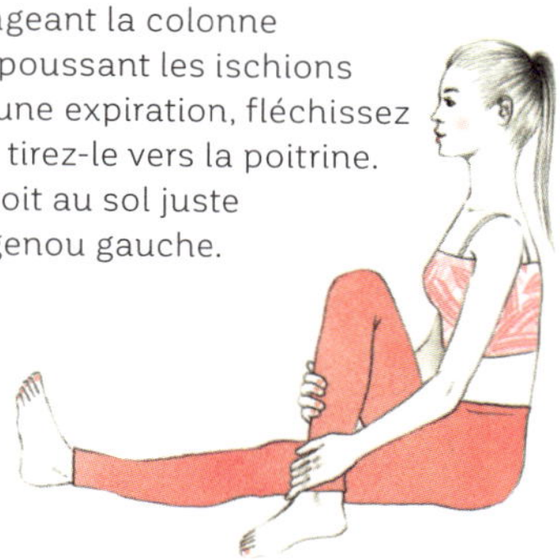

3. Posez la main droite au sol derrière vous et saisissez le genou gauche avec la main gauche.

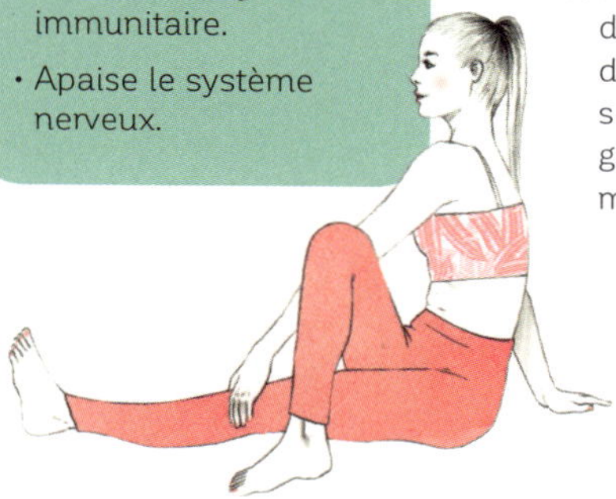

Regard au-dessus de l'épaule droite

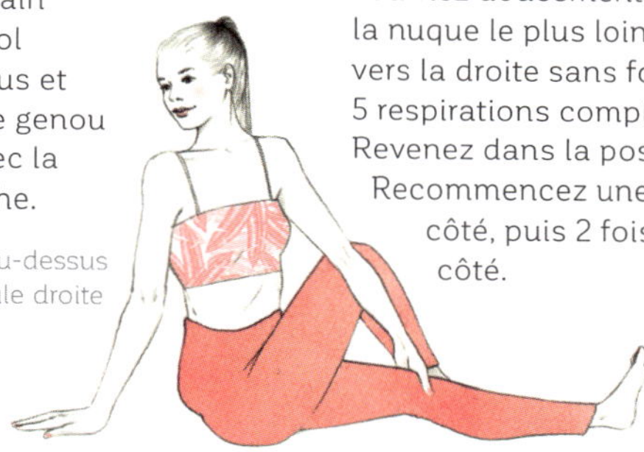

4. Tournez doucement la tête et la nuque le plus loin possible vers la droite sans forcer. Faites 5 respirations complètes. Revenez dans la position initiale. Recommencez une fois de l'autre côté, puis 2 fois de chaque côté.

LA FLEXION AVANT ASSISE

Nous faisons de nouveau cette flexion avant intense. Gardez les épaules détendues, vers l'arrière, et approchez le sternum des orteils.

- Renforce la colonne.
- Améliore la digestion.
- Lutte contre l'infertilité, l'hypertension artérielle et l'insomnie.
- Soulage les douleurs menstruelles et les symptômes de la ménopause.

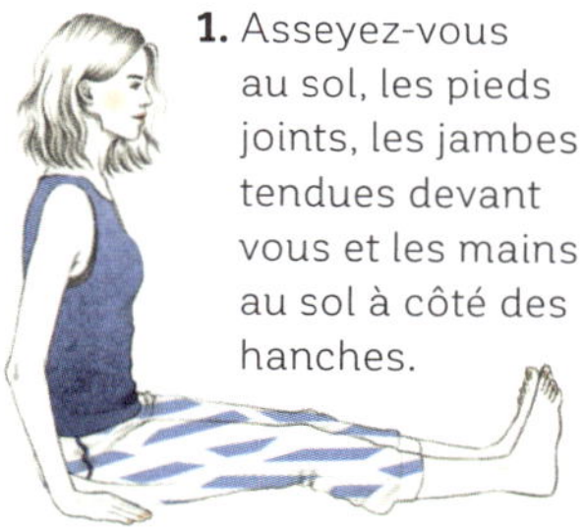

1. Asseyez-vous au sol, les pieds joints, les jambes tendues devant vous et les mains au sol à côté des hanches.

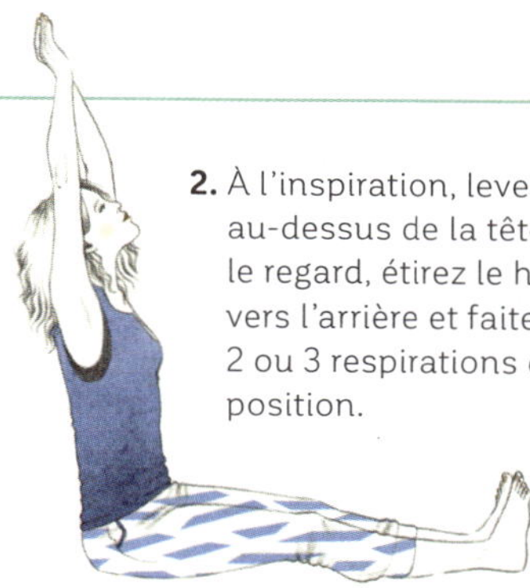

2. À l'inspiration, levez les bras au-dessus de la tête. Montez le regard, étirez le haut du dos vers l'arrière et faites 2 ou 3 respirations dans cette position.

Orteils pointés vers le haut

3. Sur une expiration, descendez vos bras et attrapez vos genoux. Penchez-vous vers vos genoux en fléchissant les coudes. Comptez jusqu'à 15. Revenez dans la position initiale.

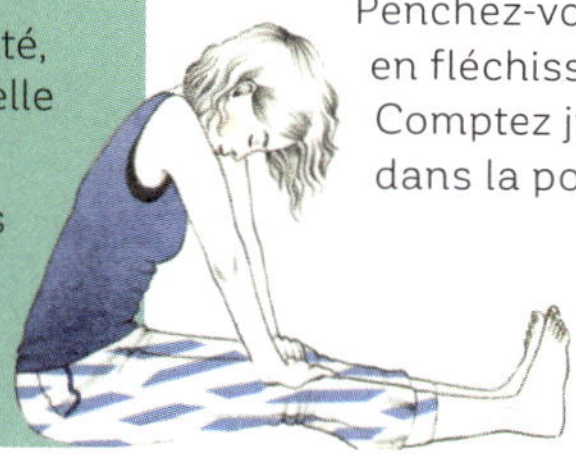

Colonne droite

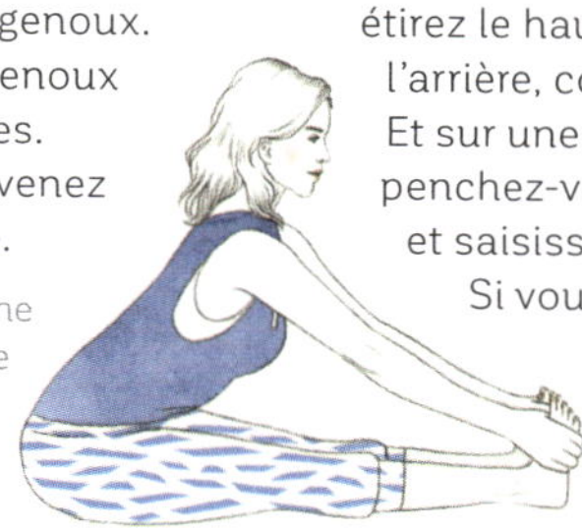

4. Puis, sur une inspiration, étirez le haut du dos vers l'arrière, comme à l'étape 2. Et sur une expiration, penchez-vous en avant et saisissez vos orteils. Si vous n'arrivez pas à toucher vos pieds, attrapez vos chevilles ou vos mollets.

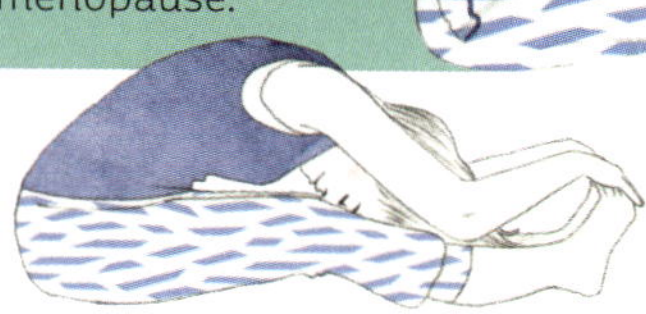

Front vers les genoux. Sentez l'étirement du dos, mais ne forcez pas.

5. Approchez le front le plus possible de vos genoux. Comptez jusqu'à 15. Revenez dans la posture du Bâton et recommencez 3 fois.

LE CHAT EN ÉQUILIBRE

La posture du Chat en équilibre, ou *Dandayamna Bharmanasana*, développe la coordination et la force.

- Améliore l'équilibre et la coordination.
- Allonge la colonne.
- Renforce le centre.

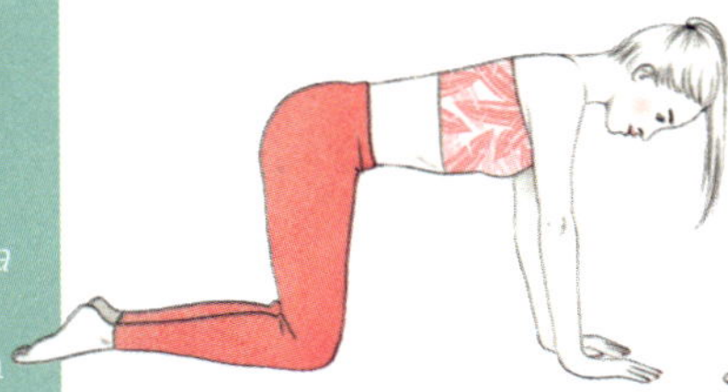

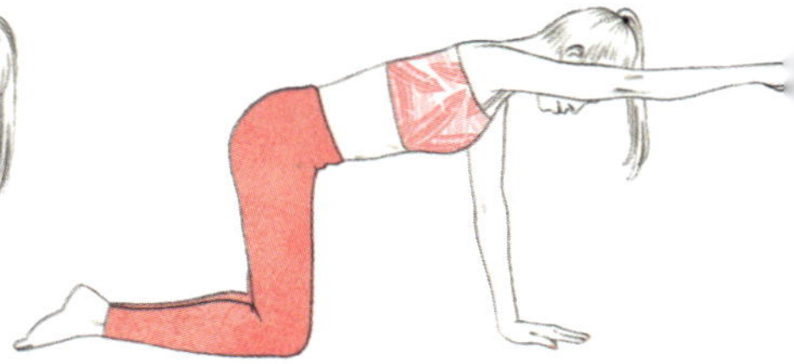

1. Mettez-vous à quatre pattes, les mains alignées avec les épaules et les genoux alignés avec les hanches.

2. En inspirant, rentrez les abdominaux et tendez le bras droit devant vous, la paume tournée vers le bas. Gardez les épaules au même niveau. Sur l'expiration, reposez la main au sol. Faites la même chose avec l'autre bras. Puis recommencez 5 fois de chaque côté et revenez dans la position de départ.

3. En inspirant, rentrez les abdominaux, et tendez la jambe droite derrière vous, en alignant la cheville avec l'épaule. À l'expiration, reposez la jambe au sol. Refaites la même chose avec la jambe gauche. Recommencez 5 fois de chaque côté. Revenez ensuite dans la position de départ.

4. Sur une inspiration, rentrez les abdominaux et tendez en même temps la jambe gauche et le bras droit. Comptez jusqu'à 5, refaites la même chose avec la jambe droite et le bras gauche. Recommencez 5 fois.

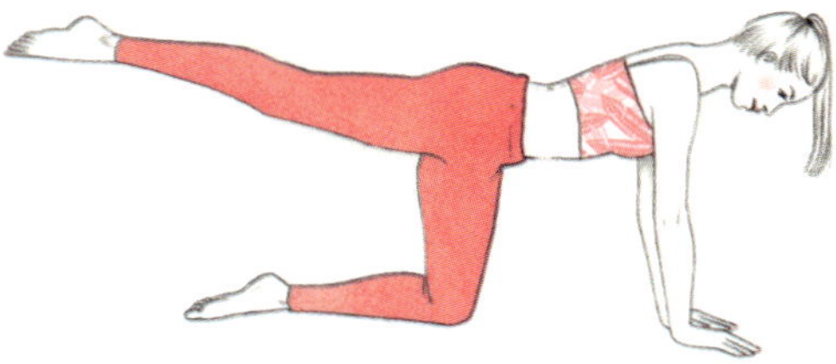

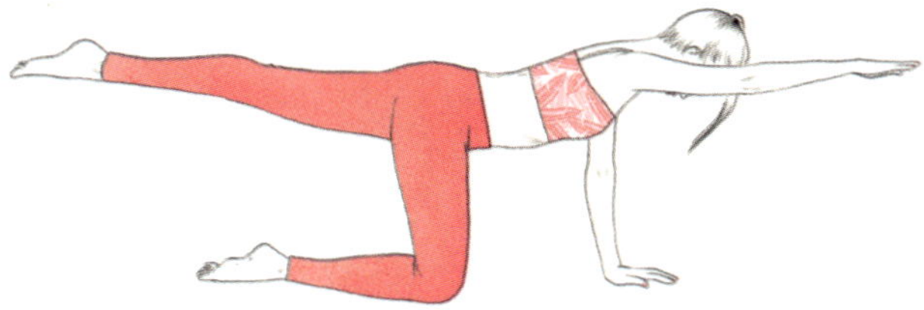

LA TORSION ALLONGÉE

Cet asana ouvre le bas du dos et libère les tensions. Il soulage les problèmes et les douleurs dans le dos et les jambes.

- Étire toute la colonne.
- Détend la nuque.
- Stimule la digestion.
- Détend le corps entier.

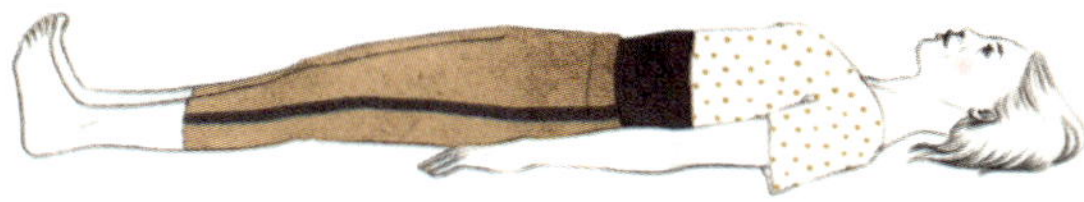

1. Allongez-vous sur le dos, les pieds joints et les bras le long du corps, les paumes vers le bas.

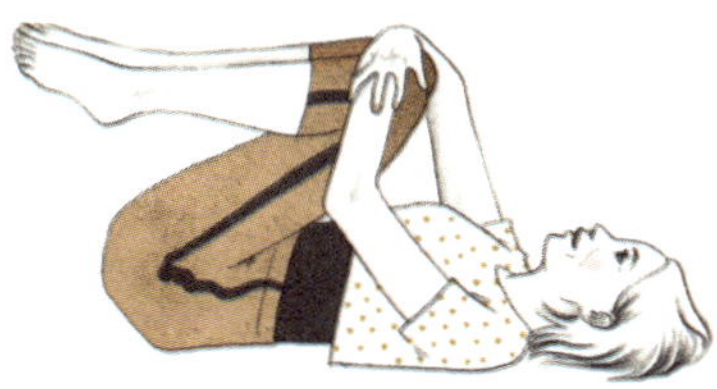

2. Sur une inspiration, repliez les genoux contre la poitrine et entourez vos genoux avec vos bras.

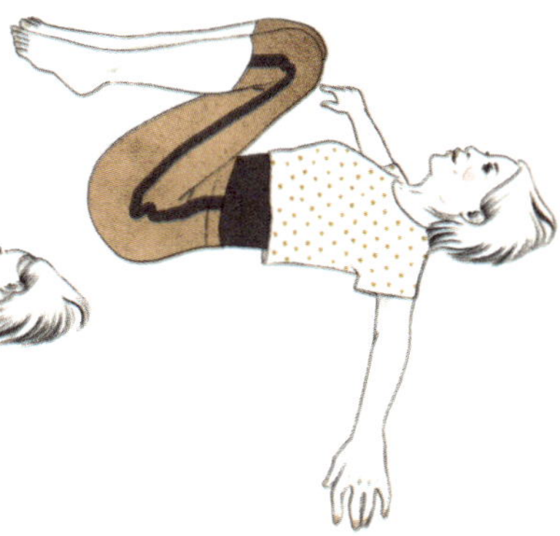

3. Étirez ensuite les bras sur les côtés, à la perpendiculaire du corps, paumes vers le bas. Détendez la nuque et les épaules.

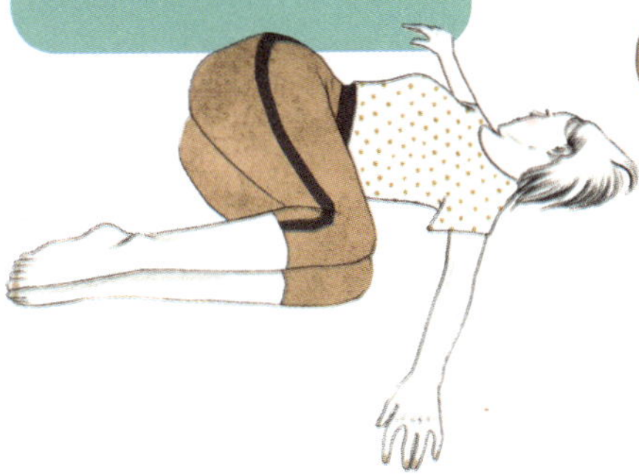

4. Sur une expiration, tournez les genoux vers la gauche en les gardant joints. Approchez-les autant que possible du sol. Simultanément, pivotez la tête vers la droite. Gardez les deux épaules au sol. Comptez jusqu'à 5 puis, sur une inspiration, ramenez les genoux et la tête au centre. Refaites la même chose de l'autre côté. Recommencez 3 fois des deux côtés.

LE CHIEN TÊTE EN HAUT

Aujourd'hui, nous allons faire la version complète de ce puissant étirement du dos.

- Renforce la colonne, le buste et les bras
- Tonifie les abdominaux et les hanches
- Ouvre les poumons
- Améliore la circulation et la posture
- Stimule la région abdominale

1. Allongez-vous à plat ventre, la tête tournée sur un côté.

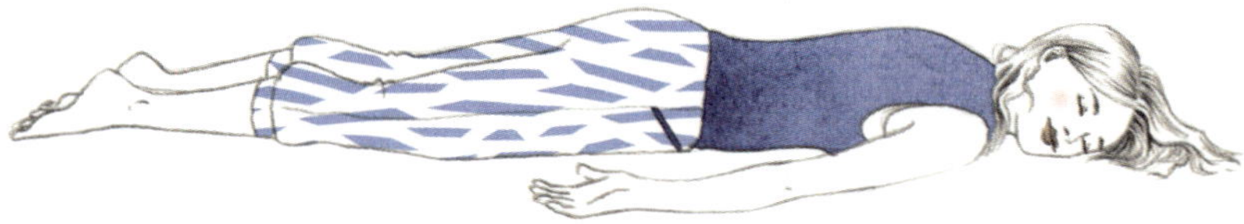

2. Ramenez la tête au centre. Sur une inspiration, placez les paumes de main au sol juste au-dessous du niveau des épaules. Montez les épaules vers les oreilles et rapprochez les omoplates l'une de l'autre.

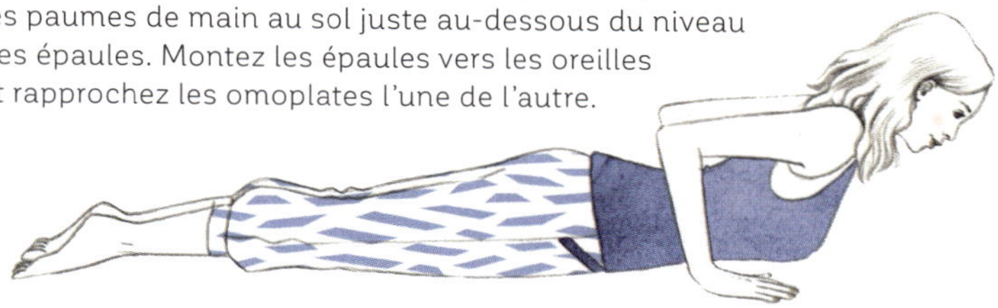

3. Sur une expiration, poussez dans les mains et soulevez la tête, le haut du corps et les hanches. Les pieds, les tibias, les genoux et les cuisses restent au sol.

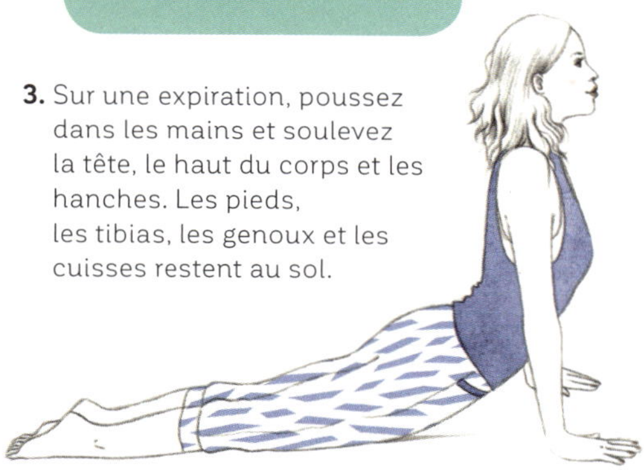

4. Montez le centre de la poitrine et amenez en douceur la nuque et la tête vers l'arrière pour regarder vers le haut. Faites 5 respirations complètes. Recommencez trois fois.

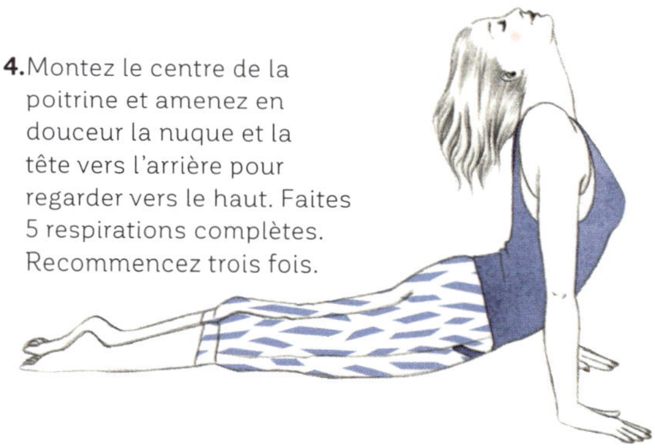

LE CADAVRE

À la fin de la séance, prenez 5 à 10 minutes pour vous relaxer profondément dans la posture du Cadavre.

- Détend le mental et le corps après l'exercice physique.
- Favorise la relaxation profonde.
- Réduit la fatigue.

1. Allongez-vous sur le dos, les bras le long du corps, les paumes tournées vers le haut. Relâchez les pieds sur les côtés. Fermez les yeux. Scannez tout votre corps depuis les plantes de pied jusqu'au sommet de la tête, en détendant chaque articulation et chaque muscle de bas en haut. Invitez la paix dans votre mental et votre corps. Concentrez-vous sur votre souffle pour faire le vide dans votre esprit et rester présente. Relaxez-vous 5 à 10 minutes dans la posture.

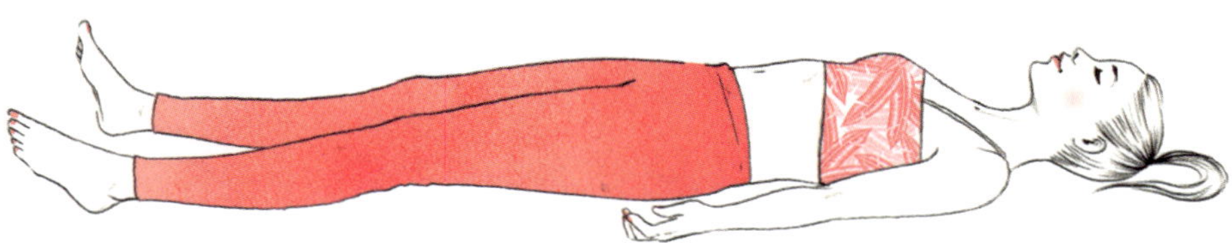

PERTE DE POIDS

JOUR 17

Vous remarquerez, surtout pendant les deux ou trois premières semaines de ce cours, que votre taille, vos hanches, vos cuisses et vos bras se raffermissent et s'affinent. C'est le résultat d'un renforcement de vos muscles – et non d'une perte de poids. Sur le long terme, le yoga vous aidera à parvenir à un poids sain et à le conserver, mais ce n'est pas un remède miracle. Faisons un peu de maths : si vous pesez *grosso modo* 68 kg et que vous pratiquez les asanas de ce livre pendant 30 minutes, vous utiliserez environ 150 calories. Si vous le faites chaque jour, au bout d'une semaine, vous aurez brûlé 1 050 calories. Or, pour perdre 500 g de masse corporelle, vous devez brûler 3 500 calories. Bref, vous perdrez du poids lentement mais sûrement. Si vous suivez le régime du yogi présenté aux jours 9 et 10, vous mincirez plus rapidement. Beaucoup de femmes trouvent que, comme elles arrivent à se détendre et à bien dormir, elles ont moins de mal à s'alimenter sainement et à ne pas manger trop pour se réconforter.

LE DEMI-LOTUS DEBOUT

Le Demi-Lotus debout, ou *Ardha Padmasana Vrksasana*, ouvre les hanches tout en améliorant l'équilibre et la concentration.

- Améliore l'équilibre.
- Assouplit les hanches, les genoux et les chevilles.
- Régule les systèmes nerveux et lymphatique.

LE GUERRIER I

Cette fente avant debout renforce les jambes. Elle ouvre la poitrine et le cœur.

- Renforce les jambes, surtout les cuisses .
- Renforce la colonne.
- Stabilise les hanches, les genoux et les chevilles.
- Augmente la capacité pulmonaire.

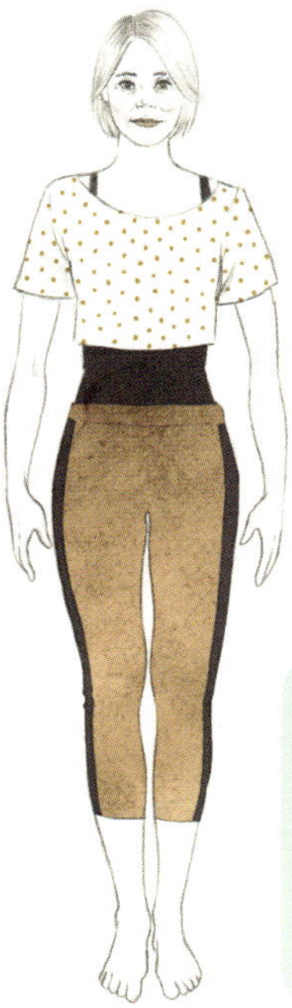

1. Mettez-vous dans la Montagne, les bras le long du corps. Pour garder l'équilibre plus facilement, posez votre regard sur un objet devant vous.

2. Placez le poids du corps dans le pied droit. Fléchissez le genou gauche, levez le pied gauche et, avec votre main droite, posez-le le plus haut possible à l'intérieur de votre cuisse droite.

Ne faites pas cette posture si vous avez des problèmes au genou ou à la hanche. Si vous avez de l'hypertension artérielle, ne levez pas les bras au dessus de la tête.

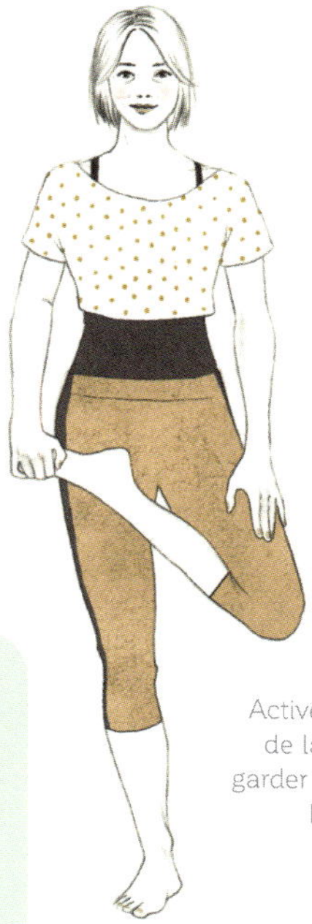

3. En inspirant, levez les bras au-dessus de la tête et pressez les paumes l'une contre l'autre. Tendez les bras et grandissez-vous. Gardez la posture pendant 5 respirations complètes, puis relâchez les bras et le pied. Refaites la même chose avec l'autre jambe. Ensuite, recommencez deux fois de chaque côté.

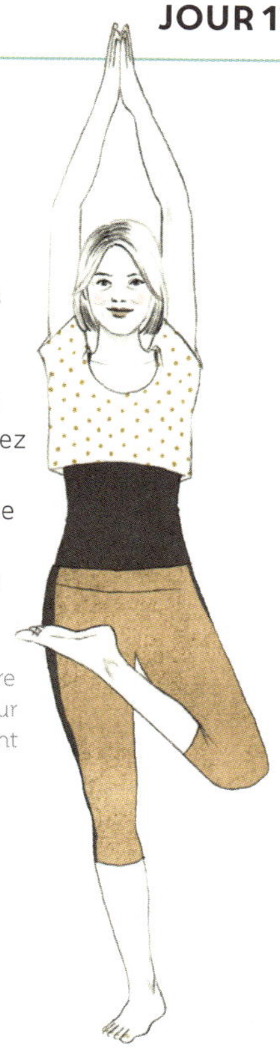

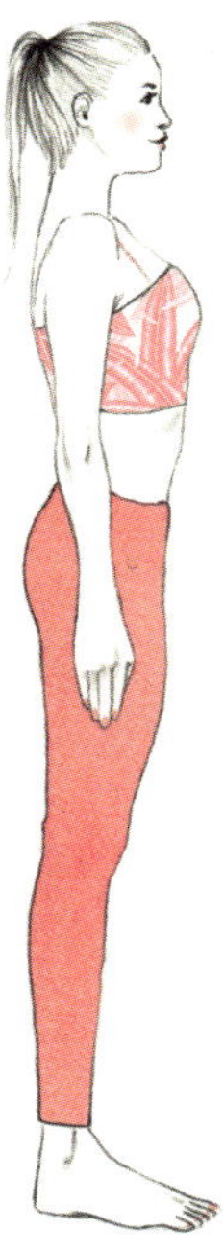

1. Mettez-vous dans la posture de la Montagne, les bras le long du corps.

2. Sur une expiration, faites un grand pas en avant avec le pied gauche. Pivotez le pied droit à environ 45° vers l'extérieur. Placez les mains sur les hanches.

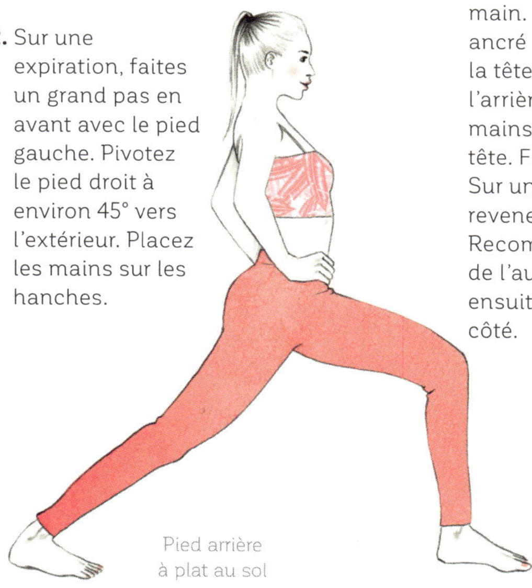

3. À l'inspiration, fléchissez le genou gauche en l'amenant à la verticale de la cheville gauche. Levez les bras au-dessus de la tête et joignez les paumes de main. Gardez le talon droit ancré au sol. Pivotez la tête légèrement vers l'arrière et regardez vos mains au-dessus de votre tête. Faites 5 respirations. Sur une expiration, revenez dans la Montagne. Recommencez de l'autre côté. Recommencez ensuite 2 fois de chaque côté.

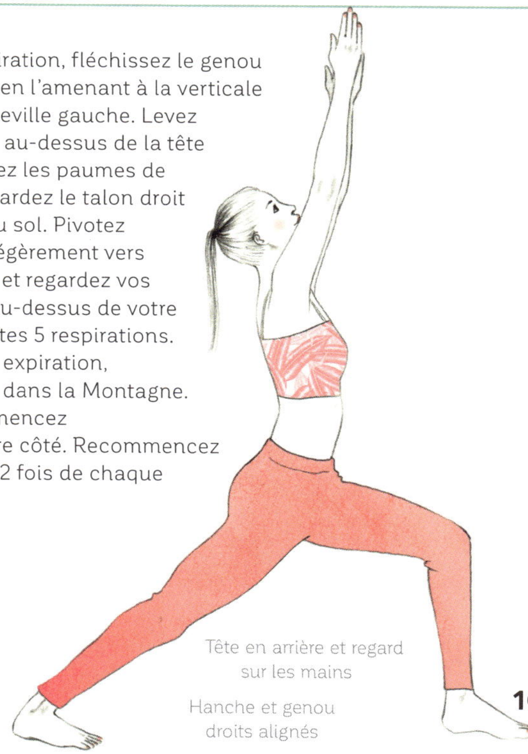

LA FLEXION AVANT DEBOUT

Cet étirement intense travaille entre autres les cuisses et les genoux.

- Renforce les muscles du dos.
- Étire les ischio-jambiers.
- Tonifie les organes digestifs.
- Soulage les maux de tête.

1. Mettez-vous dans la Montagne, les pieds légèrement écartés.

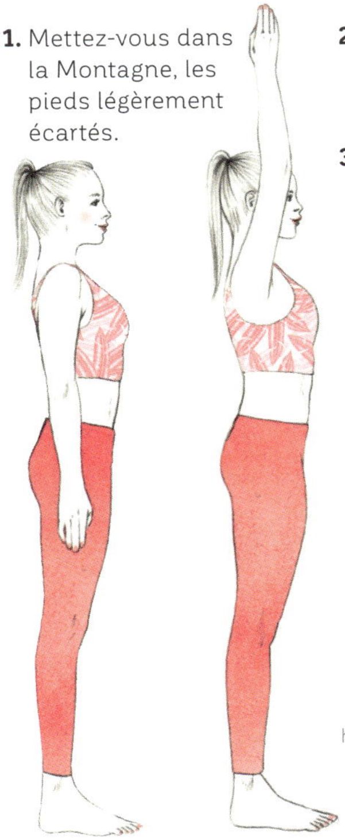

2. Sur une inspiration, levez les bras au-dessus de la tête – vos bras sont parallèles et vos paumes tournées vers l'intérieur.

3. Sur une expiration, pivotez vers l'avant à partir des hanches. En gardant les jambes tendues, descendez vos mains le long des jambes en allant le plus bas possible. Si vous touchez le sol, posez les paumes à côté des pieds. Sinon, attrapez vos tibias, vos chevilles ou vos pieds. Approchez votre nez le plus possible de vos genoux sans forcer. Comptez jusqu'à 10 en respirant bien.

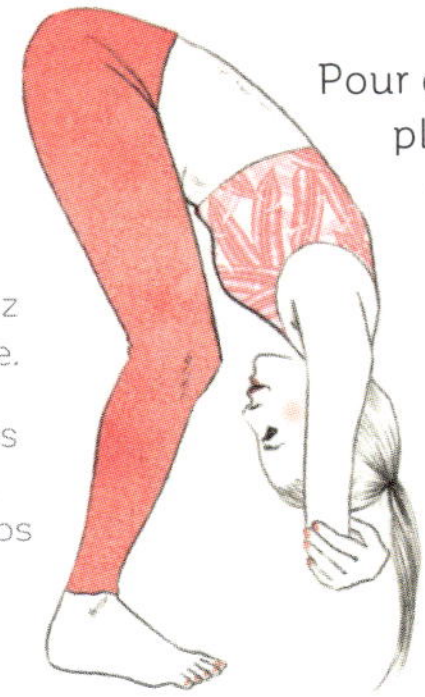
Détendez la nuque.
Penchez-vous à partir des hanches, le dos droit.
Pieds parallèles

Pour quitter la posture, placez les mains sur les hanches et, en expirant, redressez lentement le haut du corps en position debout. Recommencez 3 fois.

L'OUVERTURE DE LA POITRINE

Cette flexion avant intense étire la colonne vertébrale et les ischio-jambiers.

- Tonifie et raffermit les bras et le buste.
- Soulage les tensions dans la nuque et les épaules.
- Réaligne la colonne.

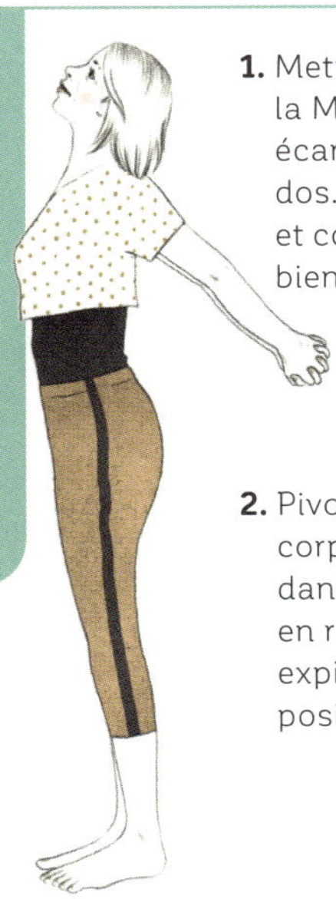

1. Mettez-vous dans la posture de la Montagne, les pieds légèrement écartés. Entrelacez les doigts dans le dos. Étirez le haut du dos vers l'arrière et comptez jusqu'à 10 en respirant bien dans la posture.

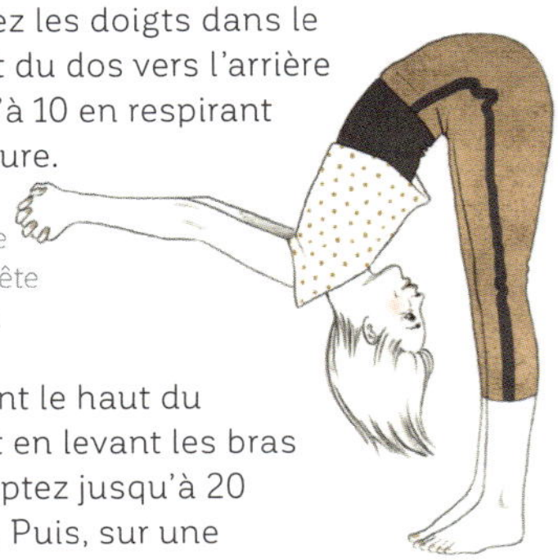
Le but est de rapprocher la tête des genoux.

2. Pivotez doucement le haut du corps vers l'avant en levant les bras dans le dos. Comptez jusqu'à 20 en respirant bien. Puis, sur une expiration, redressez-vous en position debout.

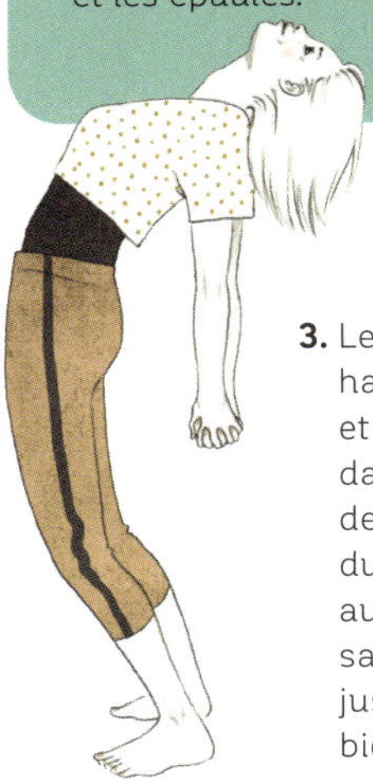

3. Levez les bras à la hauteur des épaules et entrelacez les doigts dans votre dos. Étirez de nouveau le haut du dos vers l'arrière, aussi loin que possible, sans forcer. Comptez jusqu'à 5 en respirant bien dans la posture.

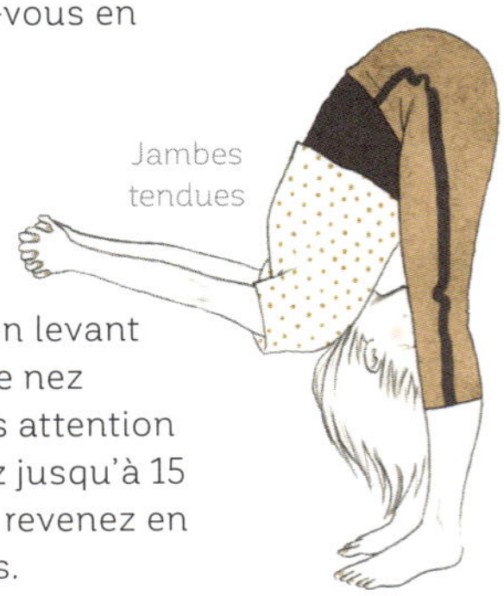

4. Penchez-vous de nouveau en avant en levant les bras dans le dos. Approchez votre nez le plus possible de vos genoux. Faites attention de ne pas forcer l'étirement. Comptez jusqu'à 15 en respirant bien. Sur une expiration, revenez en position debout. Recommencez 2 fois.

LE DEMI-LOTUS

Restez un moment assise la colonne bien alignée calme le mental et apaise le stress et l'anxiété, ainsi que les dépressions légères.

- Assouplit les hanches, les genoux et les chevilles.
- Renforce la colonne et les abdominaux.
- Améliore la posture d'ensemble.
- Augmente l'énergie.

1. Asseyez-vous dans la posture du Bâton, en allongeant la colonne depuis le coccyx jusqu'au sommet de la tête.

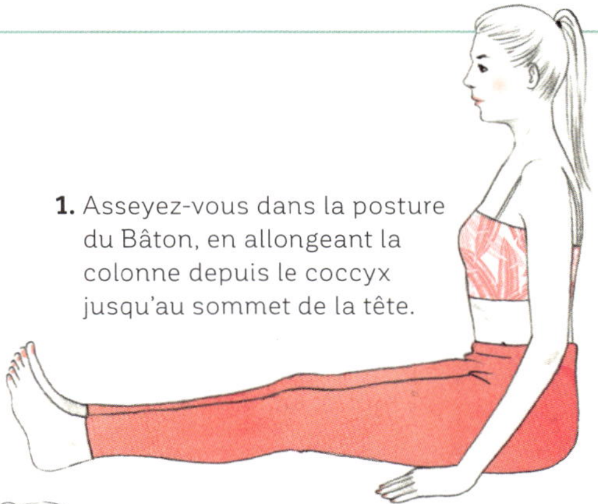

2. Pliez le genou droit, saisissez le pied avec les deux mains et placez-le le plus haut possible sur la jambe gauche, qui est encore tendue (l'objectif est de le poser contre l'aine).

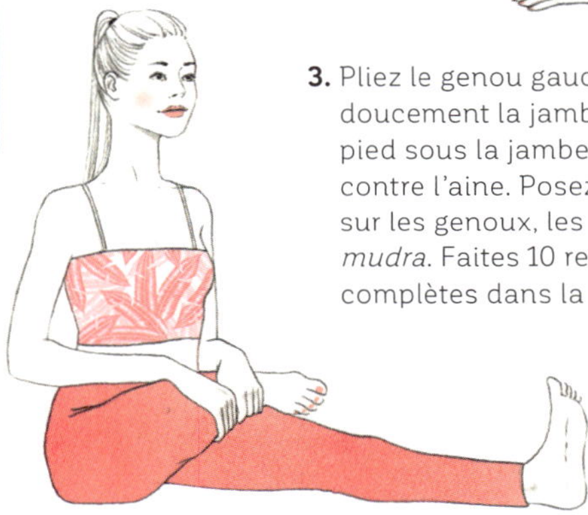

3. Pliez le genou gauche, tirez doucement la jambe et glissez le pied sous la jambe droite, le talon contre l'aine. Posez les mains sur les genoux, les doigts en *chin mudra*. Faites 10 respirations complètes dans la posture.

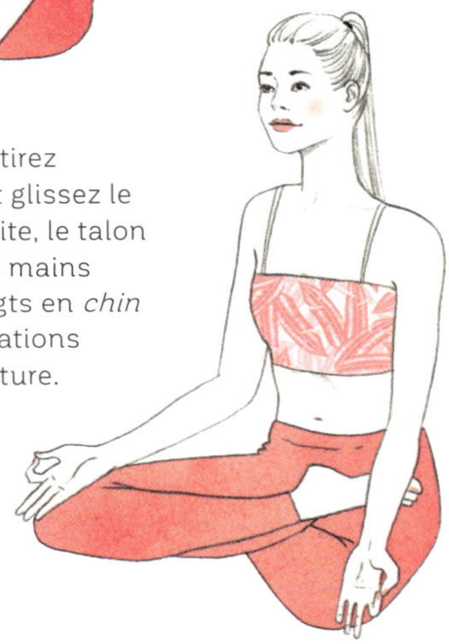

Dans *chin mudra* (« sceau de la conscience »), les bouts du pouce et de l'index sont en contact.

L'ÉTIREMENT DE LA NUQUE

Cet étirement des muscles de la nuque dissipe les tensions et aide le corps entier à se relaxer.

- Soulage les tensions dans la nuque et les épaules.
- Apaise les maux de tête.
- Favorise la relaxation.

1. Asseyez-vous au sol, les jambes en Lotus, en Demi-Lotus ou simplement en tailleur. Gardez la colonne droite, relâchez la tête vers l'avant et posez le menton sur la poitrine.

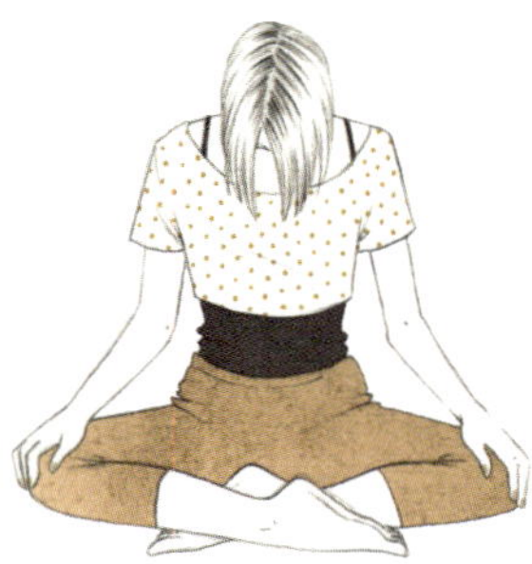

2. Roulez la tête vers la droite, en approchant l'oreille droite de l'épaule droite.

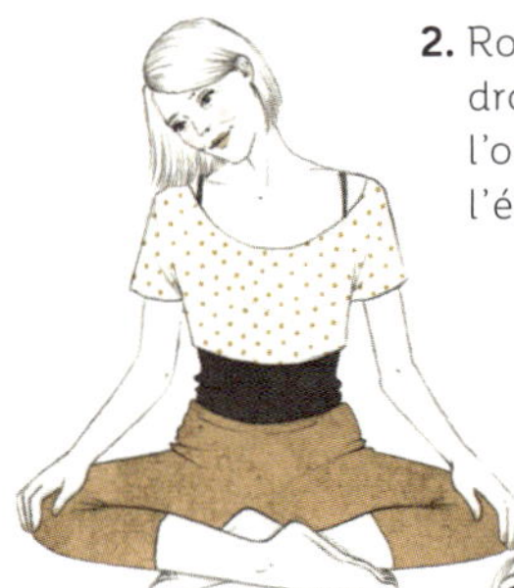

3. Roulez ensuite la tête dans l'autre sens pour ramener le menton à la poitrine, puis l'oreille gauche à côté de l'épaule gauche. Recommencez 3 à 5 fois.

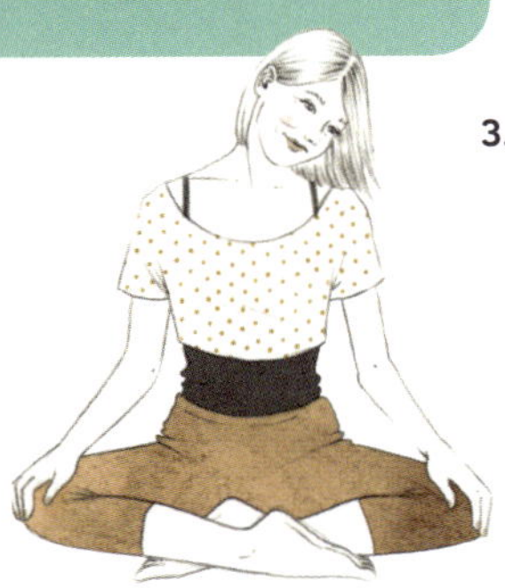

4. Relâchez le menton à la poitrine, puis relevez la tête pour détendre la nuque. Recommencez 3 à 5 fois.

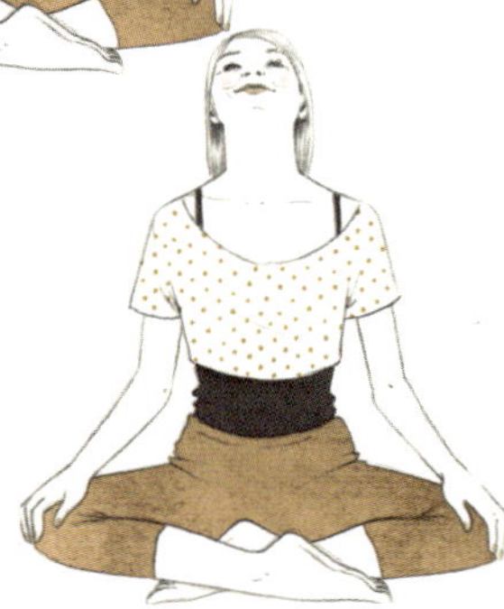

LE CHAMEAU

Cet étirement intense travaille entre autres les cuisses et les genoux.

- Ouvre la poitrine et les épaules
- Renforce le milieu du dos
- Étire les abdominaux et les cuisses
- Soulage les troubles menstruels et les douleurs légères dans le dos

1. Mettez-vous à genoux, les genoux écartés à la largeur des hanches. Sur une inspiration, levez les mains au-dessus de la tête, paumes face à face.

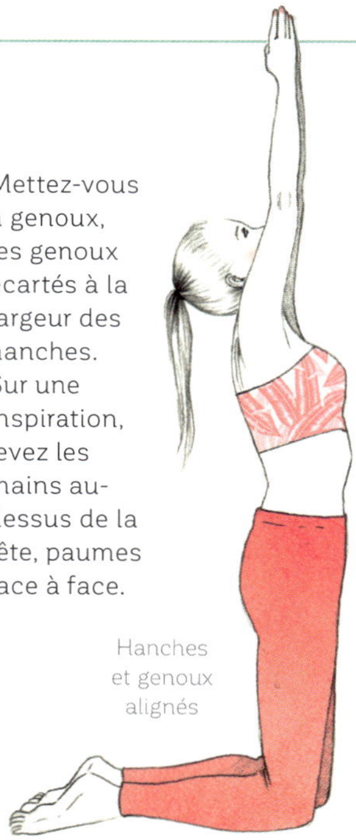
Hanches
et genoux
alignés

2. Montez les côtes et la poitrine, et poussez le bassin vers l'avant. Tendez la main droite derrière vous et posez la main sur le talon droit. Regardez en direction du talon droit. Comptez jusqu'à 10 en respirant bien. Revenez en position droite et recommencez de l'autre côté.

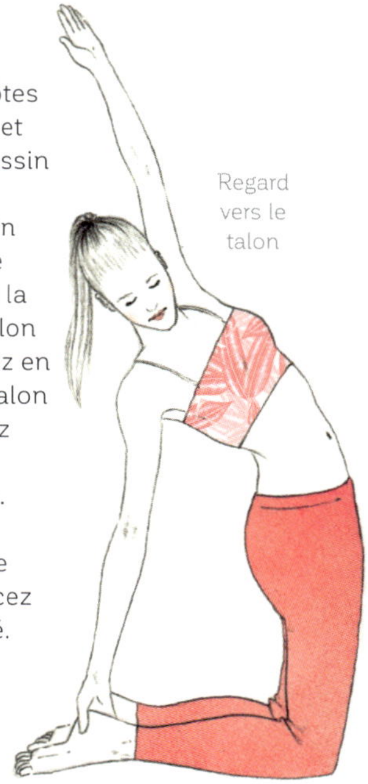
Regard
vers le
talon

3. Posez une main sur chaque talon. Ouvrez la poitrine, allongez la colonne et détendez la nuque, en relâchant la tête vers l'arrière. Comptez jusqu'à 15 en respirant bien dans la posture.

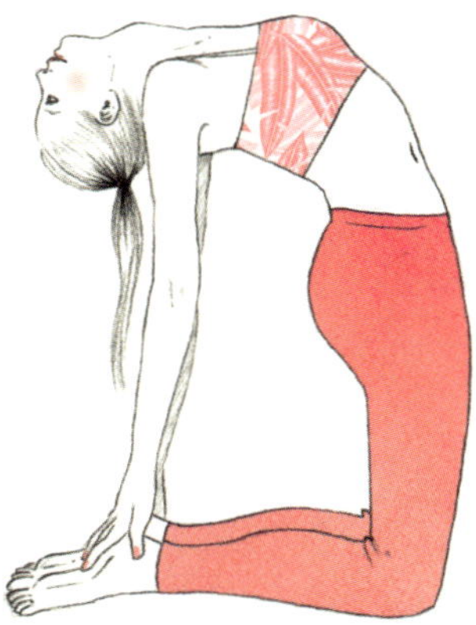

VARIANTES

Si vous n'arrivez pas à toucher vos talons ou si vous sentez que la posture est trop intense pour votre dos ou votre nuque, essayez de retourner les orteils sur le sol pour rehausser légèrement vos talons.
Si la posture n'est toujours pas confortable, placez une brique à l'extérieur de chaque talon, sur la plus grande hauteur (généralement autour de 20-25 cm), et posez les mains dessus.

Ne faites pas cette posture si vous avez de l'hypertension ou de l'hypotension artérielle. Ne faites pas non plus cette posture si vous avez un problème à la nuque ou au dos.

4. Pour quitter la posture, attendez une expiration : libérez les bras et déposez les fesses sur les talons.

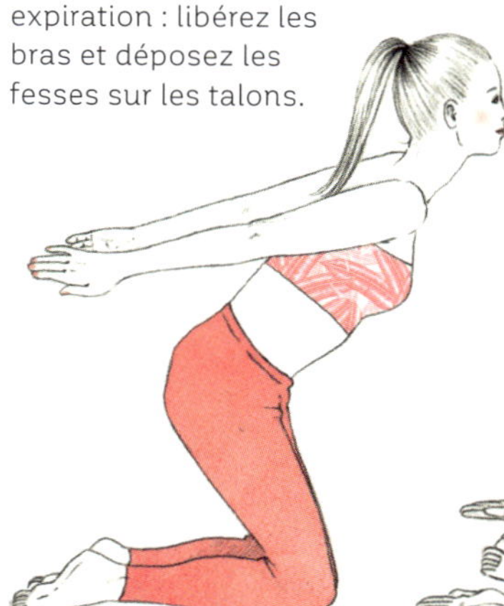

5. Relâchez le front devant vous et les mains derrière vous, paumes vers le haut. Détendez-vous 30 secondes dans cette posture. Ensuite, refaites une fois toutes les étapes.

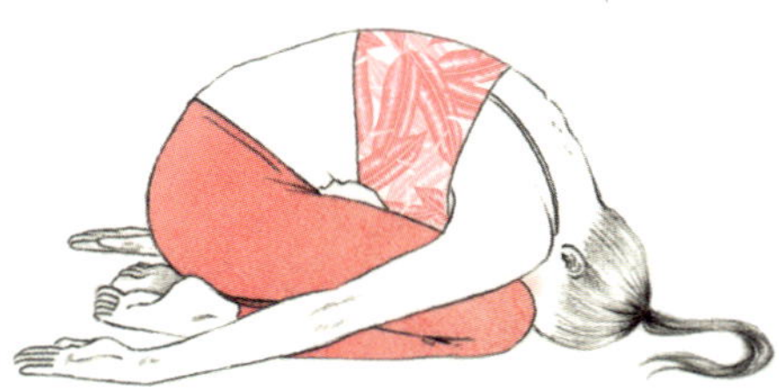
Si votre nuque
n'est pas détendue,
amenez le menton
vers la poitrine

L'ARC

L'Arc est une puissante flexion arrière qui renforce le dos.

- Renforce la colonne.
- Tonifie le corps entier.
- Ouvre les poumons.
- Améliore la circulation.

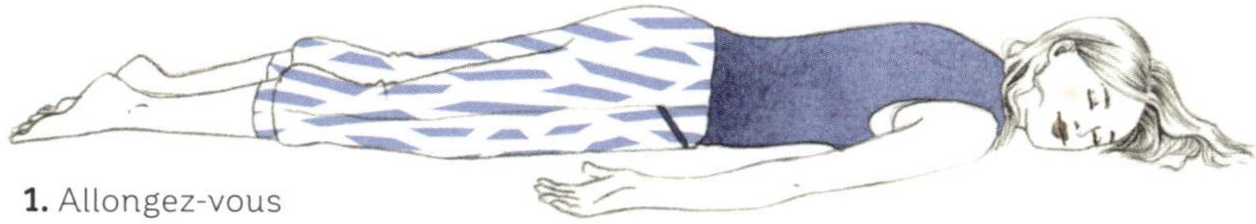

1. Allongez-vous à plat ventre, la tête tournée sur un côté.

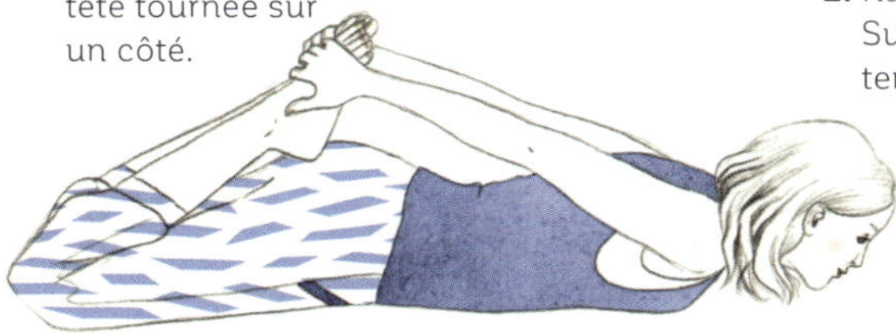

2. Ramenez la tête au centre. Sur une inspiration, tendez vos mains derrière vous pour saisir vos pieds et décollez le haut du corps du sol.

3. À l'expiration, poussez vos pieds vers l'arrière, contre vos paumes de main : le haut du corps se soulève tout seul. Faites 3 à 5 respirations. Pour quitter la posture, redéposez le haut du corps au sol et lâchez les pieds. Recommencez trois fois.

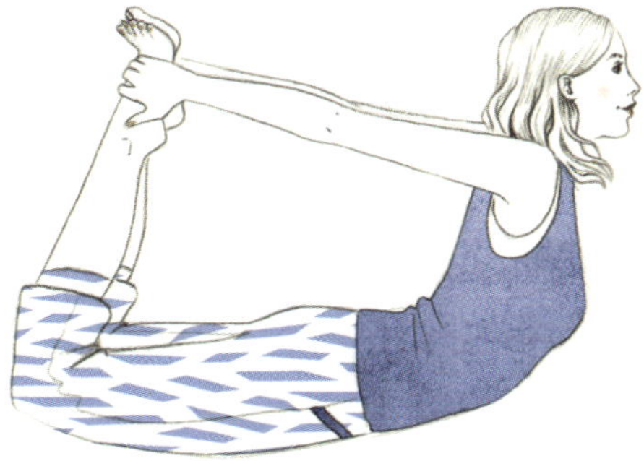

LE CADAVRE

À la fin de la séance, prenez 5 à 10 minutes pour bien vous relaxer dans la posture du Cadavre.

- Détend le mental et le corps après l'exercice physique.
- Favorise la relaxation profonde.
- Réduit la fatigue.

1. Allongez-vous sur le dos, les bras le long du corps, les paumes tournées vers le haut. Relâchez les pieds sur les côtés. Fermez les yeux. Scannez tout votre corps depuis les plantes de pied jusqu'au sommet de la tête, en détendant chaque articulation et chaque muscle de bas en haut. Invitez la paix dans votre mental et votre corps. Concentrez-vous sur votre souffle pour faire le vide dans votre esprit et rester présente. Relaxez-vous 5 à 10 minutes dans la posture.

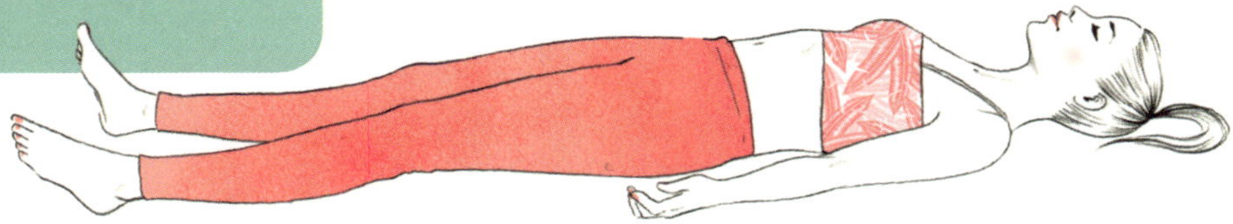

FERTILITÉ

JOUR 18

Le yoga est une très bonne manière de se préparer à la grossesse, physiquement, émotionnellement et spirituellement. Un corps fort et souple sera votre meilleur allié pour bien mener le voyage physique qu'est une grossesse, et un bon système endocrinien vous aidera à mieux vivre les changements hormonaux. Il arrive parfois même que le yoga vienne à bout de problèmes de fertilité et augmente les chances qu'a une femme de concevoir un enfant. Les experts pensent que le stress est l'une des raisons les plus courantes pour lesquelles les femmes n'arrivent pas à tomber enceintes – d'autant plus si aux soucis du quotidien s'ajoute la peur de ne pas pouvoir être mère. Les asanas et les techniques respiratoires du yoga libèrent les tensions et apaisent l'anxiété. On est alors moins sensible au stress et mieux à même de se relaxer, donc de bien dormir et de refaire le plein d'énergie. Nous recommandons aux femmes d'essayer le yoga avant de prendre un traitement pour la fertilité.

LA FLEXION LATÉRALE

Cette flexion latérale assouplit la colonne vertébrale.

- Allonge la colonne.
- Cible les « poignées d'amour ».
- Tonifie les bras.

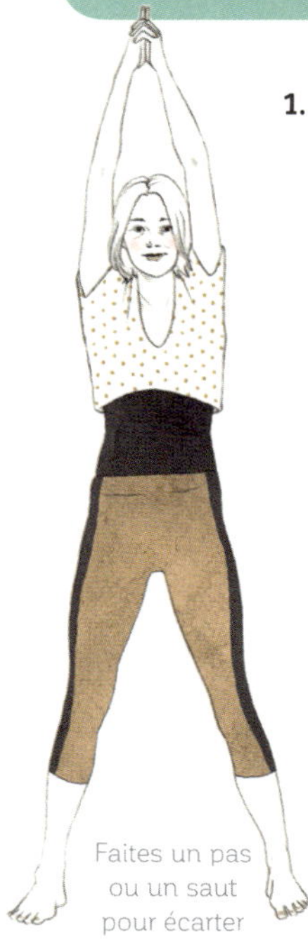
Faites un pas ou un saut pour écarter les pieds.

1. Mettez-vous dans la posture de la Montagne, les bras le long du corps. Faites un petit saut ou un pas et écartez les pieds à une soixantaine de centimètres l'un de l'autre. Sur une inspiration, levez les bras avec grâce. Joignez les mains au-dessus de la tête, en tendant les deux index et en repliant les autres doigts, ou bien joignez les mains en namasté, les paumes pressées l'une contre l'autre – l'étirement sera un peu plus intense.

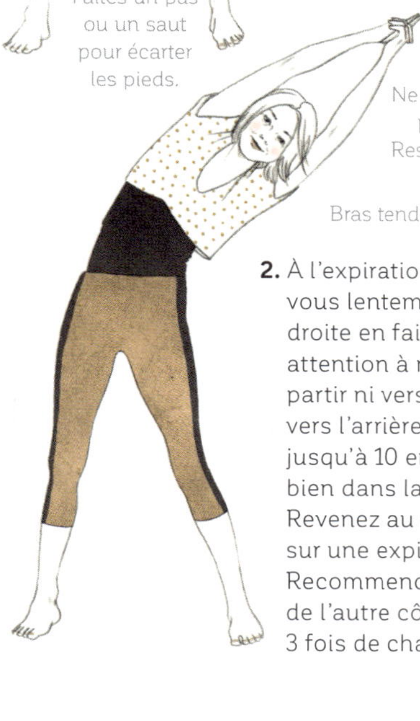
Ne vous étirez pas trop. Respectez vos limites.
Bras tendus

2. À l'expiration, penchez-vous lentement vers la droite en faisant bien attention à ne pas partir ni vers l'avant ni vers l'arrière. Comptez jusqu'à 10 en respirant bien dans la posture. Revenez au centre sur une expiration. Recommencez une fois de l'autre côté, puis 3 fois de chaque côté.

L'ARC DEBOUT

L'Arc debout est une question d'équilibre. Reculez le pied lentement, en douceur, jusqu'à ce que vous vous sentiez parfaitement stable.

- Améliore la circulation sanguine vers le cœur et les poumons.
- Augmente l'élasticité de la colonne.
- Active le système digestif.
- Améliore l'équilibre et la concentration.

VARIANTE

Si vous avez du mal à conserver votre équilibre, pratiquez à côté d'un mur.

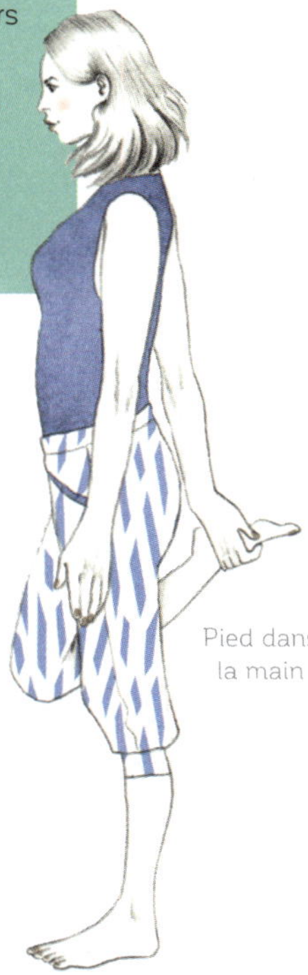
Pied dans la main

1. Mettez-vous dans la posture de la Montagne, les bras le long du corps. Levez le pied droit derrière vous et saisissez le cou-de-pied avec la main droite.

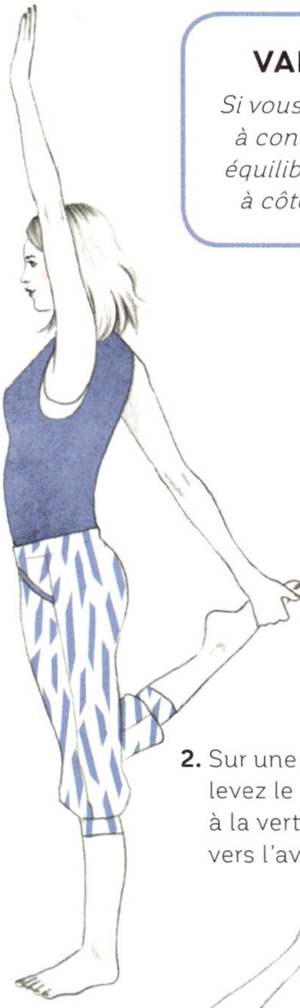
Bras tendu

2. Sur une inspiration, levez le bras gauche à la verticale, paume vers l'avant.

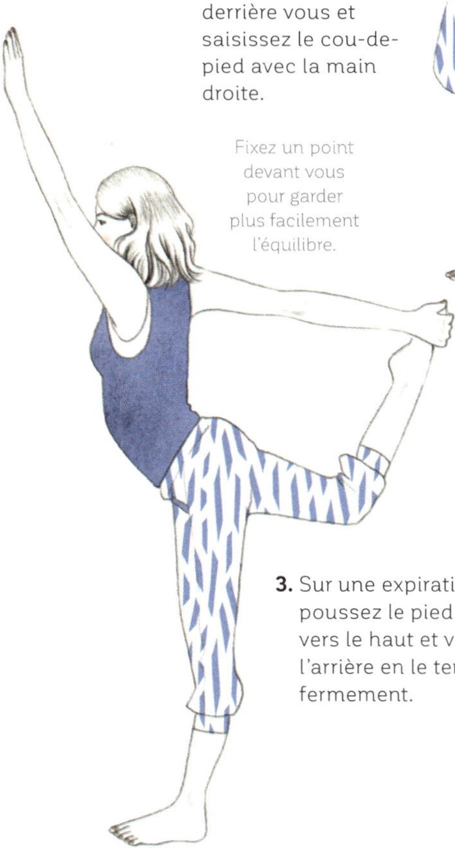
Fixez un point devant vous pour garder plus facilement l'équilibre.

3. Sur une expiration, poussez le pied vers le haut et vers l'arrière en le tenant fermement.

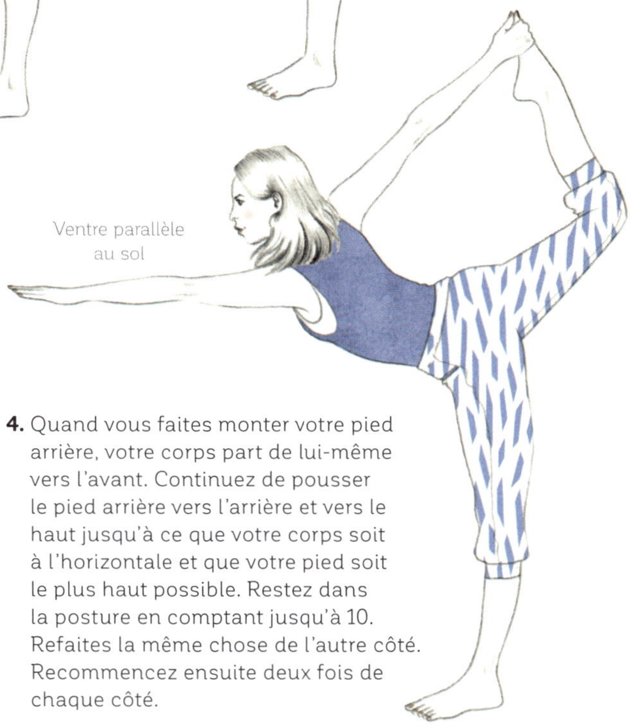
Ventre parallèle au sol

4. Quand vous faites monter votre pied arrière, votre corps part de lui-même vers l'avant. Continuez de pousser le pied arrière vers l'arrière et vers le haut jusqu'à ce que votre corps soit à l'horizontale et que votre pied soit le plus haut possible. Restez dans la posture en comptant jusqu'à 10. Refaites la même chose de l'autre côté. Recommencez ensuite deux fois de chaque côté.

LA DÉESSE

Aujourd'hui, nous allons continuer avec ce squat large qui renforce les cuisses.

- Ouvre les hanches et l'aine.
- Renforce les cuisses.
- Renforce le corps dans son ensemble.

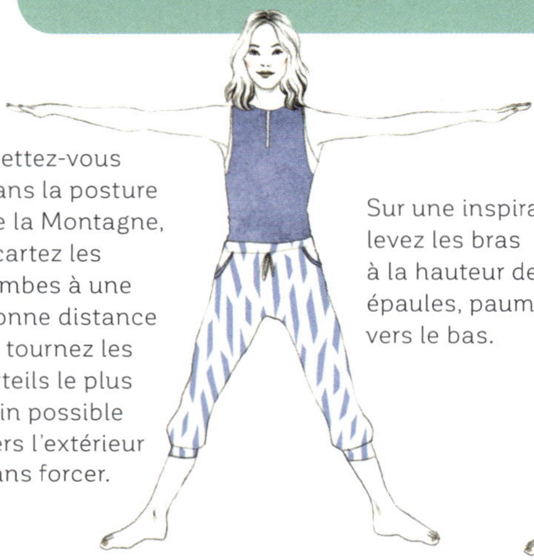

1. Mettez-vous dans la posture de la Montagne, écartez les jambes à une bonne distance et tournez les orteils le plus loin possible vers l'extérieur sans forcer.

Sur une inspiration, levez les bras à la hauteur des épaules, paumes vers le bas.

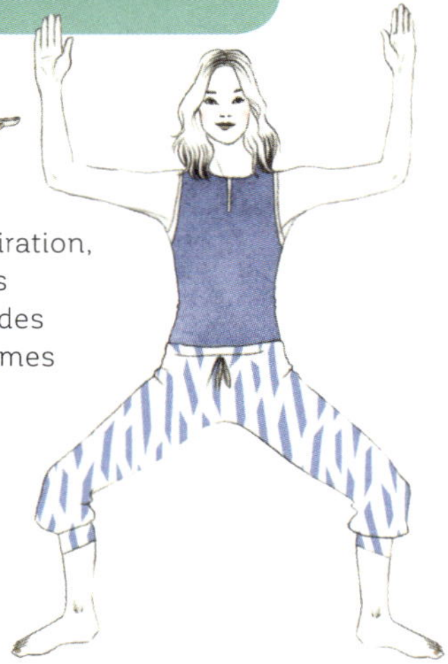

2. À l'expiration suivante, descendez le bassin dans un « squat ». Pliez les bras à 90°, en tournant les paumes vers l'avant.

3. Pour éviter de vous faire mal aux genoux, ne les laissez pas partir vers l'avant. Allongez la colonne pour ouvrir les hanches. Si la position des bras est trop intense, joignez les paumes en prière. Gardez la posture pendant 30 secondes. Recommencez ensuite 3 fois.

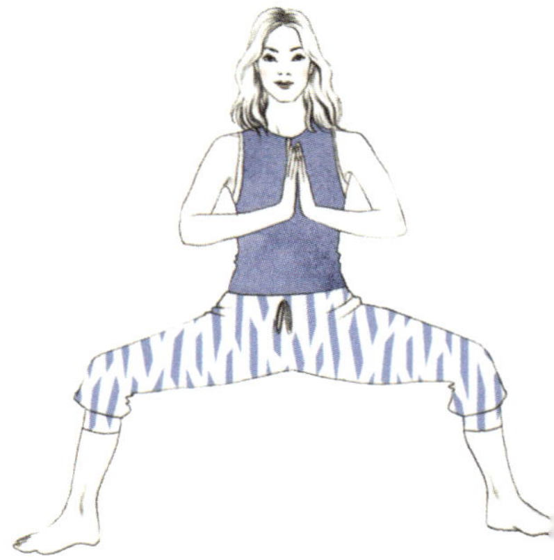

L'ÉTIREMENT INTENSE SUR LE CÔTÉ

Cette posture est similaire à la Flexion avant debout (page 000), mais la position des jambes (une devant, l'autre derrière) intensifie l'étirement.

- Améliore l'équilibre.
- Soulage les raideurs dans les épaules, la nuque et les poignets.
- Ouvre la poitrine.
- Masse les organes digestifs.
- Renforce les jambes.

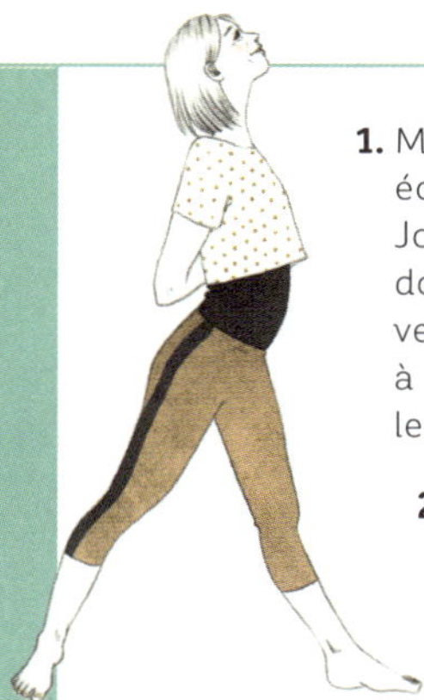

1. Mettez-vous dans la Montagne, les pieds très écartés. Montez les bras au niveau des épaules. Joignez les paumes de main dans le dos, les doigts pointés vers le haut. Pivotez le haut corps vers la droite, la jambe et le pied droits tournés à environ 90° vers le côté. Dirigez le regard vers le haut et étirez le haut du dos vers l'arrière.

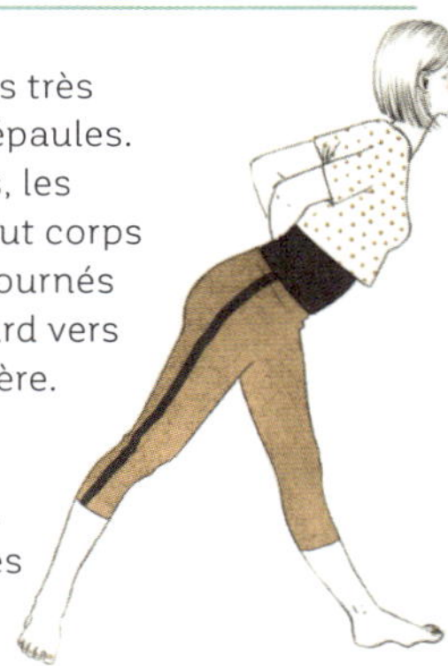

2. Sur une expiration, étirez-vous vers l'avant à partir du coccyx, le menton pointé vers l'avant. Gardez les jambes bien tendues pour conserver votre équilibre.

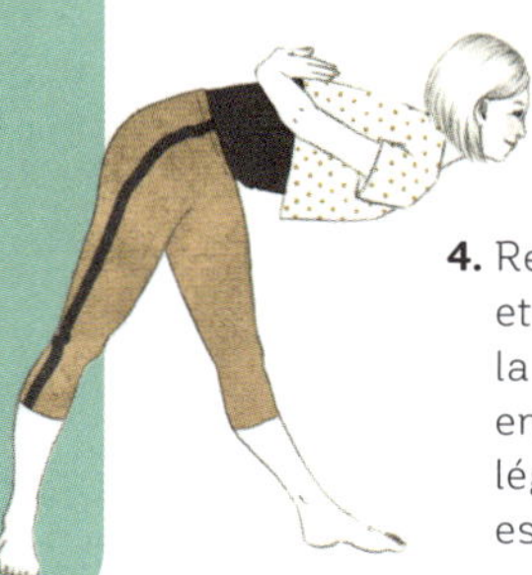

3. Descendez le haut du corps et regardez devant vous. Restez 5 secondes dans la posture.

Le but est d'approcher la tête des genoux.

4. Relâchez le front vers le genou gauche et amenez le nez le plus près possible de la rotule sans forcer. Comptez jusqu'à 5 en respirant normalement. Fléchissez légèrement le genou droit si l'étirement est trop intense. Redressez-vous en position debout et refaites la même chose de l'autre côté. Recommencez ensuite 2 fois de chaque côté.

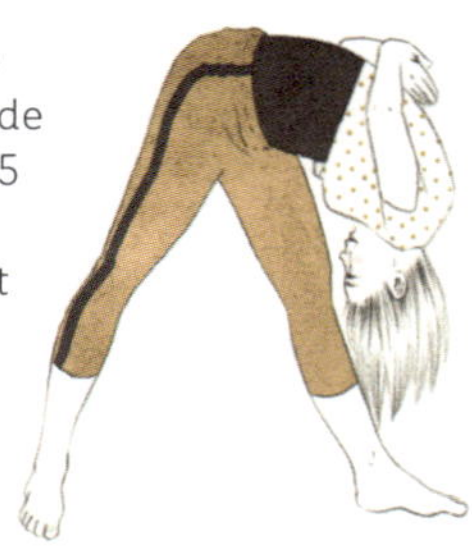

LA DEMI-TORSION

Cette Demi-Torsion transforme la colonne car elle booste la circulation sanguine vers les disques, et elle renforce et assouplit les petits muscles qui soutiennent la colonne.

- Masse les organes digestifs et favorise l'élimination.
- Stimule la circulation lymphatique.
- Renforce le système immunitaire.
- Apaise le système nerveux.

1. Asseyez-vous au sol, pieds joints, jambes tendues devant vous et mains sur le sol à côté des hanches.

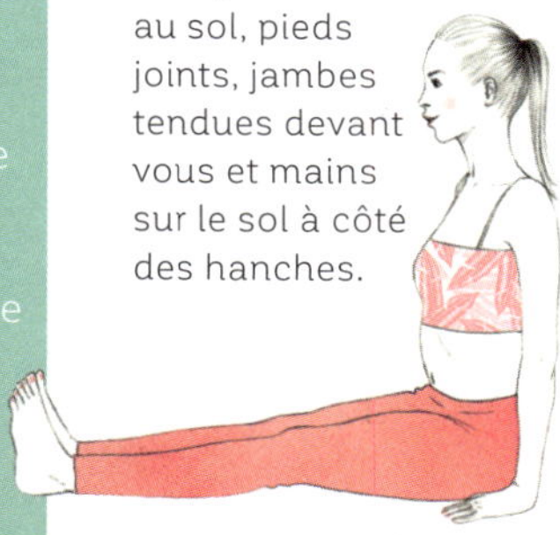

2. Inspirez en allongeant la colonne vertébrale et en poussant les ischions dans le sol. Sur une expiration, fléchissez le genou droit et tirez-le doucement vers la poitrine. Placez le pied droit au sol juste à l'extérieur du genou gauche.

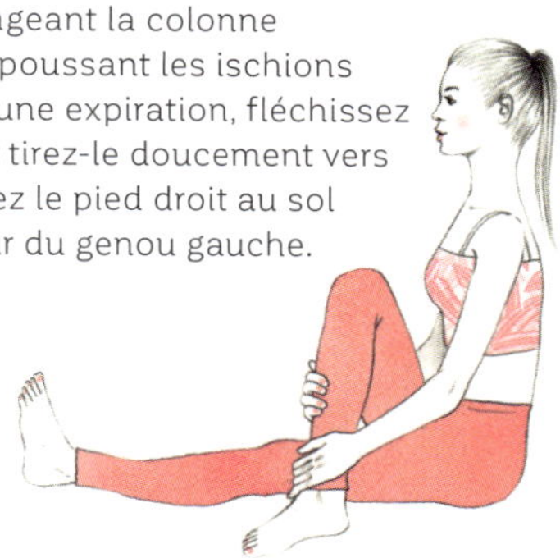

3. Posez la main droite au sol derrière vous et saisissez le genou gauche avec la main gauche.

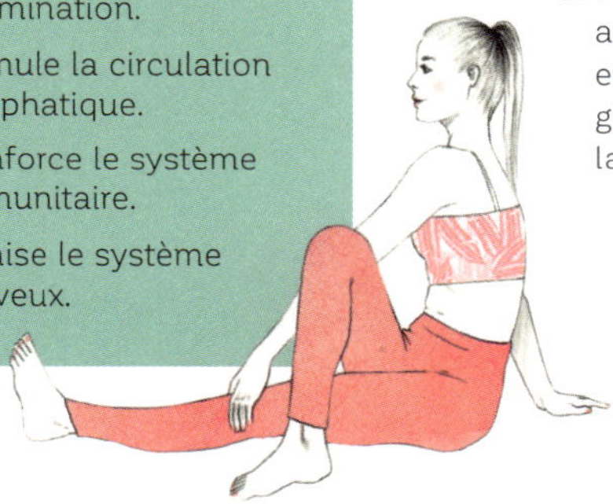

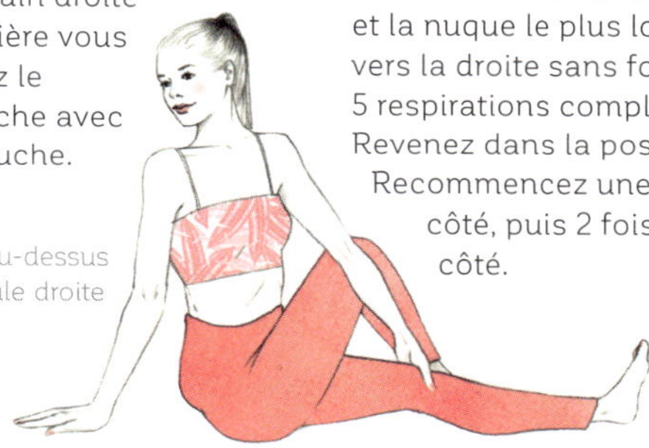

4. Tournez doucement la tête et la nuque le plus loin possible vers la droite sans forcer. Faites 5 respirations complètes. Revenez dans la position initiale. Recommencez une fois de l'autre côté, puis 2 fois de chaque côté.

LA FLEXION AVANT ASSISE

Cette flexion avant stimule entre autres le foie, les reins, les ovaires et l'utérus.

- Renforce la colonne.
- Améliore la digestion.
- Lutte contre l'infertilité, l'hypertension artérielle et l'insomnie.
- Soulage les douleurs menstruelles et les symptômes de la ménopause.

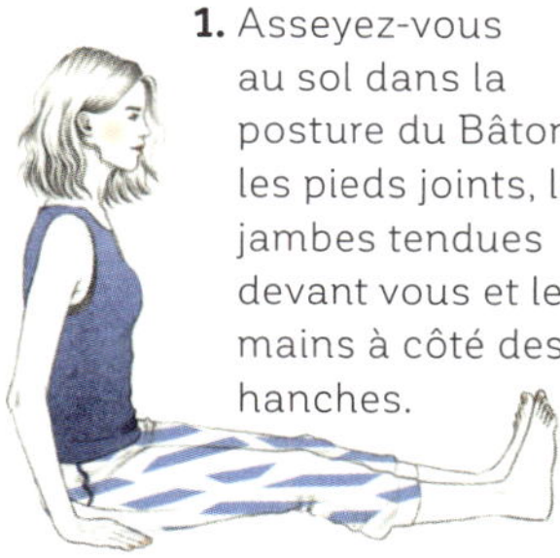

1. Asseyez-vous au sol dans la posture du Bâton, les pieds joints, les jambes tendues devant vous et les mains à côté des hanches.

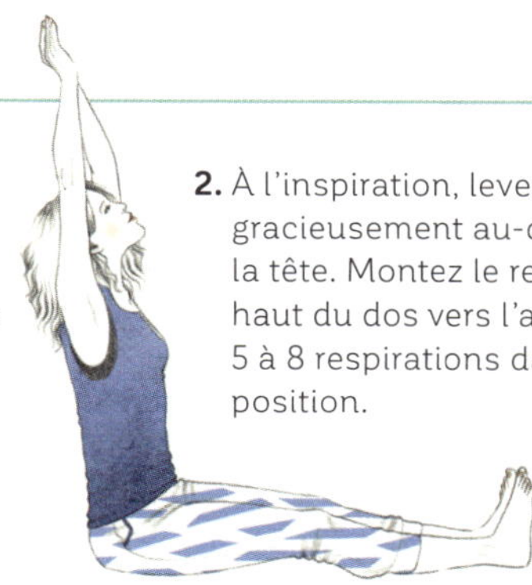

2. À l'inspiration, levez les bras gracieusement au-dessus de la tête. Montez le regard, étirez le haut du dos vers l'arrière et faites 5 à 8 respirations dans cette position.

3. Sur une expiration, redescendez les bras, penchez-vous en avant et saisissez vos genoux. Comptez jusqu'à 15. Revenez dans la posture du Bâton.

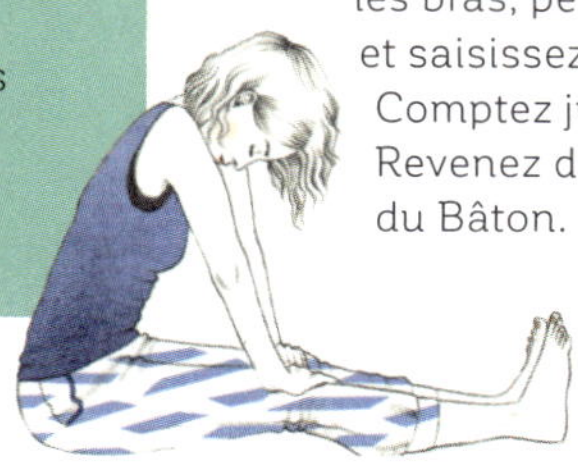

4. Ensuite, sur une inspiration, étirez de nouveau le haut du dos vers le haut et vers l'arrière, comme à l'étape 2. À l'expiration suivante, penchez-vous en avant et saisissez vos orteils. Si vous n'arrivez pas à toucher vos pieds, attrapez vos chevilles ou vos mollets.

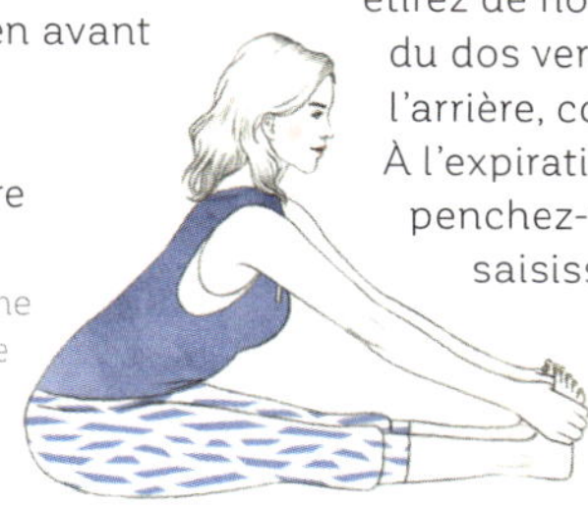

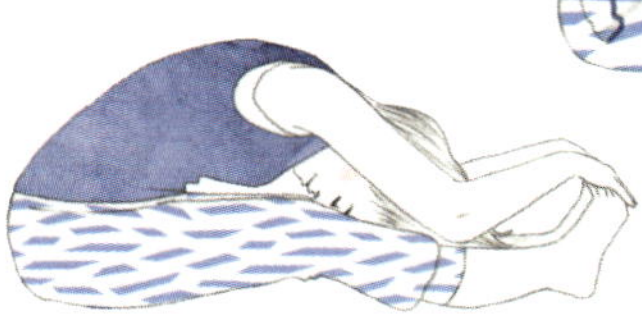

5. Amenez le front le plus près possible des tibias sans forcer. Comptez jusqu'à 10, en respirant bien. N'allez pas trop loin, votre position doit être confortable. Recommencez 2 fois chaque position.

LA POSTURE DES GENOUX À LA POITRINE

Cet asana dissipe les tensions dans le bas du dos. Il peut également être efficace contre les sciatiques.

- Soulage les indigestions, les ballonnements, le reflux gastrique, les flatulences et la constipation.
- Atténue les symptômes du côlon irritable.

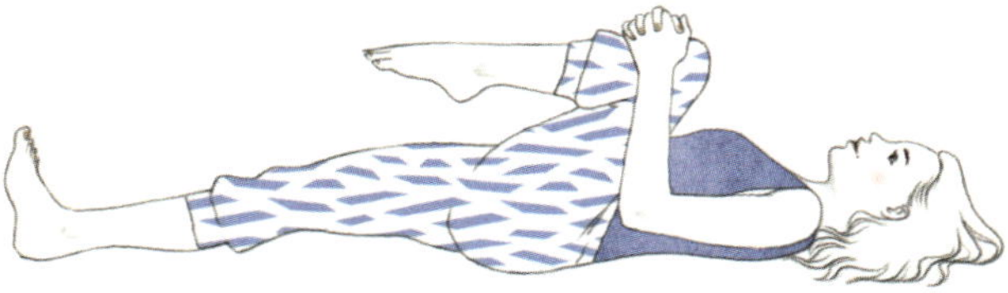

1. Allongez-vous sur le dos jambes tendues. Repliez le genou droit contre la poitrine et saisissez-le. Pressez doucement votre jambe contre vous. Recommencez avec l'autre jambe.

2. Revenez dans votre position de départ, sur le dos, jambes tendues. À présent, repliez les deux genoux contre votre poitrine. Saisissez-les et pressez vos jambes en douceur contre vous. Recommencez 2 fois le tout.

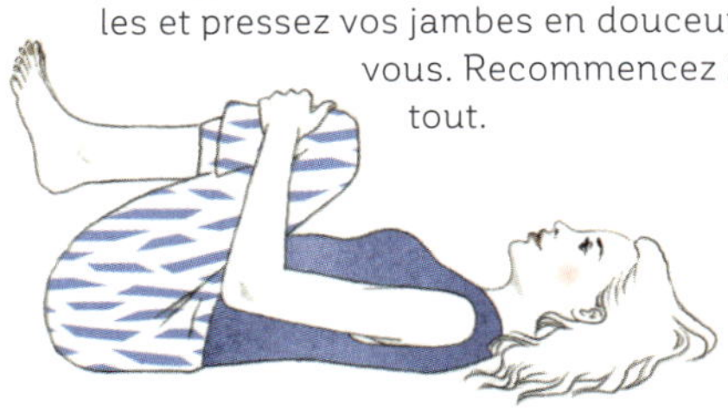

3. Laissez vos pieds redescendre au sol, les genoux pliés et écartés d'une cinquantaine de centimètres. Détendez votre corps dans le sol. Restez 1 à 2 minutes dans la posture en vous concentrant sur votre respiration.

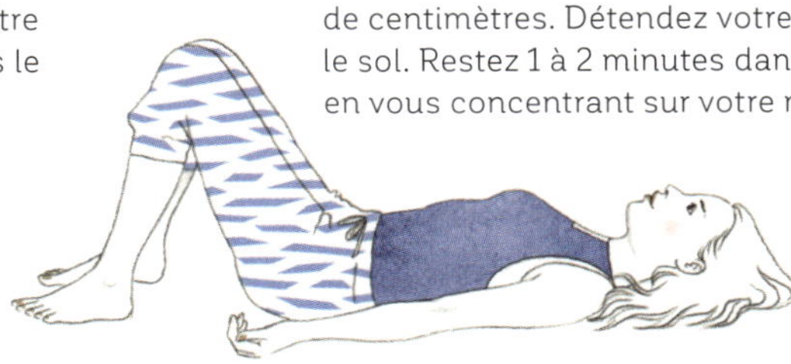

LE CHAT EN ÉQUILIBRE

Le chat en équilibre travaille la force du centre et la coordination.

- Améliore l'équilibre et la coordination
- Allonge la colonne
- Renforce le centre

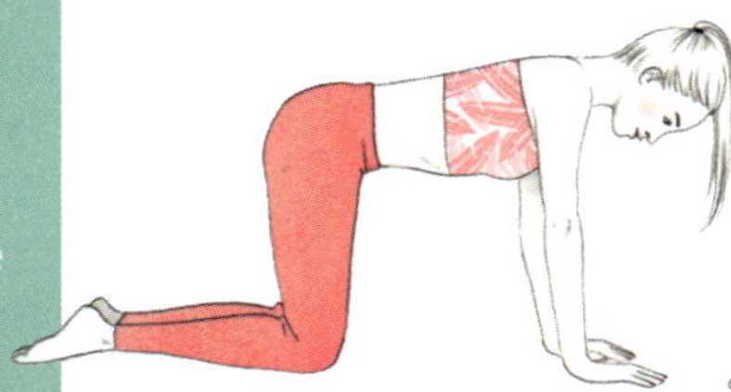

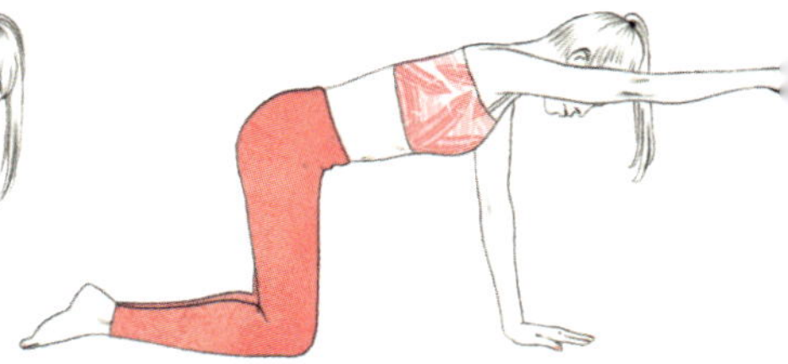

1. Mettez-vous à quatre pattes, les mains alignées avec les épaules et les genoux alignés avec les hanches.

2. En inspirant, rentrez les abdominaux et tendez le bras droit devant vous, la paume tournée vers le bas. Gardez les épaules au même niveau. Sur l'expiration, reposez la main au sol. Faites la même chose avec l'autre bras. Puis recommencez 5 fois de chaque côté et revenez dans la position de départ.

3. À l'inspiration, rentrez les abdominaux et tendez la jambe droite derrière vous, en alignant la cheville avec l'épaule. À l'expiration, reposez la jambe au sol. Refaites la même chose avec la jambe gauche. Recommencez 5 fois de chaque côté. Revenez ensuite dans la position de départ.

4. Sur une inspiration, rentrez les abdominaux, et tendez en même temps le bras droit et la jambe gauche. Comptez jusqu'à 5. Refaites ensuite la même chose avec le bras gauche et la jambe droite. Puis recommencez 5 fois en alternant les bras et les jambes.

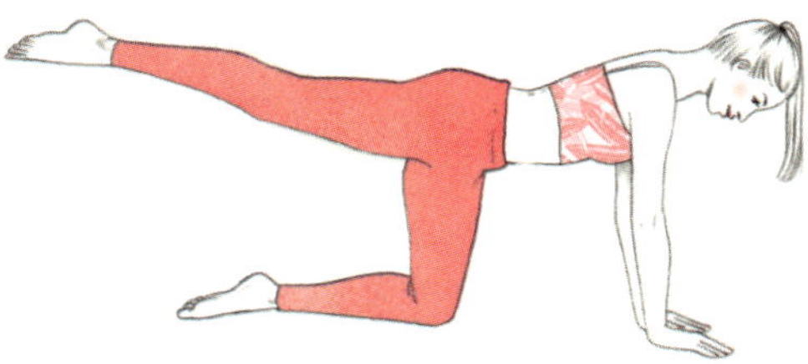

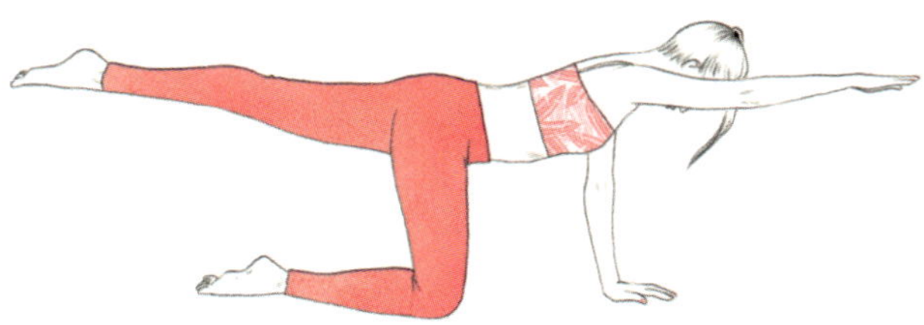

LE COBRA

Cet asana, qui ouvre le thorax, crée de l'espace pour les poumons ; il peut ainsi atténuer l'asthme et les symptômes des allergies.

- Étire et renforce la colonne.
- Stimule le cerveau.
- Tonifie les systèmes respiratoire et digestif.
- Énergise les jambes.

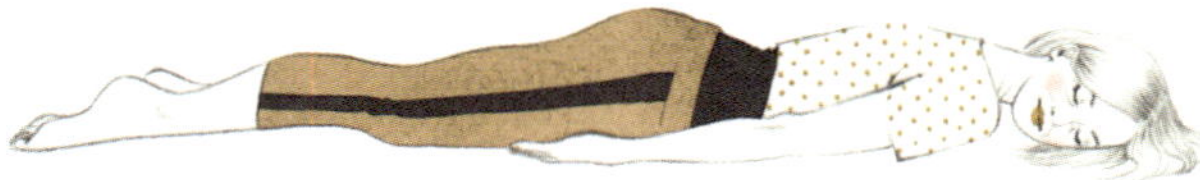

1. Allongez-vous à plat ventre, la tête sur le côté, les bras le long du corps.

2. Ramenez la tête au centre et posez le front au sol. Placez les mains au niveau des épaules, paumes vers le bas. Détendez les cuisses.

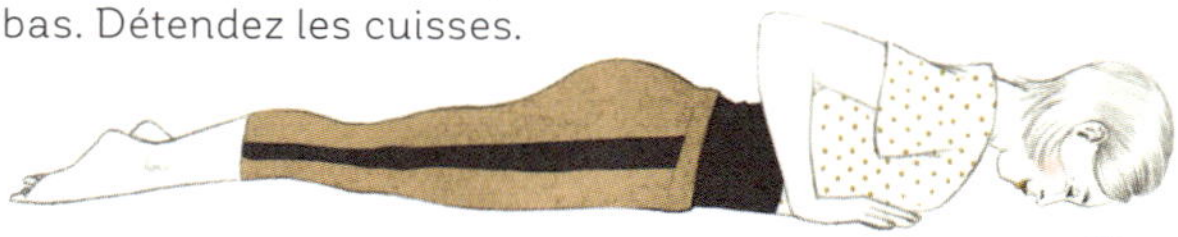

Si vos cuisses se crispent, essayez de les détendre. Soulevez-vous à partir du dos, et non des jambes

3. Sur une expiration, poussez dans les mains et soulevez lentement le haut du corps. Veillez à ce que vos épaules restent basses et détendues.

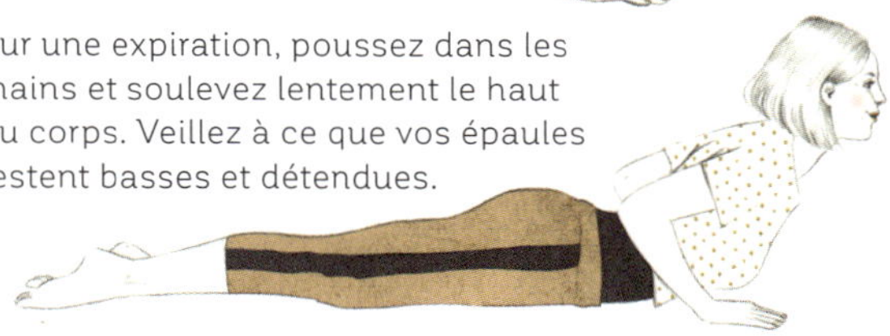

Ne reculez pas la tête plus que sur l'illustration

Orteils pressés dans le sol

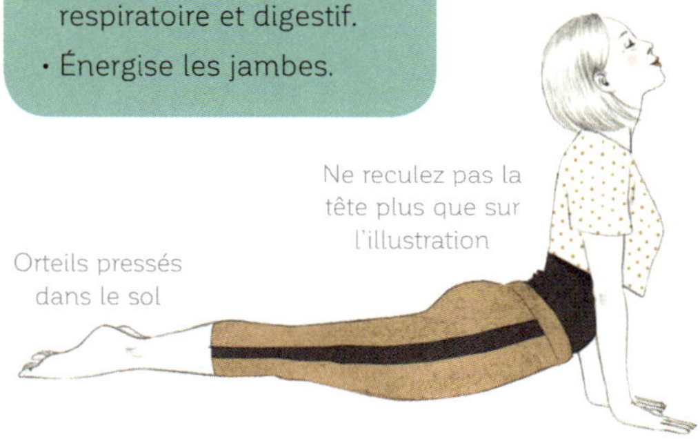

4. Amenez le haut du corps le plus haut possible sans forcer. Basculez en douceur la tête vers l'arrière jusqu'à ce que votre menton soit parallèle au sol. Comptez jusqu'à 15, en respirant bien dans la posture. Ensuite, redéposez doucement le haut du corps au sol, vertèbre après vertèbre. Recommencez 3 fois.

L'ENFANT

Cette posture restaurative est excellente pour clore une séance de yoga. En allongeant le dos, elle dissipe les tensions et apaise le mental.

- Soulage la fatigue.
- Détend la nuque et les épaules.
- Stimule la digestion.
- Étire le bas du dos

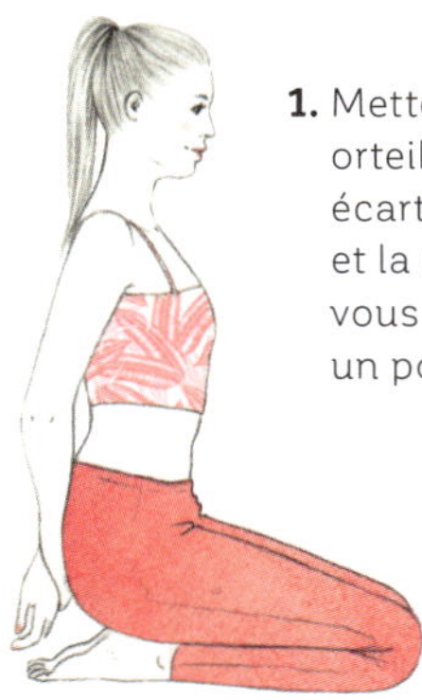

1. Mettez-vous à genoux, les gros orteils en contact, les genoux écartés à la largeur des hanches et la colonne droite. Asseyez-vous bien sur vos talons. Attrapez un poignet avec une main.

2. Sur une expiration, pivotez vers l'avant à partir des hanches et approchez la tête et la poitrine le plus possible du sol, en douceur. Si possible, posez le front au sol.

Genoux écartés pour laisser le haut du corps descendre entre les cuisses

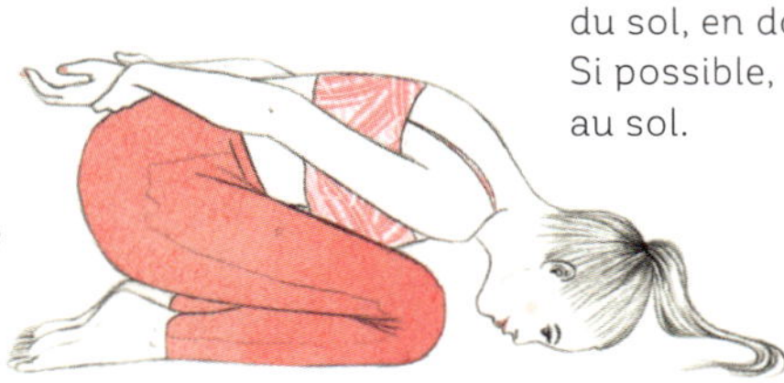

Coccyx sur les talons

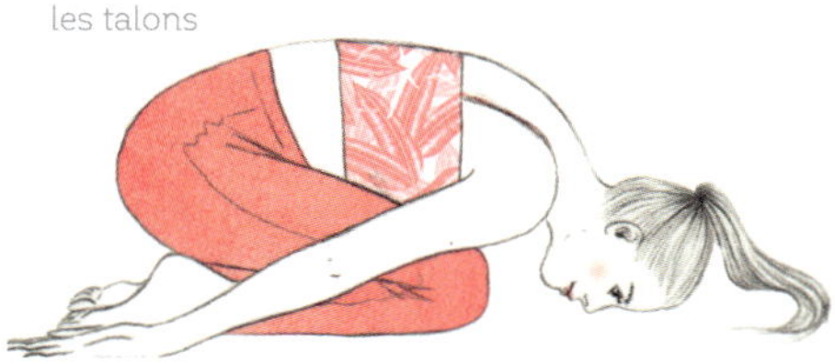

3. Relâchez la saisie des mains et posez le dos des mains au sol près de vos pieds. Tirez le coccyx doucement vers les talons. Observez l'étirement du bas du dos. Restez 2 à 3 minutes dans la posture en faisant des respirations longues et profondes.

MÉNOPAUSE

JOUR 19

Le passage des années de fertilité aux années de sagesse se fait différemment chez chacune d'entre nous. La plupart des femmes se plaignent de quelques symptômes, certaines traversent une période assez difficile. Quand la fertilité diminue, le corps n'a plus besoin d'autant d'œstrogènes et de progestérone, et les ovaires en produisent moins. Le corps met du temps à s'adapter et les femmes peuvent souffrir de divers symptômes comme des bouffées de chaleur, des sautes d'humeur ou encore de l'insomnie. C'est un processus naturel, une « entrée dans l'âge mûr » qui mène à la sérénité et au bien-être. En l'absence de symptômes graves et de problème médical spécifique, une femme n'a pas besoin d'ingurgiter chaque jour un cocktail de médicaments. Le yoga est très efficace à cette période de la vie, car il régule le système endocrinien, améliore la qualité de la relaxation et du sommeil, ainsi que la force musculaire et l'endurance.

LE DEMI-LOTUS DEBOUT

Aujourd'hui, nous commencerons par un Demi-Lotus debout. Comme pour toutes les postures d'équilibre, entrez dans la posture lentement et en conscience. Si vous allez trop vite, vous aurez plus de risques de perdre l'équilibre.

- Améliore l'équilibre.
- Assouplit les hanches, les genoux et les chevilles.
- Régule les systèmes nerveux et lymphatique.

LA GUIRLANDE

La Guirlande, ou *Malasana*, est une excellente posture pour renforcer et assouplir la région de l'aine, les hanches, les genoux et les chevilles.

- Renforce le dos et les abdominaux.
- Améliore l'équilibre.
- Ouvre la région de l'aine.
- Renforce les chevilles et les pieds.

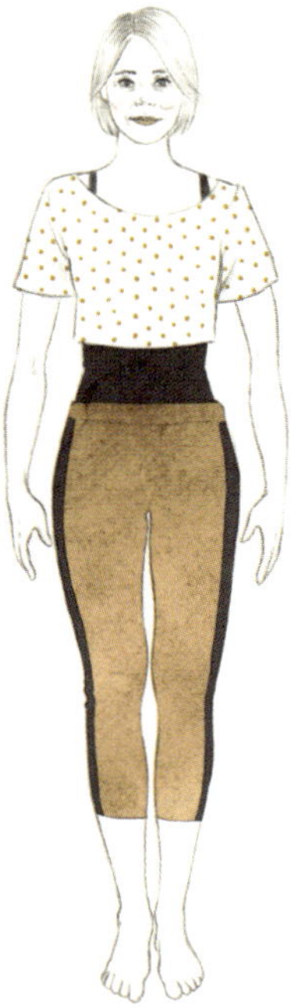

1. Mettez-vous dans la posture de la Montagne, les bras le long du corps. Pour garder l'équilibre plus facilement, posez votre regard sur un objet devant vous.

2. Amenez le poids du corps dans le pied gauche. Pliez le genou droit, levez le pied droit et, avec la main gauche, positionnez le pied droit le plus haut possible à l'intérieur de la cuisse gauche sans forcer.

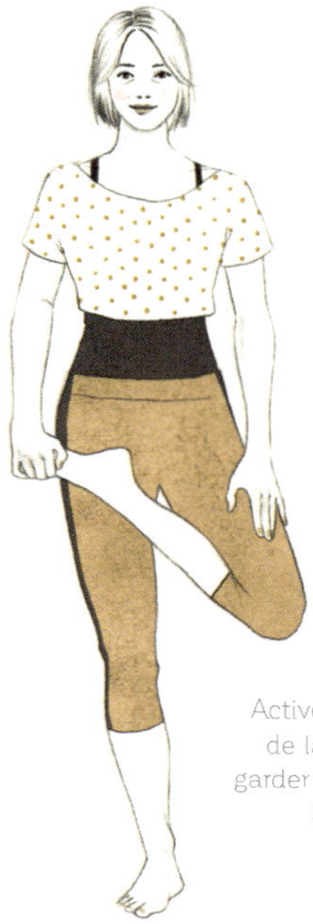

3. En inspirant, levez les bras au-dessus de la tête et pressez les paumes l'une contre l'autre. Tendez les bras et grandissez-vous. Gardez la posture pendant 5 respirations complètes, puis relâchez les bras et le pied. Refaites la même chose avec l'autre jambe. Ensuite, recommencez 2 fois de chaque côté.

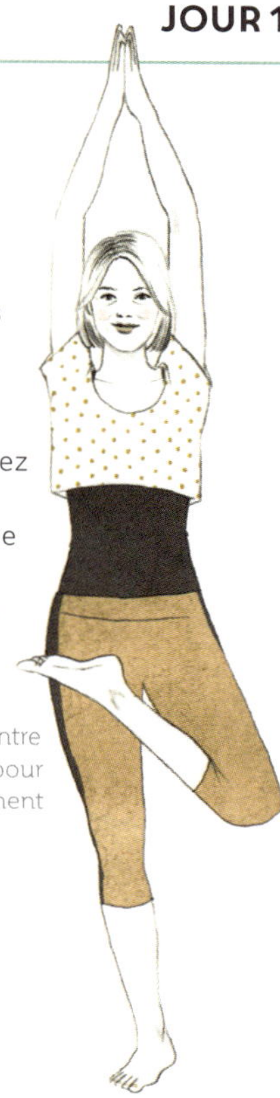
Pressez le pied contre la jambe de terre pour garder plus facilement l'équilibre

1. Mettez-vous dans la Montagne, les pieds un peu plus écartés que les hanches. Pivotez les orteils légèrement vers l'extérieur.

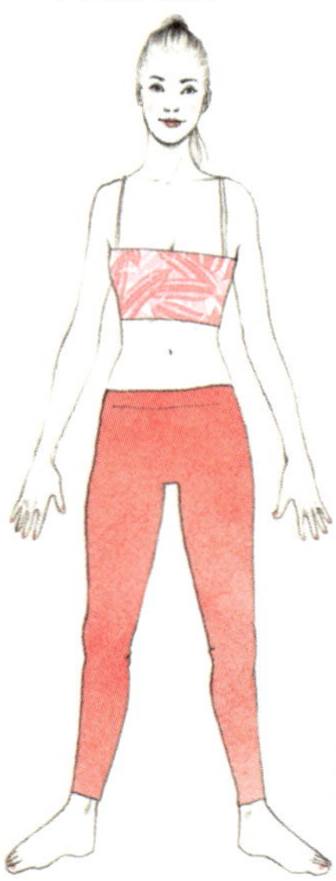

2. Levez les bras devant vous à l'horizontale. Pliez les genoux et descendez lentement les hanches jusqu'à ce qu'elles soient plus basses que vos genoux, à quelques centimètres seulement du sol. Veillez à garder les talons à plat au sol.

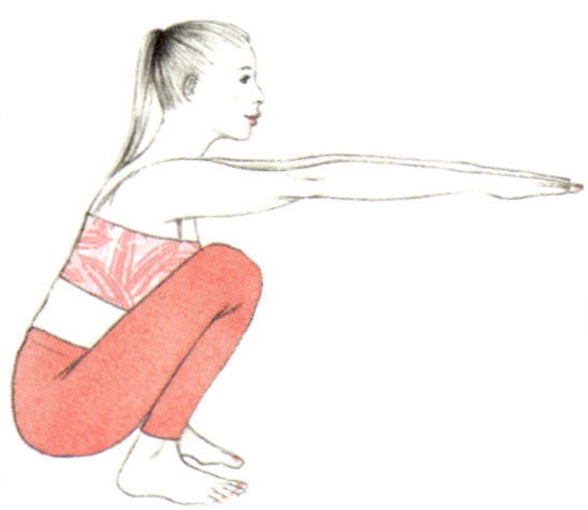

3. Ouvrez les genoux et pressez les coudes contre les genoux. Joignez les paumes de main devant la poitrine. Pour quitter la posture, asseyez-vous sur les fesses ou relevez-vous en position debout. Recommencez une fois.

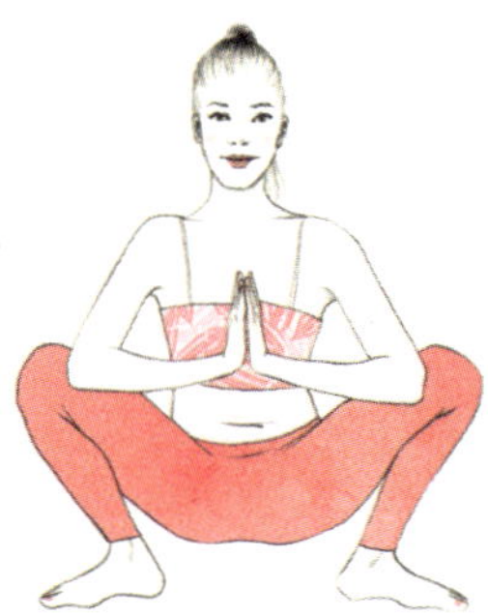

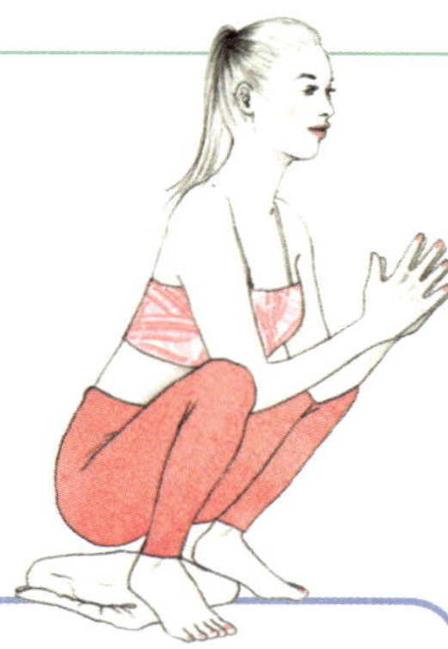

VARIANTES

Si les muscles de vos mollets ne sont pas assez souples, il se peut que vous n'arriviez pas à garder l'équilibre. Dans ce cas, glissez une serviette ou une couverture pliée sous vos talons. Vous vous en passerez quand vous vous serez assouplie.

LA FLEXION AVANT DEBOUT

Cet étirement intense renforce et étire la colonne.

- Renforce les muscles du dos.
- Étire les ischio-jambiers.
- Tonifie les organes digestifs.
- Soulage les maux de tête.

1. Mettez-vous dans la Montagne, les pieds un tout petit peu écartés.

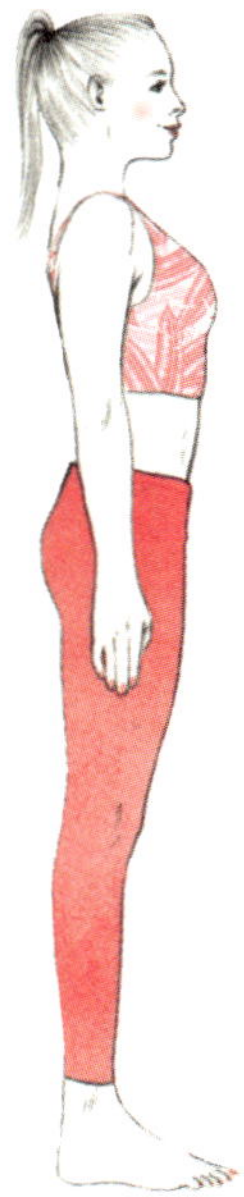

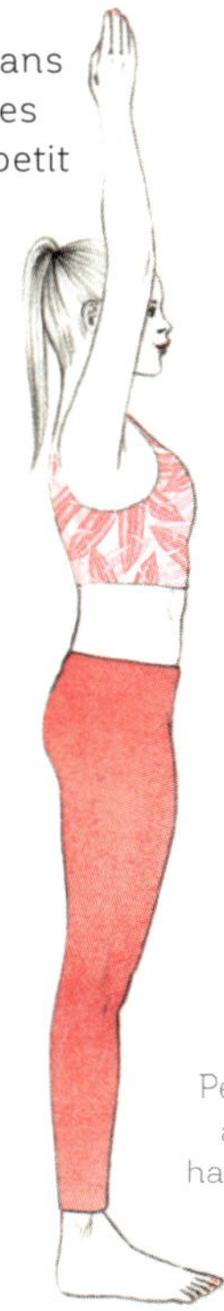

2. Sur une inspiration, levez les bras au-dessus de la tête – vos bras sont parallèles et vos paumes tournées vers l'intérieur.

3. Sur une expiration, pivotez vers l'avant à partir des hanches. En gardant les jambes tendues, descendez les mains le plus bas possible le long des jambes. Si vous touchez le sol, posez les paumes à côté des pieds. Sinon, attrapez vos tibias, vos chevilles ou vos pieds. Approchez votre nez le plus possible de vos genoux sans forcer. Comptez jusqu'à 10 en respirant bien.

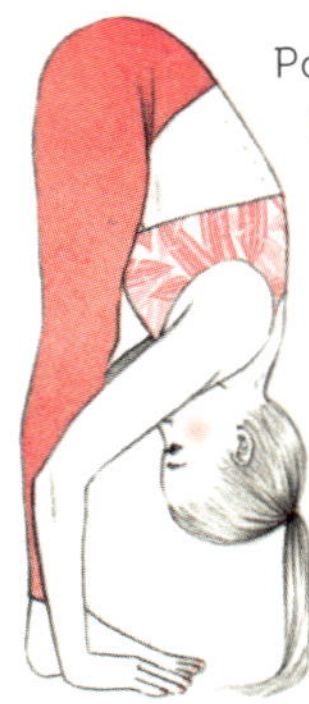
Détendez la nuque.
Penchez-vous à partir des hanches, le dos droit.
Pieds parallèles

Pour quitter la posture, placez les mains sur les hanches et, en expirant, redressez lentement le haut du corps en position debout. Recommencez 2 fois.

LE TRIANGLE

Cet étirement intense qui a de multiples bienfaits soulage les maux de dos et les symptômes de la ménopause.

- Allonge et renforce la colonne.
- Tonifie les jambes.
- Stimule le foie, la rate et les reins.
- Apporte force et détermination.

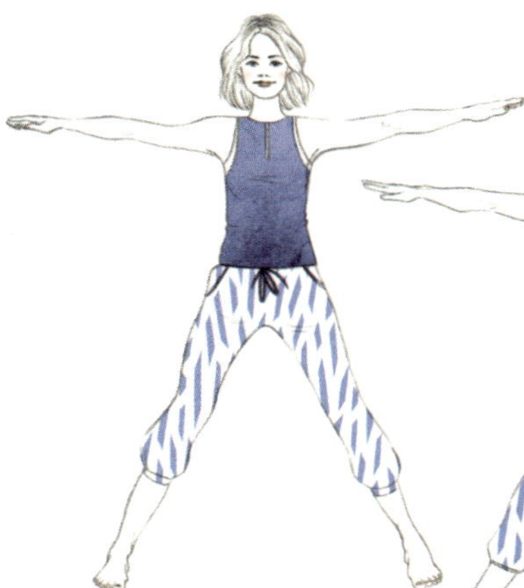

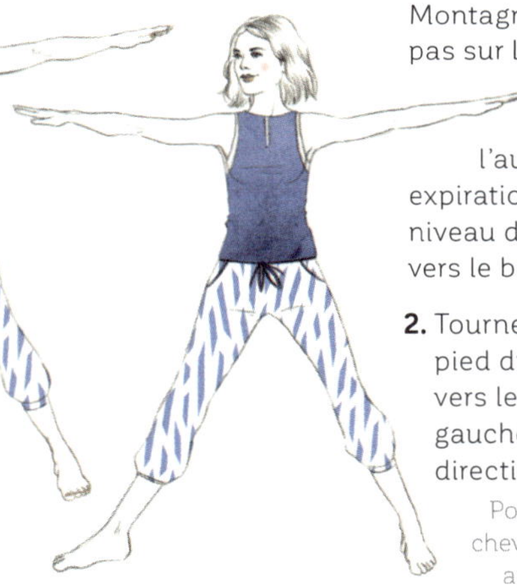

1. Mettez-vous dans la Montagne. Faites un grand pas sur le côté et écartez les pieds à une bonne distance l'un de l'autre. Ensuite, sur une expiration, levez les bras au niveau des épaules, paumes vers le bas.

2. Tournez la jambe et le pied droits à 90 degrés vers le côté. Pivotez le pied gauche légèrement en direction du talon droit.

Posez la main sur le tibia, la cheville ou le sol, mais ne vous appuyez pas sur le genou

3. Posez la main gauche sur la hanche. Sur une expiration, glissez la main droite le long de la jambe droite, en allant le plus bas possible sans forcer. Gardez la poitrine bien ouverte.

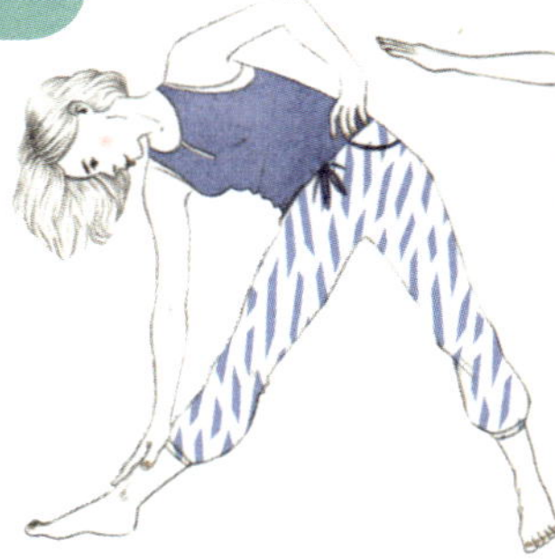

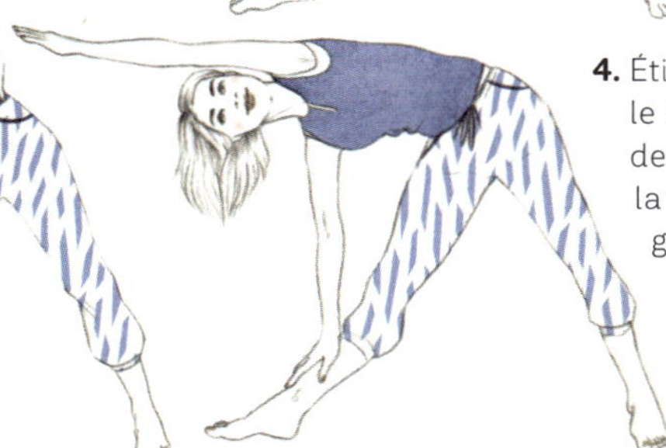

4. Étirez le bras gauche vers le haut, dans l'alignement de l'épaule droite. Tournez la tête et regardez la main gauche. Comptez jusqu'à 20 en respirant bien. Faites la même chose de l'autre côté, puis recommencez 2 fois de chaque côté.

LA RESPIRATION ALTERNÉE

Vous pouvez essayer de pratiquer cette respiration sans utiliser vos doigts.

- Atténue le stress
- Améliore l'activité mentale
- Apaise le système nerveux
- Favorise le calme et le sommeil
- Augmente l'énergie

1. Asseyez-vous en Demi-Lotus ou, si c'est trop difficile, en tailleur. Posez vos mains confortablement sur vos genoux en *shuni mudra* (« le sceau de la patience »).

2. Bouchez la narine droite avec le pouce droit et expirez par la narine gauche. Inspirez lentement et profondément par la narine gauche. Ensuite, bouchez la narine gauche avec l'annulaire et l'auriculaire droits et expirez lentement par la narine droite. Inspirez par la narine droite, puis bouchez-la avec le pouce. Expirez par la narine gauche. Vous venez de faire un cycle respiratoire complet. Recommencez 7 fois.

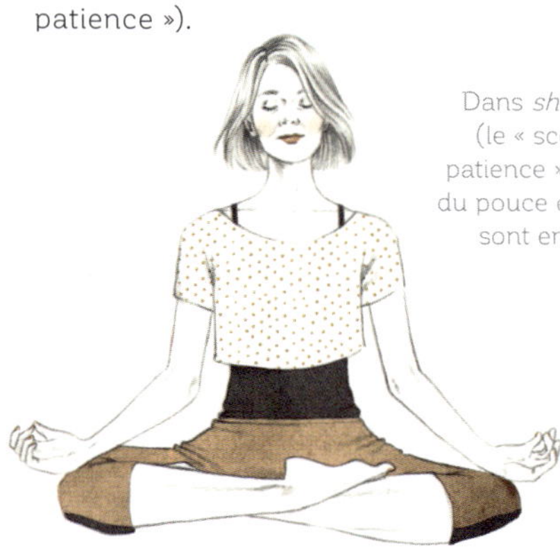

Dans *shuni mudra* (le « sceau de la patience »), les bouts du pouce et du majeur sont en contact

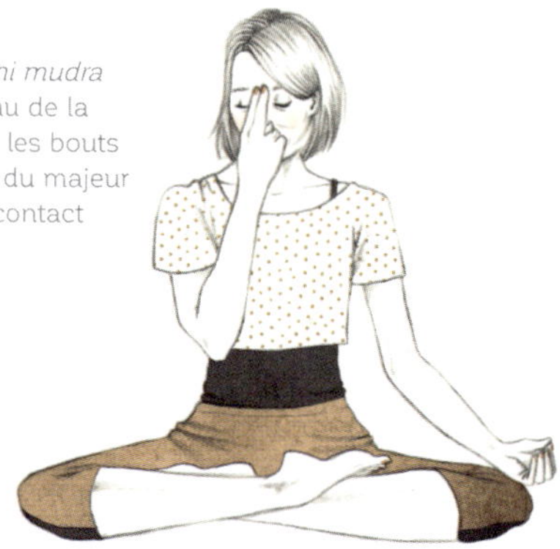

LA BARQUE

La posture de la Barque renforce les muscles du centre du corps. Il se peut que vous trembliez dans la posture – pas de problème. Mais si vous vous apercevez que vous bloquez votre respiration et que vous avez une tension dans le bas du dos, faites une pause.

- Renforce les hanches, les cuisses et le dos
- Tonifie les abdominaux
- Améliore la digestion
- Améliore l'équilibre

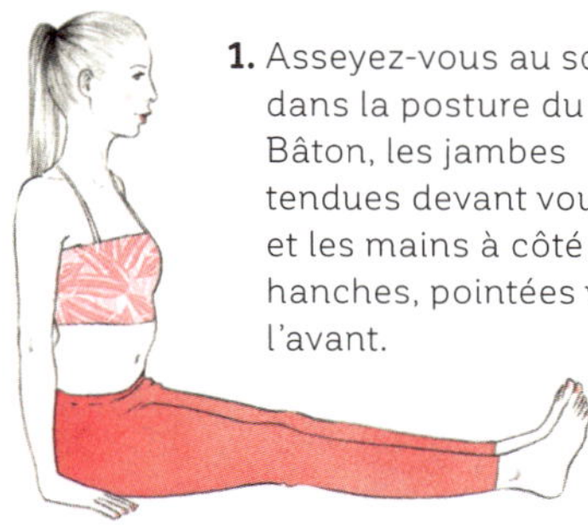

1. Asseyez-vous au sol dans la posture du Bâton, les jambes tendues devant vous et les mains à côté des hanches, pointées vers l'avant.

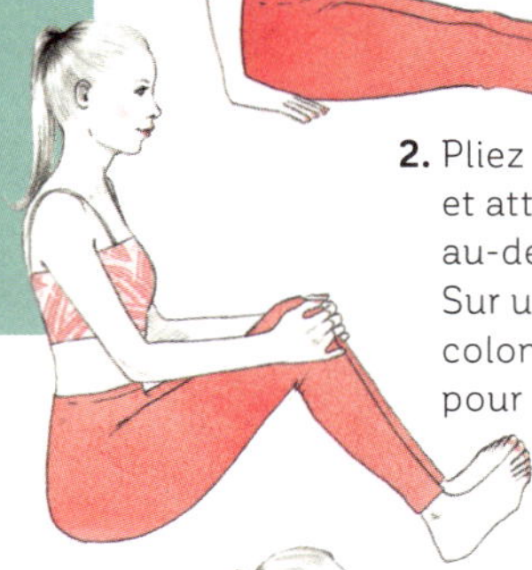

2. Pliez les genoux vers le haut et attrapez vos jambes juste au-dessous des genoux. Sur une inspiration, allongez la colonne et reculez vos omoplates pour ouvrir votre cœur.

3. À l'expiration, reculez votre dos et faites glisser vos mains sous le bas des cuisses. Venez en équilibre sur les ischions

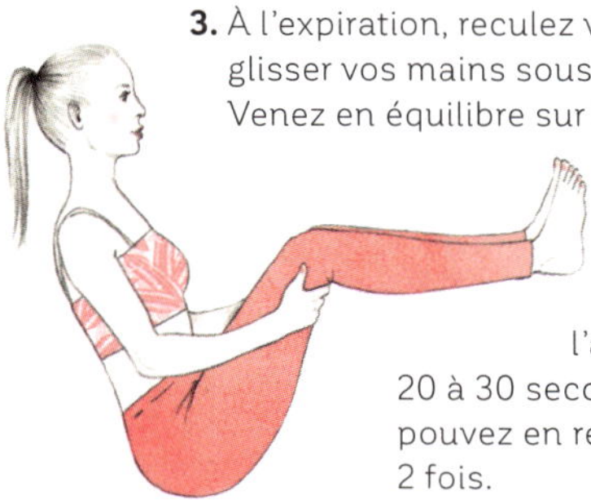

4. Sur une expiration, tendez les jambes vers le haut et les bras vers l'avant. Restez dans cet équilibre pendant 20 à 30 secondes, ou aussi longtemps que vous le pouvez en respirant normalement. Recommencez 2 fois.

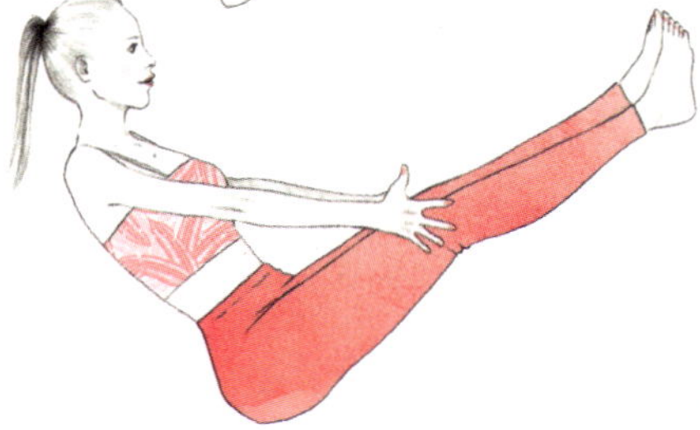

LE CHIEN TÊTE EN BAS

Le Chien tête en bas, ou *Adho Mukha Shvanasana*, est une posture de régénération à pratiquer souvent.

- Renforce les épaules.
- Étire les ischio-jambiers et les mollets.
- Énergise le corps entier.
- Augmente l'afflux sanguin vers la tête.
- Soulage les symptômes des règles et de la ménopause.

Cet asana est contre-indiqué chez les personnes qui présentent de l'hypertension ou de l'hypotension artérielle, du reflux gastrique, ou bien des problèmes au poignet ou à l'épaule.

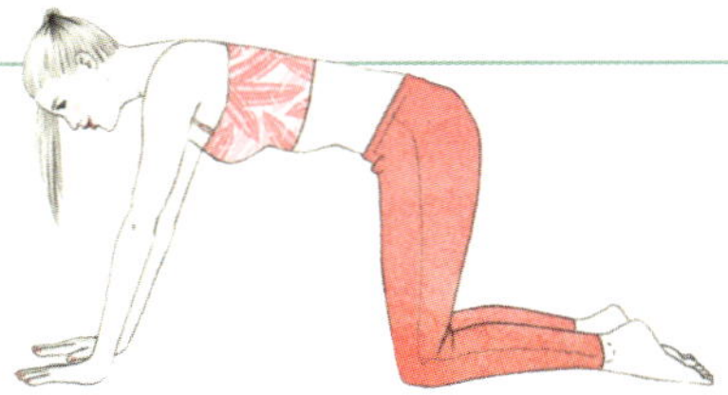

1. Mettez-vous à quatre pattes, les mains écartées à la largeur des épaules et les genoux écartés à la largeur des hanches. Glissez vos mains vers l'avant et placez-les un peu à l'avant des épaules.

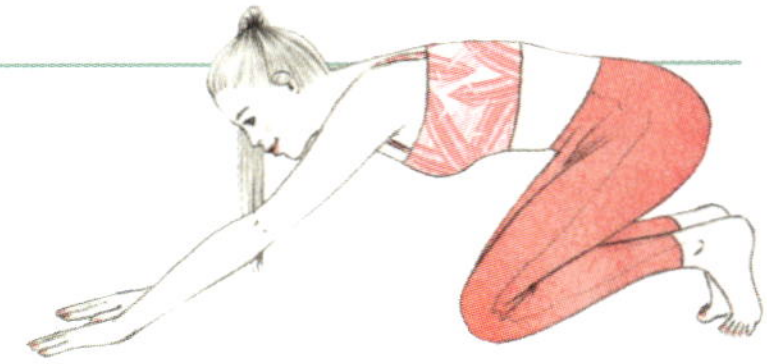

2. Montez sur les pointes de pied. Tirez les hanches vers l'arrière en gardant les bras tendus.

3. En expirant, montez les hanches vers le plafond. Vos bras sont tendus, vos jambes légèrement fléchies. Relâchez les talons vers le sol. Poussez dans les mains et dans les pieds tout en essayant de rapprocher le thorax de vos pieds.

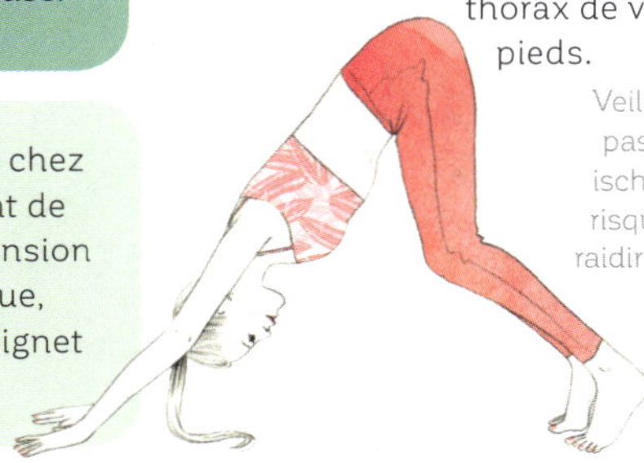

Veillez surtout à ne pas trop étirer vos ischio-jambiers : ils risqueraient de se raidir encore plus.

4. Si vos ischio-jambiers ne sont pas très souples, vos talons peuvent rester soulevés, et c'est très bien ! Vous devez ressentir un étirement, mais pas de douleur. Détendez la nuque et respirez régulièrement, en allongeant la colonne à chaque respiration. Recommencez une fois.

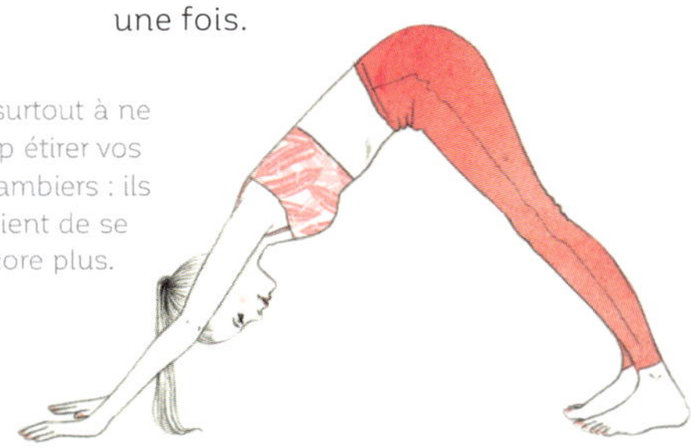

LA TORSION ALLONGÉE

Cet asana ouvre le bas du dos et libère les tensions. Il soulage les problèmes et les douleurs dans le dos et les jambes.

- Étire toute la colonne.
- Détend la nuque.
- Stimule la digestion.
- Détend le corps entier.

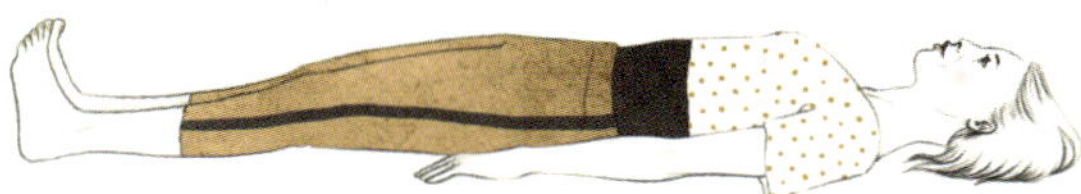

1. Allongez-vous sur le dos, les pieds joints et les bras le long du corps, les paumes vers le bas.

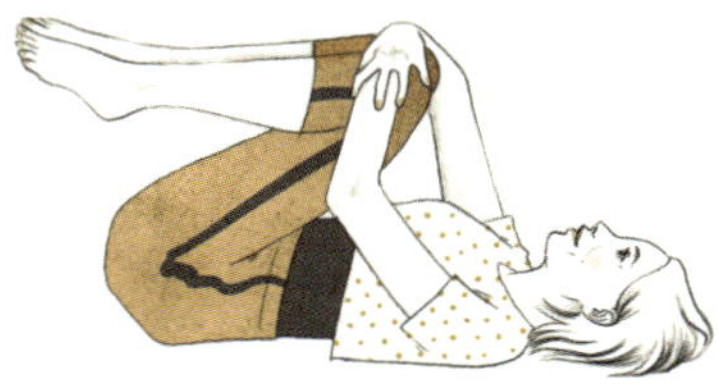

2. Sur une inspiration, repliez les genoux contre la poitrine et entourez vos genoux avec vos bras.

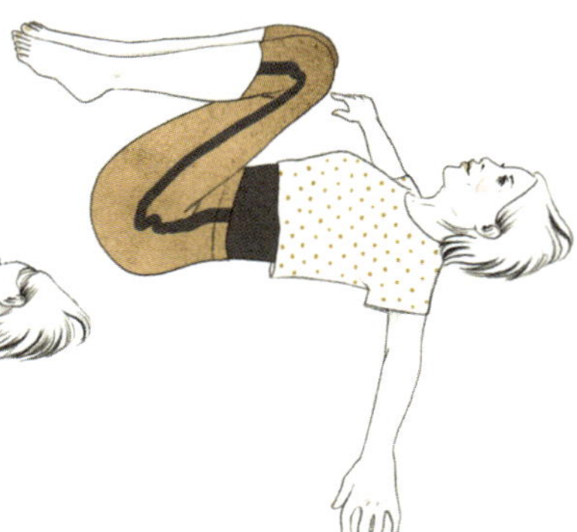

3. Ensuite, étirez les bras sur les côtés, à la perpendiculaire du corps, en orientant les paumes vers le bas. Détendez la nuque et les épaules.

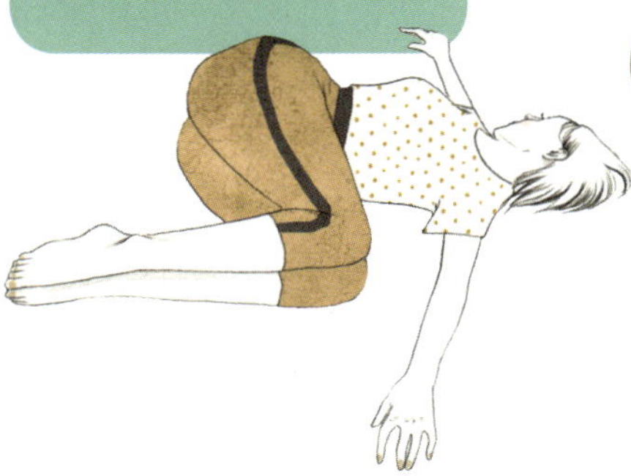

4. Sur une expiration, tournez les genoux vers la gauche en les gardant joints. Amenez-les aussi près que possible du sol. Simultanément, pivotez la tête vers la droite. Gardez les deux épaules au sol. Comptez jusqu'à 5. Puis, sur une inspiration, ramenez les genoux et la tête au centre. Recommencez une fois de l'autre côté, puis 2 fois de chaque côté.

LE CHIEN TÊTE EN HAUT

Le Chien tête en haut est un puissant étirement du dos qui raffermit les fesses et renforce la colonne, les bras et les poignets.

- Renforce la colonne, le buste et les bras.
- Tonifie les abdominaux et les hanches.
- Ouvre les poumons.
- Améliore la circulation et la posture.
- Stimule la région abdominale.

1. Allongez-vous à plat ventre, la tête tournée sur un côté.

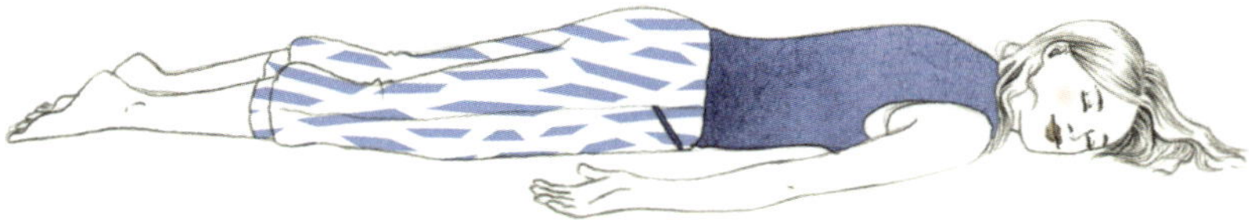

2. Ramenez la tête au centre. Sur une inspiration, placez les paumes de main au sol juste au-dessous du niveau des épaules. Montez les épaules vers les oreilles et rapprochez les omoplates l'une de l'autre.

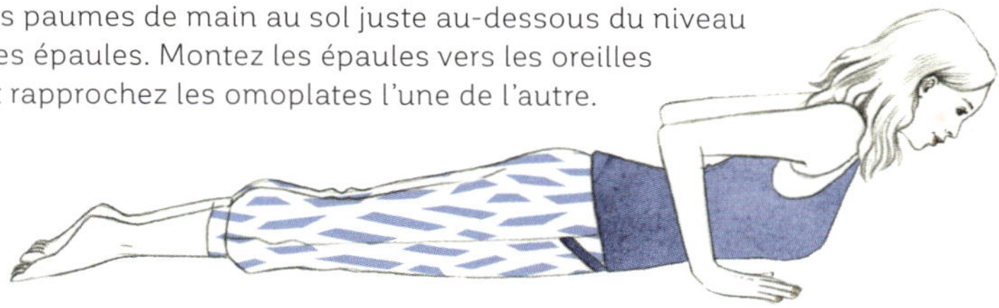

3. En expirant, poussez dans les mains et soulevez la tête, le haut du corps et les hanches. Les pieds, les tibias, les genoux et les cuisses restent au sol.

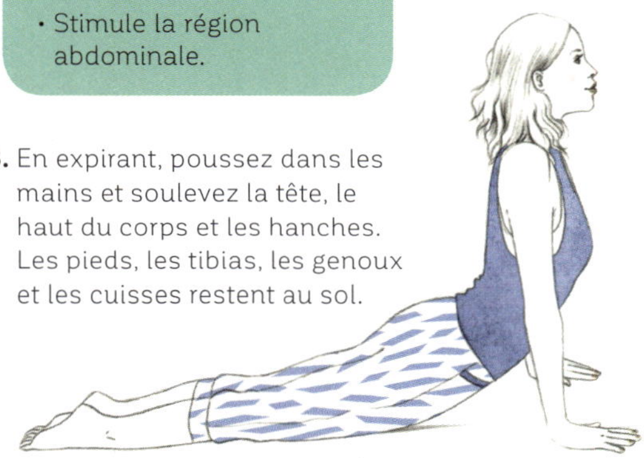

4. Montez le centre de la poitrine et amenez en douceur la nuque et la tête vers l'arrière pour regarder vers le haut. Faites 5 respirations complètes. Recommencez 3 fois.

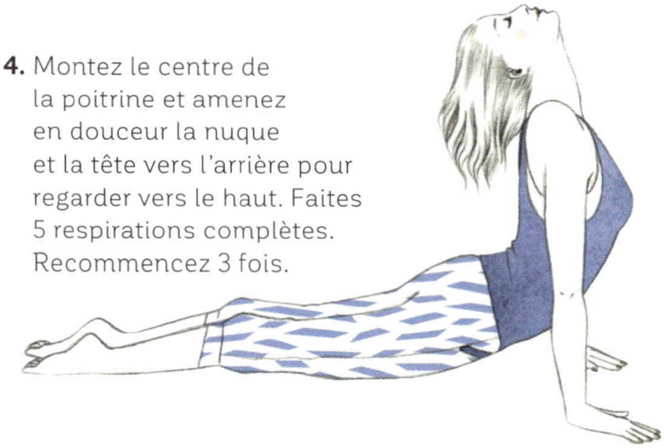

LE CADAVRE

À la fin de la séance, prenez 5 à 10 minutes pour vous relaxer profondément dans la posture du Cadavre.

- Détend le mental et le corps après l'exercice physique.
- Favorise la relaxation profonde.
- Réduit la fatigue.

1. Allongez-vous sur le dos, les bras le long du corps, les paumes tournées vers le haut. Relâchez les pieds sur les côtés. Fermez les yeux. Scannez tout votre corps depuis les plantes de pied jusqu'au sommet de la tête, en détendant chaque articulation et chaque muscle de bas en haut. Invitez la paix dans votre mental et votre corps. Concentrez-vous sur votre souffle pour faire le vide dans votre esprit et rester présente. Relaxez-vous 5 à 10 minutes dans la posture.

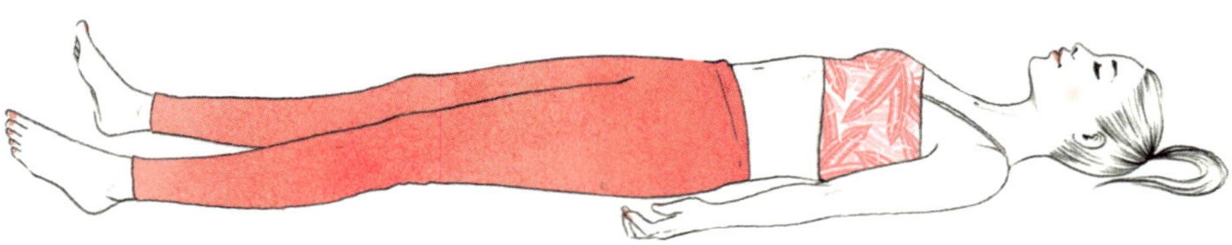

POST-PARTUM

JOUR 20

Porter un bébé à terme et lui donner naissance est un moment passionnant et épanouissant dans la vie d'une femme, mais c'est aussi très intense physiquement et émotionnellement. Après la naissance, le corps a besoin de temps pour se réadapter. L'utérus doit se débarrasser de cellules désormais superflues et les hormones doivent se stabiliser. Et il faut s'occuper de ce petit être qui demande des soins 24 heures sur 24, 7 jours sur 7. Bref, mieux vaut ne pas se jeter trop vite dans un programme physique intense. Si la naissance s'est faite par voie basse, nous recommandons d'attendre au moins deux à trois semaines, ou jusqu'à l'arrêt des saignements, avant de reprendre le yoga. En cas de césarienne, il faudrait attendre six à huit semaines, ou jusqu'à la cicatrisation. Dans tous les cas, allez-y lentement, en respirant en douceur, et en faisant des asanas relaxants comme le Cadavre (voir page 119) et la Respiration abdominale (voir page 53). Quand le corps est complètement guéri, généralement au bout de trois mois environ, il est possible de reprendre une pratique complète.

LA RESPIRATION COMPLÈTE DEBOUT

Aujourd'hui, nous commençons de nouveau avec notre classique asana d'échauffement.

- Augmente l'énergie et la concentration.
- Renforce la colonne.
- Tonifie les bras et le haut du corps.
- Améliore l'équilibre et la posture.

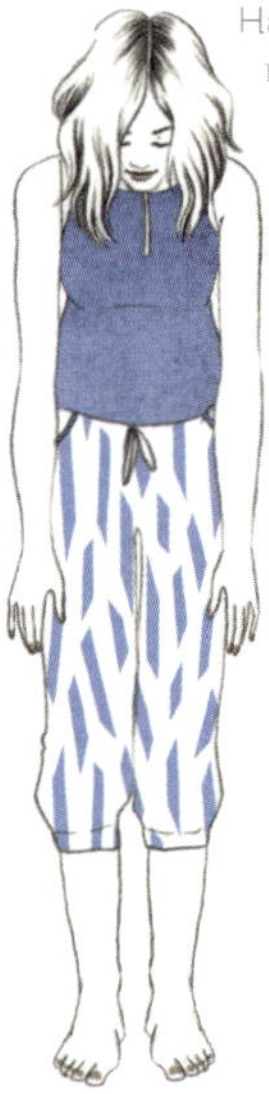

1. Mettez-vous dans la Montagne. Expirez lentement par le nez, en contractant l'abdomen et en détendant les épaules et le cou. Relâchez le menton vers la poitrine.

2. Prenez une longue et profonde inspiration en levant lentement le menton et les bras, paumes vers le haut. En soulevant les bras, vous ouvrez vos poumons, qui s'emplissent d'air.

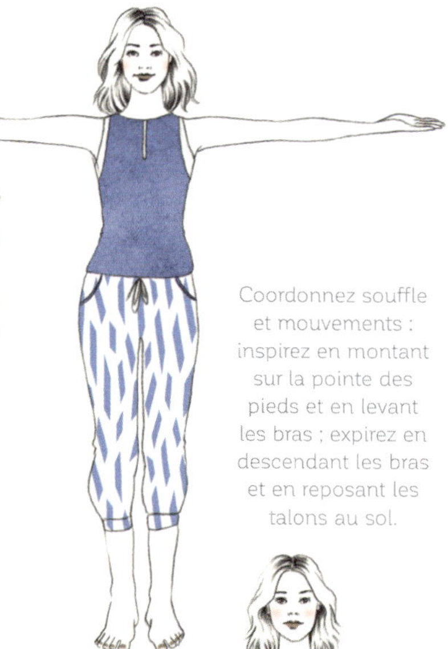

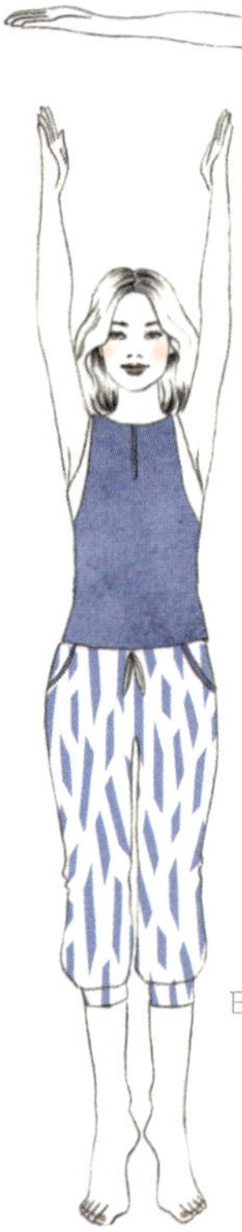

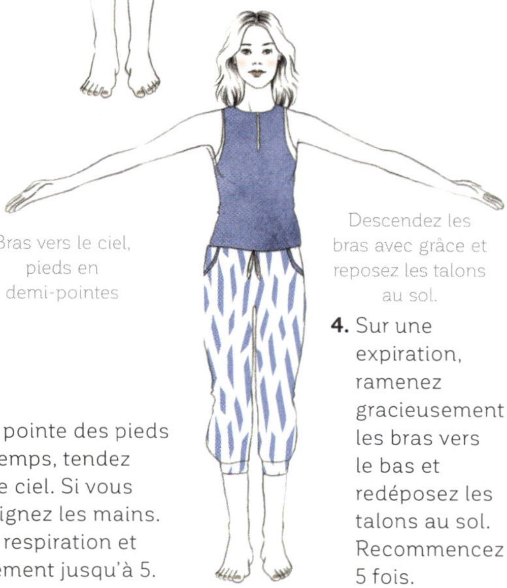

3. Montez sur la pointe des pieds et, en même temps, tendez les bras vers le ciel. Si vous êtes stable, joignez les mains. Retenez votre respiration et comptez lentement jusqu'à 5.

4. Sur une expiration, ramenez gracieusement les bras vers le bas et redéposez les talons au sol. Recommencez 5 fois.

LA FLEXION LATÉRALE

Sculptez vos hanches et votre taille avec cette flexion latérale douce.

- Allonge la colonne.
- Cible les « poignées d'amour ».
- Tonifie les bras.

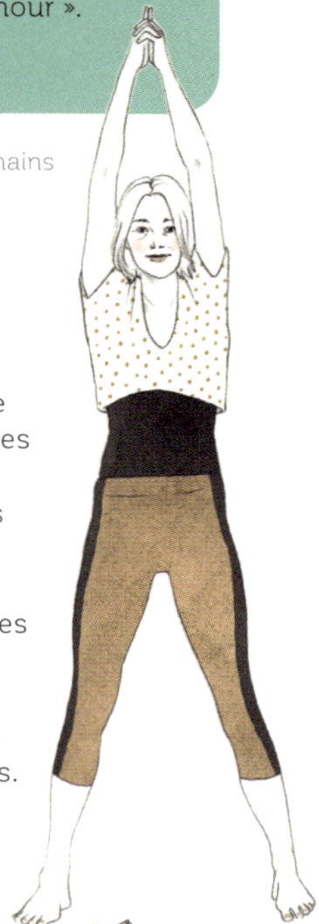

1. Mettez-vous dans la posture de la Montagne, les bras le long du corps. Faites un saut ou un pas et écartez les pieds à une soixantaine de centimètres de distance. Sur une inspiration, levez les bras avec grâce. Joignez les mains au-dessus de la tête, les index tendus et les autres doigts repliés. Serrez la tête entre vos biceps pour verrouiller la position du haut du corps.

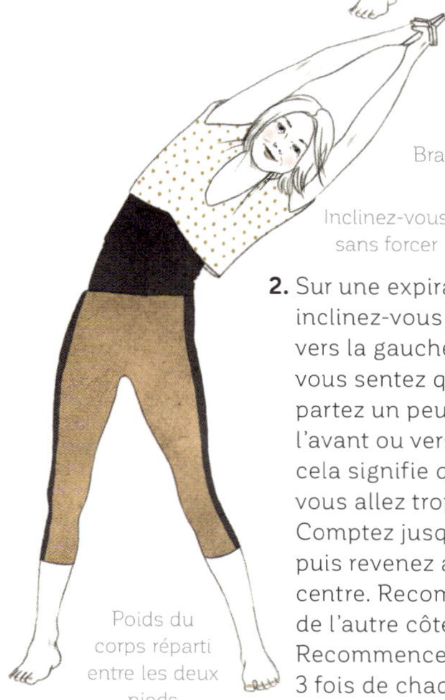

2. Sur une expiration, inclinez-vous lentement vers la gauche. Si vous sentez que vous partez un peu vers l'avant ou vers l'arrière, cela signifie que vous allez trop loin. Comptez jusqu'à 10, puis revenez au centre. Recommencez de l'autre côté. Recommencez ensuite 3 fois de chaque côté.

L'ARBRE

La posture de l'Arbre, ou *Vrkshasana*, vient du mot sanskrit *vrksha*, qui signifie « arbre ». La jambe de terre représente les racines, le corps et les bras imitent les branches qui se tendent vers le soleil.

- Améliore la concentration et l'équilibre.
- Réduit le stress.
- Renforce les chevilles, les mollets, les cuisses et les hanches.
- Renforce le corps dans son ensemble.

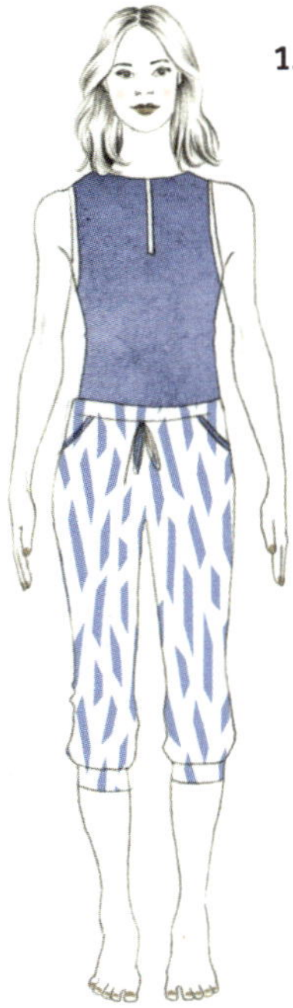

1. Mettez-vous dans la Montagne, les bras le long du corps et les jambes légèrement écartées.

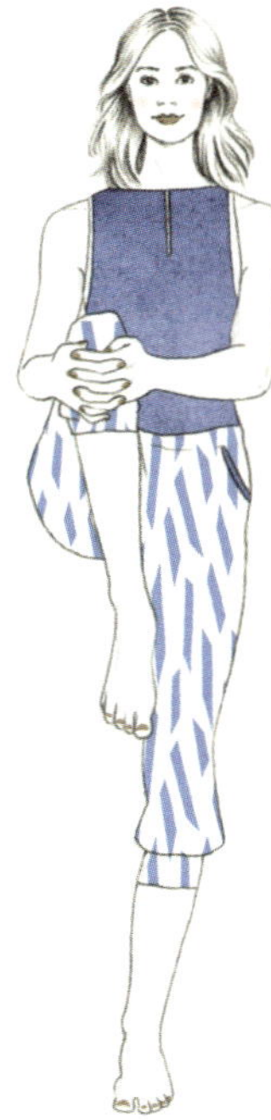

2. Sur une inspiration, levez le genou droit à la poitrine et saisissez-le avec les mains. Posez votre regard sur un objet devant vous pour garder plus facilement l'équilibre..

Fixez un point devant vous pour garder plus facilement l'équilibre

3. Avec la main droite, placez la plante du pied droit à l'intérieur de la cuisse gauche. Si c'est trop difficile, placez-la à l'intérieur du mollet ou de la cheville – évitez l'intérieur du genou.

4. Joignez les mains devant la poitrine en *anjali mudra* (posture de la prière). Faites quelques respirations complètes.

5. Si vous n'avez pas de mal à garder l'équilibre, en inspirant, levez les bras au-dessus de la tête, coudes fléchis et paumes jointes au-dessus de la tête. Faites 5 respirations complètes. Refaites la même chose de l'autre côté. Puis recommencez une fois de chaque côté.

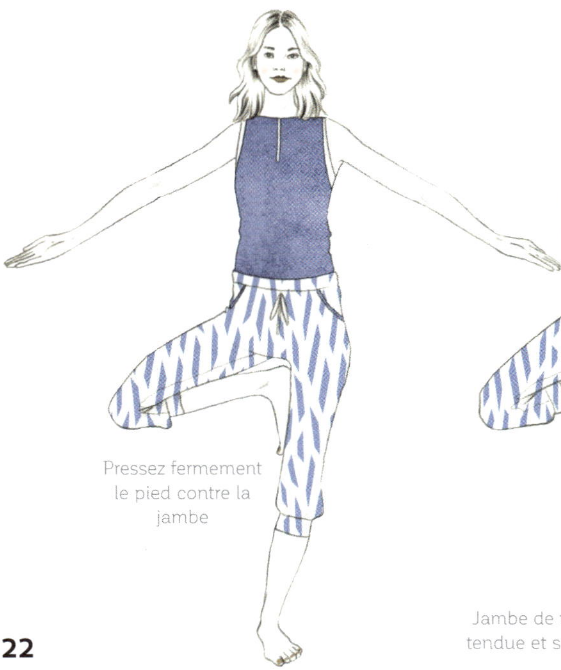

Pressez fermement le pied contre la jambe

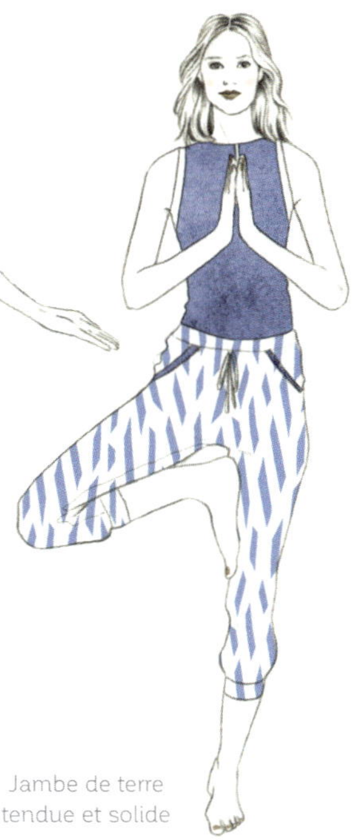

Jambe de terre tendue et solide

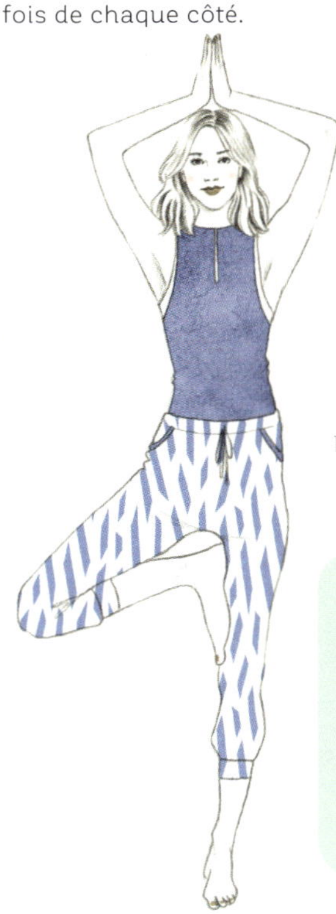

Posture avancée : mains au-dessus de la tête

Si vous avez de l'hypertension artérielle, ne faites pas l'étape 5 où les bras sont au-dessus de la tête.

LA DEMI-TORSION

Cette torsion douce réaligne la colonne vertébrale et raffermit la taille.

- Masse les organes digestifs et favorise l'élimination.
- Stimule la circulation lymphatique.
- Renforce le système immunitaire.
- Apaise le système nerveux.

1. Asseyez-vous au sol, pieds joints, jambes tendues devant vous et mains à côté des hanches.

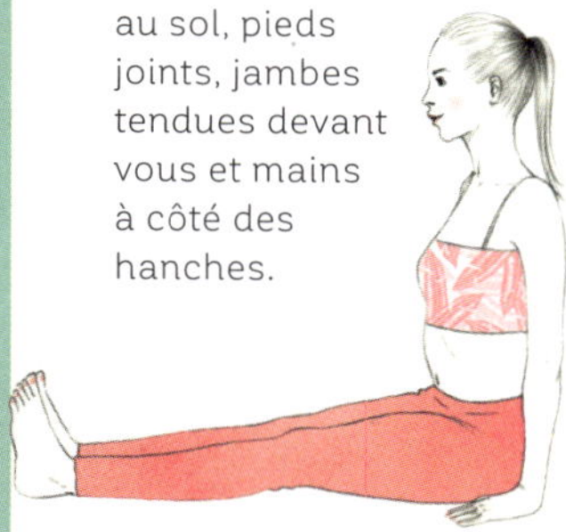

2. Inspirez en allongeant la colonne vertébrale et en poussant les ischions dans le sol. Sur une expiration, fléchissez le genou droit et tirez-le doucement vers la poitrine. Placez le pied droit au sol juste à l'extérieur du genou gauche.

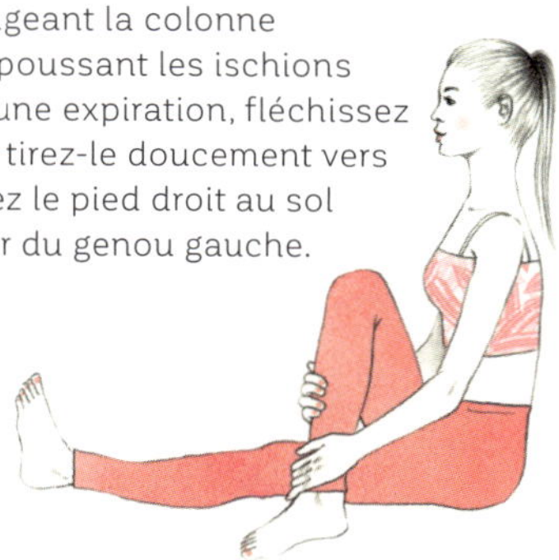

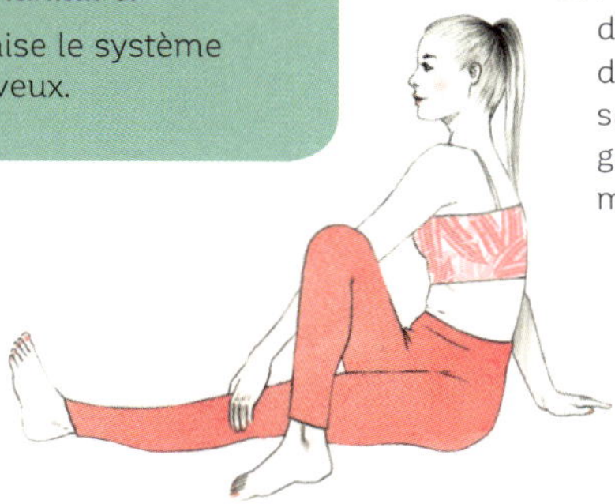

3. Posez la main droite au sol derrière vous et saisissez le genou gauche avec la main gauche.

Regard au-dessus de l'épaule droite

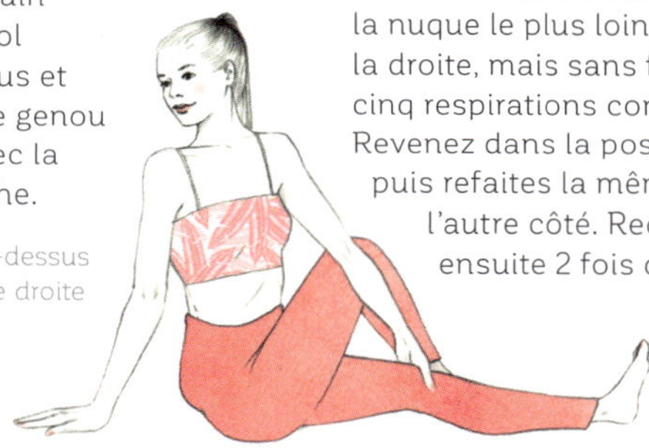

4. Tournez doucement la tête et la nuque le plus loin possible vers la droite, mais sans forcer. Faites cinq respirations complètes. Revenez dans la position initiale puis refaites la même chose de l'autre côté. Recommencez ensuite 2 fois de chaque côté.

LA POSTURE DES GENOUX À LA POITRINE

La posture des Genoux à la poitrine, ou *Apasasana*, est un asana doux efficace contre les problèmes digestifs.

- Soulage les indigestions, les ballonnements, le reflux gastrique, les flatulences et la constipation.
- Atténue les symptômes du côlon irritable.

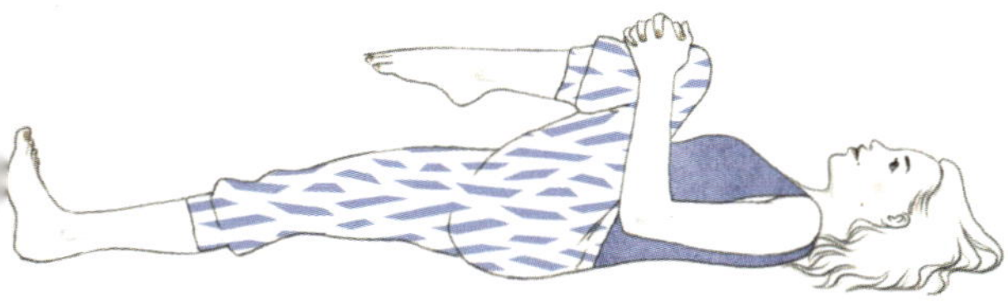

1. Allongez-vous sur le dos jambes tendues. Repliez le genou droit contre la poitrine et saisissez-le. Pressez doucement votre jambe contre vous. Recommencez avec l'autre jambe.

2. Revenez dans la position de départ, sur le dos, jambes tendues. À présent, repliez les deux genoux contre la poitrine. Saisissez-les et pressez en douceur vos jambes contre vous.

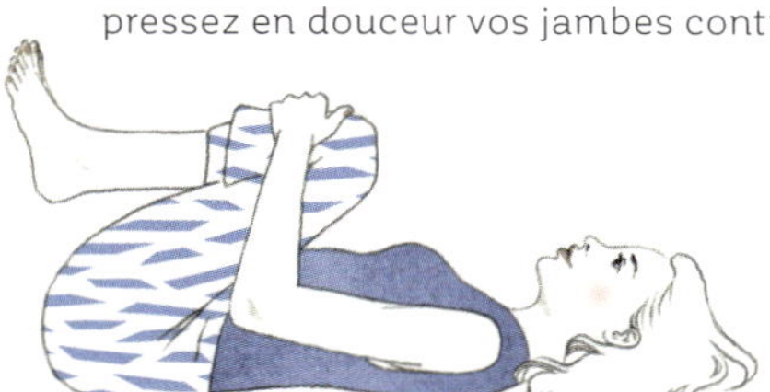

3. Laissez vos pieds redescendre au sol, les genoux pliés et écartés d'une cinquantaine de centimètres. Détendez votre corps dans le sol. Concentrez-vous sur votre respiration pendant 1 à 2 minutes.

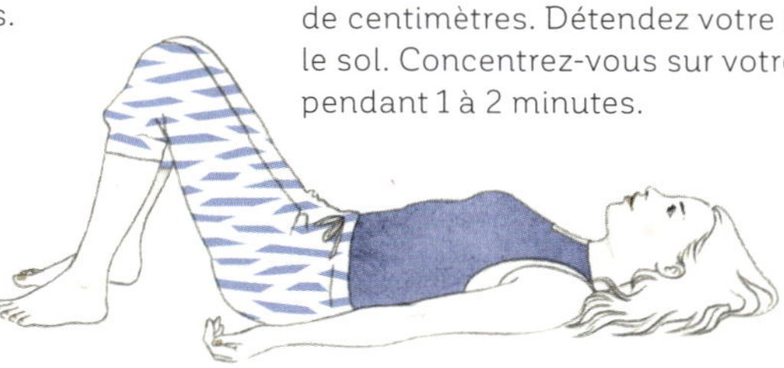

LA DEMI-SAUTERELLE

La Demi-Sauterelle, ou *Ardha Shalabhasana*, prépare le corps à la flexion arrière de la Sauterelle complète.

- Apaise le stress et la dépression légère.
- Stimule la thyroïde.
- Favorise le sommeil et la vitalité.
- Améliore la digestion.
- Lutte contre l'infertilité, l'asthme et la sinusite.
- Soulage les symptômes de la ménopause.

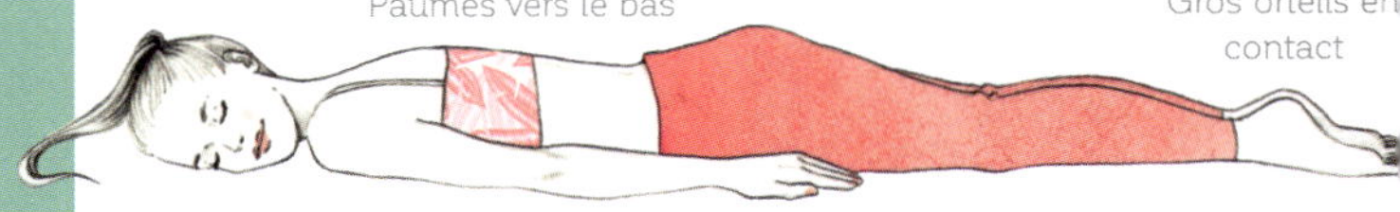

1. Allongez-vous à plat ventre, les jambes et les gros orteils en contact, les bras le long du corps et les paumes tournées vers le bas.

2. Ramenez la tête au centre et posez le menton sur le sol.

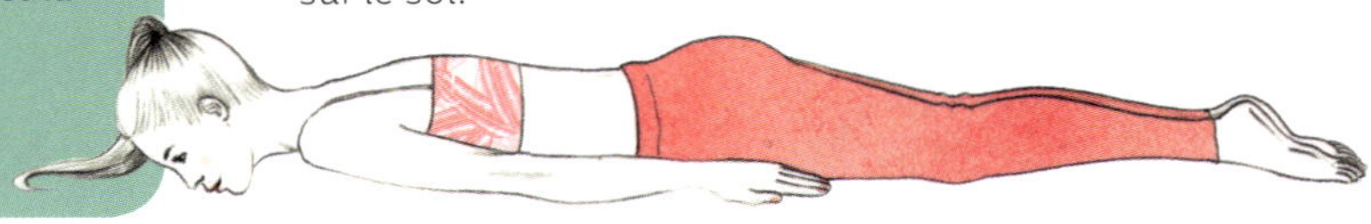

Les personnes qui souffrent d'hypertension artérielle ou de troubles cardiaques, de même que celles qui ont eu un accident vasculaire cérébral ne doivent pas faire cette posture qui exerce une pression sur la nuque.

3. En expirant, soulevez très lentement la jambe gauche et faites-la monter aussi haut que possible. Poussez dans les paumes de main. Comptez jusqu'à 5, puis redéposez lentement la jambe au sol. Recommencez avec l'autre jambe.

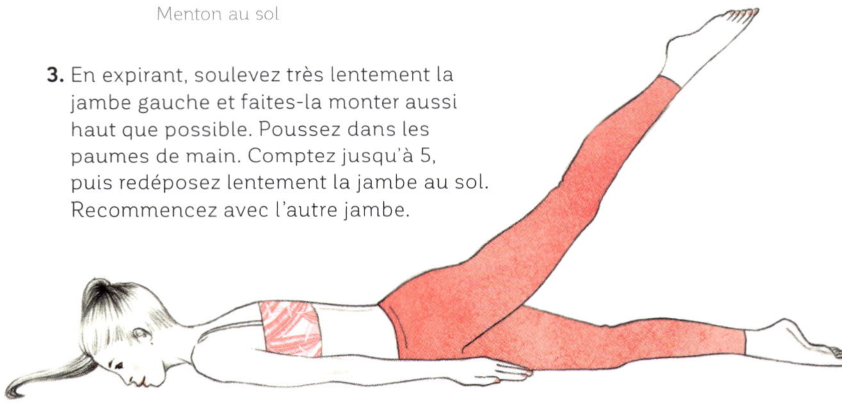

4. Sur une expiration, poussez dans les paumes de main et soulevez les deux jambes à une vingtaine de centimètres du sol, sans forcer. Comptez jusqu'à 5 avant de redéposer vos jambes au sol.

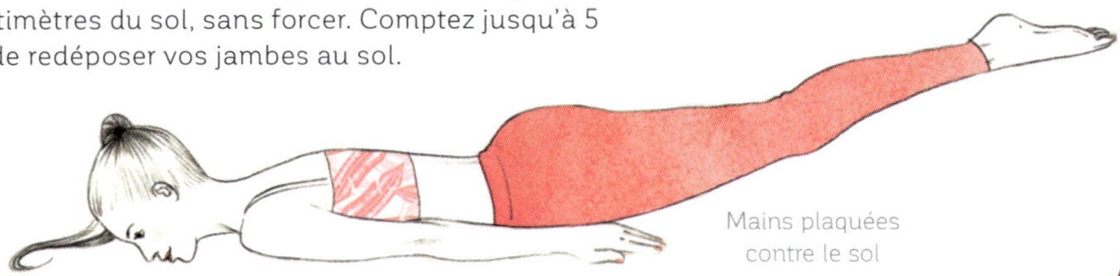

5. Sur une expiration, poussez dans les mains et soulevez les deux jambes à la fois. Amenez-les aussi haut que possible sans forcer. Comptez jusqu'à 5 et redéposez vos jambes au sol. Recommencez une fois cette dernière étape.

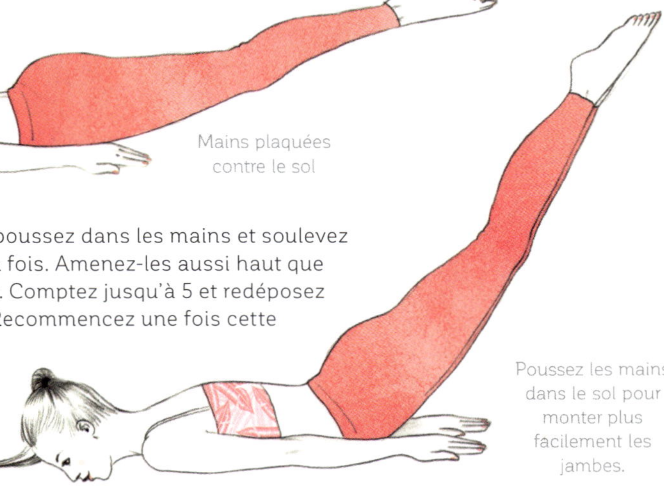

L'ENFANT

L'Enfant est une posture restaurative douce que l'on fait pour détendre le corps après des postures plus difficiles.

- Soulage la fatigue.
- Détend la nuque et les épaules.
- Stimule la digestion.
- Étire le bas du dos

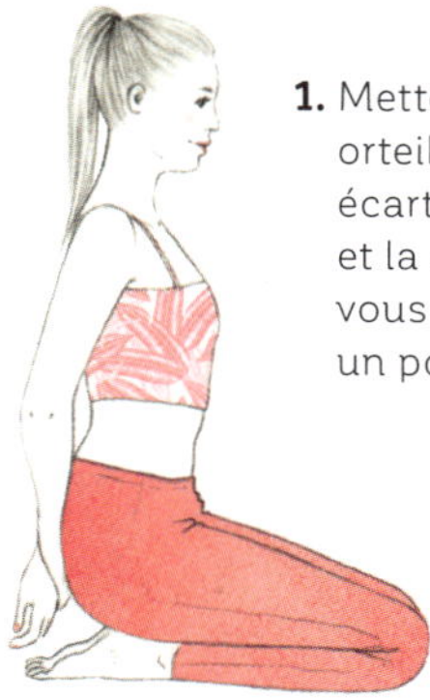

1. Mettez-vous à genoux, les gros orteils en contact, les genoux écartés à la largeur des hanches et la colonne droite. Asseyez-vous bien sur vos talons. Attrapez un poignet avec une main.

2. Sur une expiration, pivotez vers l'avant à partir des hanches et approchez la tête et la poitrine le plus près possible du sol, en douceur. Si possible, posez le front au sol.

Genoux écartés pour laisser le haut du corps descendre entre les cuisses

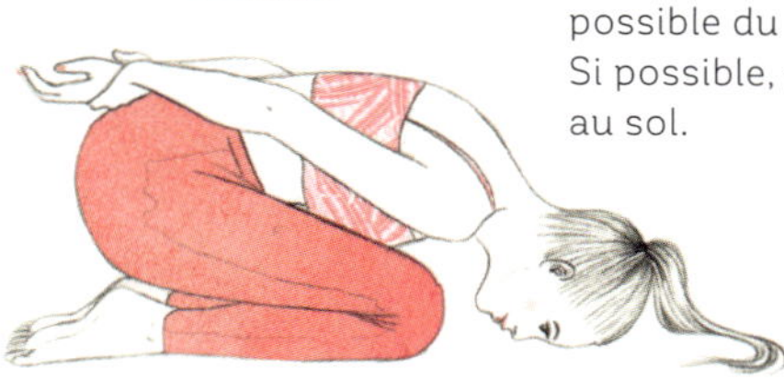

Coccyx sur les talons

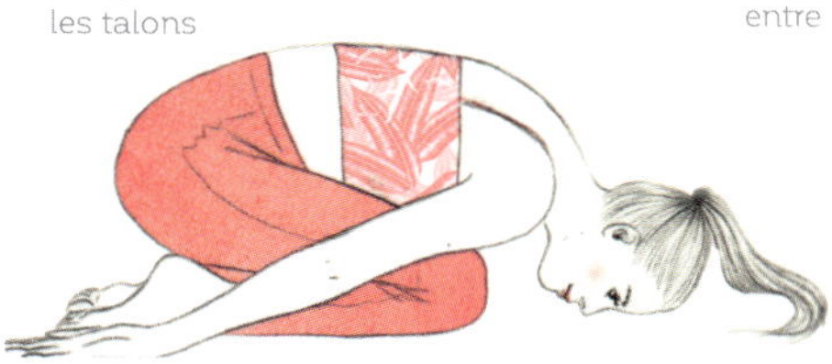

3. Relâchez vos mains et posez le dos des mains sur le sol près de vos pieds. Tirez le coccyx doucement vers les talons. Observez l'étirement dans le bas du dos. Restez 1 à 2 minutes dans la posture en faisant de longues et profondes respirations.

L'ARC

La posture de l'Arc est une puissante flexion arrière.

- Renforce la colonne.
- Tonifie le corps entier.
- Ouvre les poumons.
- Améliore la circulation.

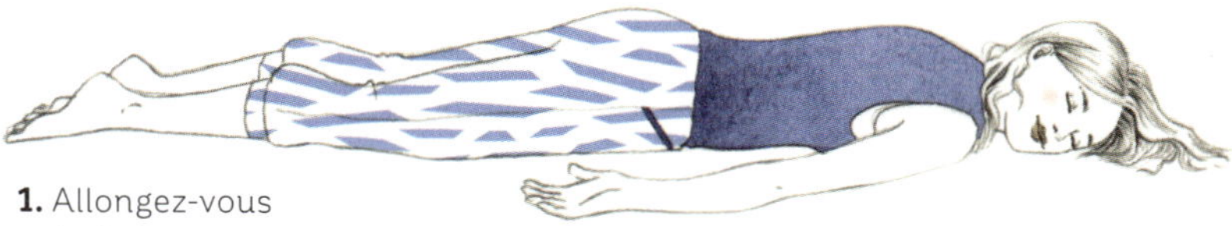

1. Allongez-vous à plat ventre, la tête tournée sur un côté.

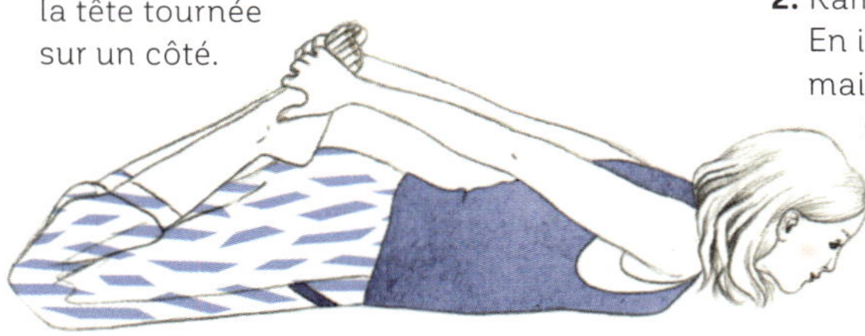

2. Ramenez la tête au centre. En inspirant, tendez les mains derrière vous pour saisir le dessus de vos pieds et décollez le haut du corps du sol.

3. À l'expiration, poussez les pieds vers l'arrière, contre vos paumes de main : le haut de votre corps se soulève tout seul. Faites 3 à 5 respirations. Pour quitter la posture, redéposez le haut de votre corps au sol et lâchez vos pieds. Recommencez deux fois la posture.

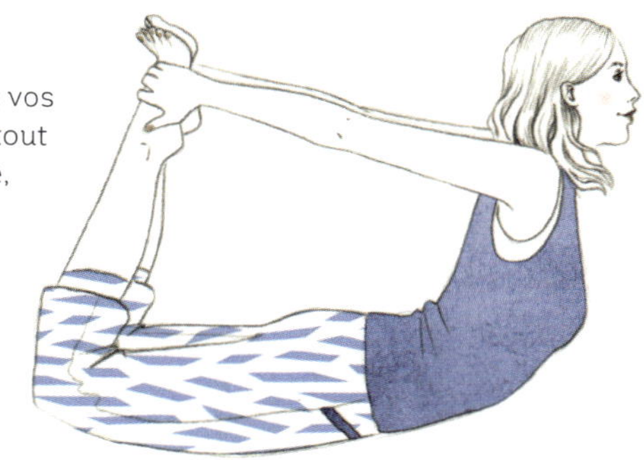

RÉVISIONS 3

JOUR 21

Aujourd'hui, vous allez revoir 17 des 39 asanas que vous avez appris au cours des trois dernières semaines. Prenez un moment pour penser aux progrès que vous avez réalisés en si peu de temps. Bravo, vous avez bien travaillé ! Nous sommes certaines que vous vous sentez mieux et bien plus calme que quand vous avez commencé ce programme.
En fonction de votre âge et de votre forme physique, il se peut que certains asanas vous posent quelques problèmes. Pas de panique ! Continuez à pratiquer en veillant à ne jamais forcer. Il vous faudra peut-être un peu plus de temps pour faire certaines postures, mais c'est sans importance. En progressant vers la fin de ce cours, nous allons vous proposer des postures plus avancées. Si vous ne vous sentez pas prête, vous pouvez refaire les séances de ces sept derniers jours. Allez au rythme qui vous convient le mieux.

LA RESPIRATION COMPLÈTE DEBOUT

Cette posture toute simple est efficace contre le souffle court, l'asthme, les bronchites et l'emphysème pulmonaire.

- Augmente l'énergie et la concentration.
- Renforce la colonne.
- Tonifie les bras et le haut du corps.
- Améliore l'équilibre et la posture.

LA FLEXION LATÉRALE

Cet étirement des hanches raffermit la taille et les hanches.

- Allonge la colonne.
- Cible les « poignées d'amour ».
- Tonifie les bras.

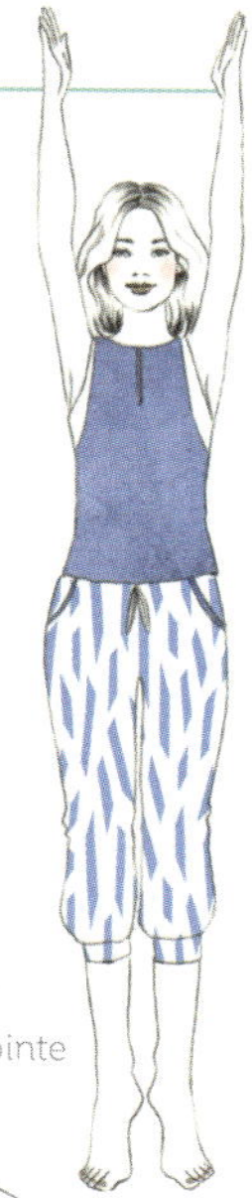

1. Mettez-vous dans la Montagne. Expirez et relâchez le menton sur la poitrine. Sur une inspiration, levez les bras. Montez sur la pointe des pieds quand vos bras sont complètement tendus vers le ciel.

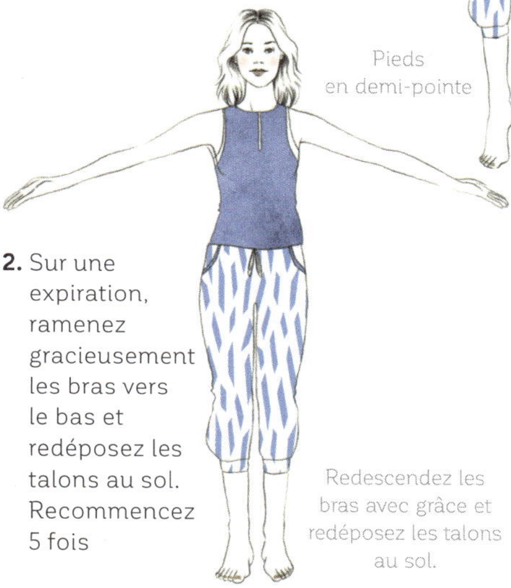

2. Sur une expiration, ramenez gracieusement les bras vers le bas et redéposez les talons au sol. Recommencez 5 fois

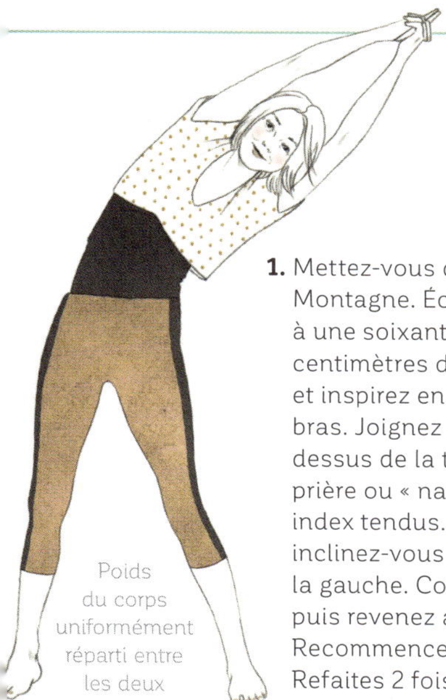

1. Mettez-vous dans la Montagne. Écartez les pieds à une soixantaine de centimètres de distance et inspirez en levant les bras. Joignez les mains au-dessus de la tête, soit en prière ou « namasté », soit index tendus. À l'expiration, inclinez-vous lentement vers la gauche. Comptez jusqu'à 10, puis revenez au centre. Recommencez de l'autre côté. Refaites 2 fois la posture de chaque côté.

LE GUERRIER III

La troisième des postures de Guerrier est à la fois une fente avant et un équilibre.

- Renforce les muscles de la colonne, des épaules et des hanches.
- Ouvre la poitrine.
- Améliore l'équilibre.
- Tonifie les abdominaux.

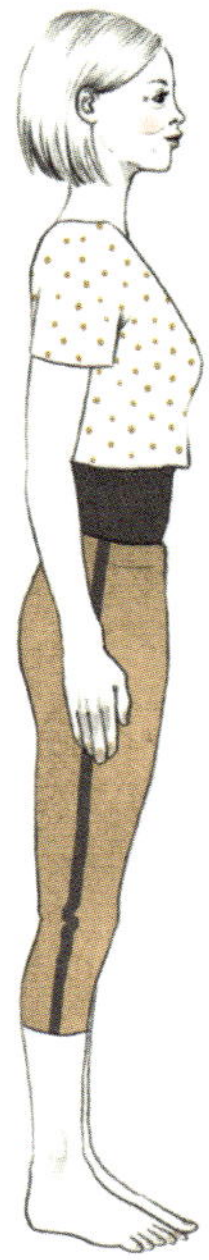

1. Mettez-vous dans la Montagne, les bras le long du corps. Posez le regard sur un point fixe devant vous et restez concentrée dessus pendant tout l'exercice. Cela vous aidera à garder l'équilibre.

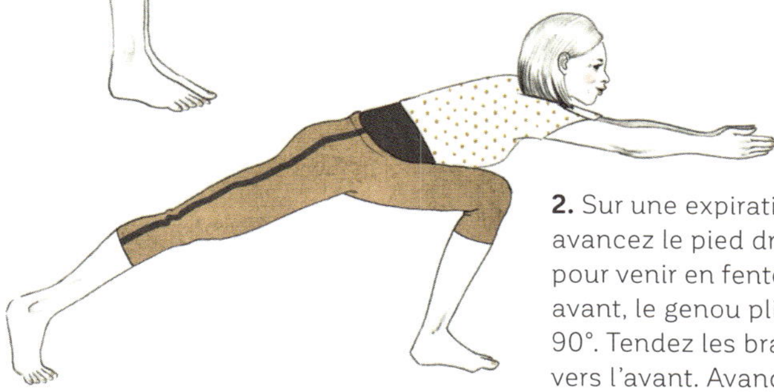

2. Sur une expiration, avancez le pied droit pour venir en fente avant, le genou plié à 90°. Tendez les bras vers l'avant. Avancez le haut du corps au-dessus de la cuisse droite.

3. À l'inspiration, soulevez lentement le pied gauche et tendez la jambe gauche derrière vous jusqu'à ce qu'elle soit parallèle au sol. Tendez la jambe droite. Faites 5 respirations complètes dans la posture. Refaites la posture de l'autre côté. Recommencez ensuite 2 fois de chaque côté.

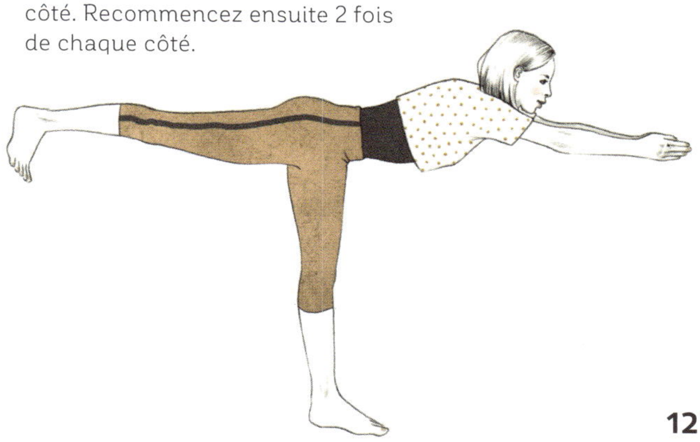

L'ARC DEBOUT

Cette posture est une affaire d'équilibre. Il faut reculer le pied lentement, en douceur, jusqu'à ce que vous vous sentiez parfaitement stable.

- Améliore la circulation sanguine vers le cœur et les poumons.
- Augmente l'élasticité de la colonne.
- Active le système digestif.
- Améliore l'équilibre et la concentration.

1. Mettez-vous dans la Montagne, les bras le long du corps. Levez le pied droit derrière vous et saisissez le cou-de-pied avec la main droite.

2. Sur une inspiration, levez le bras gauche à la verticale, paume vers l'avant.

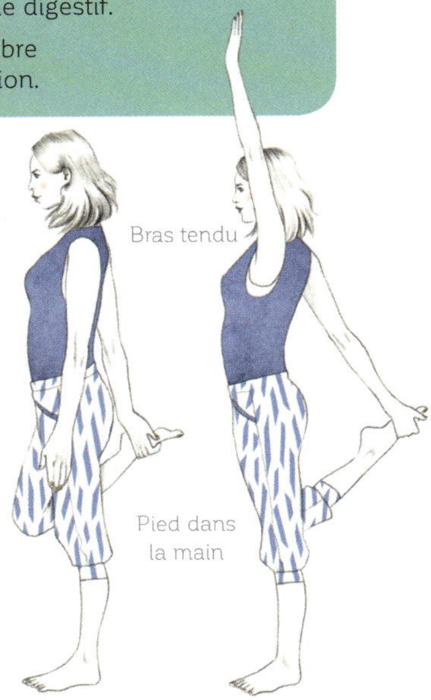

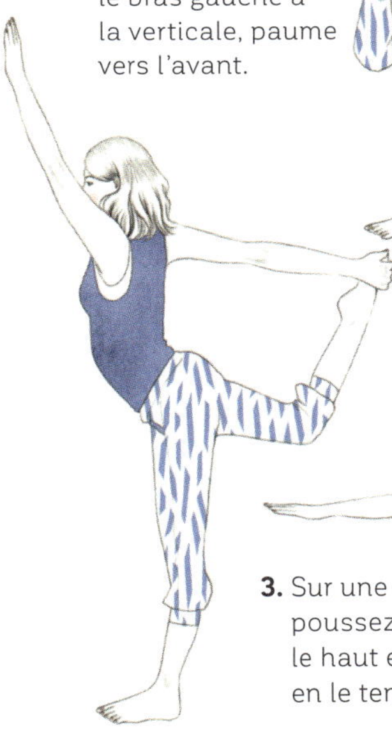

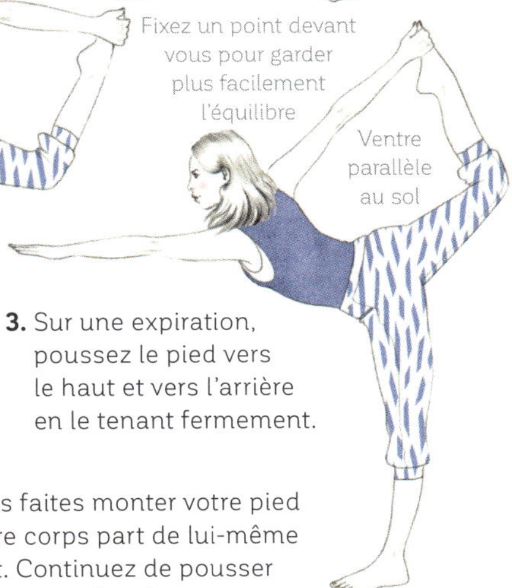

3. Sur une expiration, poussez le pied vers le haut et vers l'arrière en le tenant fermement.

4. Quand vous faites monter votre pied arrière, votre corps part de lui-même vers l'avant. Continuez de pousser le pied arrière vers l'arrière et vers le haut jusqu'à ce que votre corps soit à l'horizontale et que votre pied soit le plus haut possible. Restez dans la posture en comptant jusqu'à 10. Recommencez une fois de l'autre côté, puis 2 fois de chaque côté.

LA GUIRLANDE

La Guirlande, ou *Malasana*, est une excellente posture pour renforcer et assouplir la région de l'aine, les hanches, les genoux et les chevilles.

- Renforce le dos et les abdominaux.
- Améliore l'équilibre.
- Ouvre la région de l'aine.
- Renforce les chevilles et les pieds.

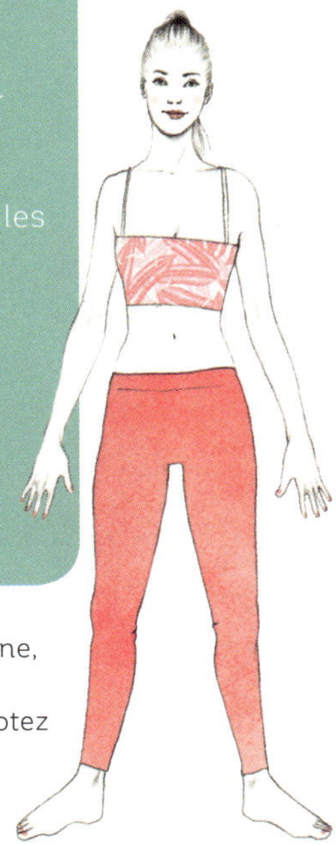

1. Commencez dans la Montagne, les pieds légèrement plus écartés que les hanches. Pivotez les orteils légèrement vers l'extérieur.

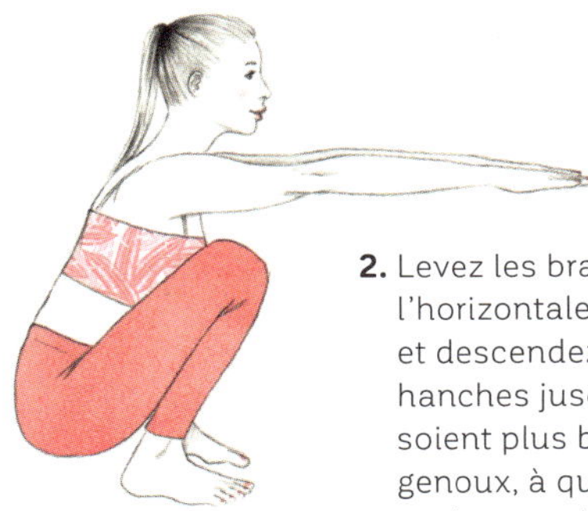

2. Levez les bras devant vous à l'horizontale. Pliez les genoux et descendez lentement les hanches jusqu'à ce qu'elles soient plus basses que vos genoux, à quelques centimètres seulement du sol. Gardez les talons à plat au sol.

3. Ouvrez les genoux et pressez les coudes contre l'intérieur des genoux. Joignez les paumes de main devant la poitrine. Restez 30 à 60 secondes dans la posture. Pour la quitter, asseyez-vous sur les fesses ou relevez-vous en position debout. Recommencez 2 fois.

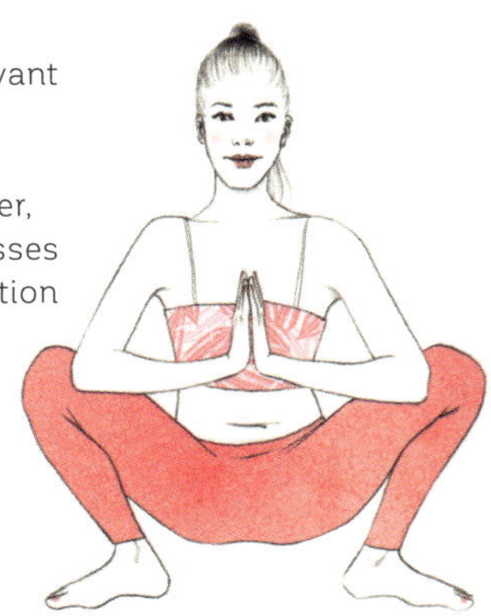

L'ARBRE

L'Arbre améliore l'équilibre et la force de l'ensemble du corps.

- Améliore la concentration et l'équilibre.
- Réduit le stress.
- Renforce les chevilles, les mollets, les cuisses et les hanches.
- Renforce le corps dans son ensemble.

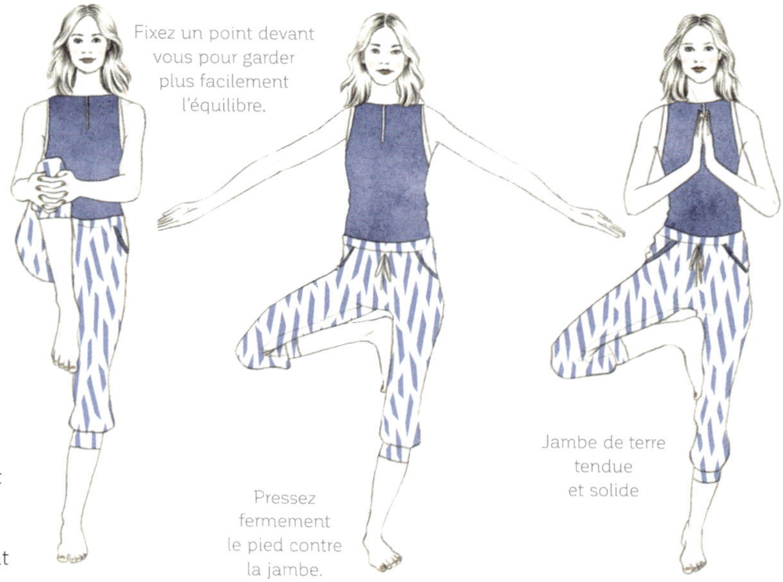
Fixez un point devant vous pour garder plus facilement l'équilibre.
Pressez fermement le pied contre la jambe.
Jambe de terre tendue et solide

1. Mettez-vous dans la Montagne. Sur une inspiration, levez le genou droit à la poitrine et saisissez-le avec les mains. Posez votre regard sur un objet devant vous pour garder plus facilement votre équilibre.
2. Avec la main droite, placez la plante du pied droit à l'intérieur de la cuisse gauche. Si c'est trop difficile, placez-la à l'intérieur du mollet ou de la cheville – évitez l'intérieur du genou. Levez les bras.
3. Joignez les mains devant la poitrine en *anjali mudra* (posture de la prière). Faites quelques respirations complètes. Recommencez une fois de l'autre côté, puis une fois de chaque côté.

L'ÉTIREMENT INTENSE SUR LE CÔTÉ

Cette posture est similaire à la Flexion avant debout (page 15), mais la position des jambes (l'une devant, l'autre derrière) intensifie l'étirement.

- Améliore l'équilibre.
- Soulage les raideurs dans les épaules, la nuque et les poignets.
- Ouvre la poitrine.
- Masse les organes digestifs.
- Renforce les jambes.

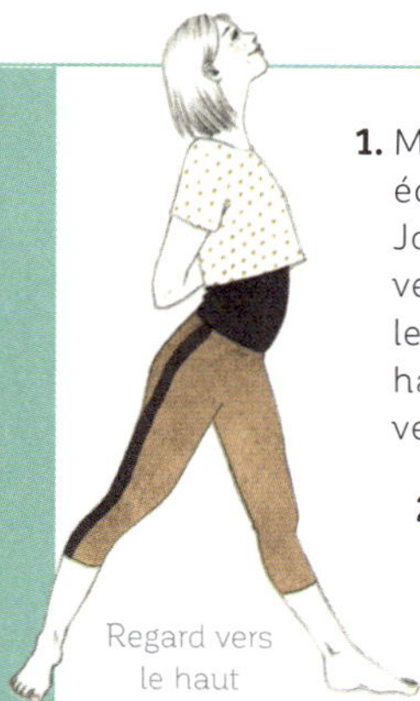
Regard vers le haut

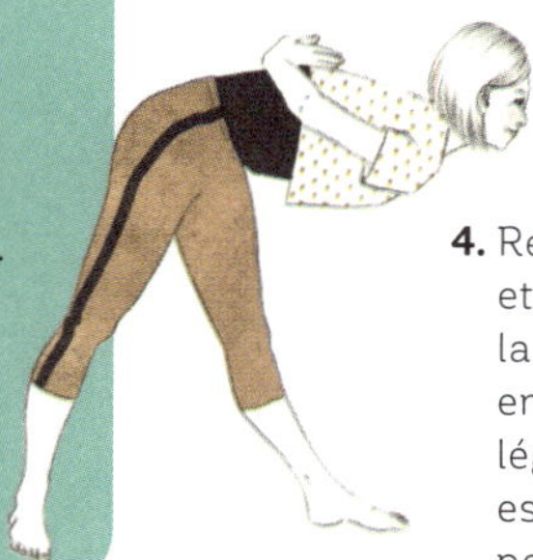

1. Mettez-vous dans la Montagne, pieds très écartés. Montez les bras au niveau des épaules. Joignez les mains dans le dos, doigts pointés vers le haut. Pivotez le haut corps vers la droite, le pied droit à 90° vers le côté. Regardez vers le haut en fléchissant légèrement le haut du dos vers l'arrière.

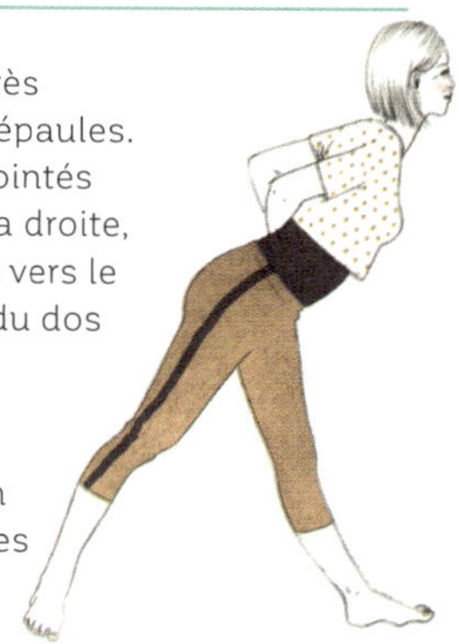

2. Sur une expiration, étirez-vous vers l'avant à partir du coccyx, le menton pointé vers l'avant. Gardez les jambes bien tendues pour conserver votre équilibre.
3. Descendez le haut du corps et regardez devant vous. Restez 5 secondes dans la posture.
4. Relâchez le front vers le genou gauche et approchez le nez le plus possible de la rotule, sans forcer. Comptez jusqu'à 5 en respirant normalement. Fléchissez légèrement le genou droit si l'étirement est trop intense. Redressez-vous en position debout et refaites la même chose de l'autre côté. Recommencez ensuite une fois de chaque côté.

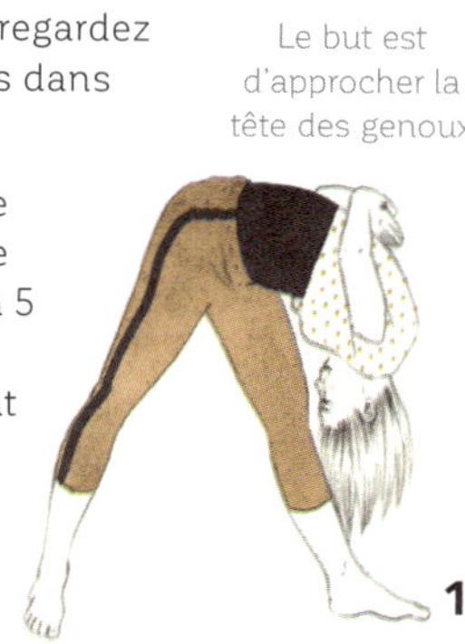
Le but est d'approcher la tête des genoux

LA RESPIRATION ALTERNÉE

La respiration alternée est une technique simple pour se déstresser et apaiser son mental.

- Réduit le stress.
- Améliore l'activité mentale.
- Apaise le système nerveux.
- Favorise le calme et le sommeil.
- Augmente l'énergie.

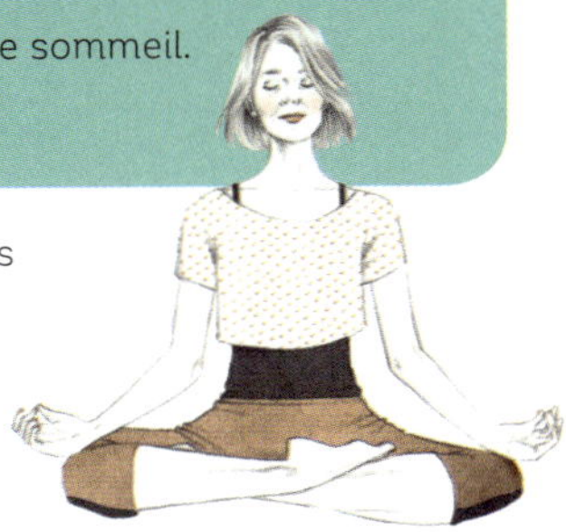

1. Asseyez-vous en Demi-Lotus ou, si c'est trop difficile, en tailleur. Posez vos mains confortablement sur vos genoux en *shuni mudra* (« le sceau de la patience »).

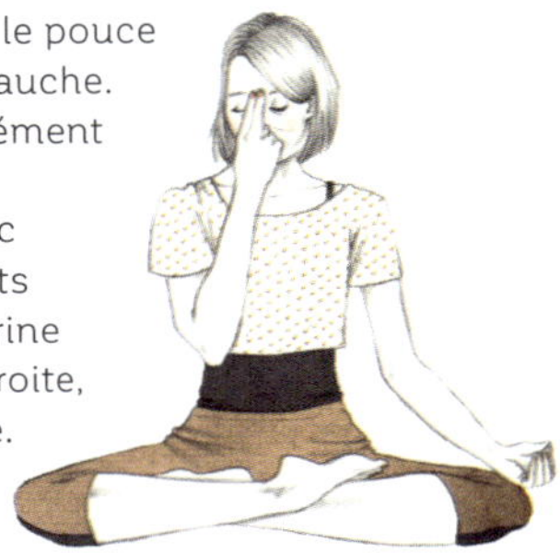

2. Bouchez la narine droite avec le pouce droit et expirez par la narine gauche. Inspirez lentement et profondément par la narine gauche. Ensuite, bouchez la narine gauche avec l'annulaire et l'auriculaire droits et expirez lentement par la narine droite. Inspirez par la narine droite, puis bouchez-la avec le pouce. Expirez par la narine gauche. Vous venez de faire un cycle respiratoire complet. Recommencez 7 fois.

LE DEMI-LOTUS

Cette posture améliore la circulation sanguine dans le bassin. Elle apaise les troubles menstruels.

- Assouplit les hanches, les genoux et les chevilles.
- Renforce la colonne et les abdominaux.
- Améliore la posture d'ensemble.
- Augmente l'énergie.

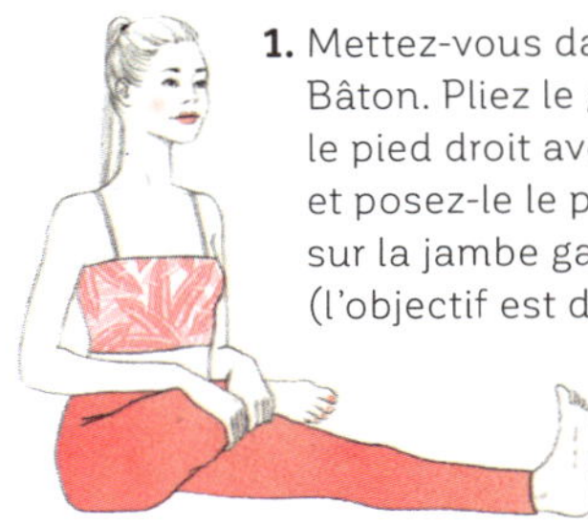

1. Mettez-vous dans la posture du Bâton. Pliez le genou droit, attrapez le pied droit avec les deux mains et posez-le le plus haut possible sur la jambe gauche, qui est tendue (l'objectif est de le poser dans l'aine).

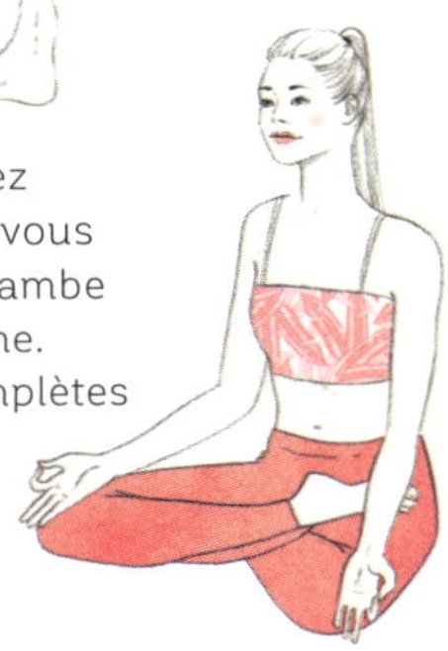

2. Pliez le genou gauche, tirez en douceur la jambe vers vous et glissez le pied sous la jambe droite, le talon contre l'aine. Faites 10 respirations complètes dans la posture.

LA BARQUE

La Barque est une posture d'équilibre dans laquelle le corps ressemble à une barque sur l'eau.

- Renforce les hanches, les cuisses et le dos.
- Tonifie les abdominaux.
- Améliore la digestion.
- Améliore l'équilibre.

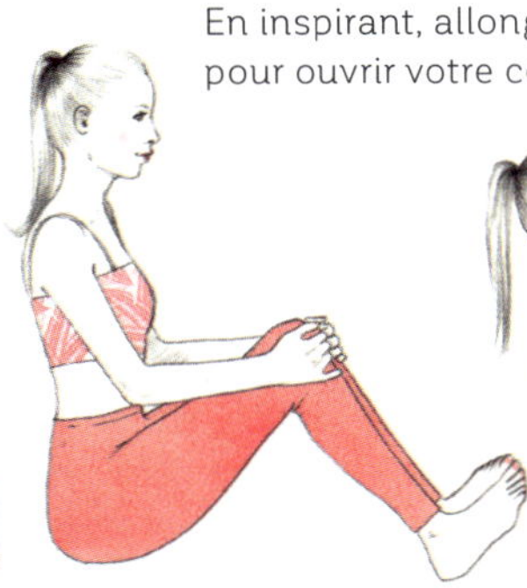

1. Asseyez-vous dans le Bâton. Pliez les genoux vers le haut et attrapez vos jambes juste au-dessous des genoux. En inspirant, allongez la colonne et reculez les omoplates pour ouvrir votre cœur.

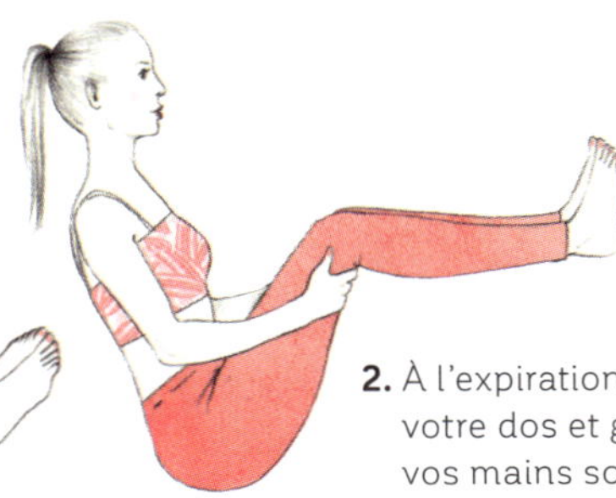

2. À l'expiration, reculez votre dos et glissez vos mains sous le bas des cuisses. Venez en équilibre sur les ischions.

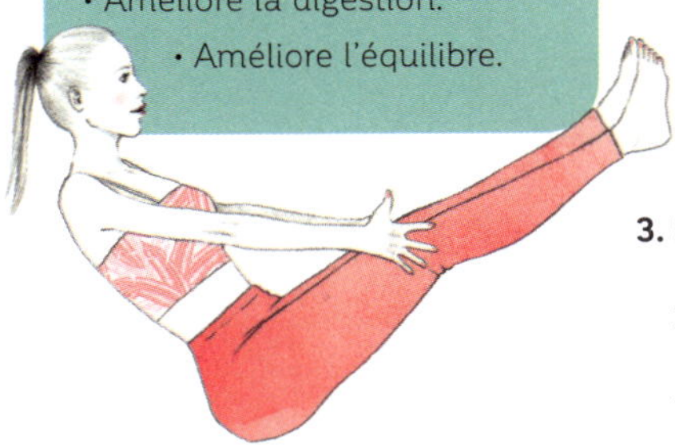

3. Sur une expiration, tendez les jambes vers le haut et les bras vers l'avant. Restez 20 à 30 secondes dans cet équilibre, ou aussi longtemps que vous le pouvez en respirant normalement. Recommencez 2 fois.

LA FLEXION AVANT ASSISE

Cet étirement apaise les maux de tête et l'anxiété. Il réduit également la fatigue.

- Renforce la colonne.
- Améliore la digestion.
- Lutte contre l'infertilité, l'hypertension artérielle et l'insomnie.
- Soulage les douleurs menstruelles et les symptômes de la ménopause.

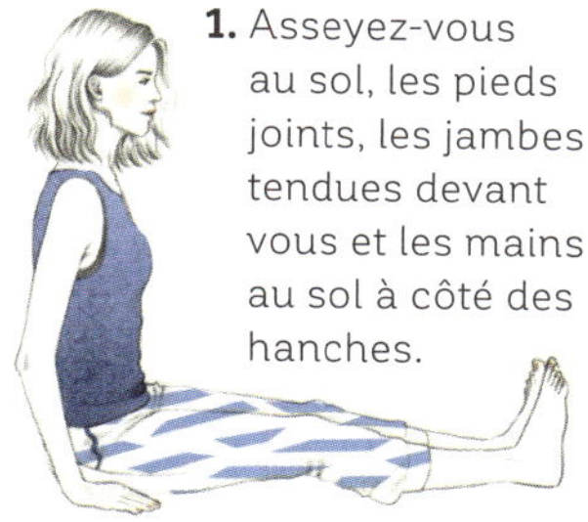

1. Asseyez-vous au sol, les pieds joints, les jambes tendues devant vous et les mains au sol à côté des hanches.

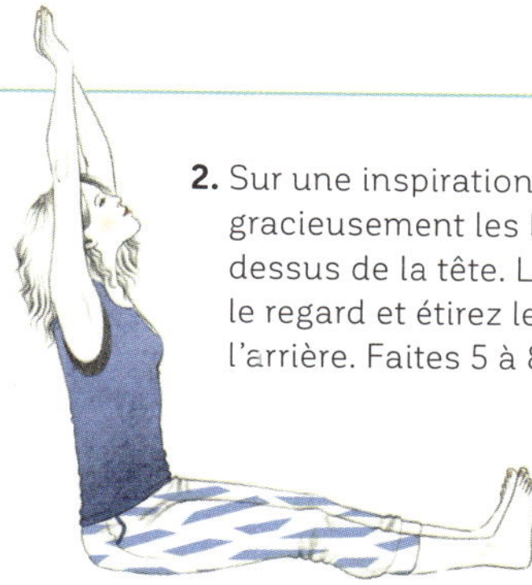

2. Sur une inspiration, levez gracieusement les bras au-dessus de la tête. Levez ensuite le regard et étirez le dos vers l'arrière. Faites 5 à 8 respirations.

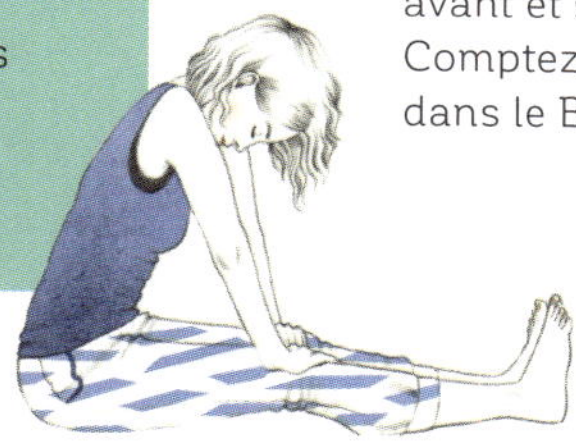

Pieds parallèles

3. Sur une expiration, redescendez les bras, penchez-vous en avant et saisissez vos genoux. Comptez jusqu'à 15. Revenez dans le Bâton.

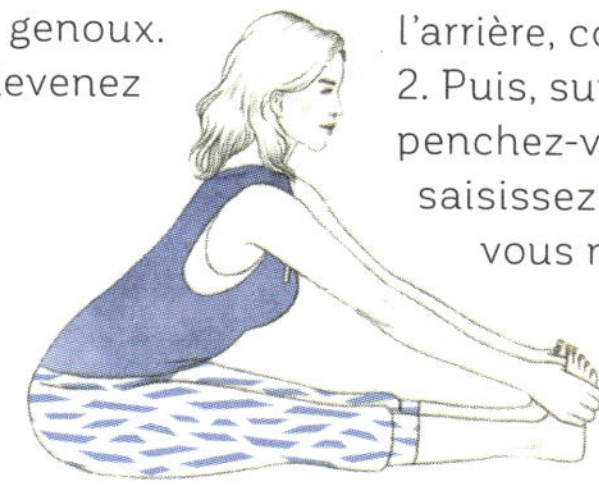

4. Sur une inspiration, étirez le haut du dos vers le haut et vers l'arrière, comme à l'étape 2. Puis, sur une expiration, penchez-vous en avant et saisissez vos orteils. Si vous n'arrivez pas à toucher vos pieds, attrapez vos chevilles ou vos mollets.

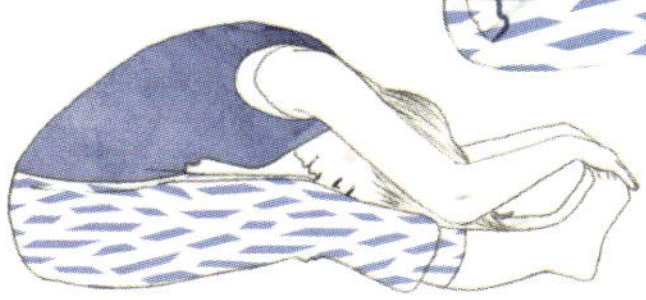

5. Amenez le front le plus près possible des genoux sans forcer. Comptez jusqu'à 10, en respirant bien. N'allez pas trop loin, votre position doit être confortable. Recommencez 2 fois.

LA TORSION ALLONGÉE

Comme la Demi-Torsion, cet asana est efficace contre les problèmes digestifs.

- Étire toute la colonne.
- Détend la nuque.
- Stimule la digestion.
- Détend le corps entier.

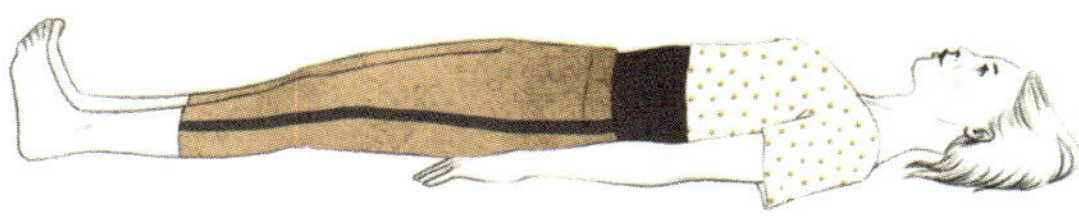

1. Allongez-vous sur le dos, les pieds joints et les bras le long du corps, les paumes vers le bas.

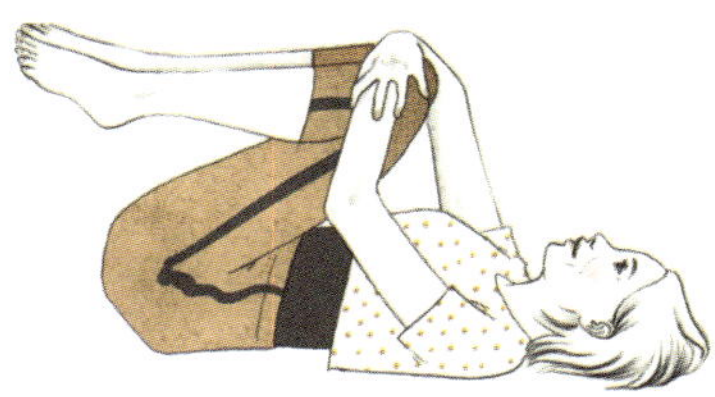

2. Sur une inspiration, repliez les genoux contre la poitrine et entourez vos genoux avec vos bras.

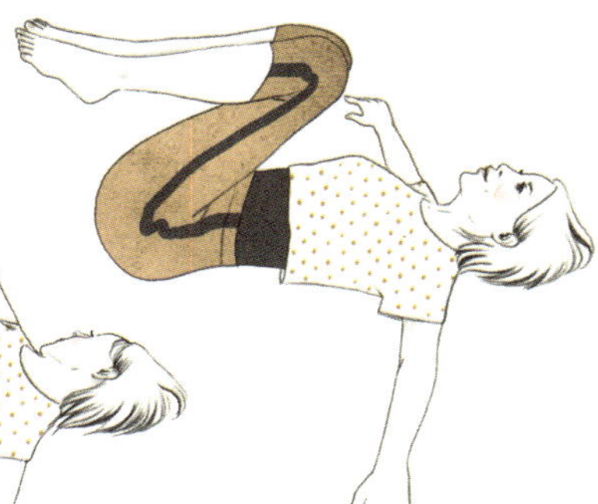

3. Ensuite, étirez les bras sur les côtés, à la perpendiculaire du corps, les paumes tournées vers le bas. Détendez la nuque et les épaules.

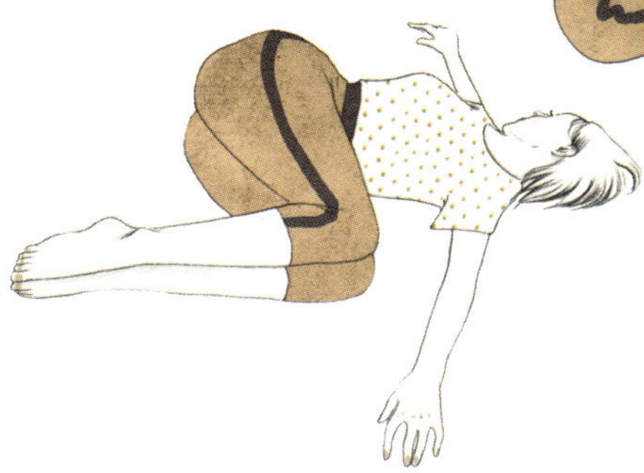

4. Sur une expiration, tournez les genoux vers la gauche en les gardant joints. Approchez-les le plus possible du sol. Simultanément, pivotez la tête vers la droite. Gardez les deux épaules au sol. Comptez jusqu'à 5. Puis, sur une inspiration, ramenez les genoux et la tête au centre. Faites la même chose de l'autre côté, puis recommencez 2 fois de chaque côté.

LE CHAT EN ÉQUILIBRE

Le chat en équilibre travaille la force du centre et la coordination.

- Améliore l'équilibre et la coordination.
- Allonge la colonne.
- Renforce le centre.

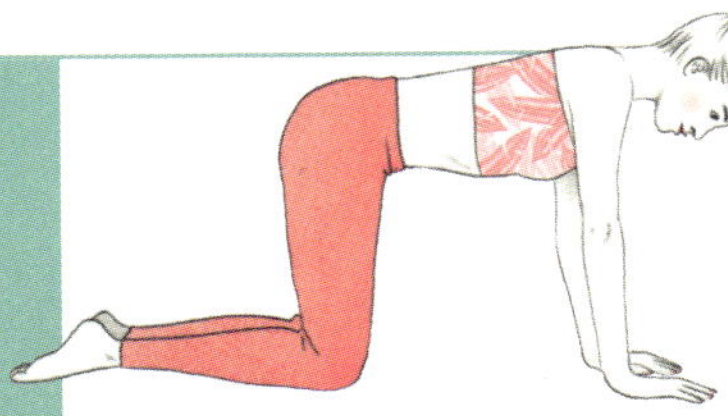

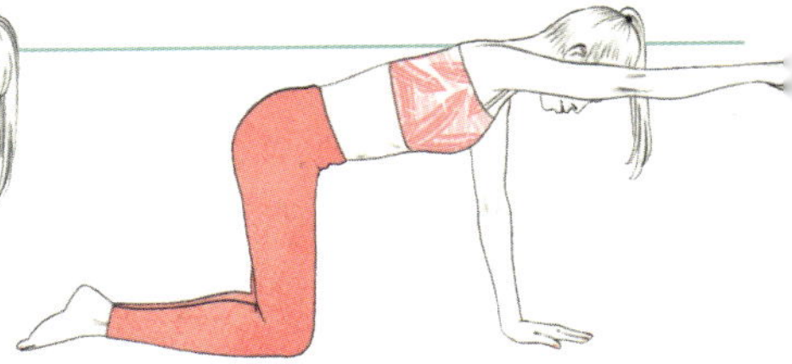

1. Mettez-vous à quatre pattes, les mains alignées avec les épaules et les genoux alignés avec les hanches.

2. En inspirant, rentrez les abdominaux et tendez le bras droit devant vous, la paume tournée vers le bas. Gardez les épaules au même niveau. Sur l'expiration, reposez la main au sol. Faites la même chose avec l'autre bras. Puis recommencez cinq fois de chaque côté et revenez dans la position de départ.

3. À l'inspiration, rentrez les abdominaux et tendez la jambe droite derrière vous, en alignant la cheville avec l'épaule. À l'expiration, reposez la jambe au sol. Refaites la même chose avec la jambe gauche. Recommencez cinq fois de chaque côté. Revenez ensuite dans la position de départ.

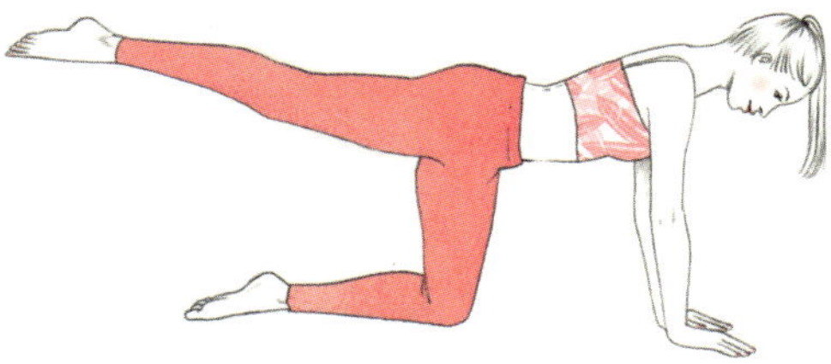

4. Sur une inspiration, rentrez les abdominaux, et tendez en même temps le bras droit et la jambe gauche. Comptez jusqu'à cinq. Refaites ensuite la même chose avec le bras gauche et la jambe droite. Puis recommencez cinq fois en alternant les bras et les jambes.

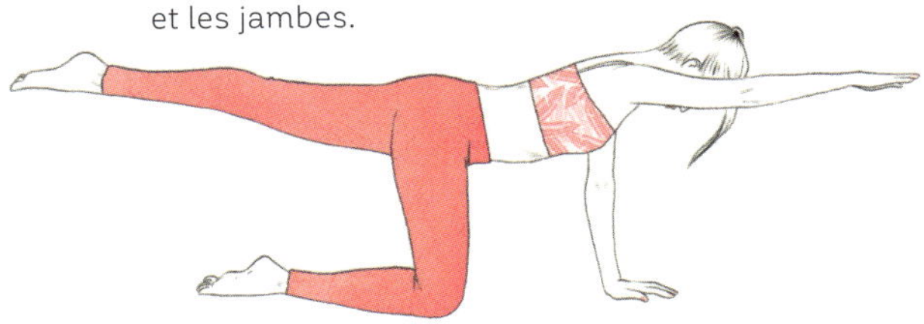

LA POSTURE DES GENOUX À LA POITRINE

Cette posture favorise l'élimination des impuretés dans les poumons et le système excréteur.

- Soulage les indigestions, le reflux gastrique, les ballonnements et la constipation.
- Lutte contre les symptômes du côlon irritable.

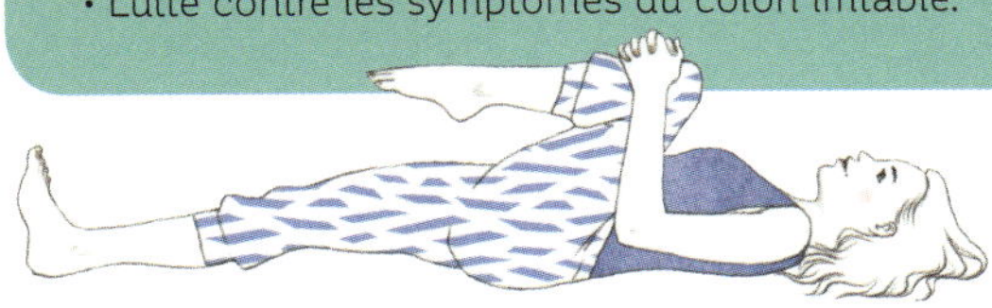

1. Allongez-vous sur le dos jambes tendues. Repliez le genou gauche contre la poitrine. Saisissez votre genou. Pressez doucement votre jambe contre vous. Recommencez de l'autre côté.

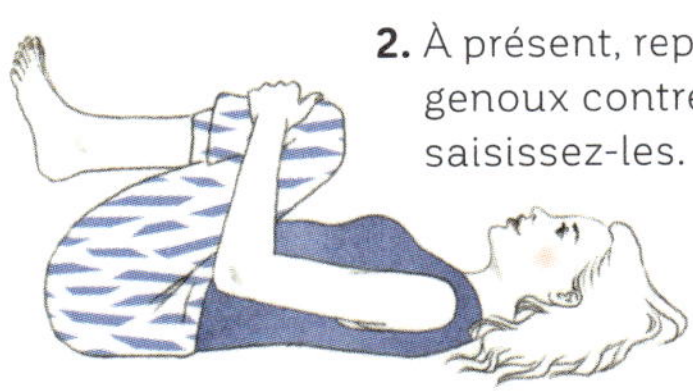

2. À présent, repliez vos deux genoux contre la poitrine et saisissez-les. Pressez vos jambes contre vous. Recommencez deux fois les étapes 1 et 2.

L'ARC

L'Arc masse les organes de l'abdomen tout en étirant le dos.

- Renforce la colonne.
- Tonifie le corps entier.
- Ouvre les poumons.
- Améliore la circulation.

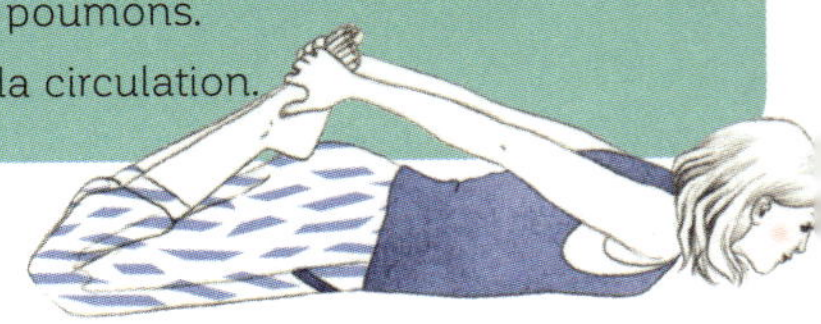

1. Allongez-vous à plat ventre, la tête tournée sur un côté. Puis ramenez la tête au centre et, sur une inspiration, tendez les mains derrière vous pour saisir le dessus des pieds et décollez le haut du corps du sol.

2. Poussez le bassin dans le sol et amenez la poitrine vers le haut et vers l'avant. Poussez les pieds vers l'arrière. Faites 3 à 5 respirations. Puis recommencez deux fois.

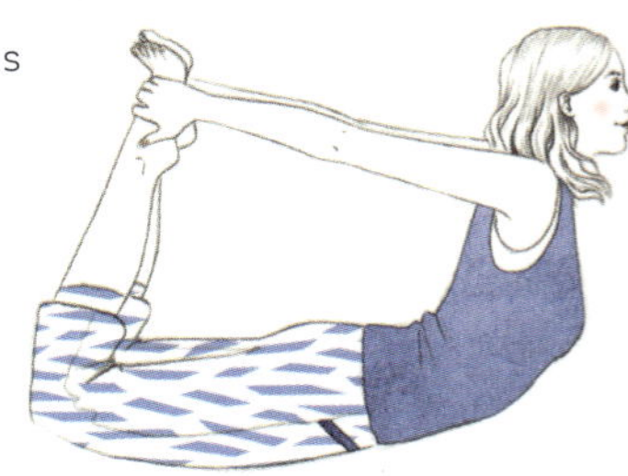

LE DEMI-PONT

La posture du Demi-Pont étire la colonne vertébrale. Elle réduit également le stress et la fatigue.

- Ouvre la poitrine
- Soulage les douleurs menstruelles
- Stimule la thyroïde
- Énergise, tonifie et renforce les fesses et les jambes

1. Allongez-vous sur le dos, les genoux pliés et les pieds à plat au sol, les bras le long du corps, les paumes tournées vers le bas.

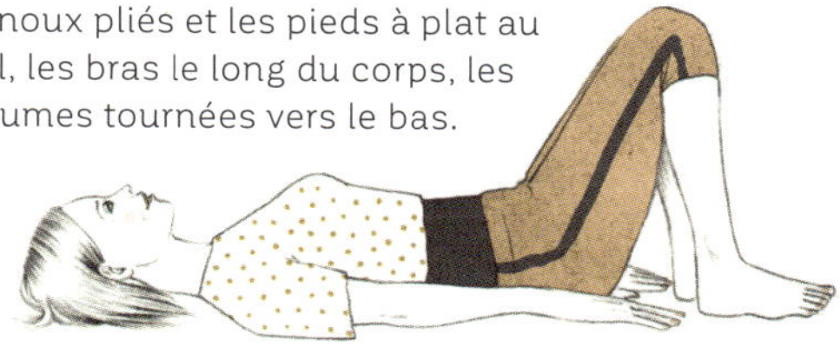

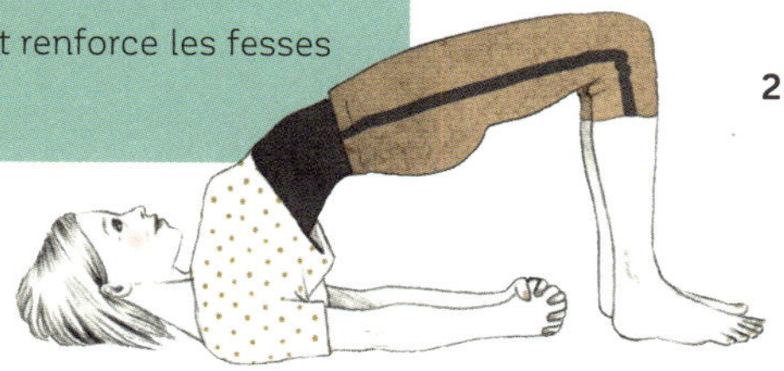

2. Sur une expiration, soulevez les hanches et le bas du dos. Joignez les mains sous le corps et comptez jusqu'à 10, en respirant bien. Pour quitter la posture, ramenez les mains sur les côtés et redéposez la colonne au sol, une vertèbre après l'autre. Recommencez 2 fois.

LE CHAMEAU

La posture du Chameau est une flexion arrière à genoux. Elle ouvre les hanches et les épaules.

- Ouvre la poitrine et les épaules.
- Renforce le milieu du dos.
- Étire les abdominaux et les cuisses.
- Soulage les troubles menstruels et les douleurs légères dans le dos.

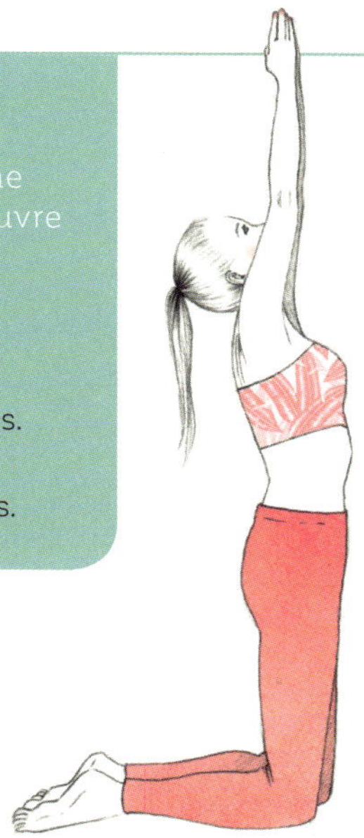

1. Mettez-vous à genoux, les genoux écartés à la largeur des hanches. Sur une inspiration, levez les mains au-dessus de la tête, paumes face à face.

2. Tirez les côtes et la poitrine vers le haut, et poussez le bassin vers l'avant. Tendez la main droite derrière vous et posez-la sur le talon droit. Regardez en direction du talon droit. Comptez jusqu'à 10 en respirant bien. Revenez en position droite et recommencez de l'autre côté.

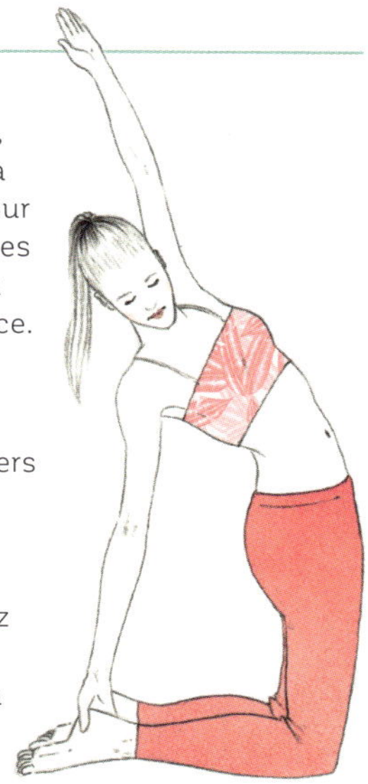

3. Reculez les deux mains et posez une main sur chaque talon. Ouvrez la poitrine, allongez la colonne et détendez la nuque, en relâchant la tête vers l'arrière. Comptez jusqu'à 15 en respirant bien dans la posture.

4. Pour quitter la posture, en expirant, libérez les bras et posez les fesses sur les talons.

5. Relâchez le front doucement devant vous et les mains derrière vous, paumes vers le haut. Restez 1 à 2 minutes dans la posture.

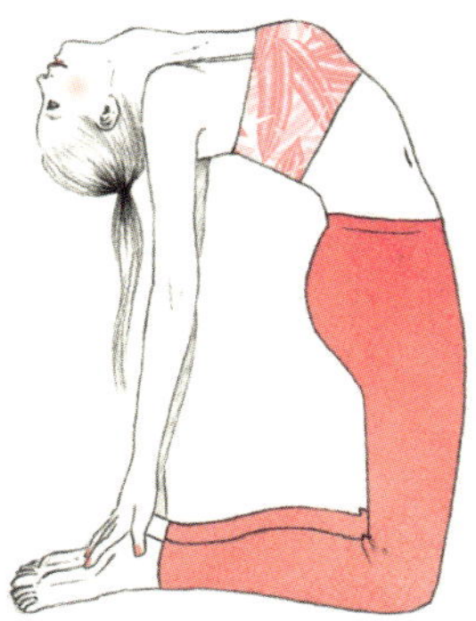

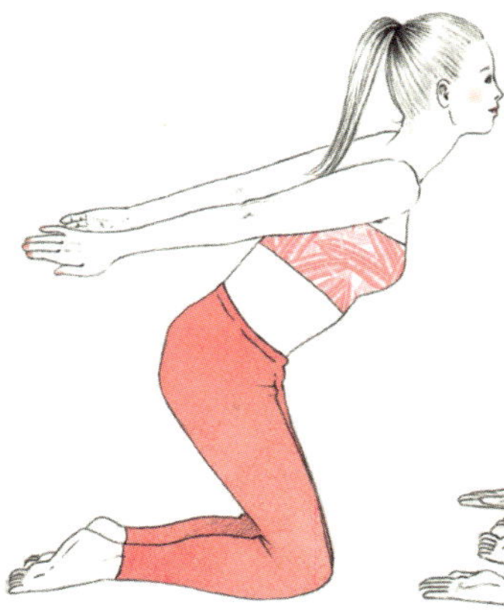

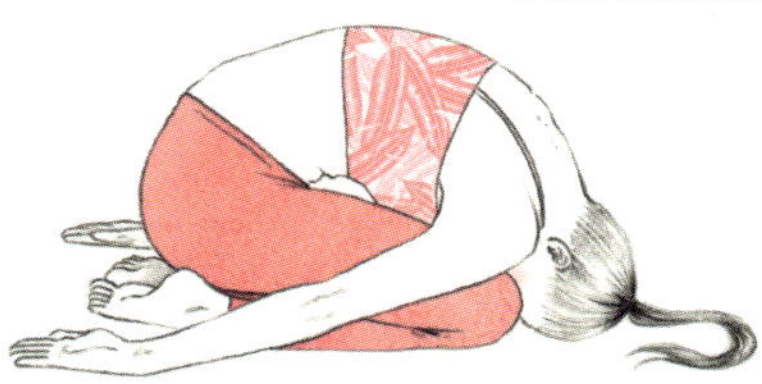

MÉDITATION

JOUR 22

Nous allons finir la séance d'aujourd'hui avec le Lotus. Pas de problème si vous n'arrivez pas à faire la posture complète, faites ce que vous pouvez, puis installez-vous dans une position confortable et préparez-vous au délicieux voyage de la méditation. Beaucoup de yogis considèrent *dhyana*, la méditation, comme la septième des huit étapes du chemin de l'éveil. Il existe de nombreuses manières de méditer. Trouvez celle qui vous convient le mieux. Les yeux ouverts ou fermés, commencez par vous concentrer sur une image ou un son particuliers. Si vous avez une préférence pour un son, un mantra, vous pouvez choisir le classique OM. Répétez-vous le son que vous avez choisi en silence tout en faisant le vide dans vos pensées. Si vous préférez une image, concentrez-vous sur un objet ou un lieu qui crée en vous un sentiment de paix et de bonheur. Certains choisissent aussi de se concentrer sur le rythme de leur propre respiration. Dans tous les cas, restez 5 à 10 minutes dans cet état de contemplation silencieuse.

LE DEMI-LOTUS DEBOUT

Cette posture étire et renforce les hanches, les ischio-jambiers, les épaules et les genoux.

- Améliore l'équilibre.
- Assouplit les hanches, les genoux et les chevilles.
- Régule les systèmes nerveux et lymphatique.

L'ARC DEBOUT

Cette posture améliore l'élasticité et la capacité des poumons. Elle renforce les cuisses, les bras, les hanches et les fesses. Et elle travaille la souplesse et la force de la colonne.

- Améliore la circulation sanguine vers le cœur et les poumons.
- Augmente l'élasticité de la colonne.
- Active le système digestif.
- Améliore l'équilibre et la concentration.

Fixez un objet devant vous

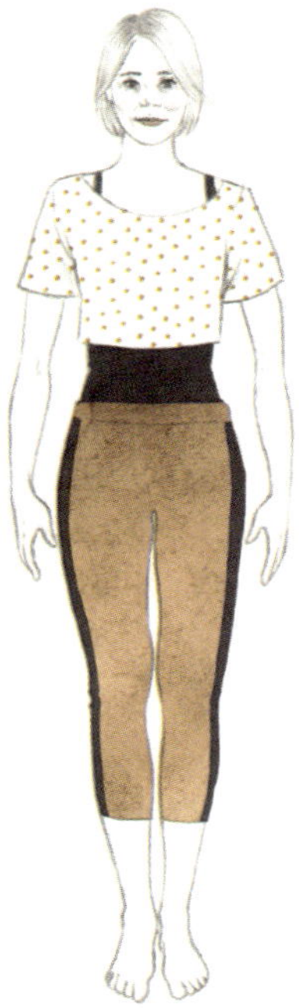

1. Mettez-vous dans la posture de la Montagne, les bras le long du corps.
2. Amenez le poids du corps dans le pied gauche. Pliez le genou droit, levez le pied droit et, avec la main gauche, positionnez le pied droit le plus haut possible à l'intérieur de la cuisse gauche sans forcer.

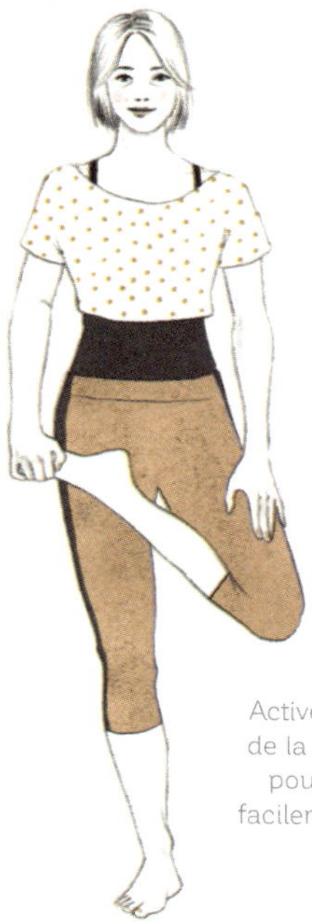

Activez les muscles de la jambe gauche pour garder plus facilement l'équilibre.

3. En inspirant, levez les bras au-dessus de la tête et pressez les paumes de main l'une contre l'autre. Tendez les bras et grandissez-vous. Gardez la posture pendant 5 respirations complètes, puis relâchez les bras et le pied. Refaites la même chose avec l'autre jambe. Ensuite, recommencez 2 fois de chaque côté.

Pressez le pied contre la jambe de terre pour garder plus facilement l'équilibre.

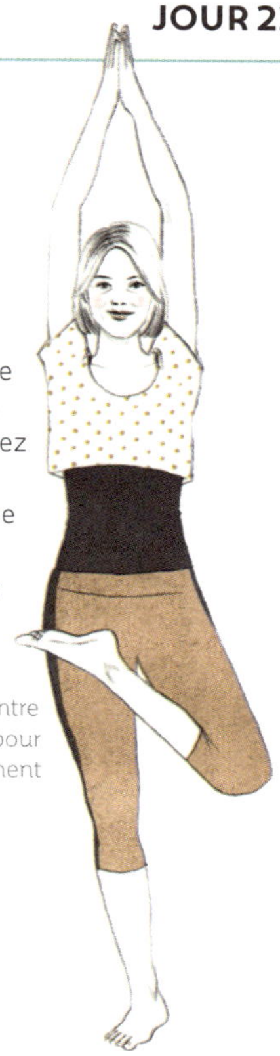

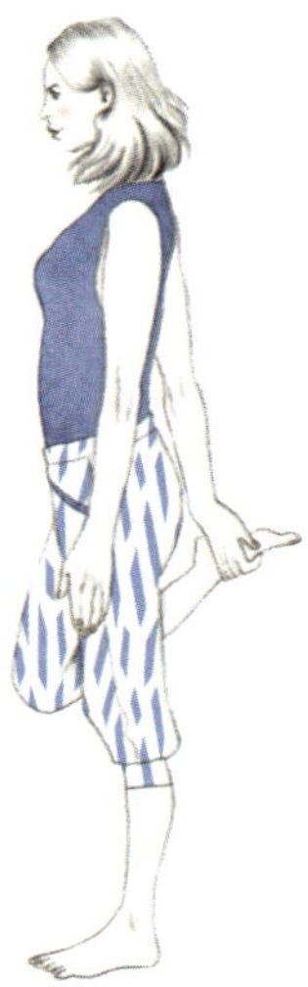

1. Mettez-vous dans la posture de la Montagne, les bras le long du corps. Levez le pied droit derrière vous et attrapez le cou-de-pied avec la main droite.

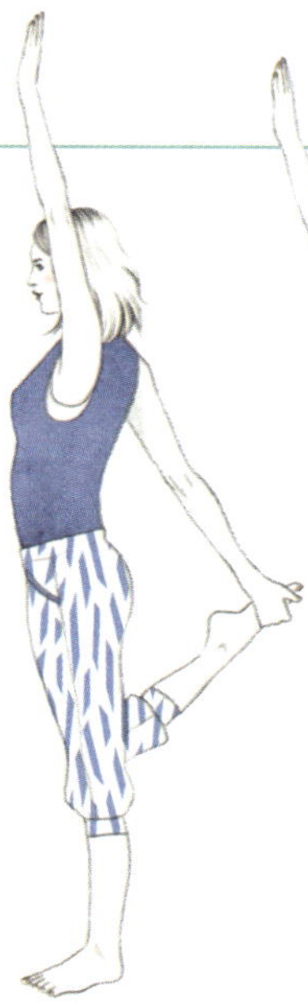

2. Sur une inspiration, levez le bras gauche à la verticale, paume vers l'avant.

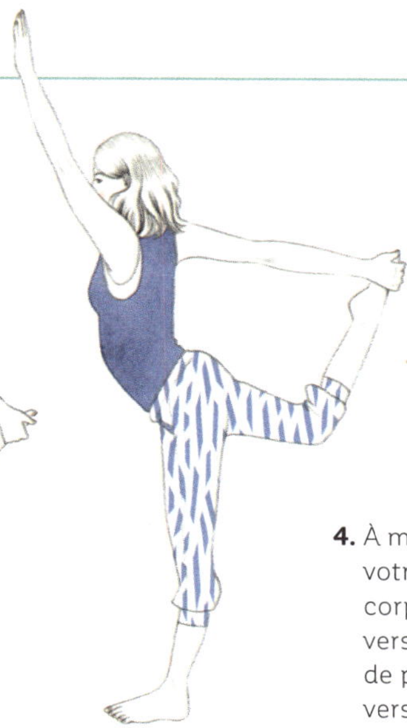

3. Sur une expiration, poussez le pied vers le haut et vers l'arrière en le tenant fermement.

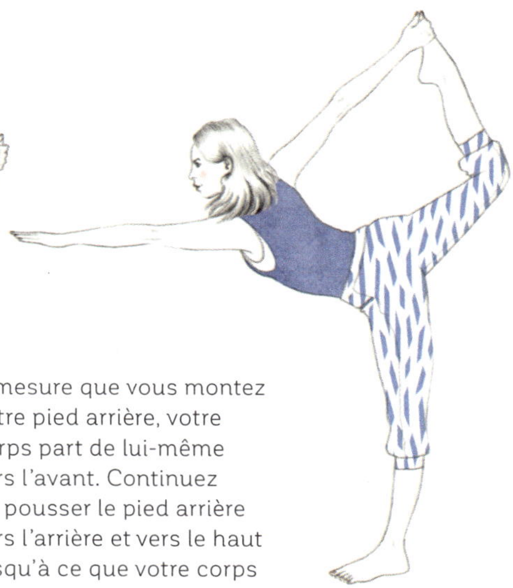

4. À mesure que vous montez votre pied arrière, votre corps part de lui-même vers l'avant. Continuez de pousser le pied arrière vers l'arrière et vers le haut jusqu'à ce que votre corps soit à l'horizontale et que votre pied soit le plus haut possible. Restez dans la posture en comptant jusqu'à 10. Recommencez une fois de l'autre côté, puis 2 fois de chaque côté.

LE CHAT ET LA VACHE

La posture du Chat et de la Vache masse et stimule donc les organes internes comme les reins et les glandes surrénales.

- Atténue le syndrome prémenstruel.
- Améliore la digestion.
- Assouplit la colonne.

1. Pour commencer, mettez-vous à quatre pattes, le regard dirigé vers le sol. Alignez vos poignets avec vos épaules et vos genoux avec vos hanches. Faites monter votre ventre en direction de la colonne pour avoir le dos bien droit. Veillez à ce que vos orteils soient à plat au sol.

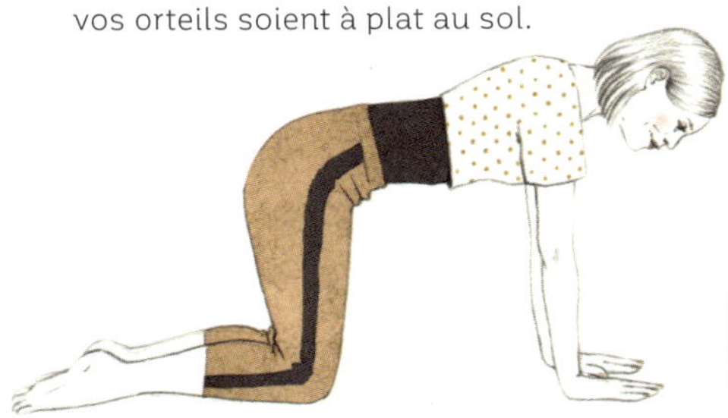

2. Sur une inspiration, montez lentement la tête et le coccyx, en avançant la poitrine et en reculant les épaules, et en creusant le dos.

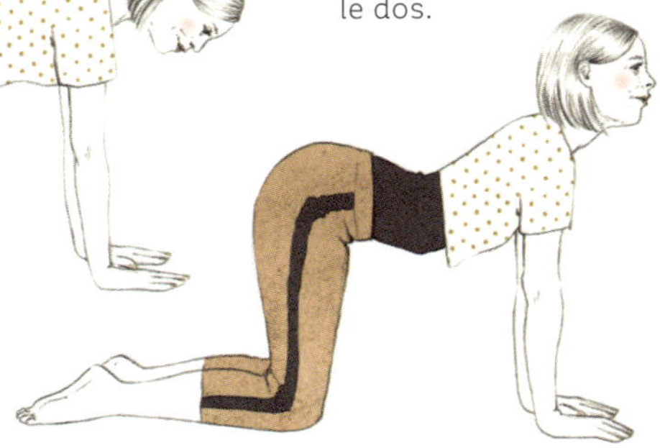

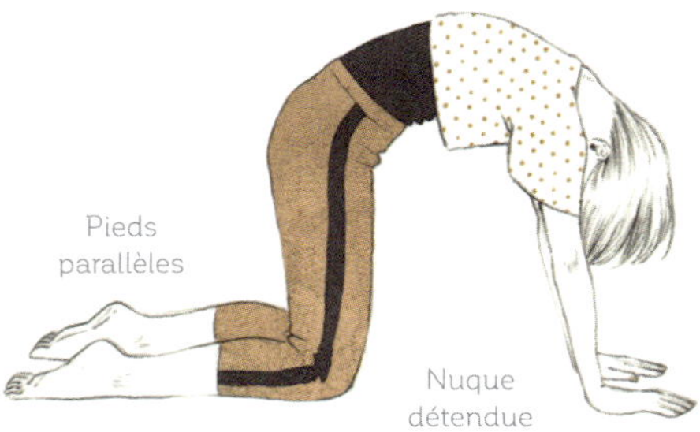

3. À l'expiration, descendez la tête et le coccyx, soulevez l'abdomen et arrondissez le dos vers le haut. Laissez votre tête pendre entre vos épaules sans forcer votre menton en direction de la poitrine. Recommencez 5 fois.

LA POSTURE DES GENOUX À LA POITRINE

Cette posture réduit les ballonnements, améliore la circulation et rééquilibre l'énergie.

- Soulage les indigestions, les ballonnements, le reflux gastrique, les flatulences et la constipation.
- Atténue les symptômes du côlon irritable.

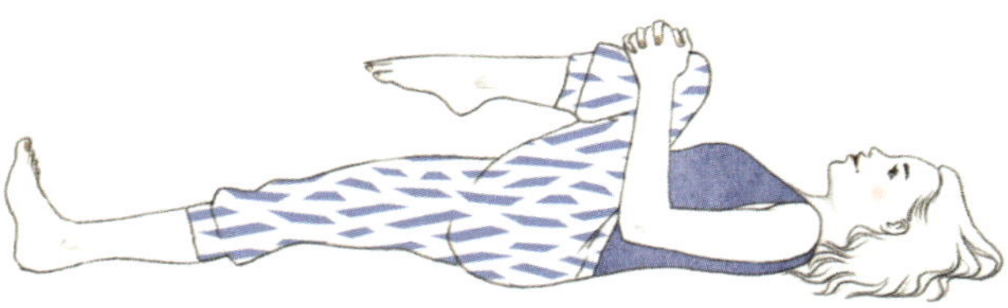

1. Allongez-vous sur le dos, jambes tendues. Repliez le genou droit contre la poitrine et saisissez-le. Pressez doucement votre jambe contre vous. Recommencez avec l'autre jambe.

2. Revenez dans la position de départ, sur le dos, jambes tendues. À présent, repliez les deux genoux contre votre poitrine. Saisissez-les et pressez en douceur vos jambes contre vous.

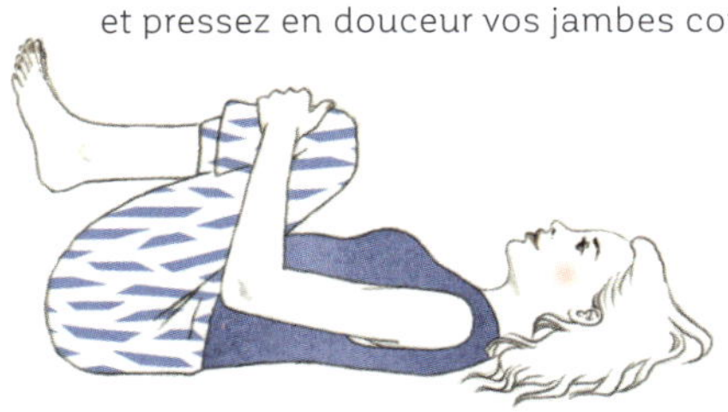

3. Laissez vos pieds redescendre au sol, en gardant les genoux pliés et écartés d'une cinquantaine de centimètres. Détendez votre corps dans le sol. Concentrez-vous sur votre respiration. Recommencez 3 fois.

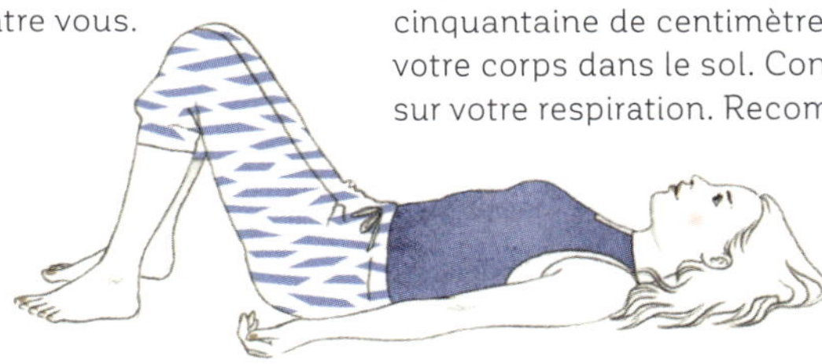

LA RESPIRATION ALTERNÉE

Cette posture harmonise les deux hémisphères du cerveau, ce qui apporte un bien-être physique, mental et émotionnel.

- Atténue le stress.
- Améliore l'activité mentale.
- Apaise le système nerveux.
- Favorise le calme et le sommeil.
- Augmente l'énergie.

1. Asseyez-vous en Lotus, ou bien simplement en Demi-Lotus ou en tailleur. Posez les mains confortablement sur les genoux en *shuni mudra* (« sceau de la patience »).

2. Bouchez la narine droite avec le pouce droit et expirez par la narine gauche. Inspirez lentement et profondément par la narine gauche. Ensuite, bouchez la narine gauche avec l'annulaire et l'auriculaire droits et expirez lentement par la narine droite. Inspirez par la narine droite, puis bouchez-la avec le pouce. Expirez par la narine gauche. Vous venez de faire un cycle respiratoire complet. Recommencez sept fois.

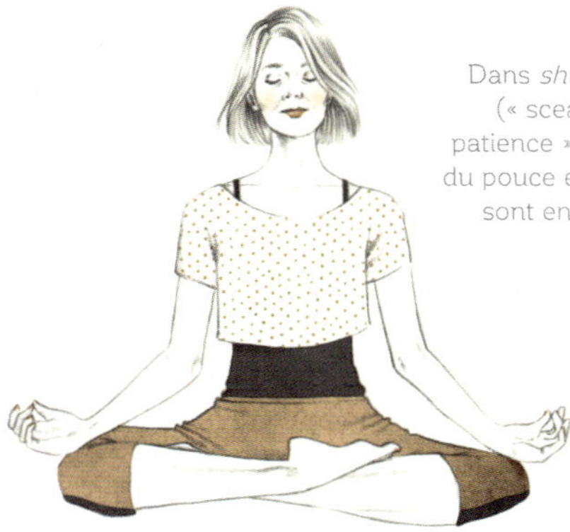

Dans *shuni mudra* (« sceau de la patience »), les bouts du pouce et du majeur sont en contact.

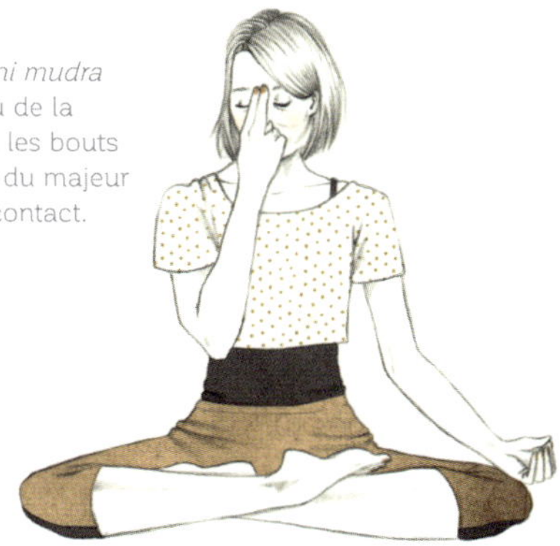

LE LOTUS

Aujourd'hui, nous allons apprendre à faire la posture complète du Lotus, ou *Padmasana*. Si vos hanches et vos cuisses ne sont pas encore assez souples, aucun problème. Asseyez-vous en Demi-Lotus, en tailleur ou dans toute autre position confortable pour vous.

- Assouplit les hanches, les genoux et les chevilles
- Renforce la colonne et les abdominaux
- Améliore la posture d'ensemble
- Augmente l'énergie

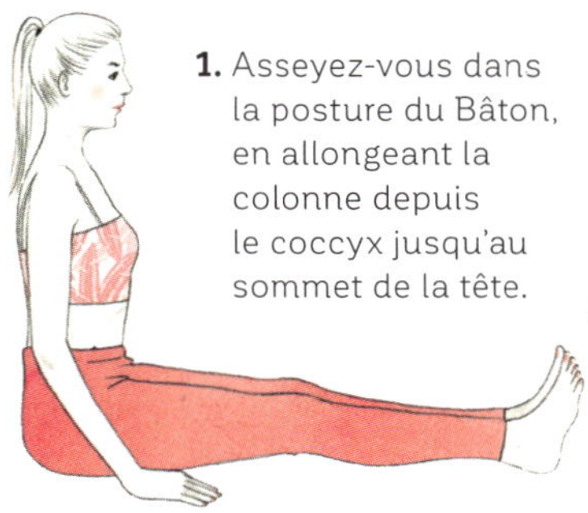

1. Asseyez-vous dans la posture du Bâton, en allongeant la colonne depuis le coccyx jusqu'au sommet de la tête.

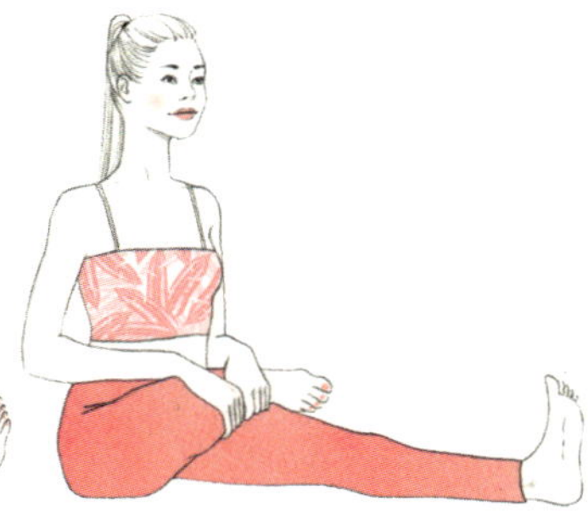

2. Fléchissez le genou droit, attrapez le pied avec les deux mains et, en douceur, placez-le le plus haut possible sur la jambe gauche, qui est tendue (l'objectif est de le poser contre l'aine).

3. Pliez le genou gauche, tirez en douceur la jambe vers vous et placez votre pied le plus près possible de l'aine droite.

Si vous avez eu une intervention chirurgicale au genou ou à la hanche, ou si vous avez un quelconque problème au genou, ne faites pas cette posture ou bien consultez votre médecin avant d'essayer de la pratiquer.

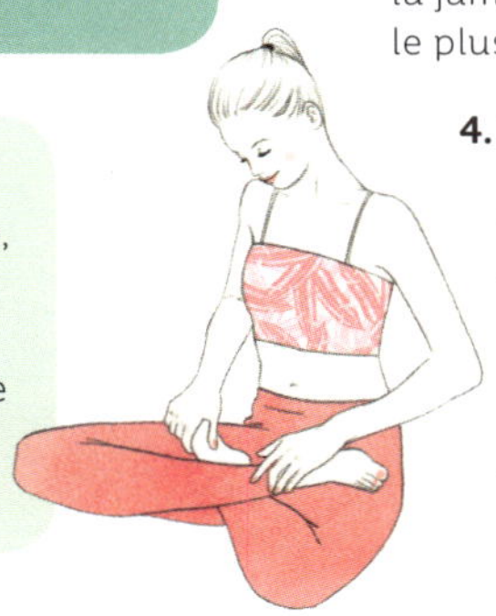

4. Posez les mains sur les genoux et allongez la colonne. Détendez-vous, fermez les yeux et concentrez-vous sur votre souffle, en respirant calmement. Commencez ensuite votre méditation (voir l'introduction de ce jour).

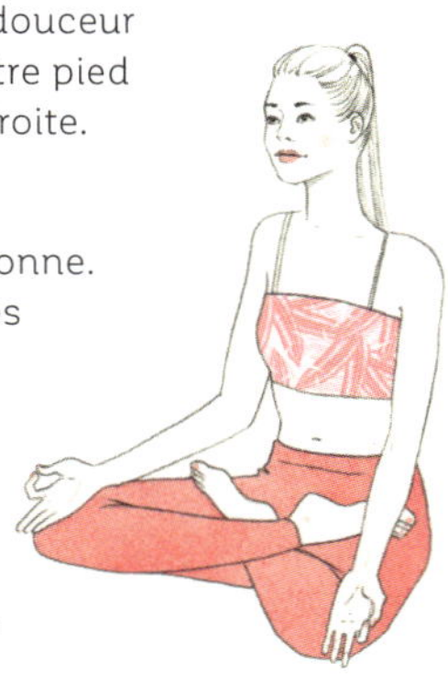

MALADIES CARDIO-VASCULAIRES

JOUR 23

Autrefois considérés comme un mal proprement masculin, les troubles cardio-vasculaires constituent aujourd'hui l'une des principales causes de décès chez les femmes. Les femmes jeunes ont moins d'infarctus et d'accidents vasculaires cérébraux,
mais après la ménopause, elles sont autant sujettes que leurs compagnons aux problèmes cardio-vasculaires. La bonne nouvelle, c'est qu'il y a un tas de choses à faire pour leur échapper, ou du moins repousser le plus longtemps possible leur apparition.
Le régime méditerranéen à base de fruits et légumes, céréales complètes, poisson, fruits à coque et graisses mono-insaturées, associé à une pratique physique modérée peut significativement réduire les risques.
Le yoga est une activité parfaite pour un mode de vie sain. Sur le plan physique, les asanas et les techniques respiratoires contribuent à réduire la tension artérielle et à améliorer la circulation sanguine, tout en renforçant le corps entier. Sur le plan émotionnel, le yoga dénoue les tensions, apaise l'anxiété et atténue la dépression, et apporte ainsi un sentiment de calme et une vision ouverte du monde.

L'ARBRE

Cette posture étire les cuisses, l'aine et les épaules. Elle renforce les chevilles et les mollets, et elle tonifie les abdominaux.

- Améliore la concentration et l'équilibre.
- Réduit le stress.
- Renforce les chevilles, les mollets, les cuisses et les hanches.
- Renforce le corps dans son ensemble.

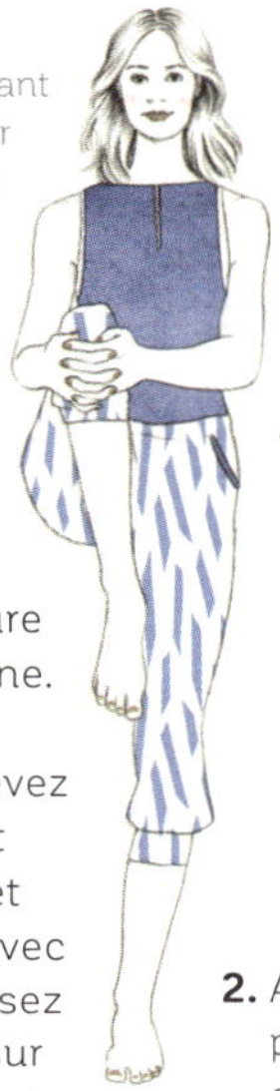

1. Mettez-vous dans la posture de la Montagne. Sur une inspiration, levez le genou droit à la poitrine et saisissez-le avec les mains. Posez votre regard sur un objet devant vous pour garder plus facilement votre équilibre.

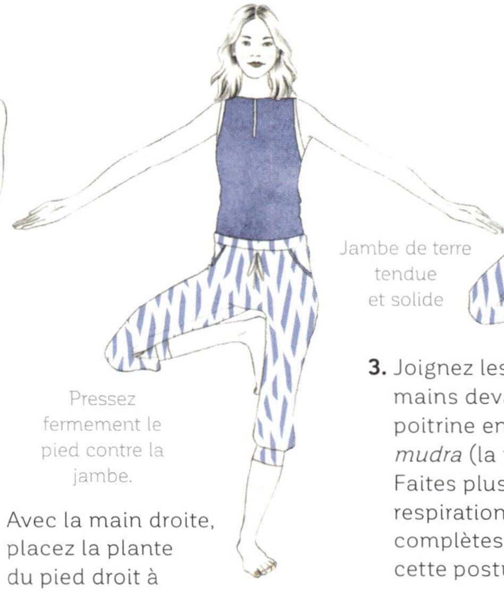

2. Avec la main droite, placez la plante du pied droit à l'intérieur de la cuisse gauche. Si c'est trop difficile, placez-la à l'intérieur du mollet ou de la cheville – évitez l'intérieur du genou. Levez les bras.

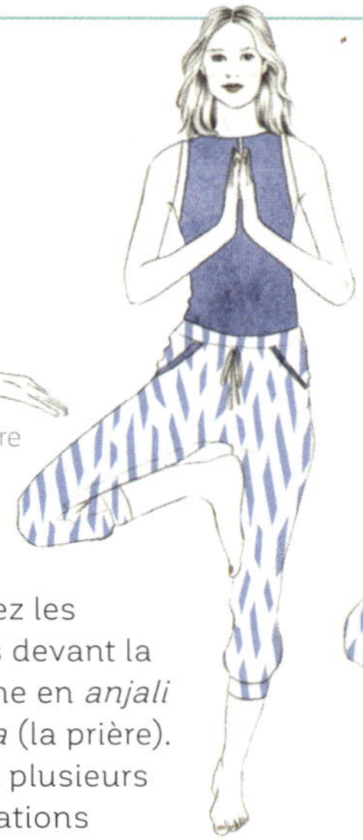

3. Joignez les mains devant la poitrine en *anjali mudra* (la prière). Faites plusieurs respirations complètes dans cette posture.

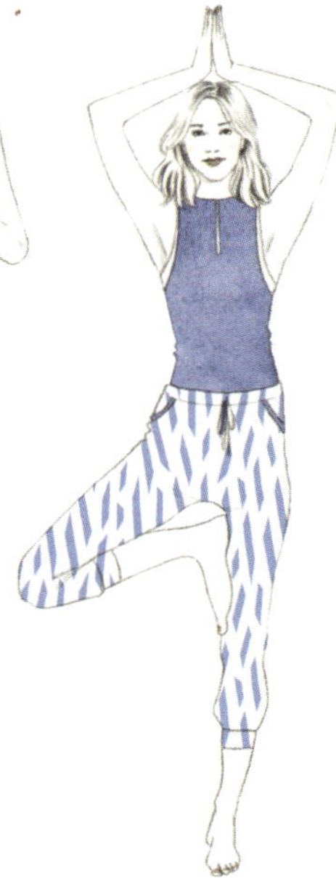

4. Si vous n'avez pas de peine à garder l'équilibre, sur une inspiration, levez les bras au-dessus de la tête, coudes fléchis et paumes jointes au-dessus de la tête. Faites 5 respirations complètes. Refaites la même chose de l'autre côté. Puis recommencez ë fois de chaque côté.

L'OUVERTURE DE LA POITRINE

Cette posture facilite également la digestion.

- Tonifie et raffermit les bras et le buste.
- Soulage les tensions dans la nuque et les épaules.
- Réaligne la colonne.

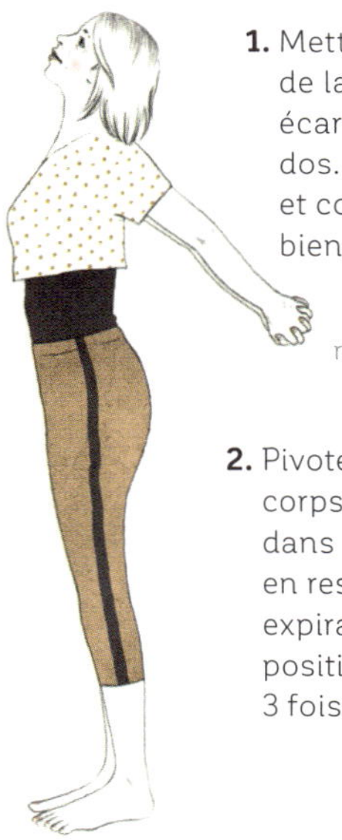

1. Mettez-vous dans la posture de la Montagne, les pieds légèrement écartés. Entrelacez vos doigts dans le dos. Étirez le haut du dos vers l'arrière et comptez jusqu'à 10 en respirant bien dans la posture.

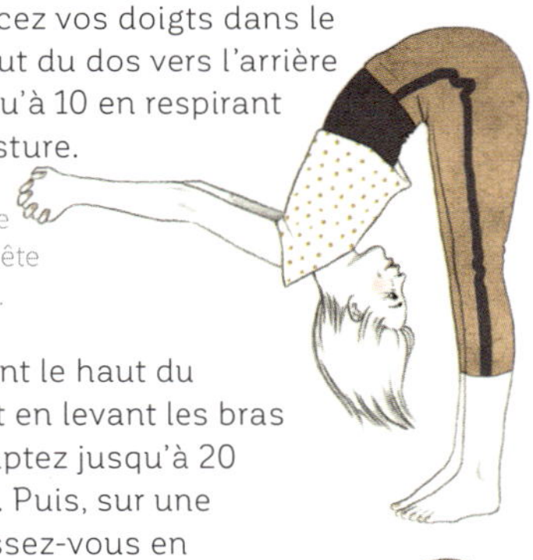

2. Pivotez doucement le haut du corps vers l'avant en levant les bras dans le dos. Comptez jusqu'à 20 en respirant bien. Puis, sur une expiration, redressez-vous en position debout. Recommencez 3 fois.

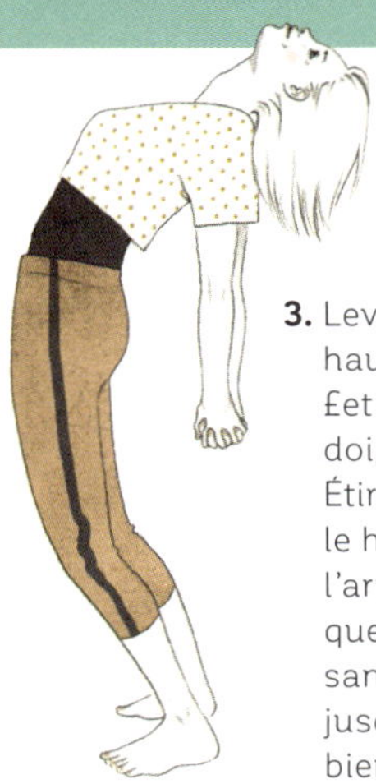

3. Levez les bras à la hauteur des épaules £et entrelacez les doigts dans le dos. Étirez de nouveau le haut du dos vers l'arrière, aussi loin que possible, mais sans forcer. Comptez jusqu'à 5 en respirant bien.

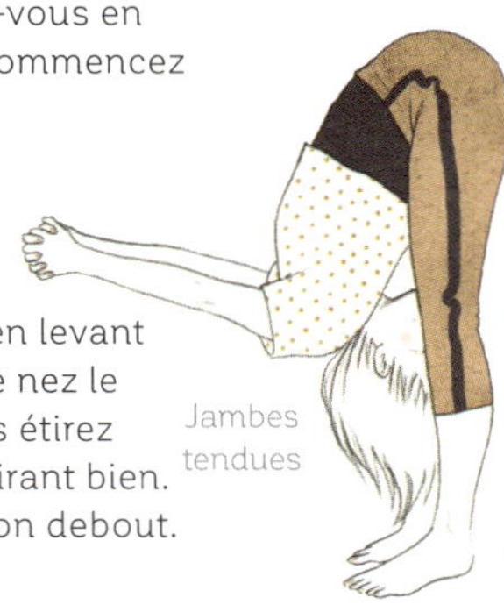

4. Penchez-vous de nouveau en avant en levant les bras dans le dos. Approchez votre nez le plus possible de vos genoux. Ne vous étirez pas trop. Comptez jusqu'à 15 en respirant bien. Sur une expiration, revenez en position debout. Refaites 2 fois chaque étape.

LA FLEXION AVANT JAMBES ÉCARTÉES

Cette Flexion avant jambes écartées, ou *Upavishtha Konasana*, renforce le bas du dos et ouvre les hanches.

- Ouvre les hanches.
- Étire le bas du dos, l'aine et les ischio-jambiers.
- Améliore la digestion.
- Calme le corps et le mental.

1. Asseyez-vous au sol dans la posture du Bâton. Écartez les jambes et posez les mains sur les genoux. Mettez les orteils flexes et poussez les genoux vers le bas.

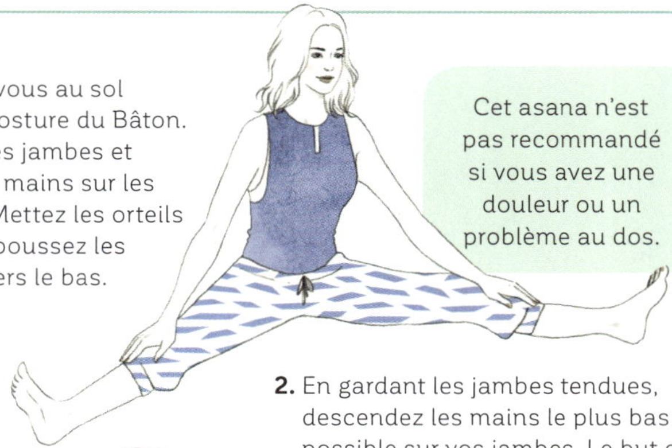

Cet asana n'est pas recommandé si vous avez une douleur ou un problème au dos.

2. En gardant les jambes tendues, descendez les mains le plus bas possible sur vos jambes. Le but est d'atteindre les plantes de pied.

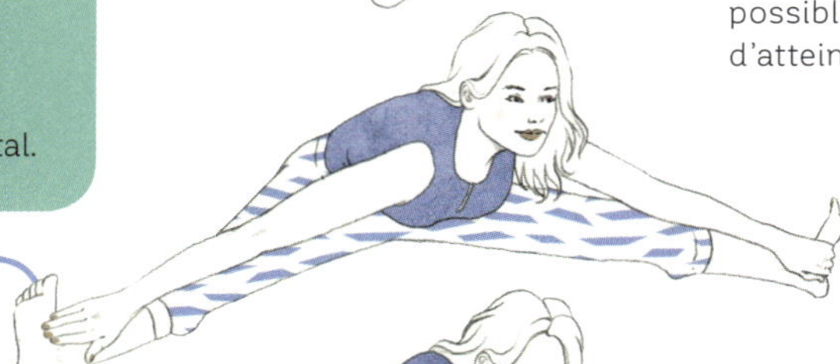

3. Avancez les mains devant vous, paumes vers le bas. Pivotez doucement vers l'avant à partir des hanches. Arrêtez-vous dès que vous sentez une résistance, relaxez-vous, respirez normalement et restez quelques secondes à ce niveau. Veillez à ce que vos ischions restent en permanence au sol. Revenez dans la posture du Bâton et recommencez deux fois.

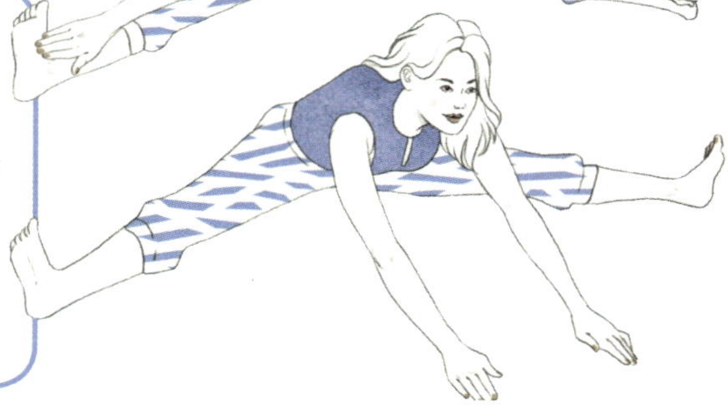

VARIANTES

Si cet étirement est trop intense au début, vous pouvez replier une jambe et mettre le pied dans l'aine opposée à l'étape 2 avant de passer à la posture complète. Vous pouvez également glisser une couverture pliée sous vos ischions.

LA BARQUE

Cette posture tonifie et renforce les abdominaux tout en améliorant l'équilibre et la digestion.

- Renforce les hanches, les cuisses et le dos.
- Tonifie les abdominaux.
- Améliore la digestion.
- Améliore l'équilibre.

1. Asseyez-vous dans le Bâton. Pliez les genoux vers le haut et attrapez vos jambes juste au-dessous des genoux. En inspirant, allongez la colonne et tirez les omoplates vers l'arrière pour ouvrir votre cœur.

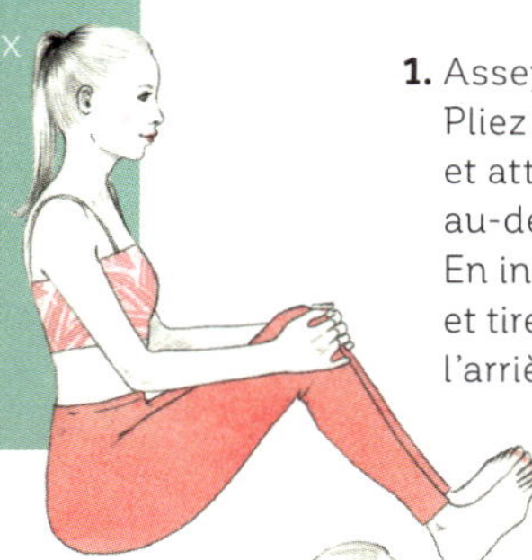

2. À l'expiration, reculez votre dos et glissez vos mains sous le bas des cuisses. Mettez-vous en équilibre sur vos ischions.

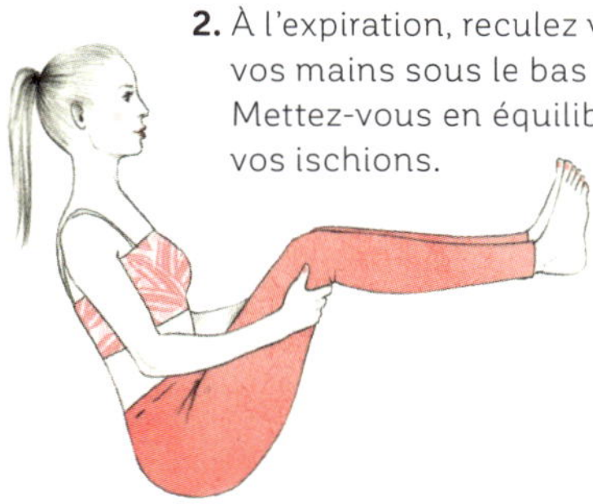

3. Sur une expiration, tendez les jambes vers le haut et les bras vers l'avant. Restez dans cet équilibre pendant 20 à 30 secondes, ou aussi longtemps que vous le pouvez, en respirant normalement. Recommencez une fois.

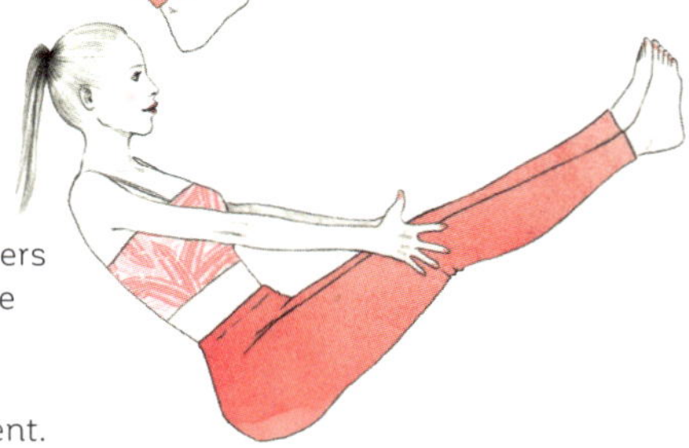

LE CHAT EN ÉQUILIBRE

Cet asana soulage les spasmes des menstruations et les douleurs dans le bas du dos.

- Améliore l'équilibre et la coordination.
- Allonge la colonne.
- Renforce le centre.

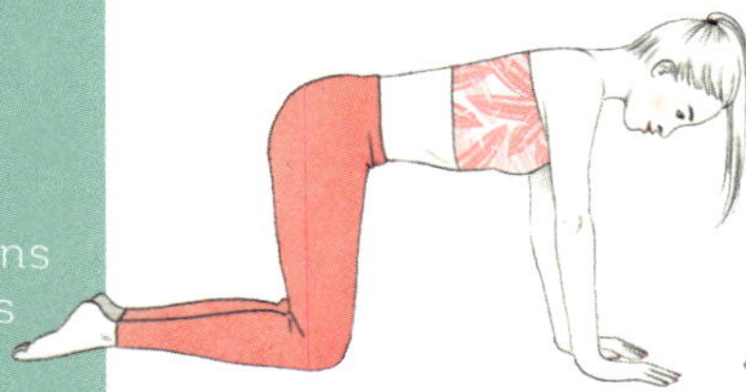

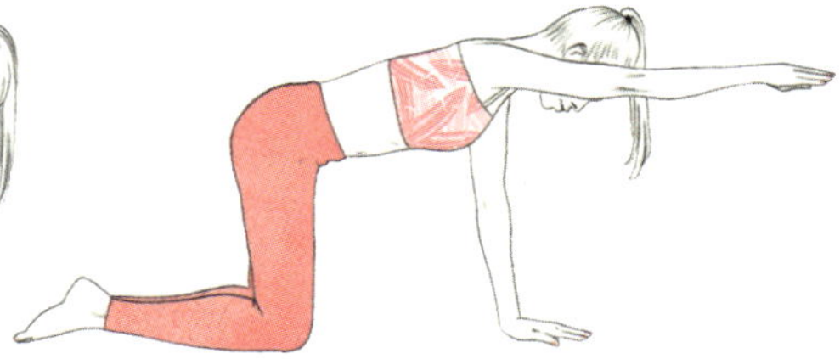

1. Commencez à quatre pattes, les mains alignées avec les épaules et les genoux alignés avec les hanches.

2. Sur une inspiration, rentrez les abdominaux et tendez le bras droit devant vous, paume vers le bas. Gardez les épaules au même niveau. À l'expiration, reposez la main au sol. Recommencez une fois avec le bras gauche, puis cinq fois avec chaque bras. Revenez ensuite dans la position de départ.

3. En inspirant, rentrez les abdominaux et tendez la jambe droite derrière vous, en alignant la cheville avec l'épaule. À l'expiration, reposez la jambe au sol. Refaites la même chose avec la jambe gauche. Recommencez cinq fois de chaque côté. Revenez ensuite dans la position de départ.

4. Sur une inspiration, en rentrant les abdominaux, tendez en même temps le bras droit et la jambe gauche. Comptez jusqu'à 5. Refaites la même chose avec le bras gauche et la jambe droite. Puis recommencez 5 fois en alternant les bras et les jambes.

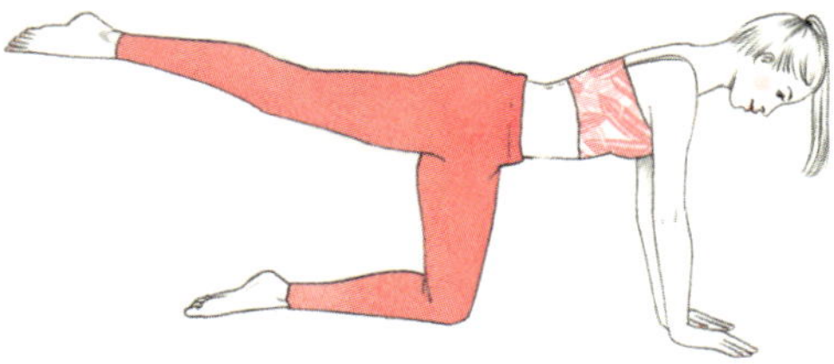

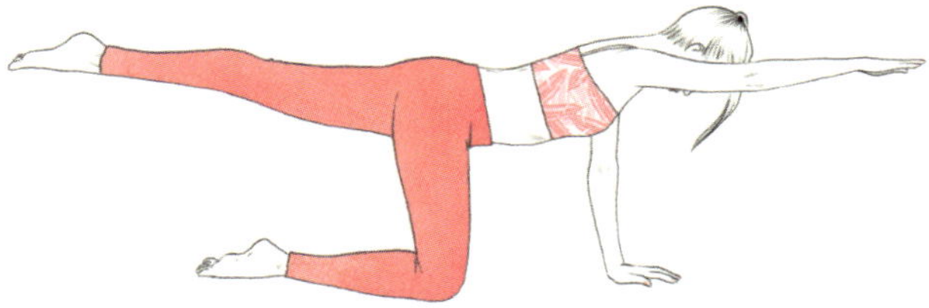

LA TORSION ALLONGÉE

Cette posture étire les muscles du dos, elle réaligne et allonge la colonne vertébrale, et elle hydrate les disques intervertébraux.

- Étire toute la colonne.
- Détend la nuque.
- Stimule la digestion.
- Détend le corps entier.

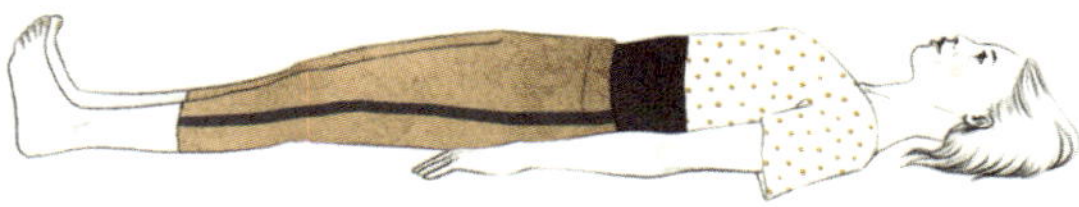

1. Allongez-vous sur le dos, les pieds joints et les bras le long du corps, les paumes vers le bas.

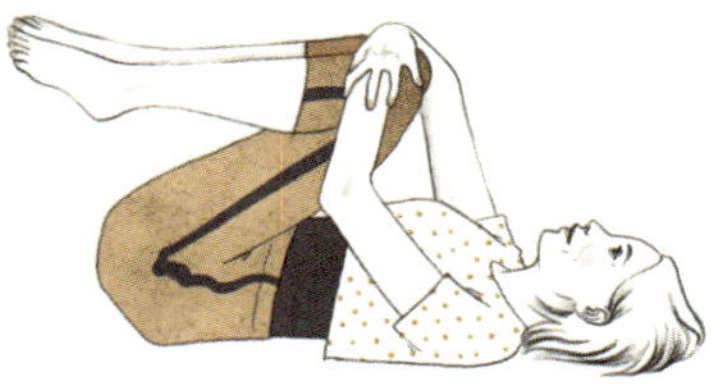

2. Sur une inspiration, repliez les genoux contre la poitrine et entourez vos genoux avec vos bras.

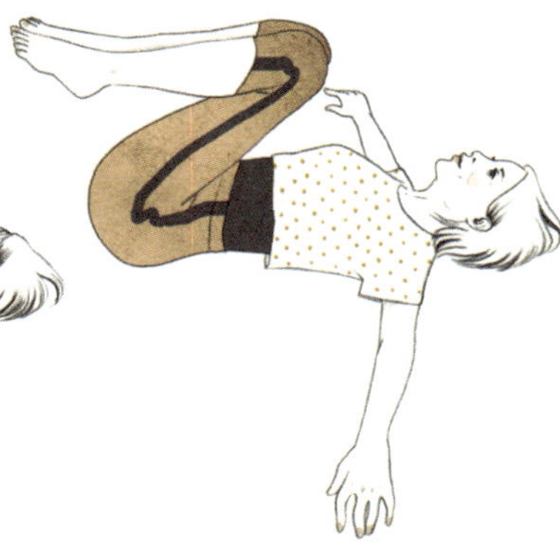

3. Ensuite, étirez les bras sur les côtés, à la perpendiculaire du corps, les paumes tournées vers le bas. Détendez la nuque et les épaules.

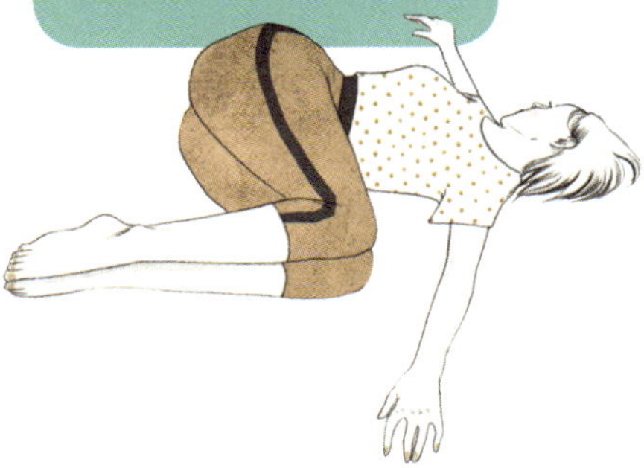

4. Sur une expiration, tournez les genoux vers la gauche en les gardant joints. Amenez-les aussi près que possible du sol. Dans le même temps, pivotez la tête vers la droite. Gardez les deux épaules au sol. Comptez jusqu'à 5. Puis, sur une inspiration, ramenez les genoux et la tête au centre. Recommencez une fois de l'autre côté, puis deux fois de chaque côté.

LE DAUPHIN

Le Dauphin, ou *Ardha Pincha Mayuasana*, est une posture inversée où le poids du corps est supporté par les bras et les épaules. C'est un bon exercice pour se préparer à la Posture sur la Tête avec support, qui est plus avancée.

- Renforce les épaules et le milieu et le haut du dos.
- Tonifie les abdominaux.
- Allonge la colonne.
- Atténue le stress.
- Soulage les symptômes des règles et de la ménopause.

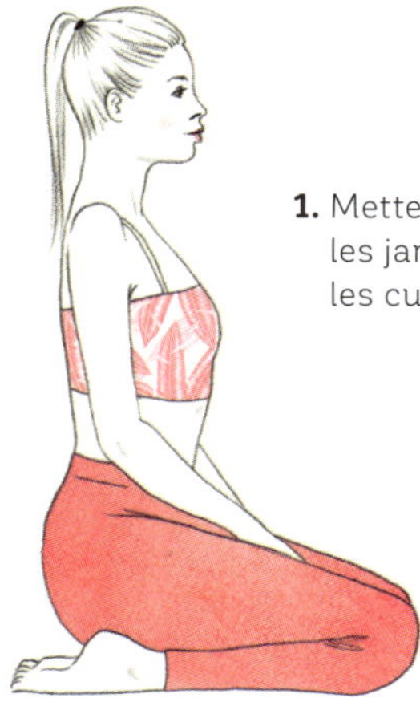

1. Mettez-vous à genoux, les ischions sur les talons, les jambes légèrement écartées. Posez les mains sur les cuisses.

2. Penchez-vous en avant, soulevez les fesses et posez les avant-bras au sol devant vous. Alignez les genoux et les hanches et saisissez l'intérieur des coudes avec vos mains.

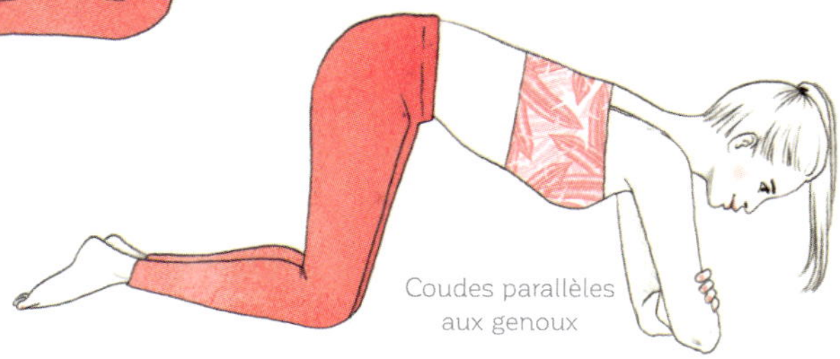

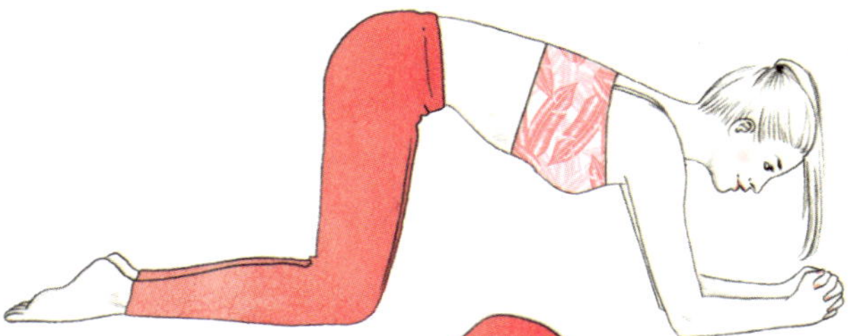

3. En gardant les coudes en place (ils doivent être alignés avec les genoux), tendez les avant-bras devant vous, joignez les mains et entrelacez vos doigts. Tirez les épaules vers l'arrière et vers le bas du dos.

4. Retournez vos orteils et tendez les jambes, en poussant les hanches vers le plafond. Relâchez vos talons vers le sol et, si possible, posez le front au sol.

5. Sur une expiration, avancez le poids du corps sans bouger les pieds. Revenez ensuite dans la position précédente. Recommencez 5 fois et allongez-vous sur le ventre. Recommencez l'exercice depuis le début.

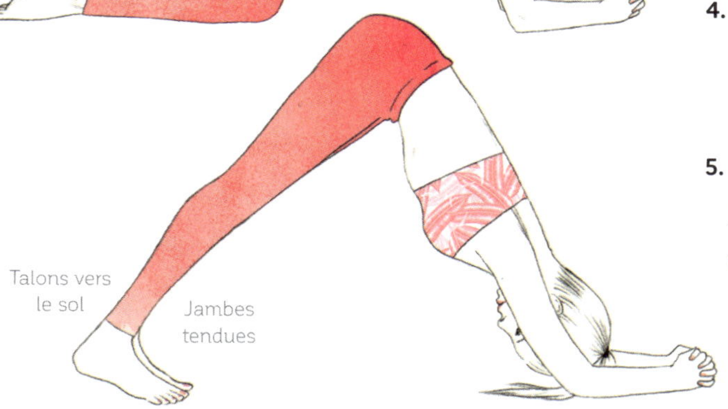

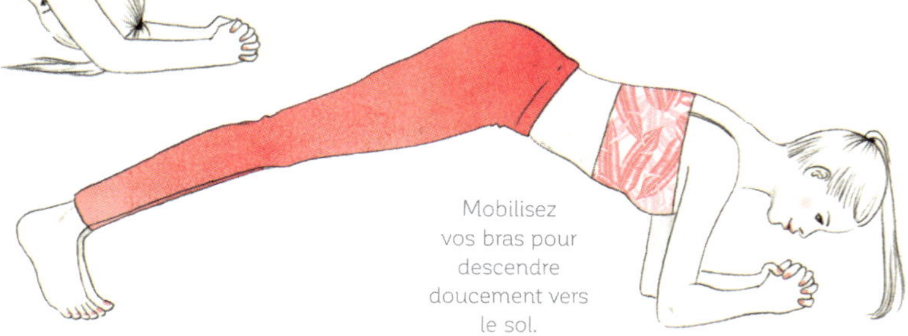

LE CHIEN TÊTE EN HAUT

Le Chien tête en haut améliore la posture d'ensemble du corps. Cet asana soulage également la dépression légère et la fatigue.

- Renforce la colonne, le buste et les bras
- Tonifie les abdominaux et les hanches
- Ouvre les poumons
- Améliore la circulation et la posture
- Stimule la région abdominale

1. Allongez-vous à plat ventre, la tête sur un côté.

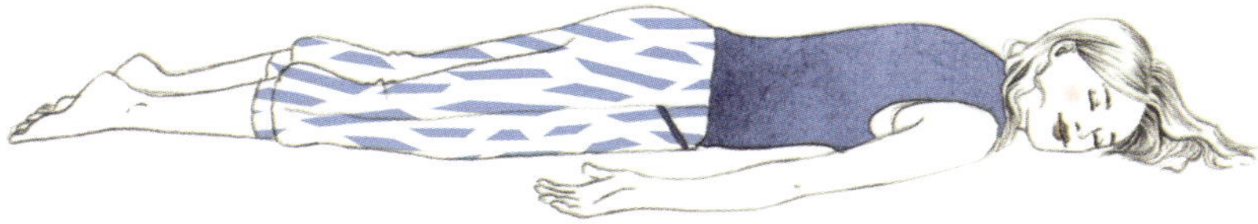

2. Ramenez la tête au centre. Sur une inspiration, placez les paumes de main au sol juste au-dessous du niveau des épaules. À l'inspiration suivante, montez les épaules vers les oreilles et rapprochez les omoplates l'une de l'autre.

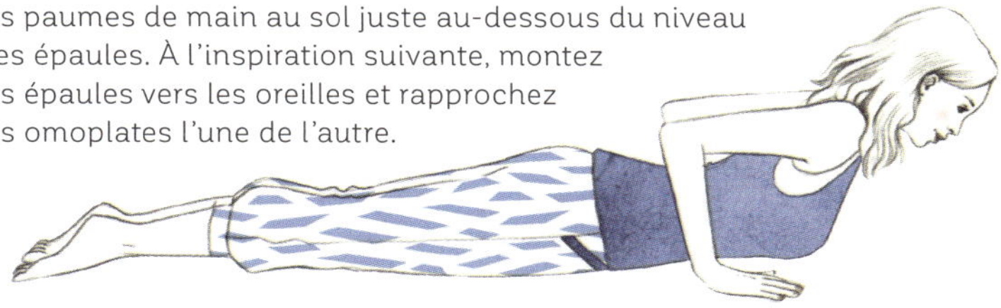

3. En expirant, poussez dans les mains et soulevez la tête, le haut du corps et les hanches. Les pieds, les tibias, les genoux et les cuisses restent au sol.

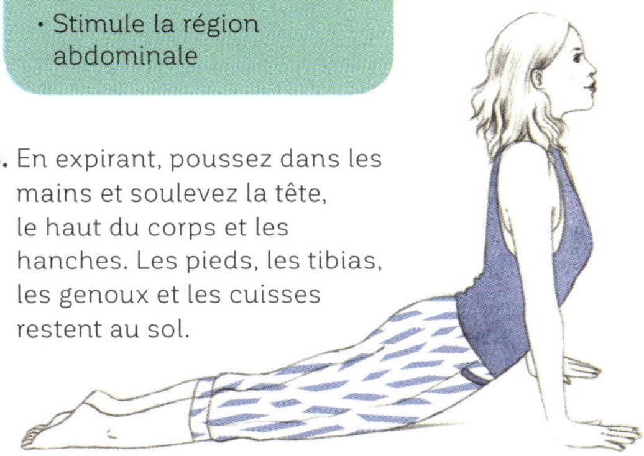

4. Poussez le centre de la poitrine vers le haut et amenez en douceur la nuque et la tête vers l'arrière pour regarder en haut. Comptez jusqu'à 5 en respirant bien. Revenez dans la position de départ et recommencez 2 fois.

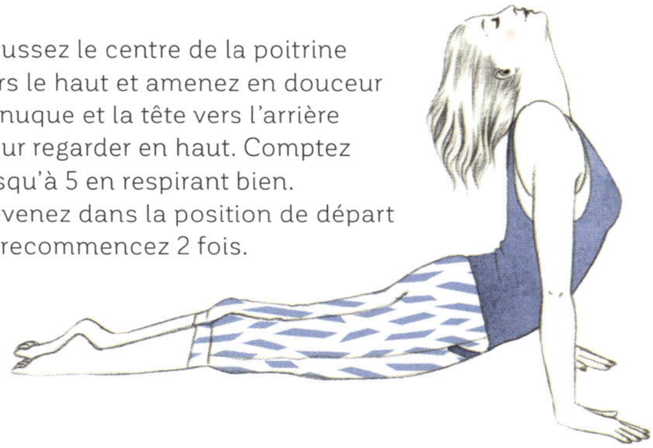

LE CROCODILE

Aujourd'hui, nous finissons notre séance avec la posture du Crocodile, qui a un effet profondément relaxant.

- Soulage les raideurs dans la nuque et le dos
- Réduit l'anxiété
- Régule la tension artérielle
- Favorise le sommeil

Pour quitter la posture, posez les mains sous les épaules et roulez sur le dos.

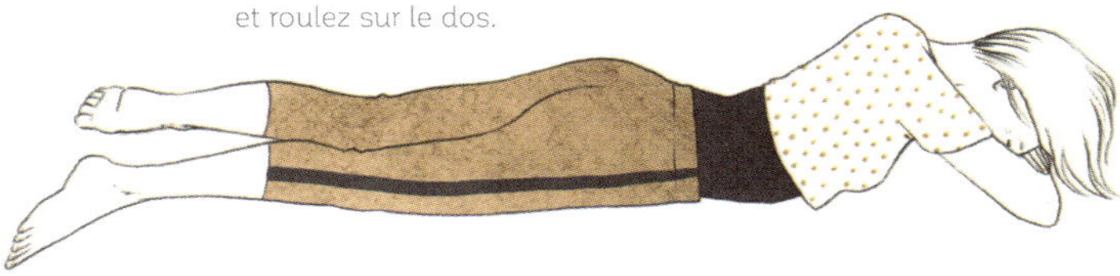

1. Allongez-vous à plat ventre. Sur une inspiration, levez la tête et glissez les avant-bras sous la tête, les mains posées l'une sur l'autre. Posez ensuite votre front sur vos mains.

2. Écartez les jambes environ à la largeur des épaules, en roulant les talons vers l'intérieur. Activez doucement les muscles des fesses pour les rapprocher l'une de l'autre et pressez le ventre contre le sol. Respirez lentement et profondément et concentrez-vous quelques minutes sur votre respiration.

MAL DE DOS

JOUR 24

Le mal de dos, depuis le coccyx et les lombaires jusqu'à la nuque, est un fléau très répandu. Parfois, il est causé par des problèmes médicaux comme une hernie discale ou une spondylarthrite ankylosante, mais généralement, il n'a pas de cause évidente. Contre le mal de dos, on recommande souvent le yoga, et beaucoup de personnes s'y mettent précisément pour cette raison. Si vous avez très mal au dos, consultez votre médecin avant de commencer tout nouveau type d'activité physique. Pour les douleurs modérées, les problèmes de raideur ou autre, les exercices de ce livre peuvent apporter une aide immédiate et durable. Si vous avez mal au dos pendant la pratique, faites attention de ne jamais forcer dans aucune posture. Comme nous l'avons vu, beaucoup d'asanas renforcent le dos, assouplissent la colonne vertébrale et la réalignent. D'autres travaillent les muscles du dos, du centre, de la nuque et des épaules, ce qui apporte un meilleur soutien au dos. De plus, le yoga apaise les tensions, un bon point pour une colonne en bonne santé.

LA RESPIRATION COMPLÈTE DEBOUT

Commençons avec notre exercice de respiration et d'échauffement de base. Inspirez en profondeur et observez l'oxygène inonder votre poitrine.

- Augmente l'énergie et la concentration.
- Renforce la colonne.
- Tonifie les bras et le haut du corps.
- Améliore l'équilibre et la posture.

L'AIGLE

L'Aigle, ou *Garudasana*, est une posture d'équilibre sur une jambe qui apporte calme et concentration.

- Renforce les chevilles et les poignets.
- Étire le milieu du dos.
- Améliore l'équilibre et la concentration.
- Calme le corps et le mental.

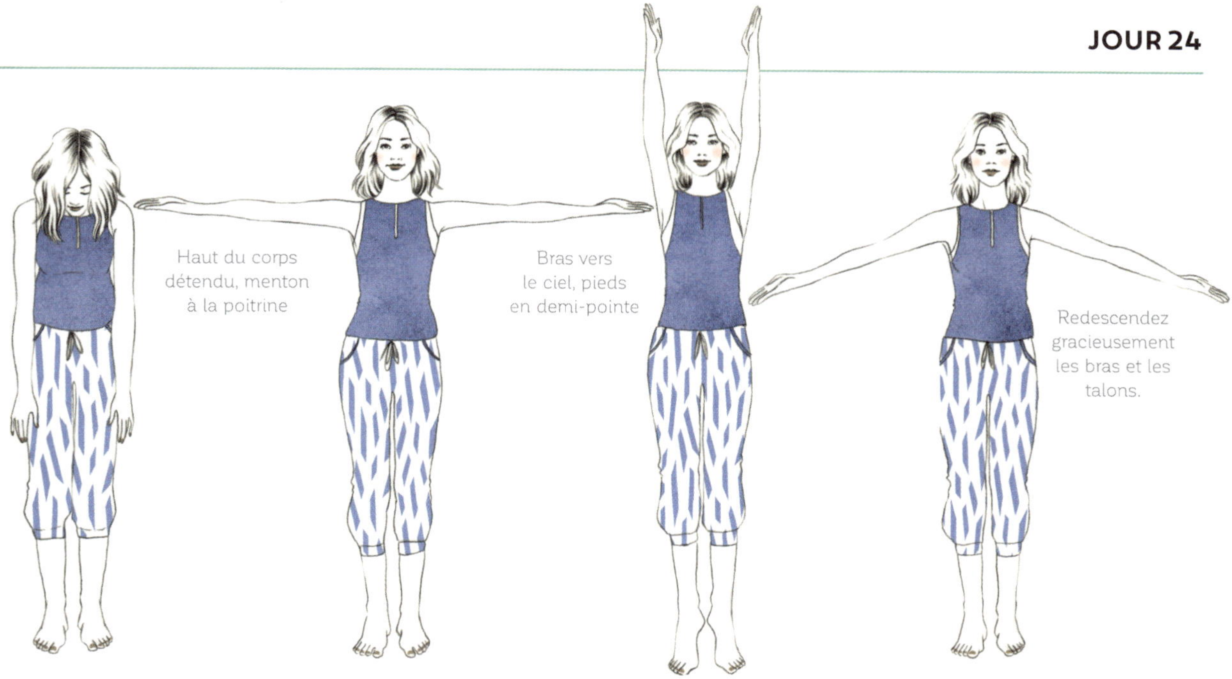
Haut du corps détendu, menton à la poitrine
Bras vers le ciel, pieds en demi-pointe
Redescendez gracieusement les bras et les talons.

1. Mettez-vous dans la posture de la Montagne. Expirez lentement par le nez, contractez l'abdomen, et détendez les épaules et le cou. Laissez le menton descendre vers la poitrine.
2. Prenez une longue et profonde inspiration en levant lentement le menton et les bras, paumes vers le haut. En soulevant les bras, vous ouvrez vos poumons et vous facilitez l'entrée d'air.
3. Mettez-vous sur la pointe des pieds et, en même temps, tendez les bras vers le plafond. Si vous êtes stable, joignez les mains. Retenez votre respiration et comptez lentement jusqu'à cinq.
4. Sur une expiration, ramenez gracieusement les bras vers le bas et redéposez les talons au sol. Recommencez 5 fois.

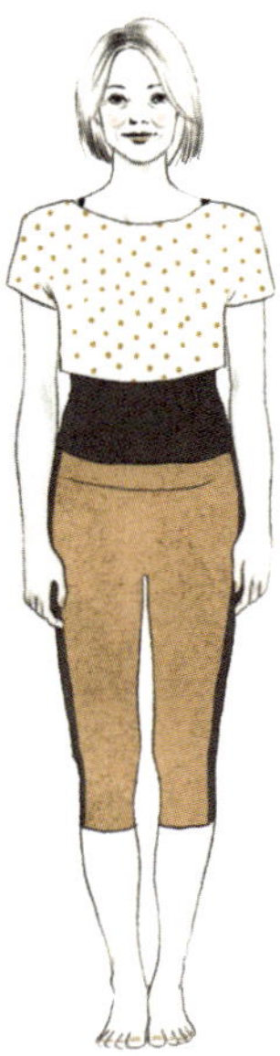

1. Mettez-vous dans la Montagne, les bras le long du corps. Posez le regard sur un point fixe devant vous. Restez concentrée dessus pendant tout l'exercice. Cela vous aidera à garder votre équilibre.
2. Les mains sur les hanches, pliez légèrement les genoux et déplacez le poids du corps dans le pied gauche. Croisez la cuisse droite au-dessus de la gauche et, si possible, crochetez le dessus du pied droit derrière le mollet gauche. Essayez de garder l'équilibre et de respirer calmement.

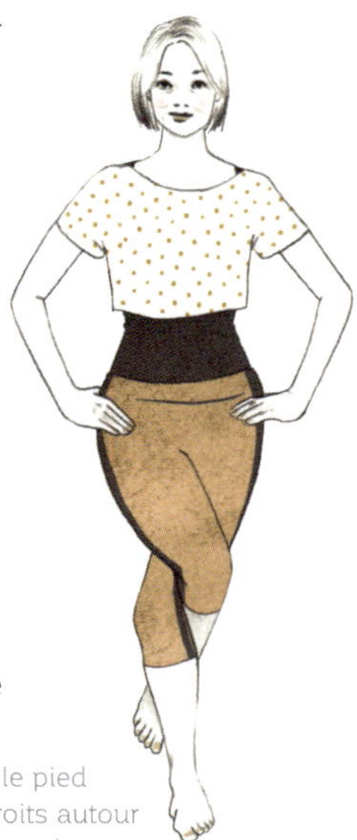
Crochetez le pied et les orteils droits autour du mollet gauche.

VARIANTES

Au début, il se peut qu'une main soit plus basse que l'autre. Vous vous améliorerez à mesure que vos poignets s'assoupliront.

3. Tendez les bras à l'horizontale, puis pliez le bras droit sous le bras gauche en les croisant au niveau des coudes. Si vous y arrivez, joignez les paumes de main devant votre visage. Gardez les deux omoplates basses et alignées. Faites cinq respirations complètes. Quittez la posture et recommencez de l'autre côté. Recommencez ensuite 3 fois de chaque côté.

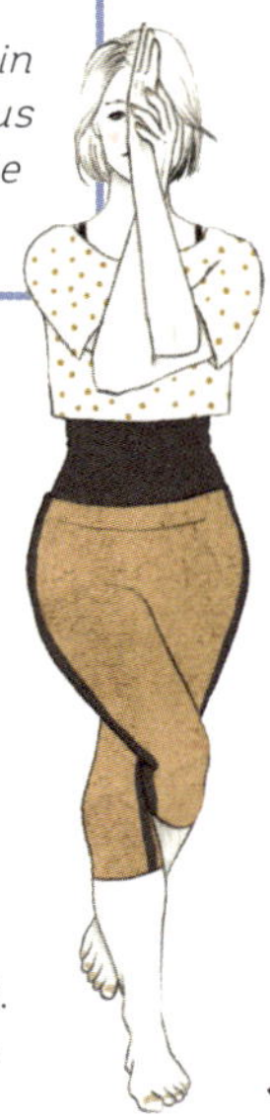

LA GUIRLANDE

Aujourd'hui, nous irons un peu plus loin dans cette posture. Souvenez-vous de ne jamais forcer.

- Renforce le dos et les abdominaux.
- Améliore l'équilibre.
- Ouvre la région de l'aine.
- Renforce les chevilles et les pieds.

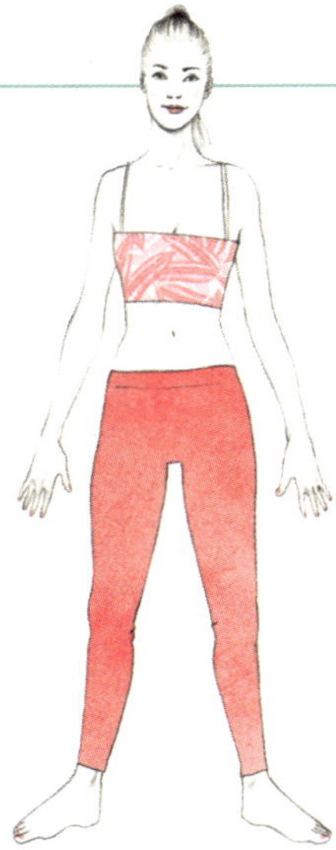

1. Commencez dans la Montagne, les pieds un peu plus écartés que les hanches. Tournez légèrement les orteils vers l'extérieur.

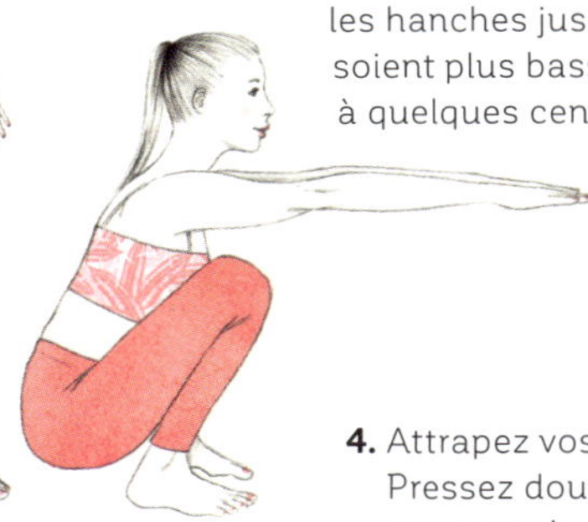

2. Levez les bras devant vous à l'horizontale. Pliez les genoux et descendez lentement les hanches jusqu'à ce qu'elles soient plus basses que vos genoux, à quelques centimètres seulement du sol. Gardez les talons bien à plat au sol.

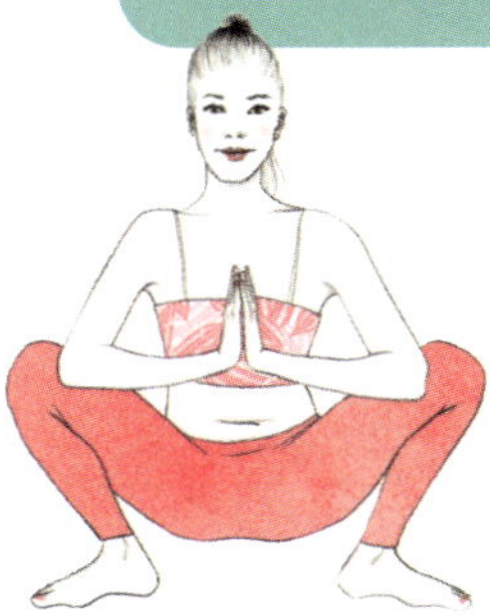

3. Ouvrez les genoux et pressez les coudes contre l'intérieur des genoux. Joignez les paumes de main devant la poitrine. Restez 30 à 60 secondes dans la posture. Pour la quitter, asseyez-vous sur les fesses ou relevez-vous en position debout. Recommencez 2 fois.

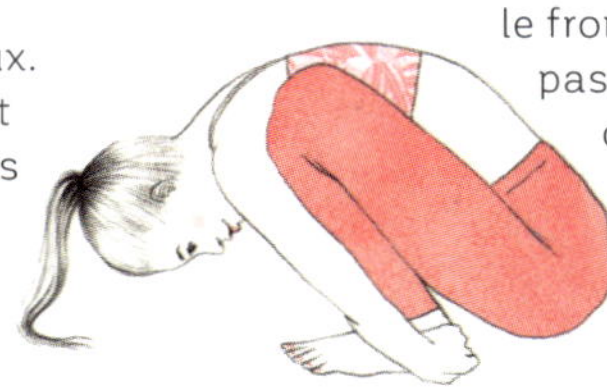

4. Attrapez vos talons par l'arrière. Pressez doucement votre corps entre vos jambes, en descendant le front vers le sol. Ne forcez pas, restez dans une position confortable. Faites 3 à 5 respirations dans la posture. Recommencez 2 fois.

L'ÉTIREMENT INTENSE SUR LE CÔTÉ

Plus on se penche dans cette posture, plus il est difficile de garder l'équilibre. Donc n'allez pas trop loin si vous ne vous sentez pas stable.

- Améliore l'équilibre.
- Soulage les raideurs dans les épaules, la nuque et les poignets.
- Ouvre la poitrine.
- Masse les organes digestifs.
- Renforce les jambes.

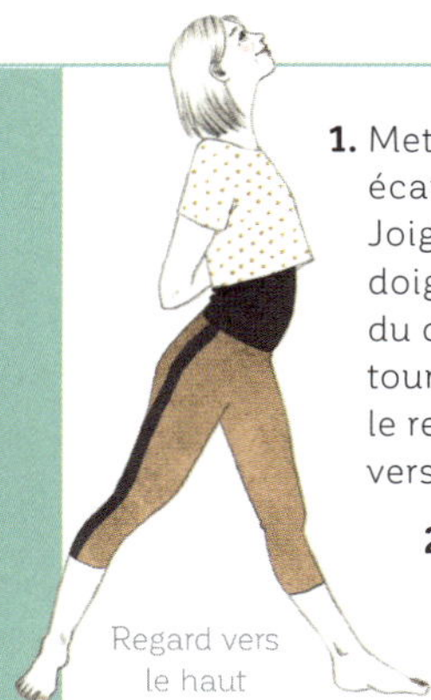

Regard vers le haut

1. Mettez-vous dans la Montagne, les pieds très écartés. Montez les bras au niveau des épaules. Joignez les paumes de main dans le dos, les doigts pointés vers le bas. Pivotez le haut du corps vers la droite, la jambe et le pied droits tournés à environ 90° vers le côté. Dirigez le regard vers le haut et étirez le haut du dos vers l'arrière.

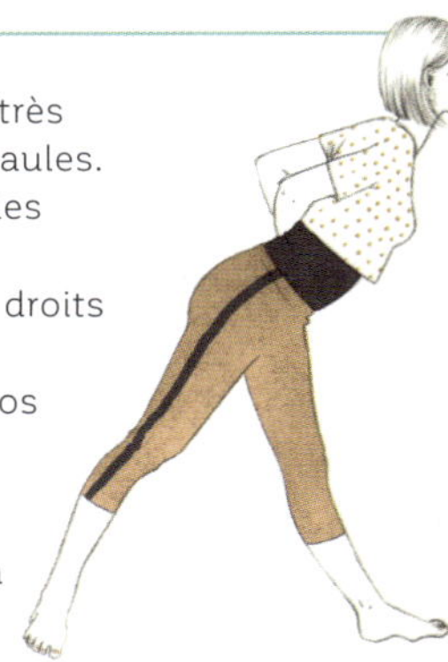

2. Sur une expiration, étirez-vous vers l'avant à partir du coccyx, le menton pointé vers l'avant. Gardez les jambes bien tendues pour conserver votre équilibre.

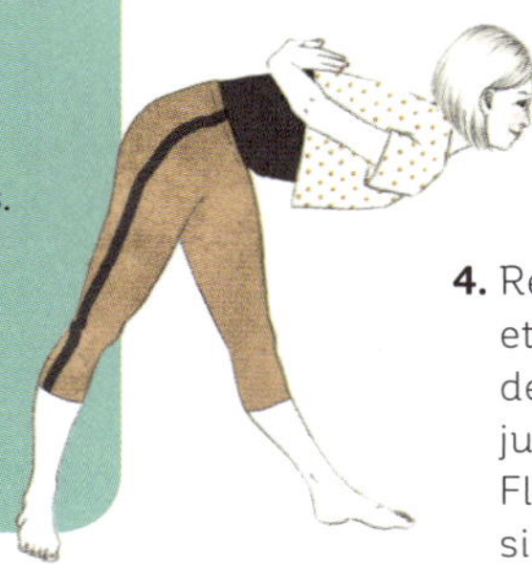

3. Descendez le haut du corps et regardez devant vous. Restez 5 secondes dans la posture.

Le but est d'approcher la tête des genoux.

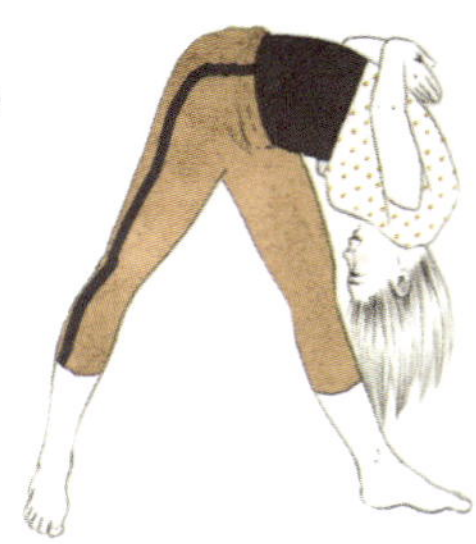

4. Relâchez le front vers le genou gauche et amenez le nez le plus près possible de la rotule sans forcer. Comptez jusqu'à 5 en respirant normalement. Fléchissez légèrement le genou droit si l'étirement est trop intense. Redressez-vous en position debout et refaites la même chose de l'autre côté. Recommencez ensuite 2 fois de chaque côté.

LA DEMI-TORSION JAMBES CROISÉES

Cette torsion est une VARIANTE plus poussée de la Demi-Torsion que vous avez apprise précédemment.

- Renforce le dos et les abdominaux.
- Améliore l'équilibre.
- Ouvre la région de l'aine.
- Renforce les chevilles et les pieds.

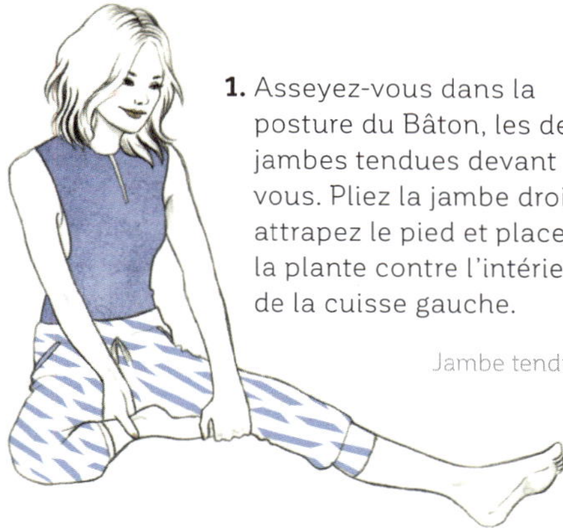

1. Asseyez-vous dans la posture du Bâton, les deux jambes tendues devant vous. Pliez la jambe droite, attrapez le pied et placez la plante contre l'intérieur de la cuisse gauche.

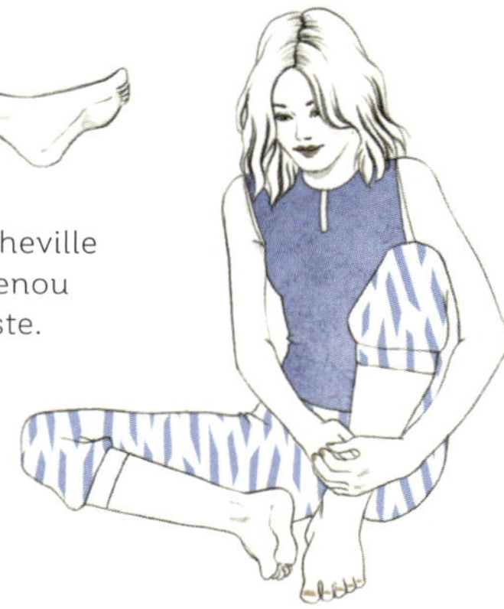

2. Saisissez ensuite la cheville gauche et repliez le genou gauche vers votre buste.

Cette posture n'est pas recommandée si vous avez une prothèse de hanche. Si vous avez une douleur ou un problème au dos, attendez d'aller mieux.

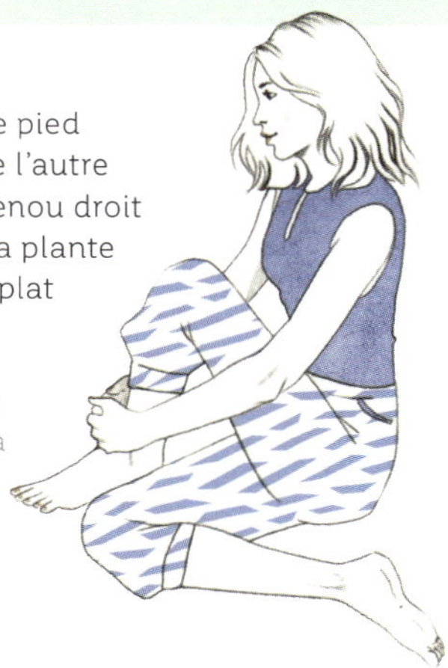

3. Amenez le pied gauche de l'autre côté du genou droit et posez la plante de pied à plat au sol.

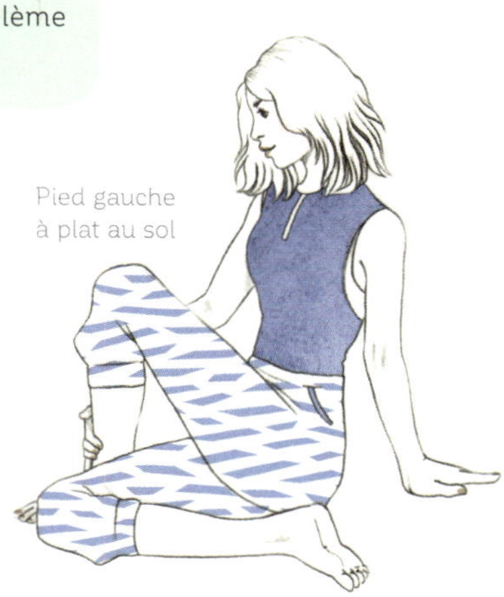

4. Posez la main gauche au sol derrière vous.

VARIANTES

Si la posture avec le bras dans le dos est trop difficile, posez simplement la main droite au sol derrière vous.

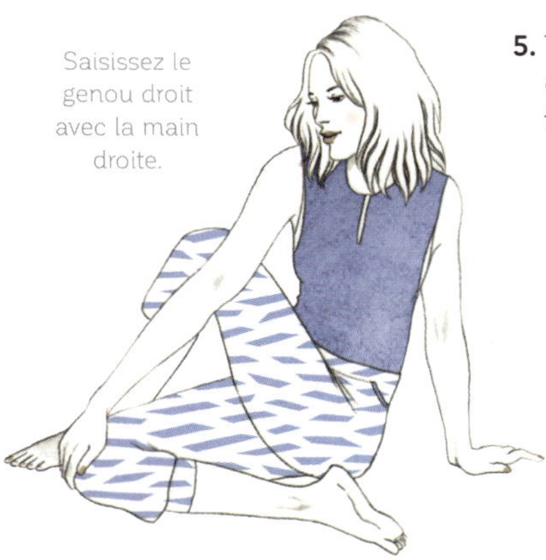

5. Tendez le bras droit à l'extérieur de la jambe gauche et calez fermement le genou droit.

6. Tournez en douceur la tête et le haut du corps le plus loin possible vers la gauche, ne forcez pas.
Si vous vous sentez à l'aise dans la posture, faites passer le bras gauche dans votre dos et attrapez votre hanche droite. Faites 5 respirations complètes. Faites la même chose de l'autre côté et recommencez ensuite 2 fois de chaque côté.

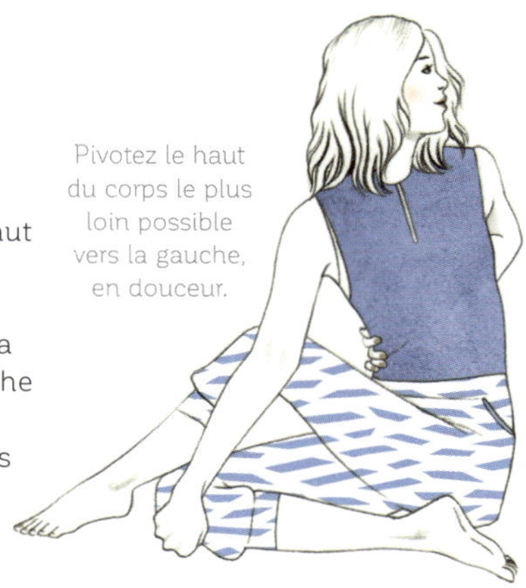

LA DEMI-SAUTERELLE

La posture de la Demi-Sauterelle renforce les muscles du centre et du bas du dos.

- Apaise le stress et la dépression légère.
- Stimule la thyroïde.
- Favorise le sommeil et la vitalité.
- Améliore la digestion.
- Lutte contre l'infertilité, l'asthme et la sinusite.
- Soulage les symptômes de la ménopause.

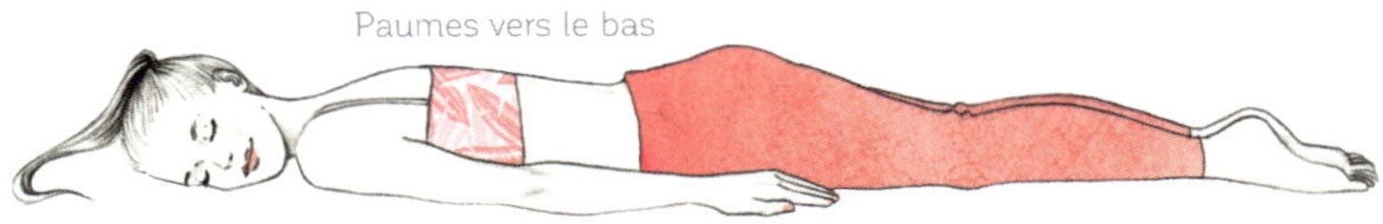

1. Allongez-vous à plat ventre, les jambes et les gros orteils en contact, les bras le long du corps et les paumes tournées vers le bas.

2. Ramenez la tête au centre et posez le menton sur le sol.

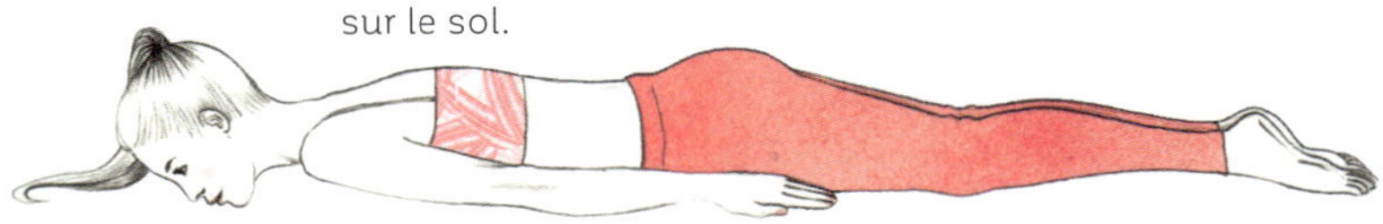

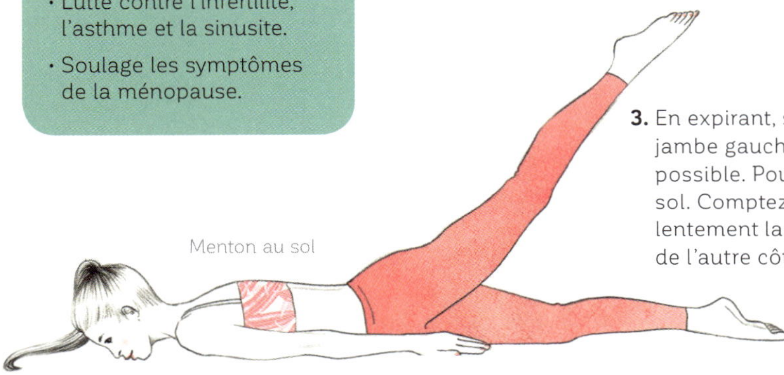

3. En expirant, soulevez très lentement la jambe gauche et amenez-la le plus haut possible. Poussez les mains dans le sol. Comptez jusqu'à 5, puis redéposez lentement la jambe au sol. Recommencez de l'autre côté.

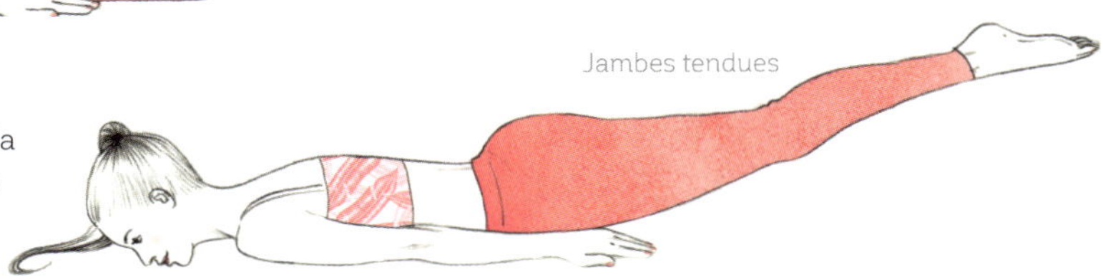

4. Sur une expiration, poussez dans les mains et soulevez les deux jambes à la fois. Amenez-les le plus haut possible sans forcer. Comptez jusqu'à 5 et redéposez vos jambes au sol. Recommencez 2 fois.

LE DEMI-PONT

Cette posture soulage le stress et la fatigue.

- Ouvre la poitrine.
- Soulage les douleurs menstruelles.
- Stimule la thyroïde.
- Énergise, tonifie et renforce les fesses et les jambes.

1. Allongez-vous sur le dos, les genoux pliés et les pieds à plat au sol, les bras le long du corps, les paumes vers le bas.

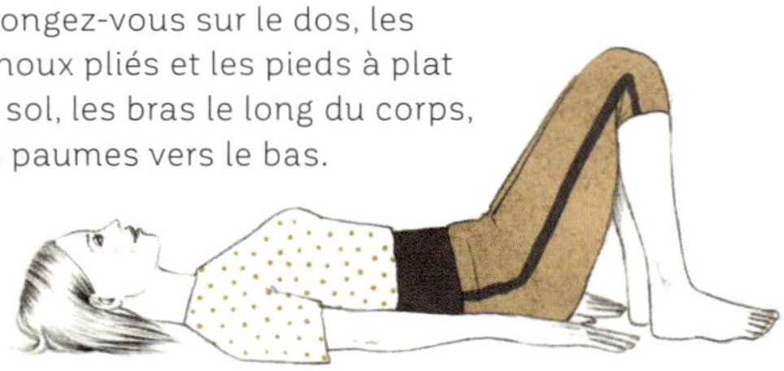

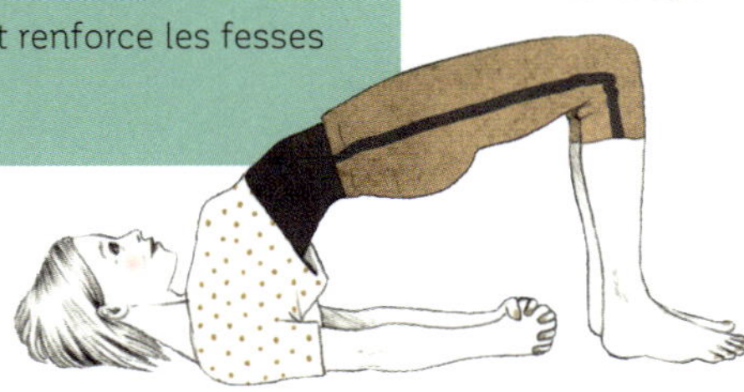

2. Joignez les mains sous le corps, entrelacez vos doigts et comptez jusqu'à 5, en respirant bien. Pour quitter la posture, ramenez les mains sur les côtés et redéposez la colonne au sol, vertèbre après vertèbre. Recommencez 3 fois.

LA PLANCHE

Cette posture renforce les bras et les épaules. Elle travaille également les muscles qui entourent la colonne, ce qui améliore la posture.

- Renforce les bras, les épaules, le dos et les jambes.
- Tonifie les abdominaux et les fesses.

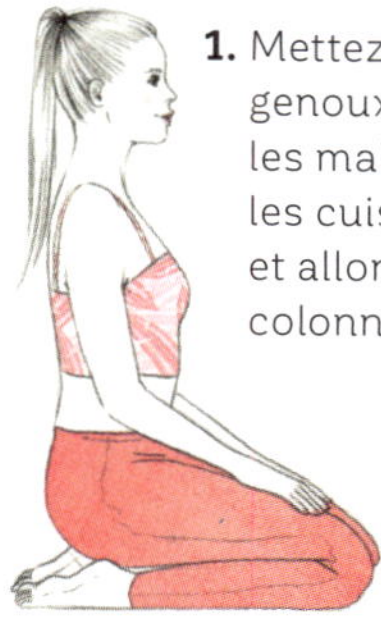

1. Mettez-vous à genoux. Posez les mains sur les cuisses et allongez la colonne.

2. Venez ensuite à quatre pattes, en basculant le bassin vers le bas, comme si vous vouliez rapprocher le bas de votre bassin de vos côtes. Alignez vos épaules et vos genoux avec vos hanches.

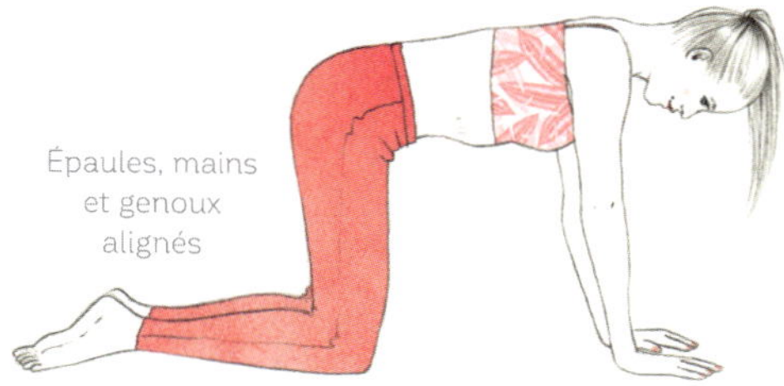

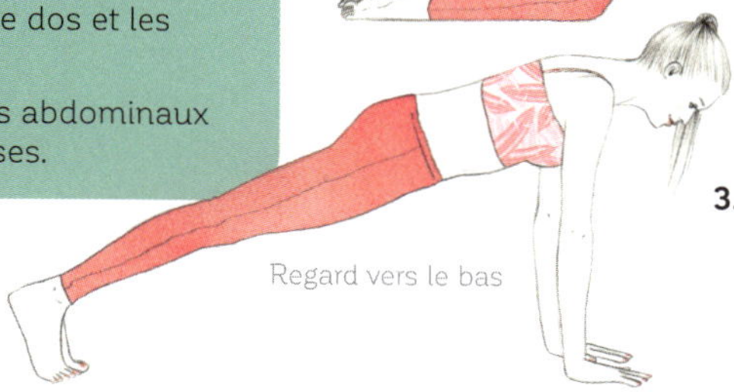

3. Sur une inspiration, tendez les jambes et montez sur les orteils. Verrouillez les genoux et les coudes. Gardez le corps le plus droit possible. Comptez jusqu'à 20 en respirant bien. Recommencez 3 fois.

LE CHAMEAU

Cette posture renforce les épaules et le dos. Elle soulage les douleurs dans le bas du dos.

- Ouvre la poitrine.
- Soulage les douleurs menstruelles.
- Stimule la thyroïde.
- Énergise, tonifie et renforce les fesses et les jambes.

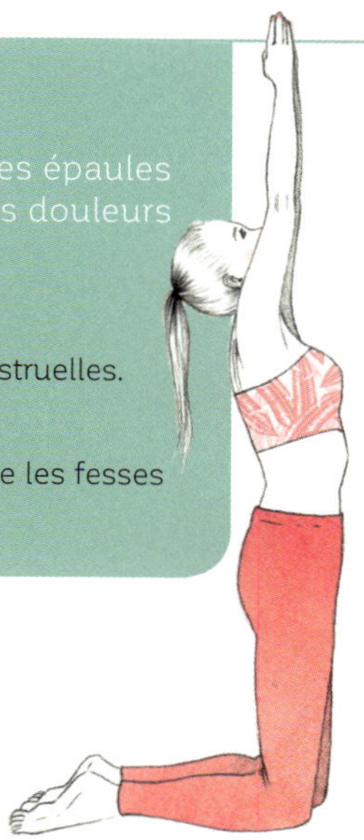

1. Mettez-vous à genoux, les genoux écartés à la largeur des hanches. Sur une inspiration, levez les mains au-dessus de la tête, paumes vers l'intérieur.

2. Tirez les côtes et la poitrine vers le haut, et poussez le bassin vers l'avant. Tendez la main droite derrière vous et posez-la sur le talon droit. Regardez en direction du talon droit. Comptez jusqu'à 10 en respirant bien. Revenez en position droite et recommencez de l'autre côté.

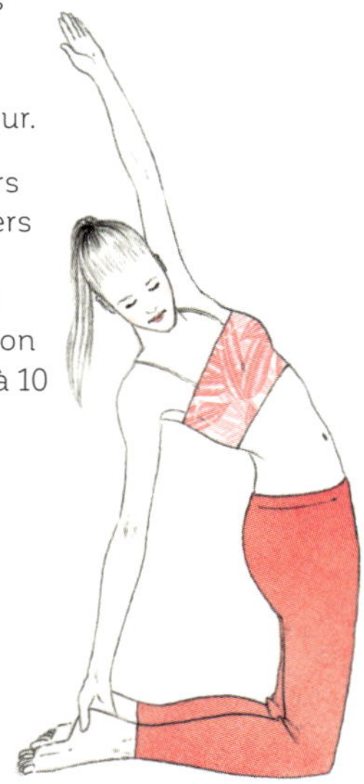

3. À présent, posez une main sur chaque talon. Ouvrez la poitrine, allongez la colonne et détendez la nuque, en relâchant la tête vers l'arrière. Comptez jusqu'à 15 en respirant bien dans la posture.

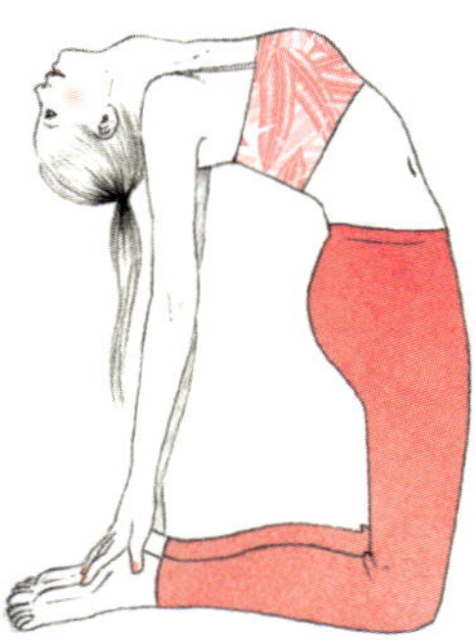

4. Pour quitter cette posture, attendez une expiration, libérez vos bras et déposez vos fesses sur vos talons.

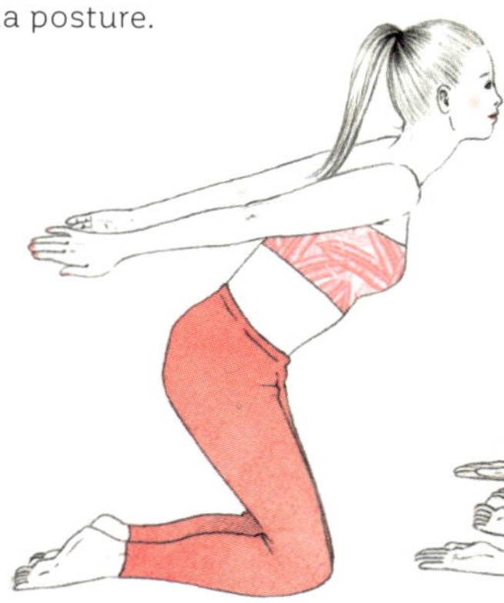

5. Relâchez le front en douceur devant vous et les mains derrière vous, paumes vers le haut. Restez 30 secondes dans cette posture. Refaites ensuite 2 fois chaque étape. Pour clore la séance, détendez-vous 2 à 3 minutes dans la posture de l'étape 5.

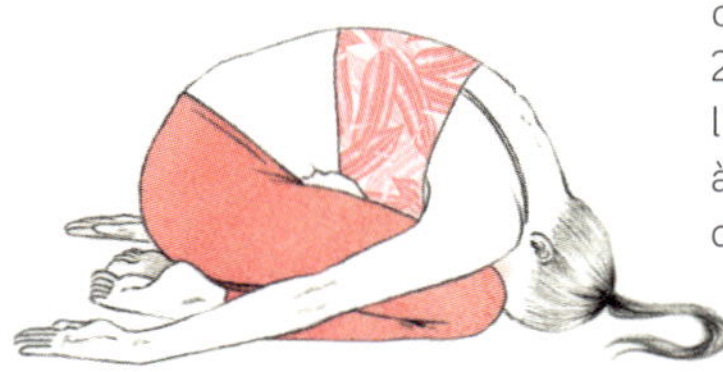

DIGESTION

JOUR 25

Beaucoup de gens souffrent de problèmes intestinaux et les femmes y semblent particulièrement sujettes, surtout en vieillissant. Ballonnements, indigestion, syndrome du côlon irritable, reflux gastrique, constipation et diarrhée sont des problèmes quotidiens pour beaucoup. Aux yeux des médecins, ce sont des tracas souvent mineurs, pourtant ils peuvent énormément perturber la vie de tous les jours. Une alimentation saine, à base de « vrais » aliments, non transformés, ainsi qu'une pratique quotidienne de yoga font des merveilles pour la digestion. Il existe de plus des asanas utiles contre certains problèmes spécifiques. Les flexions avant aident en cas de ballonnements ou de constipation, tandis que les flexions arrière douces sont efficaces contre le reflux gastro-œsophagien. Les torsions tonifient et massent le foie, la vésicule biliaire et les intestins, et aident ainsi à digérer les aliments gras. Les postures inversées peuvent améliorer divers problèmes juste en inversant l'action de la gravité, mais elles ne doivent pas être pratiquées trop tôt après un repas. Reportez-vous à la routine des pages 186 à 191 pour les problèmes digestifs.

L'OUVERTURE DE LA POITRINE

Cette posture simple ouvre le cœur et énergise la colonne.

- Augmente l'énergie et la concentration.
- Renforce la colonne.
- Tonifie les bras et le haut du corps.
- Améliore l'équilibre et la posture.

LE GUERRIER I

Vous vous demandez pourquoi certains asanas s'appellent « guerrier » ? C'est parce que ces postures sont là pour vous encourager à devenir le « guerrier spirituel » qui combat *avidya*, l'ignorance, car les yogis pensent que c'est la cause de toutes nos souffrances.

- Renforce les jambes, surtout les cuisses.
- Renforce la colonne.
- Stabilise les hanches, les genoux et les chevilles.
- Augmente la capacité pulmonaire.

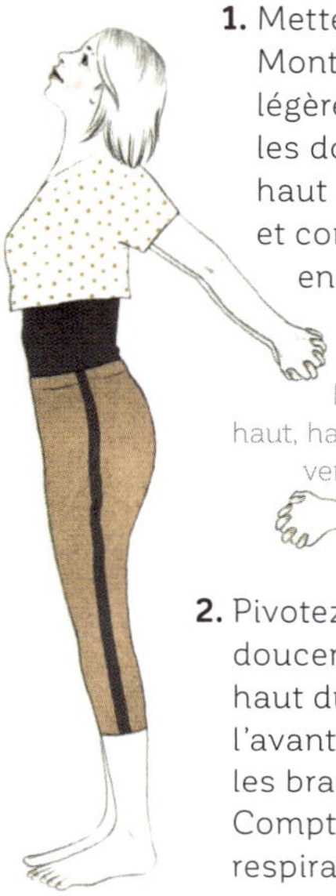

1. Mettez-vous dans la Montagne, les pieds légèrement écartés. Entrelacez les doigts dans le dos. Étirez le haut du dos vers l'arrière et comptez jusqu'à 10 en respirant bien dans la posture.

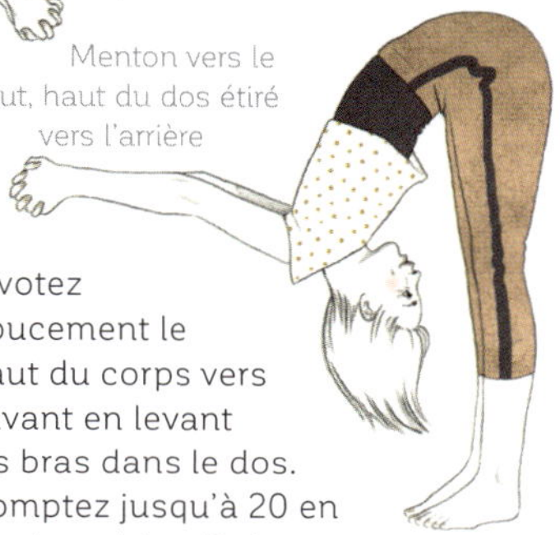

2. Pivotez doucement le haut du corps vers l'avant en levant les bras dans le dos. Comptez jusqu'à 20 en respirant bien. Puis, sur une expiration, redressez-vous en position debout.

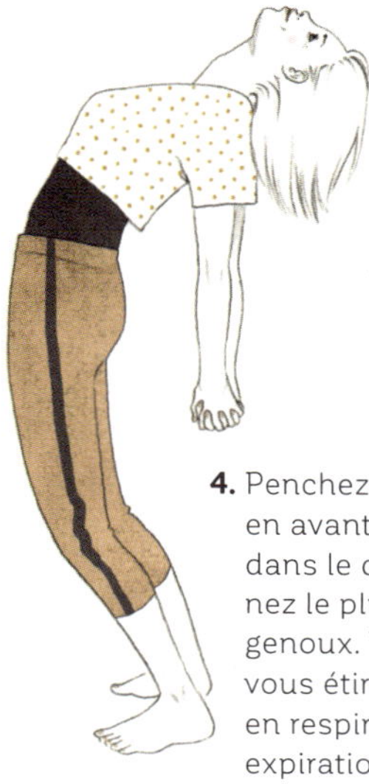

3. Levez les bras à la hauteur des épaules et entrelacez vos doigts dans le dos. Étirez de nouveau le haut du dos vers l'arrière, le plus loin possible sans forcer. Comptez jusqu'à 5 en respirant bien.

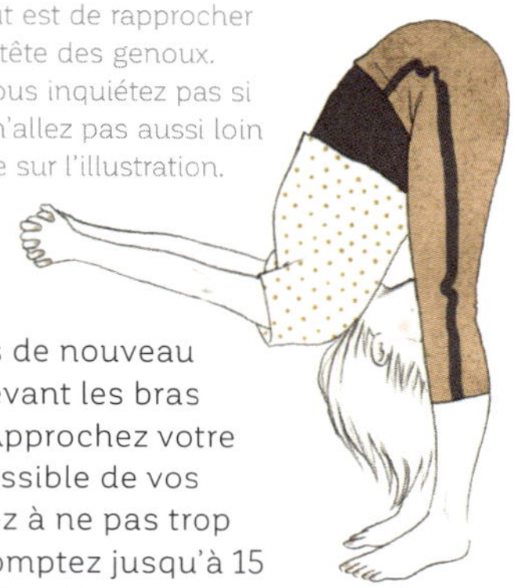

4. Penchez-vous de nouveau en avant en levant les bras dans le dos. Approchez votre nez le plus possible de vos genoux. Veillez à ne pas trop vous étirer. Comptez jusqu'à 15 en respirant bien. Sur une expiration, revenez en position debout. Refaites 2 fois chaque étape.

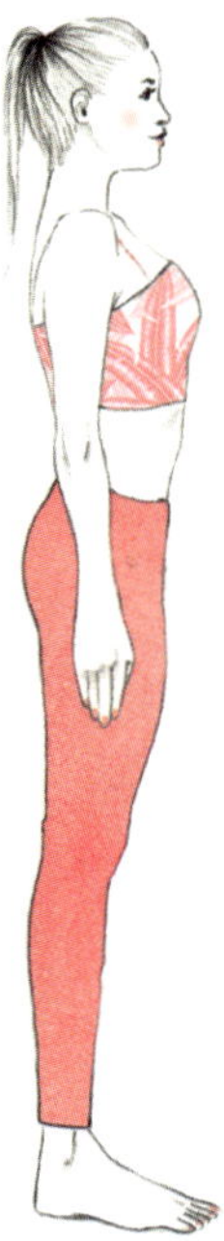

1. Mettez-vous dans la posture de la Montagne, les bras le long du corps.

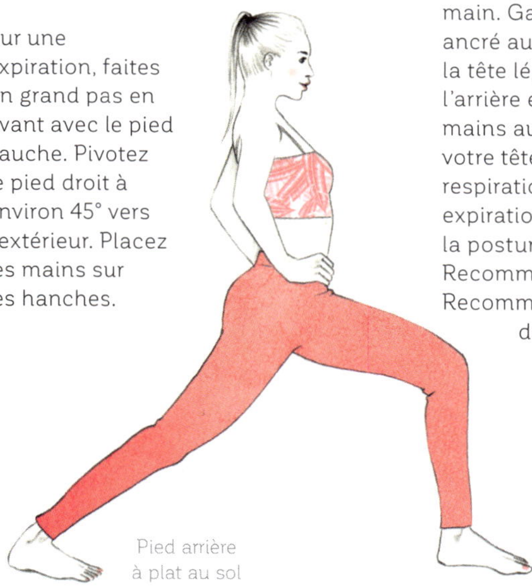

2. Sur une expiration, faites un grand pas en avant avec le pied gauche. Pivotez le pied droit à environ 45° vers l'extérieur. Placez les mains sur les hanches.

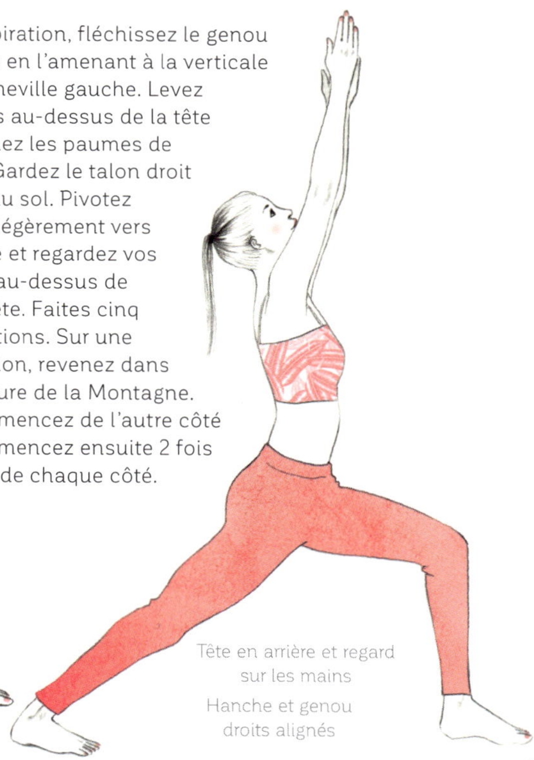

3. À l'inspiration, fléchissez le genou gauche en l'amenant à la verticale de la cheville gauche. Levez les bras au-dessus de la tête et joignez les paumes de main. Gardez le talon droit ancré au sol. Pivotez la tête légèrement vers l'arrière et regardez vos mains au-dessus de votre tête. Faites cinq respirations. Sur une expiration, revenez dans la posture de la Montagne. Recommencez de l'autre côté Recommencez ensuite 2 fois de chaque côté.

LE DEMI-LOTUS DEBOUT

Cette posture régule le système nerveux central et le système lymphatique. Résultat : un mental clair et paisible.

- Améliore l'équilibre.
- Assouplit les hanches, les genoux et les chevilles.
- Régule les systèmes nerveux et lymphatique.

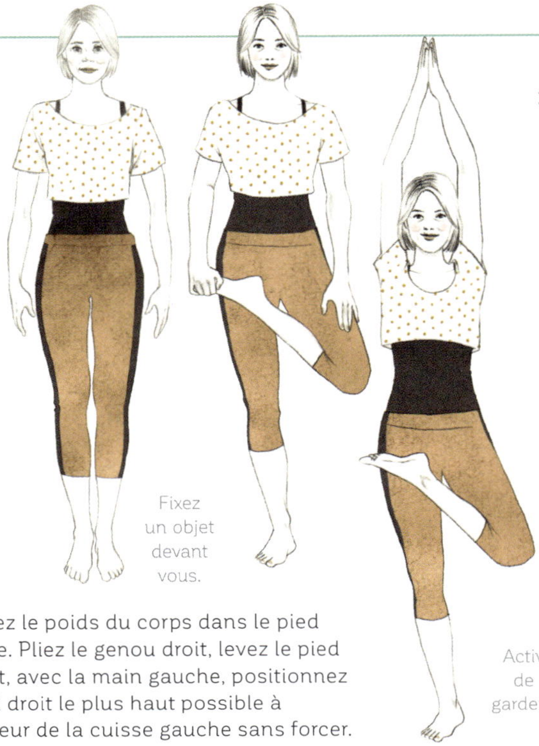
Fixez un objet devant vous.
Activez les muscles de la jambe pour garder plus facilement l'équilibre.

1. Mettez-vous dans la Montagne, les bras le long du corps. Pour garder l'équilibre plus facilement, posez votre regard sur un objet devant vous.

2. Amenez le poids du corps dans le pied gauche. Pliez le genou droit, levez le pied droit et, avec la main gauche, positionnez le pied droit le plus haut possible à l'intérieur de la cuisse gauche sans forcer.

3. En inspirant, levez les bras au-dessus de la tête et pressez les paumes l'une contre l'autre. Tendez les bras et grandissez-vous. Gardez la posture pendant cinq respirations complètes, puis relâchez les bras et le pied. Refaites la même chose avec l'autre jambe. Ensuite, recommencez 2 fois de chaque côté.

LA FLEXION AVANT JAMBES ÉCARTÉES

Aujourd'hui, nous allons intensifier un petit peu cet étirement. Mais n'oubliez pas de garder une position confortable pour vous.

- Ouvre les hanches.
- Étire le bas du dos, l'aine et les ischio-jambiers.
- Améliore la digestion.
- Calme le corps et le mental.

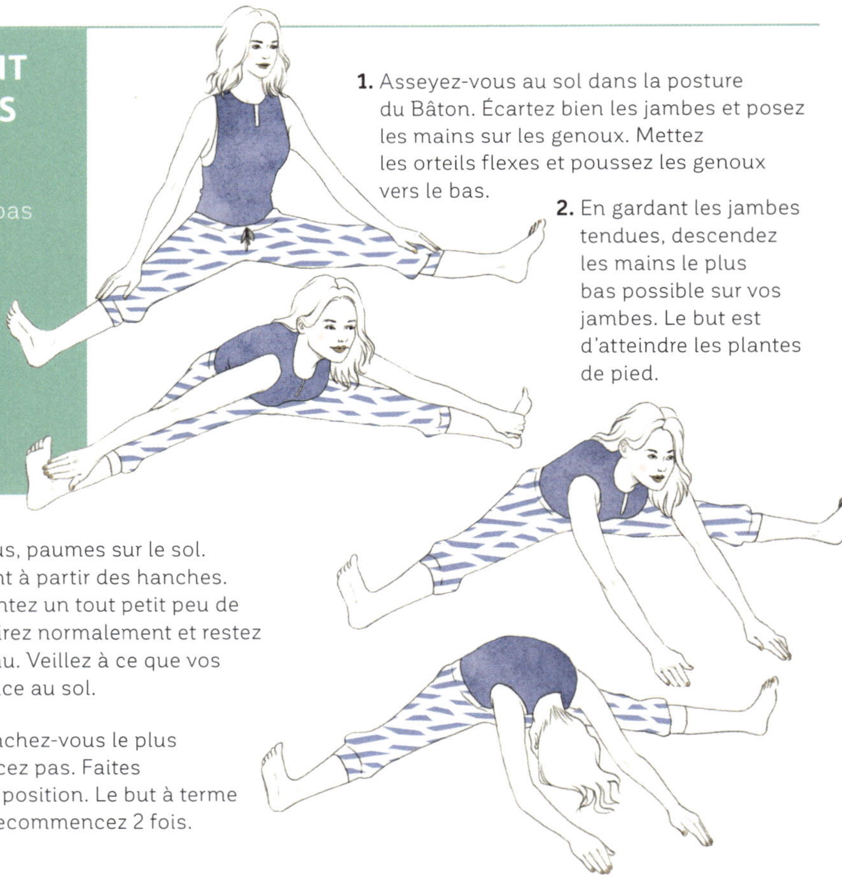

1. Asseyez-vous au sol dans la posture du Bâton. Écartez bien les jambes et posez les mains sur les genoux. Mettez les orteils flexes et poussez les genoux vers le bas.

2. En gardant les jambes tendues, descendez les mains le plus bas possible sur vos jambes. Le but est d'atteindre les plantes de pied.

3. Avancez les mains devant vous, paumes sur le sol. Pivotez doucement vers l'avant à partir des hanches. Arrêtez-vous dès que vous sentez un tout petit peu de résistance, relaxez-vous, respirez normalement et restez quelques secondes à ce niveau. Veillez à ce que vos ischions restent en permanence au sol.

4. Enfin, sur une inspiration, penchez-vous le plus loin possible en avant. Ne forcez pas. Faites 5 à 10 respirations dans cette position. Le but à terme est de poser le front au sol. Recommencez 2 fois.

LA DEMI-TORSION

Cette torsion masse le foie et les autres organes internes, ce qui améliore la digestion.

- Masse les organes digestifs et favorise l'élimination.
- Stimule la circulation lymphatique.
- Renforce le système immunitaire.
- Apaise le système nerveux.

1. Asseyez-vous au sol, pieds joints, jambes tendues devant vous et mains à côté des hanches.

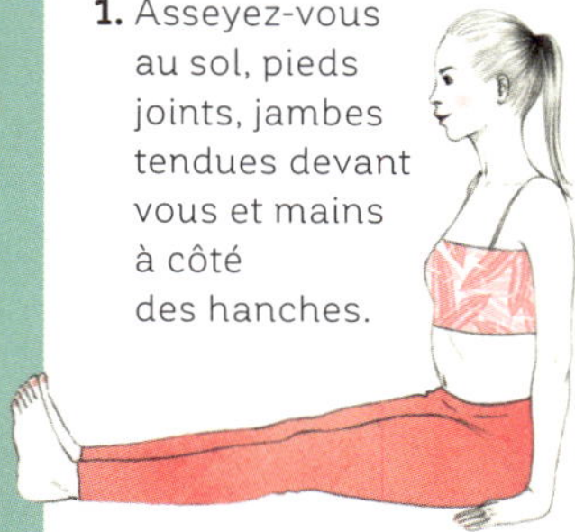

2. Inspirez en allongeant la colonne vertébrale et en poussant les ischions dans le sol. Sur une expiration, fléchissez le genou droit et tirez-le doucement vers la poitrine. Placez le pied droit au sol juste à l'extérieur du genou gauche.

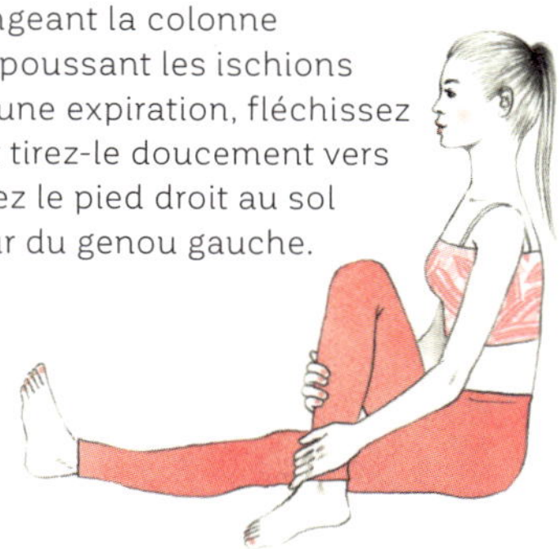

3. Posez la main droite au sol derrière vous et saisissez le genou gauche avec la main gauche.

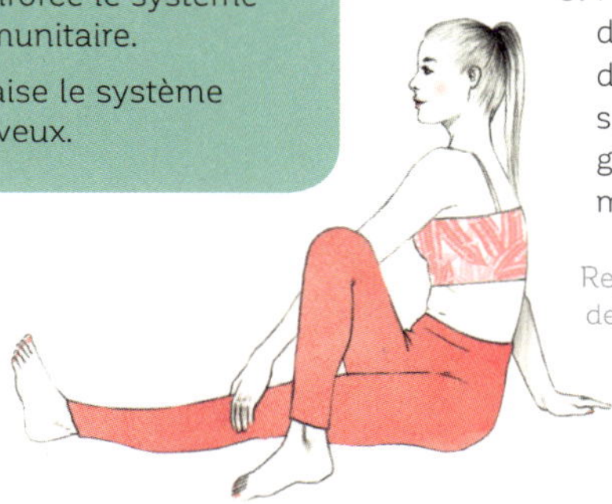

Regard au-dessus de l'épaule droite

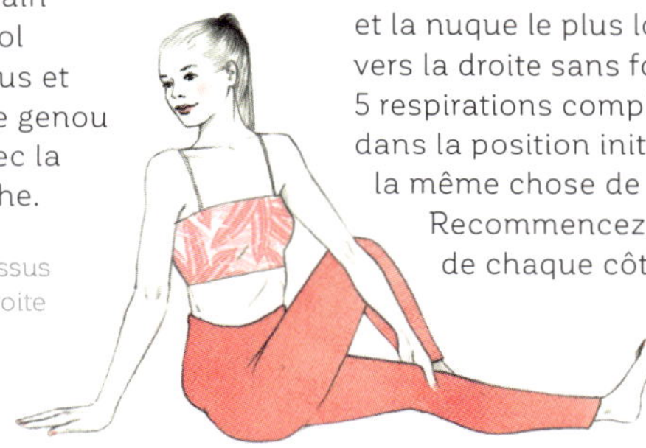

4. Tournez doucement la tête et la nuque le plus loin possible vers la droite sans forcer. Faites 5 respirations complètes. Revenez dans la position initiale puis refaites la même chose de l'autre côté. Recommencez 3 fois de chaque côté.

LE DEMI-PONT

La posture du Demi-Pont stimule les organes abdominaux et améliore la digestion.

- Ouvre la poitrine.
- Soulage les douleurs menstruelles
- Stimule la thyroïde.
- Énergise, tonifie et renforce les fesses et les jambes.

1. Allongez-vous sur le dos, les genoux pliés et les pieds à plat au sol, les bras le long du corps, les paumes vers le bas.

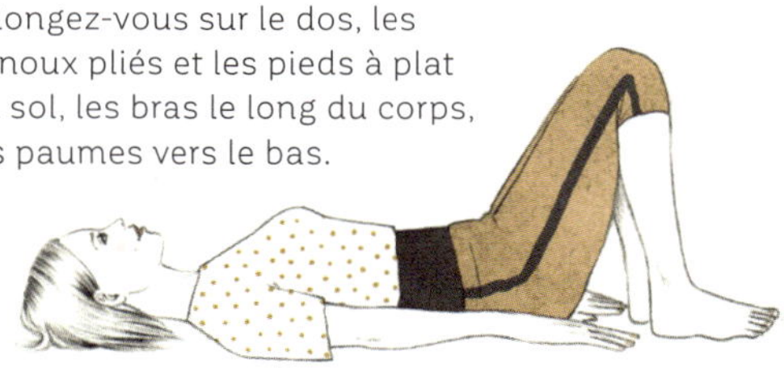

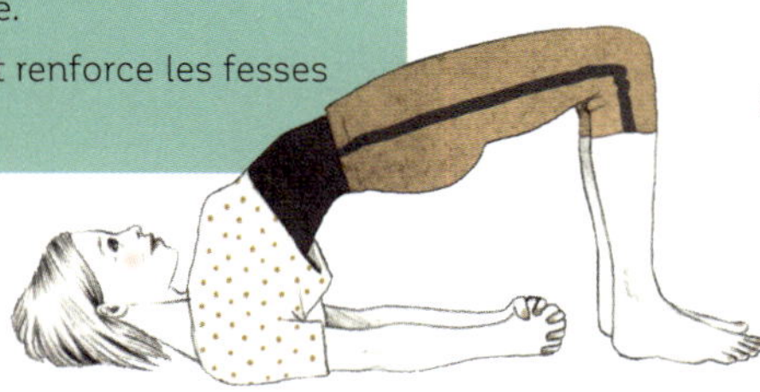

2. Sur une expiration, soulevez doucement le bassin et le bas du dos. Joignez les mains sous le corps et comptez jusqu'à 15, en respirant bien. Pour quitter la posture, ramenez les mains sur les côtés et redéposez la colonne au sol, une vertèbre après l'autre. Recommencez 2 fois.

LA CHANDELLE

La Chandelle, ou *Salamba Sarvangasana*, est une posture profondément restaurative. Mais c'est un asana assez avancé, que vous ne devez faire que si vous vous sentez en confiance.

- Lutte contre le stress et la dépression légère.
- Stimule la thyroïde.
- Favorise le sommeil et la vitalité.
- Améliore la digestion.
- Lutte contre l'infertilité, l'asthme et la sinusite.
- Soulage les symptômes de la ménopause.

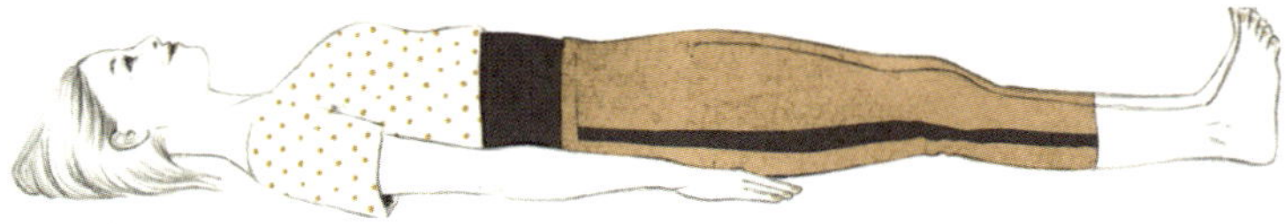

1. Allongez-vous sur le dos, les bras le long du corps, les paumes vers le bas.

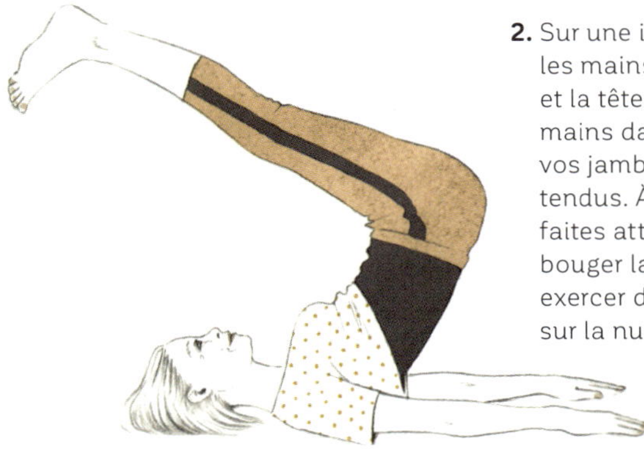

2. Sur une inspiration, en gardant les mains, les bras, les épaules et la tête au sol, poussez les mains dans le sol et envoyez vos jambes vers le haut, genoux tendus. À partir de maintenant, faites attention de ne pas bouger la tête pour ne pas exercer de pression excessive sur la nuque.

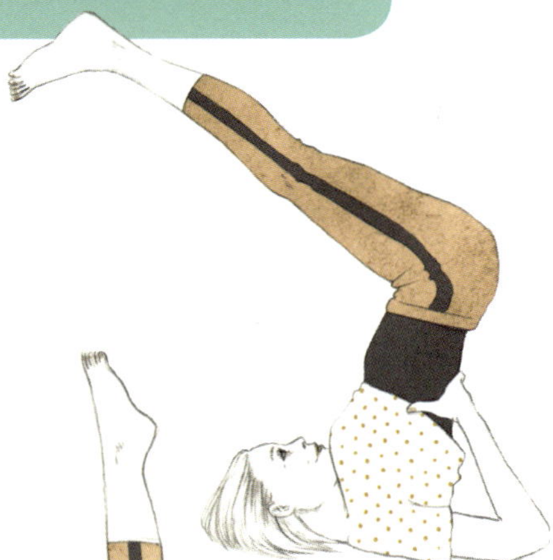

Cet asana est contre-indiqué en cas d'hypertension artérielle, de traumatisme cervical, de menstruations, d'angine et de faiblesse de la colonne liée à des pathologies comme l'arthrite ou l'ostéoporose.

3. Amenez les jambes au-dessus de la tête tout en montant le bas du dos. Soutenez le bas du dos avec vos mains, pouces vers l'extérieur.

VARIANTES

Vous pouvez atténuer la pression exercée sur la nuque en glissant une ou deux couvertures pliées sous les épaules et le dos. L'arrière de la tête doit être posé au sol. Si vous avez du mal à garder l'équilibre, installez-vous à côté d'un mur.

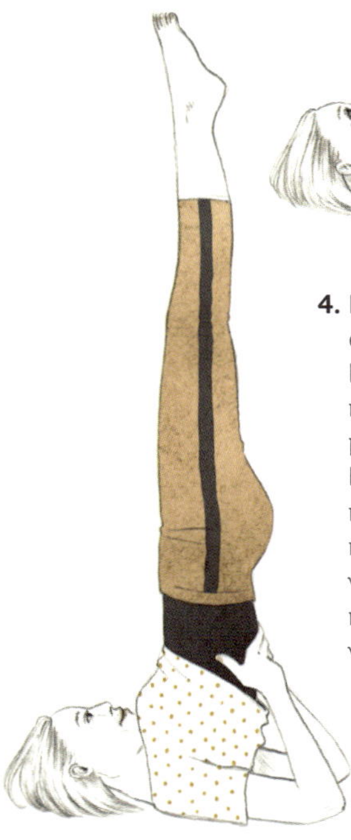

4. Le poids de votre corps est dans vos épaules et vos mains. Alignez le buste, les hanches et les genoux au-dessus de vos épaules et de vos mains. Pointez les orteils vers le ciel. Gardez la posture en comptant jusqu'à 20 et en respirant bien. Si vous vous sentez à l'aise et si vous n'avez pas de problème d'équilibre, vous pouvez rester jusqu'à 1 minute dans la posture. Quand vos jambes sont en l'air, vous pouvez également reposez les mains au sol derrière vous, paumes vers le bas.

5. Pour quitter la posture, pliez les genoux et posez-les en douceur sur le front. Libérez vos mains et roulez sur le sol pour revenir en position allongée.

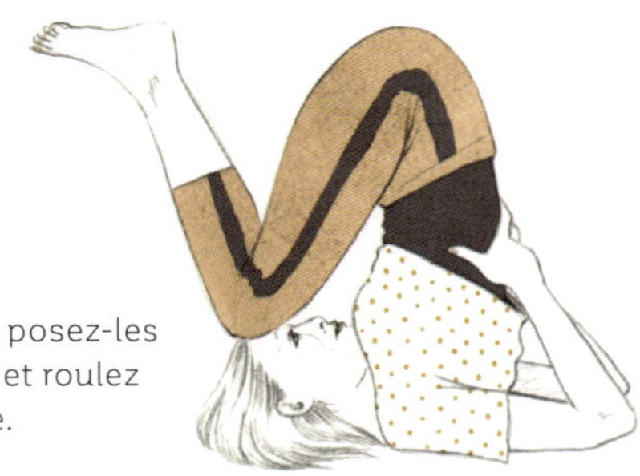

LE CHIEN TÊTE EN BAS

Cette posture énergise le corps entier. En outre, elle apaise le stress, les maux de tête et la fatigue.

- Renforce les épaules
- Étire les ischio-jambiers et les mollets
- Énergise le corps entier
- Augmente l'afflux sanguin vers la tête
- Soulage les symptômes des règles et de la ménopause

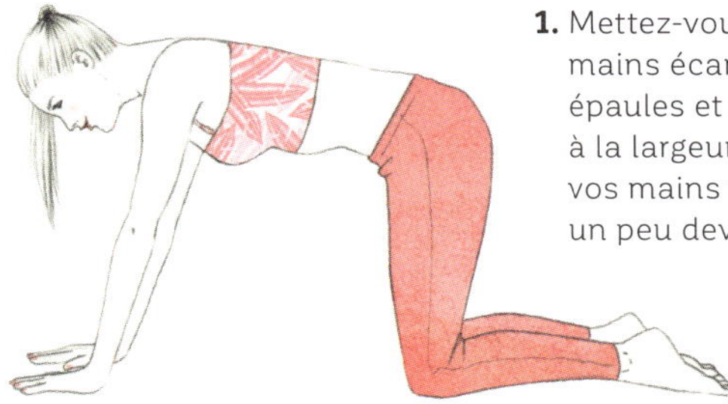

1. Mettez-vous à quatre pattes, les mains écartées à la largeur des épaules et les genoux écartés à la largeur des hanches. Glissez vos mains vers l'avant et placez-les un peu devant les épaules.

2. Montez sur les pointes de pied. Reculez les hanches en gardant les bras tendus.

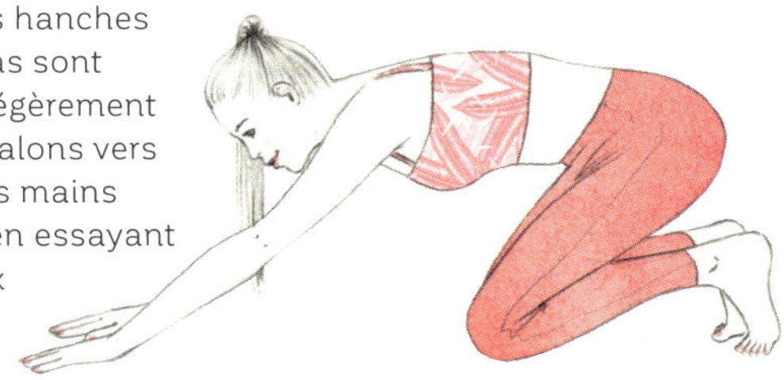

3. En expirant, montez les hanches vers le plafond. Vos bras sont tendus et vos jambes légèrement fléchies. Relâchez les talons vers le sol. Poussez dans les mains et dans les pieds tout en essayant de rapprocher le thorax de vos pieds.

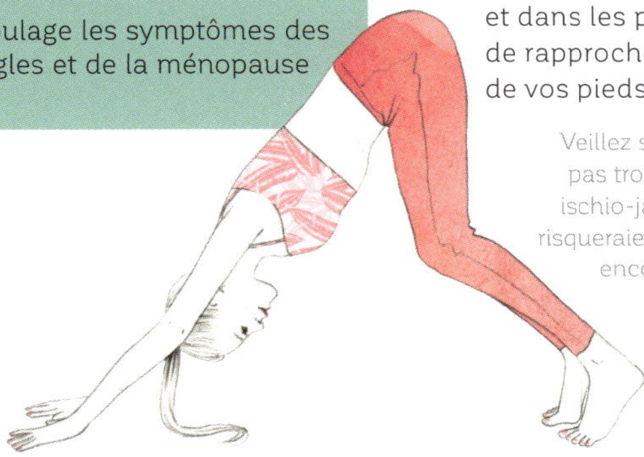

Veillez surtout à ne pas trop étirer vos ischio-jambiers : ils risqueraient de se raidir encore plus.

4. Si vos ischio-jambiers ne sont pas très souples, vos talons peuvent rester soulevés, et c'est très bien ! Veillez surtout à ne pas trop étirer vos ischio-jambiers : ils risqueraient de se raidir encore plus.

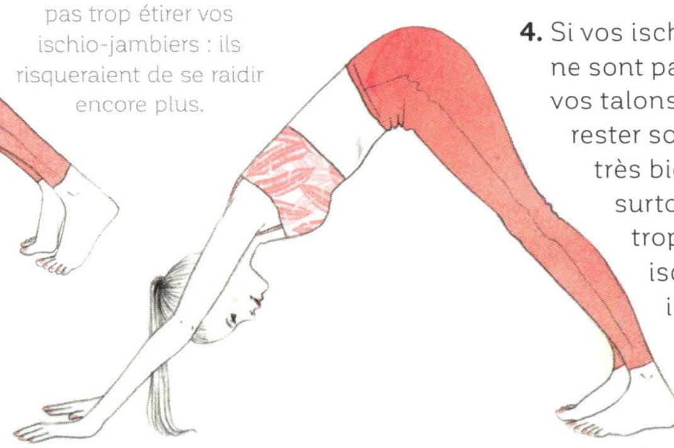

Vous devez ressentir un étirement, mais pas de douleur. Détendez la nuque et respirez régulièrement, en allongeant la colonne à chaque respiration. Restez 1 à 2 minutes dans la posture.

LE CADAVRE

À la fin de la séance, prenez 5 à 10 minutes pour vous relaxer profondément dans la posture du Cadavre.

- Détend le mental et le corps après l'exercice physique.
- Favorise la relaxation profonde.
- Réduit la fatigue.

1. Allongez-vous sur le dos, les bras le long du corps, les paumes tournées vers le haut. Relâchez les pieds sur les côtés. Fermez les yeux. Scannez tout votre corps depuis les plantes de pied jusqu'au sommet de la tête, en détendant chaque articulation et chaque muscle de bas en haut. Invitez la paix dans votre mental et votre corps. Concentrez-vous sur votre souffle pour faire le vide dans votre esprit et rester présente. Relaxez-vous 5 à 10 minutes dans la posture.

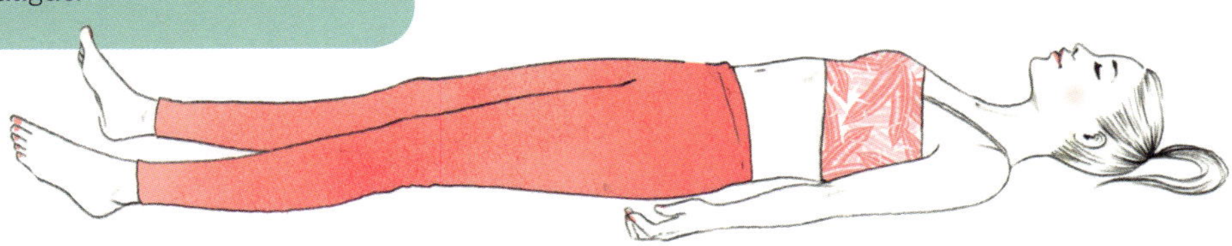

DÉPRESSION

JOUR 26

Si vous pensez être déprimée, la première chose à faire est d'aller voir votre médecin pour un contrôle. Notamment de votre thyroïde et de votre glycémie. Et quand vous serez sûre que tout va bien physiquement, pourquoi ne pas essayer de faire un peu de yoga avant de passer aux antidépresseurs ? Le yoga propose une approche holistique de la dépression. Les asanas et les exercices respiratoires améliorent le bien-être à la fois physique et psychique. La méditation et les postures de relaxation, comme le Cadavre (voir page 119) aident le système nerveux sympathique (celui qui est responsable des réactions de fuite ou de combat) à se reposer et à récupérer. Certains asanas s'avèrent particulièrement utiles. Les flexions avant assises apaisent le système nerveux, tandis que beaucoup d'inversions approvisionnent le cerveau en sang bien oxygéné, ce qui apaise et vivifie le mental. Le yoga enseigne par ailleurs à s'observer et à mieux se comprendre soi-même, ce qui aide à se débarrasser des émotions négatives. Le fait est que de plus en plus de médecins prescrivent du yoga à leurs patients déprimés : c'est une manière totalement saine de renouer avec la joie de vivre.

LA DÉESSE

La posture de la Déesse stimule les systèmes uro-génital, respiratoire et cardio-vasculaire.

- Ouvre les hanches et l'aine.
- Muscle les cuisses.
- Renforce le corps dans son ensemble.

L'AIGLE

L'Aigle, ou Garudasana, est un équilibre sur une jambe qui améliore la circulation dans les articulations et développe le sens de l'équilibre.

- Renforce les chevilles et les poignets.
- Étire le milieu du dos.
- Améliore l'équilibre et la concentration.
- Calme le corps et le mental.

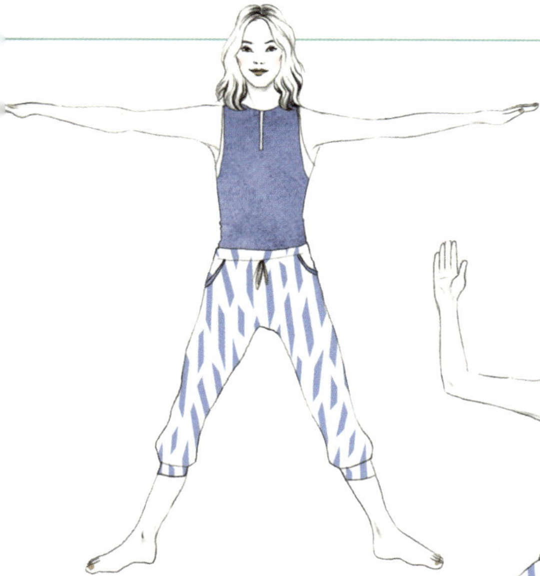

1. Mettez-vous dans la Montagne. Écartez les jambes en tournant les orteils le plus loin possible vers l'extérieur, tout en restant dans une posture confortable. Sur une inspiration, levez les bras à la hauteur des épaules, paumes vers le bas.

2. À l'expiration suivante, descendez le bassin en « squat ». Pliez les bras à 90°, en gardant les paumes de main tournées vers l'avant.

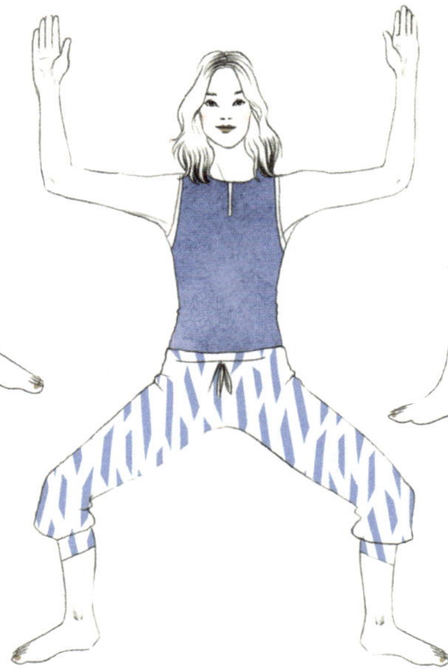

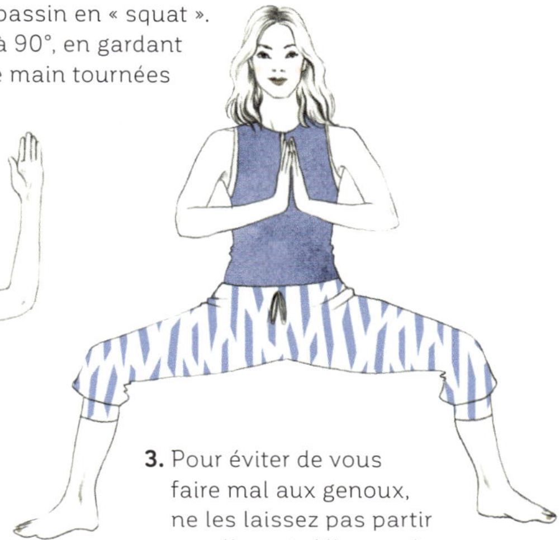

3. Pour éviter de vous faire mal aux genoux, ne les laissez pas partir vers l'avant. Allongez la colonne pour ouvrir les hanches. Si la position des bras est trop intense, joignez les paumes en prière. Gardez la posture pendant 20 à 30 secondes. Recommencez 2 fois.

Fixez un point devant vous.

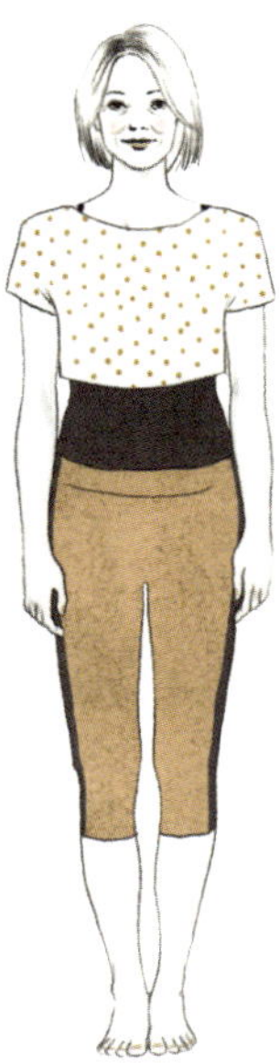

1. Mettez-vous dans la posture de la Montagne, les bras le long du corps. Fixez un point devant vous. Restez concentrée dessus pendant tout l'exercice pour vous aider à garder l'équilibre.

2. Les mains posées sur les hanches, pliez légèrement les genoux et déplacez le poids du corps dans le pied gauche. Croisez la cuisse droite au-dessus de la gauche et, si possible, crochetez le dessus du pied droit derrière le mollet gauche. Essayez de garder l'équilibre et de respirer calmement.

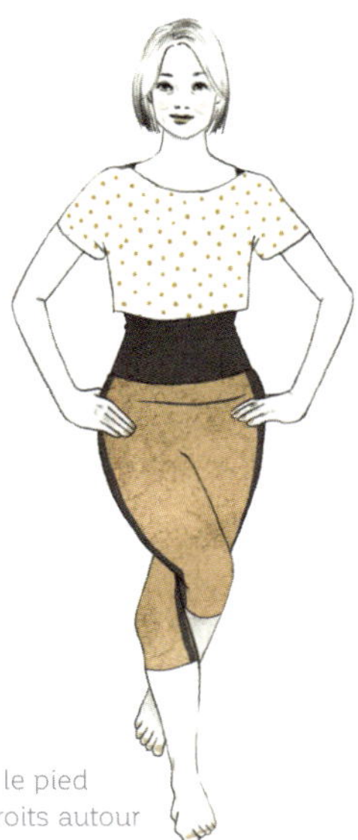

Crochetez le pied et les orteils droits autour du mollet gauche.

3. Tendez les bras à l'horizontale, puis pliez le bras droit sous le bras gauche en croisant les coudes. Si vous y arrivez, joignez les paumes de main devant le visage. Gardez les deux omoplates basses et alignées. Faites 5 respirations complètes. Quittez la posture et recommencez de l'autre côté. Puis recommencez 2 fois de chaque côté.

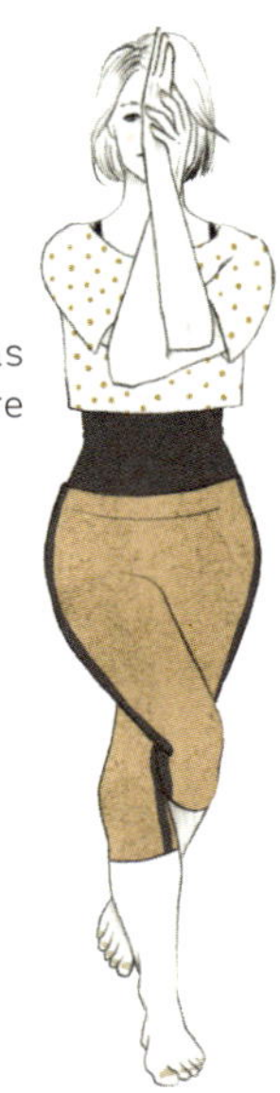

LA FLEXION AVANT DEBOUT

Comme tous les étirements vers l'avant, cette flexion lutte contre les ballonnements.

- Renforce les muscles du dos.
- Étire les ischio-jambiers.
- Tonifie les organes digestifs.
- Soulage les maux de tête.

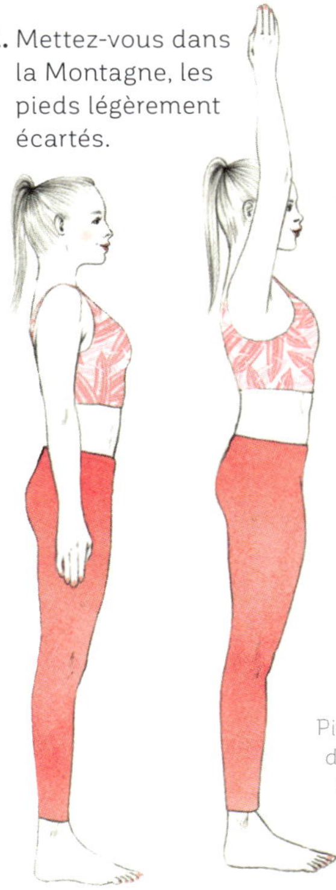

1. Mettez-vous dans la Montagne, les pieds légèrement écartés.

2. Sur une inspiration, levez les bras au-dessus de la tête – vos bras sont parallèles et vos paumes tournées vers l'intérieur.

3. Sur une expiration, pivotez vers l'avant à partir des hanches. En gardant les jambes tendues, descendez les mains le plus possible le long des jambes. Si vous touchez le sol, posez les paumes à côté des pieds. Sinon, attrapez vos tibias, vos chevilles ou vos pieds. Approchez votre nez le plus possible de vos genoux, sans forcer. Comptez jusqu'à 10 en respirant bien.

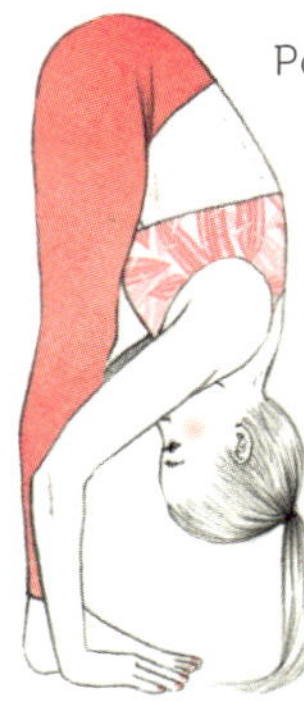
Nuque détendue
Pivotez à partir des hanches, le dos droit
Pieds parallèles

Pour quitter la posture, placez les mains sur les hanches et, en expirant, redressez lentement le haut du corps en position debout. Recommencez deux fois.

LE TRIANGLE

Cette posture stimule les organes abdominaux et soulage le stress.

- Allonge et renforce la colonne.
- Tonifie les jambes.
- Stimule le foie, la rate et les reins.
- Apporte force et détermination.

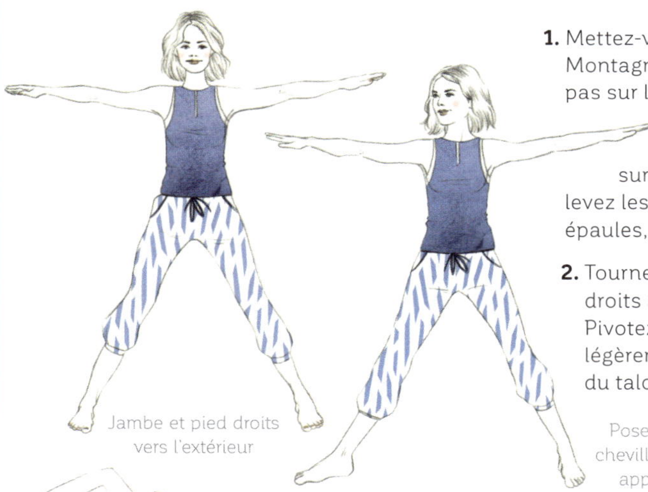
Jambe et pied droits vers l'extérieur

1. Mettez-vous dans la Montagne. Faites un grand pas sur le côté et écartez les pieds à une bonne distance. Ensuite, sur une expiration, levez les bras au niveau des épaules, paumes vers le bas.

2. Tournez la jambe et le pied droits à 90° vers le côté. Pivotez le pied gauche légèrement en direction du talon droit.

Posez la main sur le tibia, la cheville ou le sol, mais ne vous appuyez pas sur le genou

3. Placez la main gauche sur la hanche. Sur une expiration, glissez la main droite le long de la jambe droite, en allant le plus bas possible sans forcer. Gardez la poitrine bien ouverte.

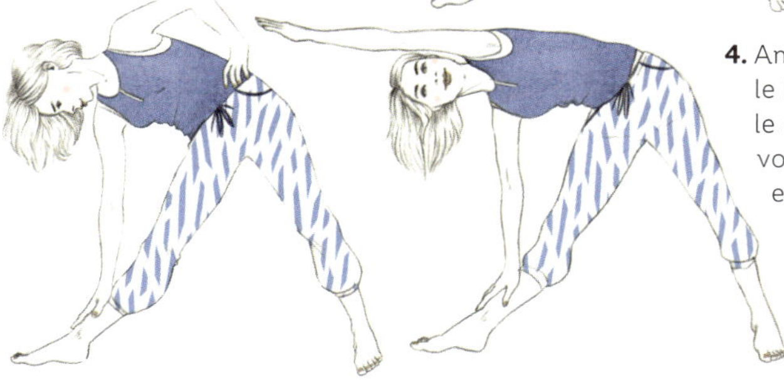

4. Amenez le bras gauche vers le haut en tendant le coude. Regardez devant vous. Comptez jusqu'à 20 en respirant bien dans la posture. Recommencez de l'autre côté.

Recommencez ensuite 2 fois de chaque côté.

LA DEMI-TORSION JAMBES CROISÉES

Les torsions massent les organes digestifs. Elles restreignent puis elles augmentent l'afflux sanguin dans l'abdomen, ce qui contribue à éliminer les déchets et à booster le système immunitaire.

- Renforce le dos et les abdominaux.
- Améliore l'équilibre.
- Ouvre la région de l'aine.
- Renforce les chevilles et les pieds.

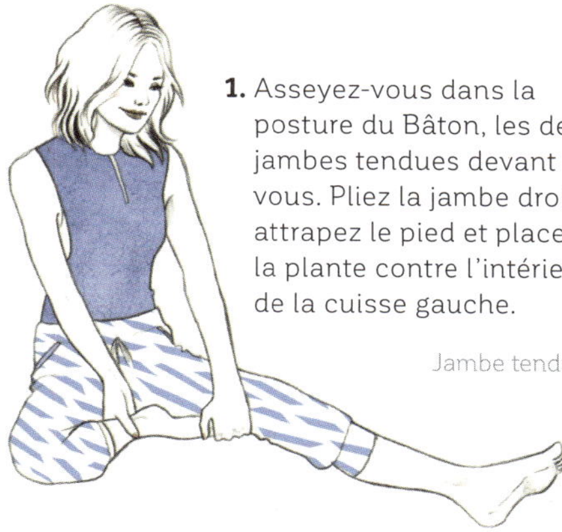

1. Asseyez-vous dans la posture du Bâton, les deux jambes tendues devant vous. Pliez la jambe droite, attrapez le pied et placez la plante contre l'intérieur de la cuisse gauche.

Jambe tendue

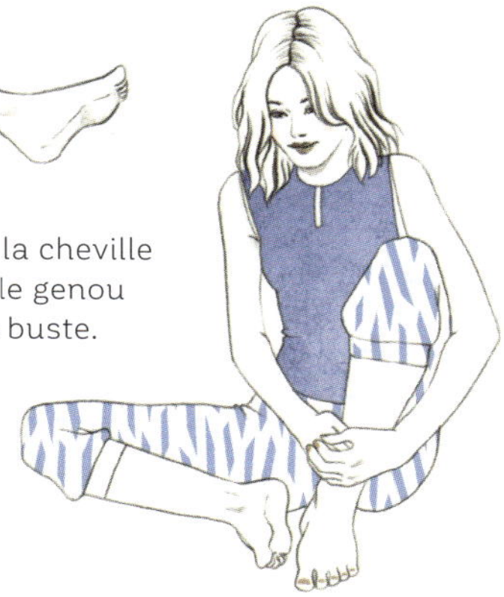

2. Saisissez ensuite la cheville gauche et repliez le genou gauche vers votre buste.

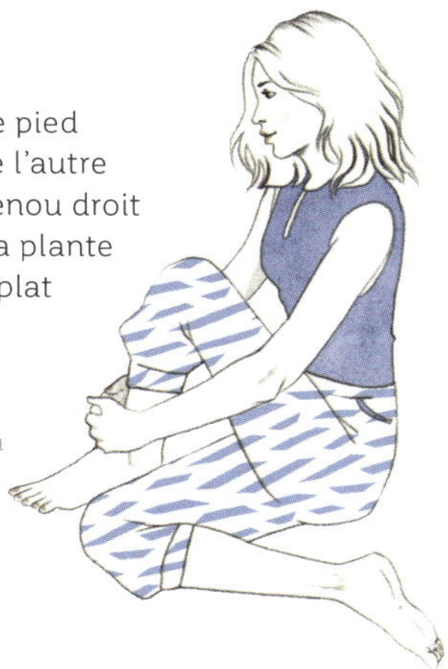

3. Amenez le pied gauche de l'autre côté du genou droit et posez la plante de pied à plat au sol.

Jambe gauche au-dessus de la jambe droite

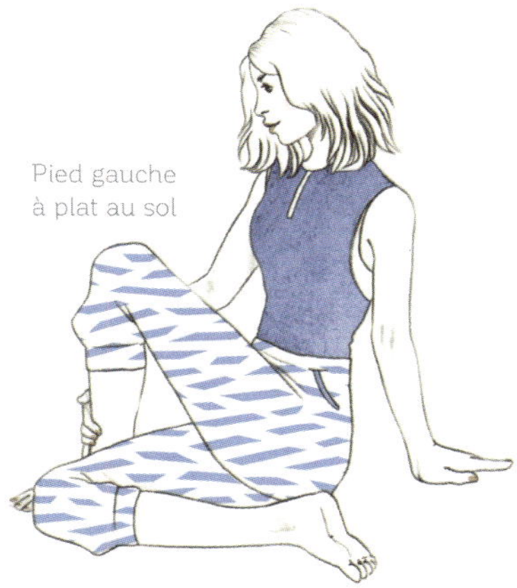

Pied gauche à plat au sol

4. Posez la main gauche au sol derrière vous.

VARIANTES

Si la posture avec le bras dans le dos est trop difficile, posez simplement la main droite au sol derrière vous.

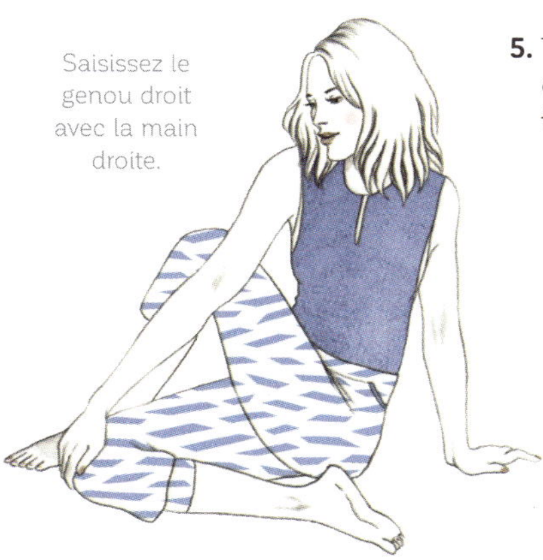

Saisissez le genou droit avec la main droite.

5. Tendez le bras droit à l'extérieur de la jambe gauche et calez fermement le genou droit.

6. Tournez en douceur la tête et le haut du corps le plus loin possible vers la gauche, ne forcez pas.
Si vous vous sentez à l'aise dans la posture, faites passer le bras gauche dans votre dos et attrapez votre hanche droite. Faites 5 respirations complètes. Faites la même chose de l'autre côté et recommencez ensuite 2 fois de chaque côté.

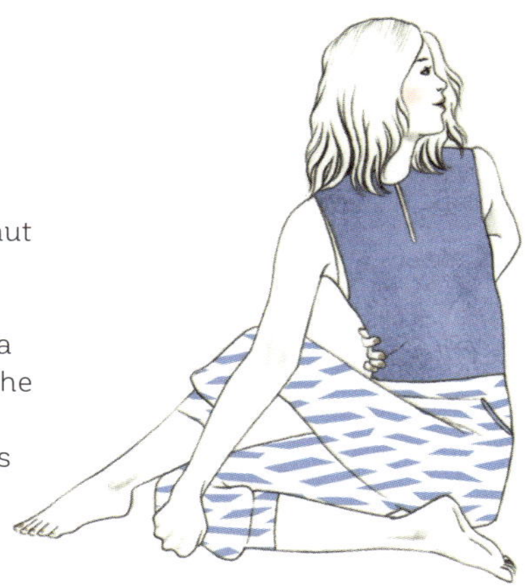

LA CHARRUE

La posture de la Charrue, ou *Halasana*, rappelle la forme d'une charrue.

- Étire la nuque, les épaules et le dos.
- Favorise le sommeil.
- Améliore la digestion.
- Stimule la thyroïde et les organes abdominaux.
- Soulage les symptômes de la ménopause.

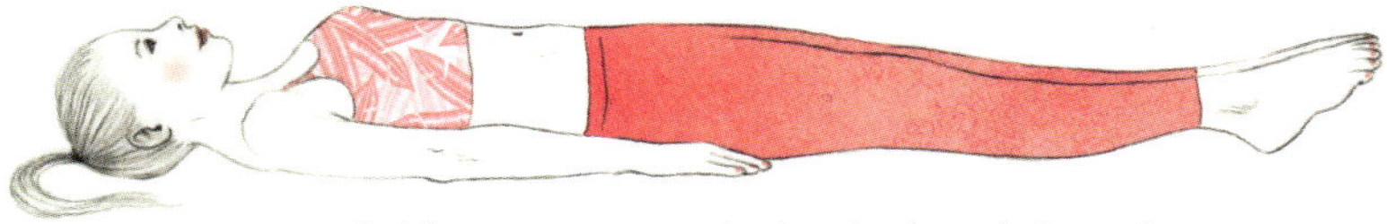

1. Allongez-vous sur le dos, les bras le long du corps, les paumes vers le bas.

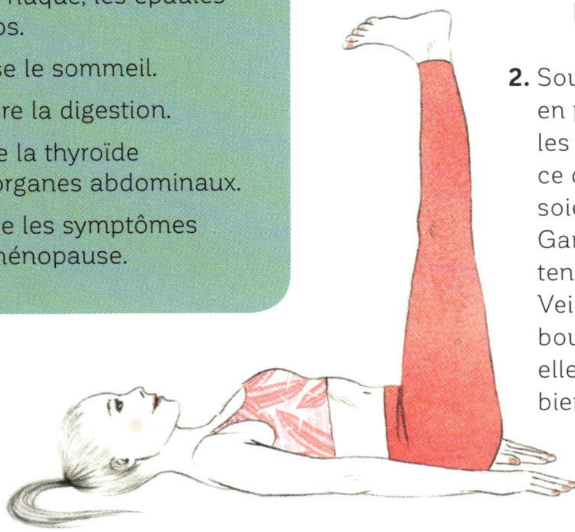

2. Soulevez les pieds en poussant dans les mains jusqu'à ce que vos jambes soient à la verticale. Gardez les jambes tendues et jointes. Veillez à ne pas bouger la tête : elle doit rester bien centrée.

3. Sur une inspiration, amenez les jambes au-dessus de la tête tout en montant le bas du dos. Fléchissez les coudes et soutenez le bas du dos avec vos paumes de main.

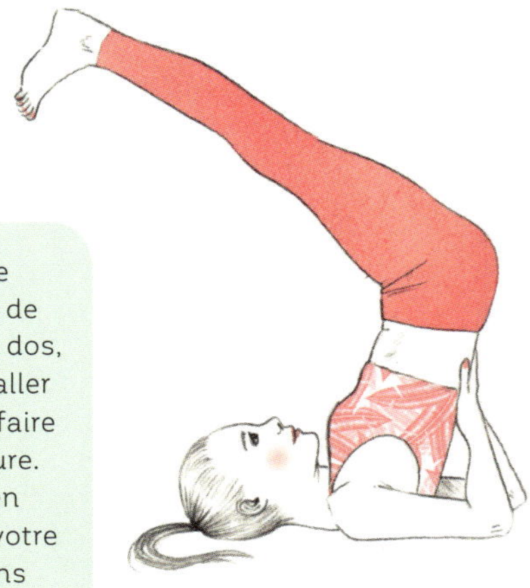

En cas de couleur ou de problème au dos, attendez d'aller mieux pour faire cette posture. Faites bien attention à votre nuque dans cette posture. À l'étape 5, vous pouvez sans problème garder les mains dans le dos pour le soutenir.

4. Sur une expiration, descendez les jambes derrière la tête, en soulevant le haut du dos. Veillez à garder les jambes tendues. Retournez les orteils sur le sol.

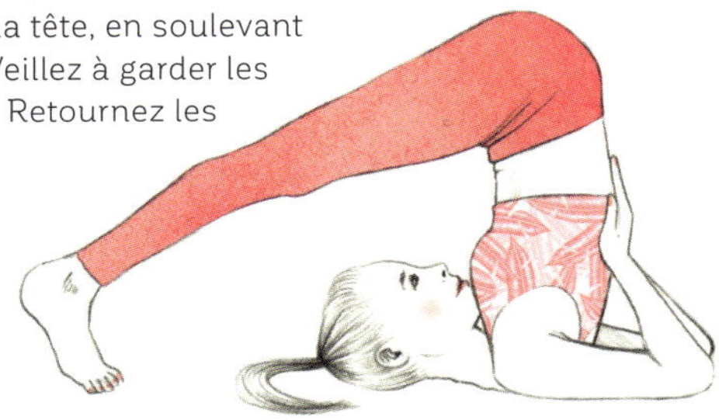

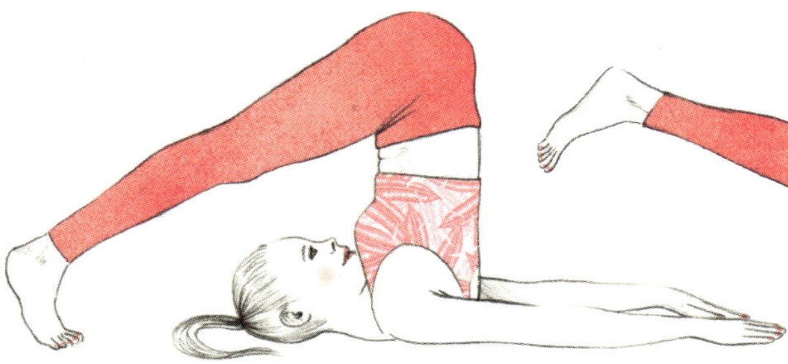

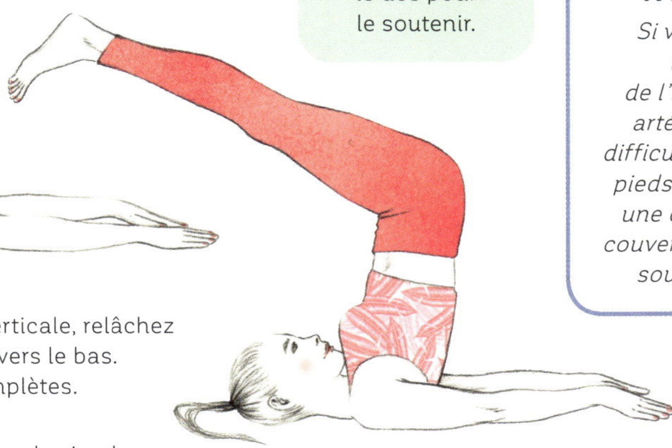

5. Quand votre buste est à la verticale, relâchez les mains sur le sol, paumes vers le bas. Faites 5 à 10 respirations complètes.

6. Pour quitter la posture, amenez les jambes à l'horizontale, puis, lentement, déroulez la colonne sur le sol pour revenir en position allongée.

VARIANTES

Si vous avez de l'asthme, de l'hypertension artérielle ou des difficultés à poser les pieds au sol, placez une chaise ou des couvertures empilées sous vos pieds.

LE POISSON

Dans la posture inversée du Poisson, ou *Matsyasana*, le poids du corps est dans les bras et les épaules, et non dans la nuque.

- Renforce la nuque et le dos
- Soulage les tensions dans la nuque et les épaules
- Lutte contre les problèmes respiratoires
- Tonifie la thyroïde, l'hypophyse et la glande pinéale
- Améliore la digestion

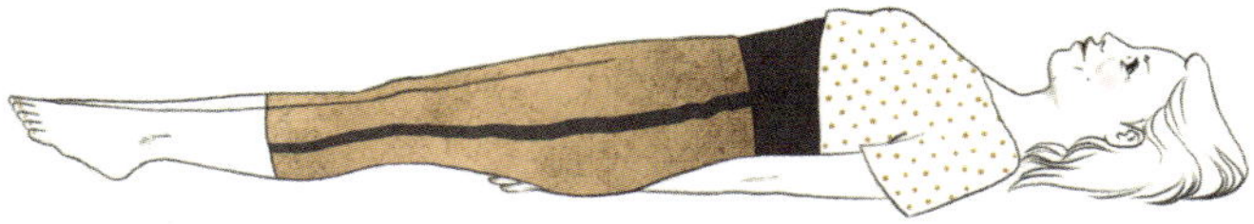

1. Allongez-vous sur le dos. Glissez les mains sous le corps, paumes vers le bas. Pointez les pieds.

2. Sur une inspiration, soulevez le haut du corps en poussant dans les mains et dans les coudes. Tirez les omoplates vers l'arrière et vers le bas. Gardez vos jambes tendues et jointes.

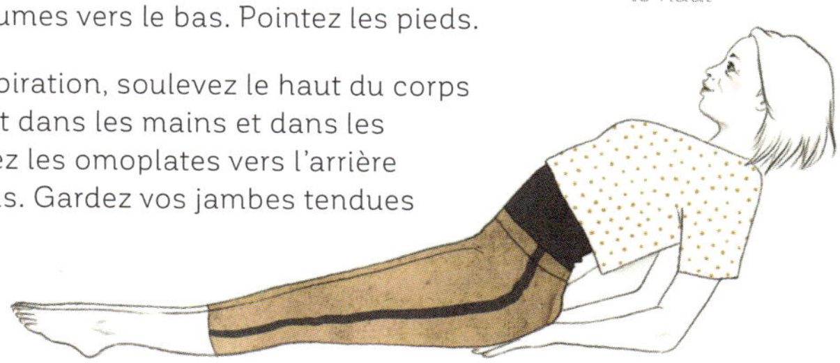

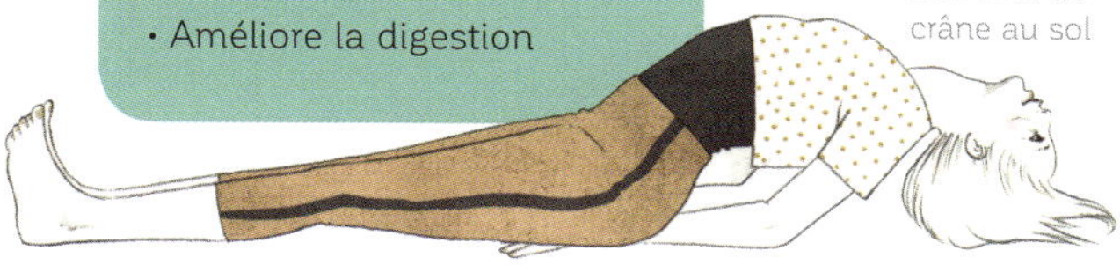

3. Basculez la tête vers l'arrière et déposez en douceur le sommet du crâne au sol. Assurez-vous que c'est bien le sommet et non l'arrière de votre tête qui est en contact avec le sol. Il doit y avoir très peu de poids dans votre tête. Détendez la nuque. Gardez le buste soulevé et respirez normalement pendant quelques secondes. Pour quitter la posture, redéposez progressivement le haut du corps au sol. Recommencez 2 fois.

Cette posture n'est pas recommandée en cas d'hypertension artérielle. Elle est également contre-indiquée en cas de douleur ou de problème à la nuque ou dans le bas du dos.

LE CADAVRE

À la fin de la séance, prenez 5 à 10 minutes pour vous relaxer profondément dans la posture du Cadavre.

- Détend le mental et le corps après l'exercice physique.
- Favorise la relaxation profonde.
- Réduit la fatigue.

1. Allongez-vous sur le dos, les bras le long du corps, les paumes tournées vers le haut. Relâchez les pieds sur les côtés. Fermez les yeux. Scannez tout votre corps depuis les plantes de pied jusqu'au sommet de la tête, en détendant chaque articulation et chaque muscle de bas en haut. Invitez la paix dans votre mental et votre corps. Concentrez-vous sur votre souffle pour faire le vide dans votre esprit et rester présente. Relaxez-vous 5 à 10 minutes dans la posture.

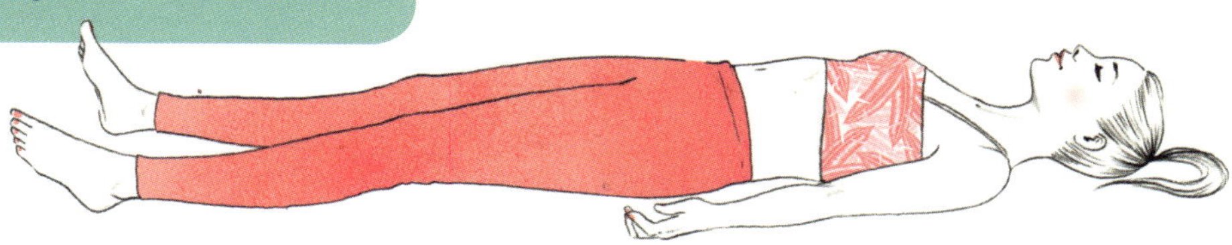

MAL DE TÊTE

JOUR 27

Nous avons toutes de temps à autre mal à la tête, mais pour beaucoup, ce problème est suffisamment fréquent et douloureux pour perturber leur vie quotidienne. Les experts classent les céphalées en plusieurs catégories, mais ils ne sont pas unanimes sur les différents types et causes. Nous pensons que, dans leur vaste majorité, les maux de tête sont de deux types : les céphalées de tension et les migraines. La pratique régulière du yoga est utile dans les deux cas. Les asanas et les techniques respiratoires de ce livre sont conçus pour soulager les tensions enfouies en profondeur, ce qui vous aidera si vous avez des céphalées de tension. Plus de deux tiers des personnes qui souffrent régulièrement de migraines sont des femmes, et les experts pensent que cela pourrait venir des hormones. Or le yoga stabilise le système hormonal. Et certaines postures ont même un effet plus direct. Pratiquez notamment l'Enfant (voir page 53) avec un bolster ou deux coussins sous la tête. La Flexion avant assise (voir page 164) est également efficace, mais faites-la aussi avec un bolster sous la tête. Enfin, le Cadavre (voir page 167) s'avère souvent utile contre les maux de tête liés au stress.

LA RESPIRATION COMPLÈTE DEBOUT

Vous pouvez faire cette posture énergisante à n'importe quel moment de la journée.

- Augmente l'énergie et la concentration.
- Renforce la colonne.
- Tonifie les bras et le haut du corps.
- Améliore l'équilibre et la posture.

LE GUERRIER I

Cette fente avant debout renforce les jambes. Elle ouvre également la poitrine et le cœur.

- Renforce les jambes, surtout les cuisses.
- Renforce la colonne.
- Stabilise les hanches, les genoux et les chevilles.
- Augmente la capacité pulmonaire.

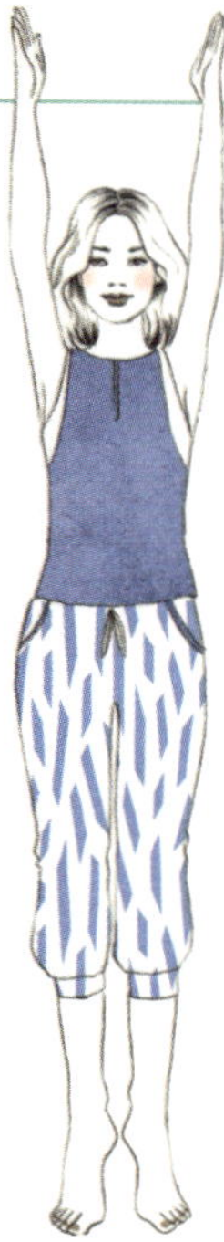

Bras vers le ciel, pieds en demi-pointe

1. Mettez-vous dans la posture de la Montagne. Expirez et relâchez le menton sur la poitrine. Sur une inspiration, levez les bras. Et, quand vos bras se tendent vers le ciel, montez sur la pointe des pieds. Suspendez votre respiration et comptez lentement jusqu'à 5.

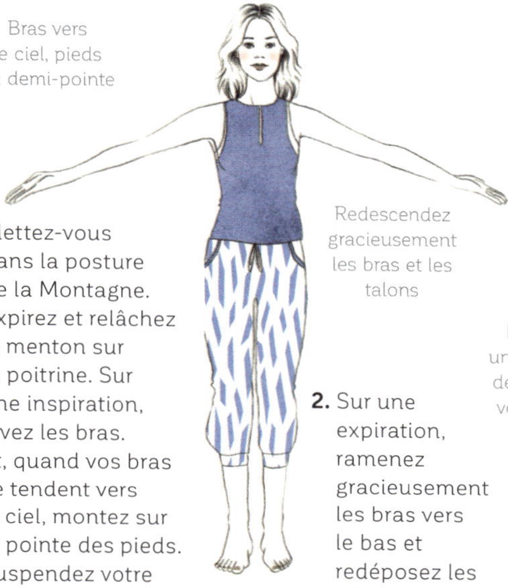

Redescendez gracieusement les bras et les talons

2. Sur une expiration, ramenez gracieusement les bras vers le bas et redéposez les talons au sol. Recommencez 5 fois.

1. Sur une expiration, faites un grand pas en avant avec le pied gauche. Pivotez le pied droit à environ 45° vers l'extérieur. Placez les mains sur les hanches.

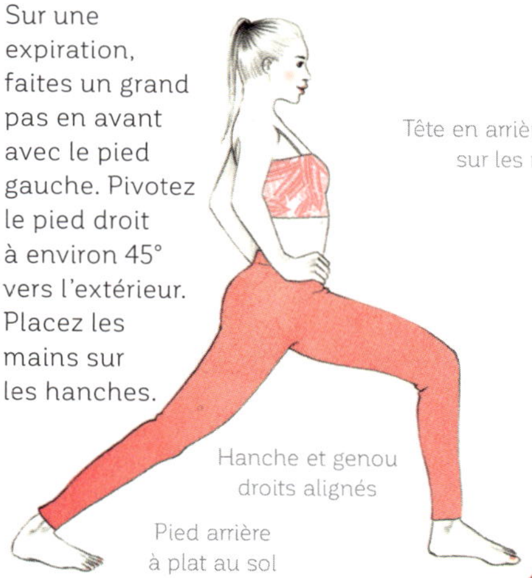

Hanche et genou droits alignés

Pied arrière à plat au sol

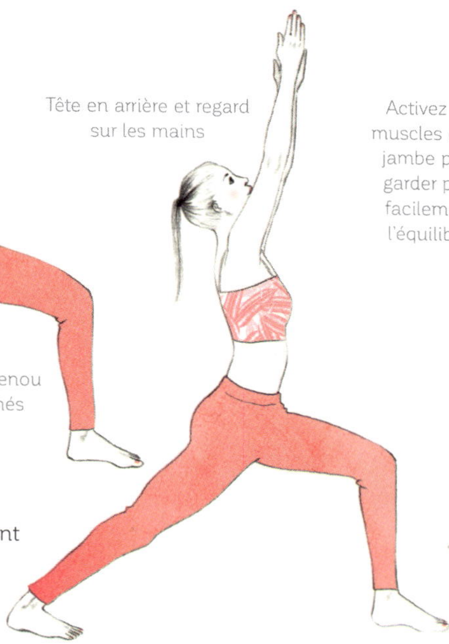

Tête en arrière et regard sur les mains

2. À l'inspiration, fléchissez le genou gauche en l'amenant à la verticale de la cheville gauche. Levez les bras au-dessus de la tête et joignez les paumes de main. Gardez le talon droit ancré au sol. Pivotez la tête légèrement vers l'arrière et regardez vos mains au-dessus de votre tête. Faites cinq respirations. Sur une expiration, revenez dans la Montagne. Recommencez de l'autre côté. Recommencez ensuite deux fois de chaque côté.

LE DEMI-LOTUS DEBOUT

Le Demi-Lotus debout renforce les muscles du centre, en particulier les obliques de l'abdomen.

- Améliore l'équilibre.
- Assouplit les hanches, les genoux et les chevilles.
- Régule les systèmes nerveux et lymphatique.

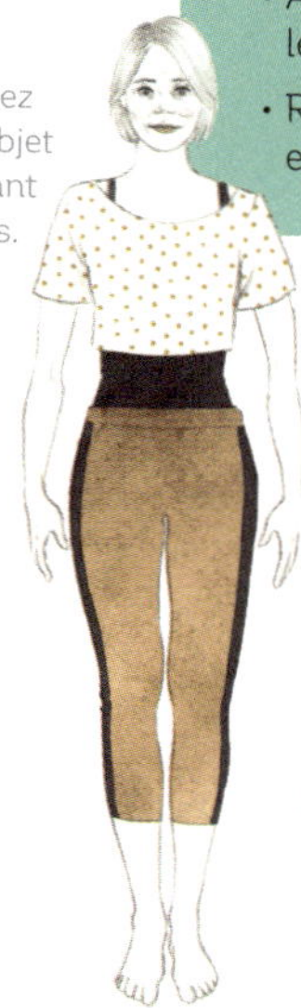

Fixez un objet devant vous.

1. Mettez-vous dans la Montagne, les bras le long du corps. Pour garder plus facilement l'équilibre, fixez un objet devant vous.

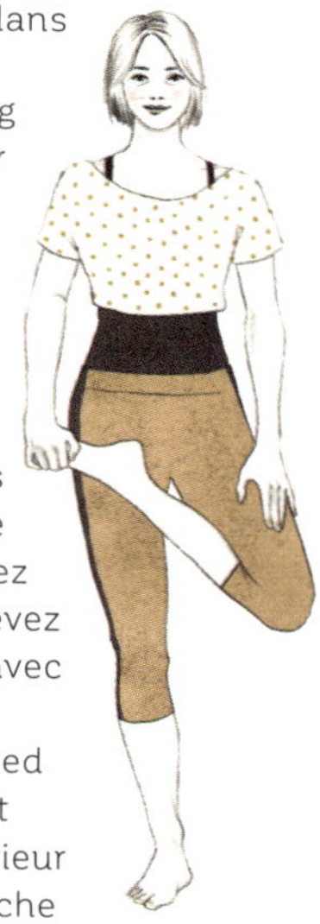

2. Amenez le poids du corps dans le pied gauche. Pliez le genou droit, levez le pied droit et, avec la main gauche, positionnez le pied droit le plus haut possible à l'intérieur de la cuisse gauche sans forcer.

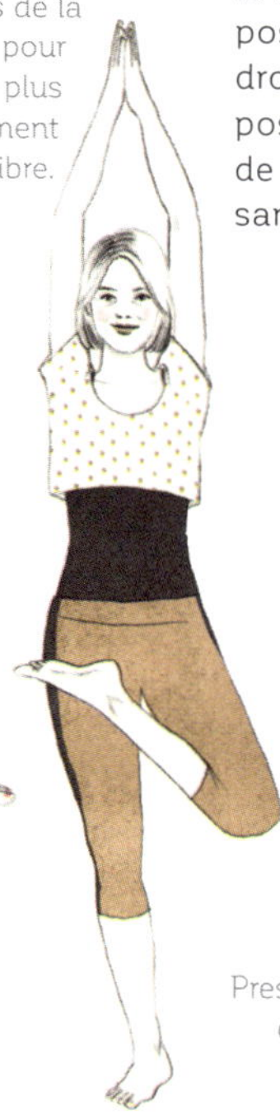

Activez les muscles de la jambe pour garder plus facilement l'équilibre.

3. En inspirant, levez les bras au-dessus de la tête et pressez les paumes de main l'une contre l'autre. Tendez les bras et grandissez-vous. Gardez la posture pendant 5 respirations complètes, puis relâchez les bras et le pied. Refaites la même chose avec l'autre jambe. Recommencez 2 fois de chaque côté.

Pressez le pied contre la jambe de terre pour garder plus facilement l'équilibre.

L'OUVERTURE DE LA POITRINE

Cette flexion arrière renforce la colonne vertébrale et les ischio-jambiers.

- Tonifie et raffermit les bras et le buste.
- Soulage les tensions dans la nuque et les épaules.
- Réaligne la colonne.

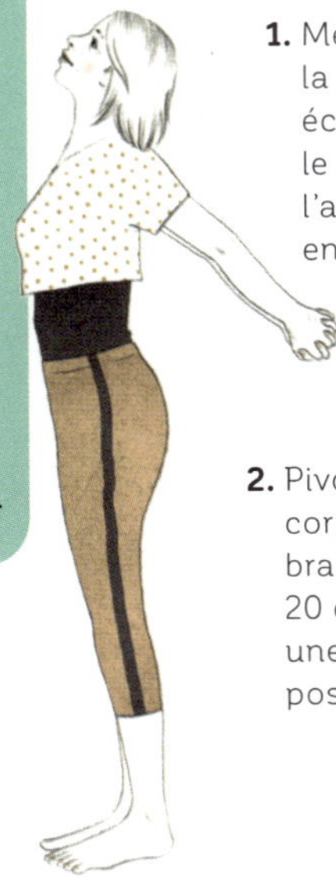

1. Mettez-vous dans la posture de la Montagne, les pieds légèrement écartés. Entrelacez les doigts dans le dos. Étirez le haut du dos vers l'arrière et comptez jusqu'à 10 en respirant bien dans la posture.

Menton vers le haut, haut du dos étiré vers l'arrière

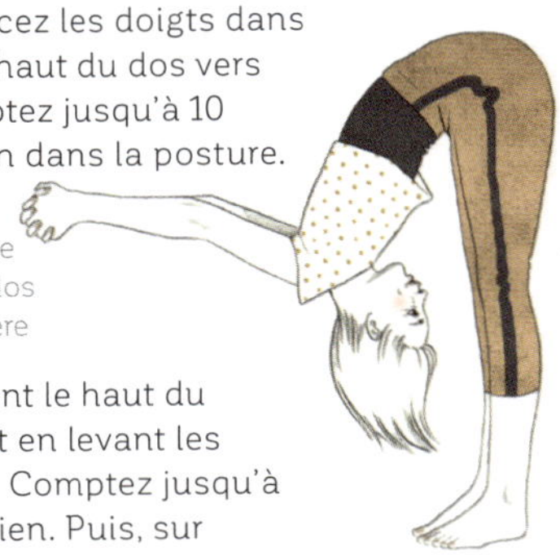

2. Pivotez doucement le haut du corps vers l'avant en levant les bras dans le dos. Comptez jusqu'à 20 en respirant bien. Puis, sur une expiration, redressez-vous en position debout.

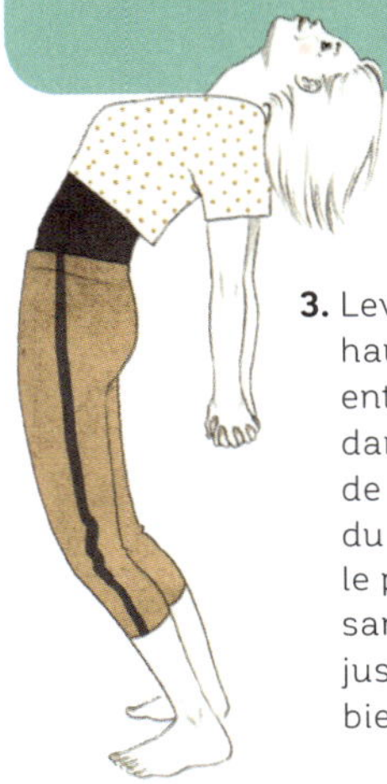

3. Levez les bras à la hauteur des épaules et entrelacez vos doigts dans votre dos. Étirez de nouveau le haut du dos vers l'arrière, le plus loin possible sans forcer. Comptez jusqu'à 5 en respirant bien.

Le but est d'approcher la tête des genoux.

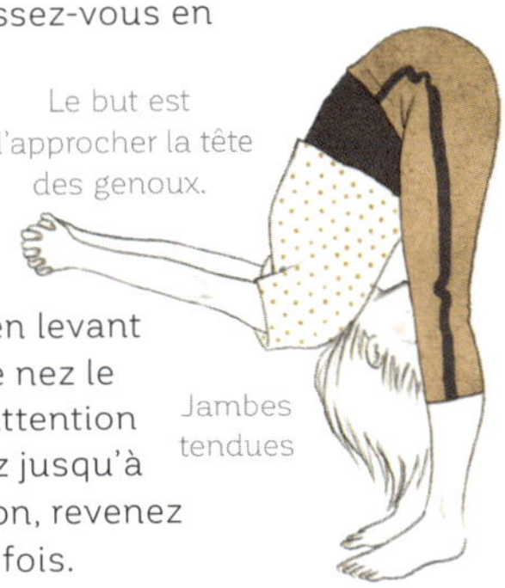

Jambes tendues

4. Penchez-vous de nouveau en avant en levant les bras dans le dos. Approchez votre nez le plus possible de vos genoux. Faites attention de ne pas forcer l'étirement. Comptez jusqu'à 15 en respirant bien. Sur une expiration, revenez en position debout. Recommencez 2 fois.

L'ENFANT

L'Enfant est une posture restaurative douce.

- Soulage la fatigue.
- Détend la nuque et les épaules.
- Stimule la digestion.
- Étire le bas du dos

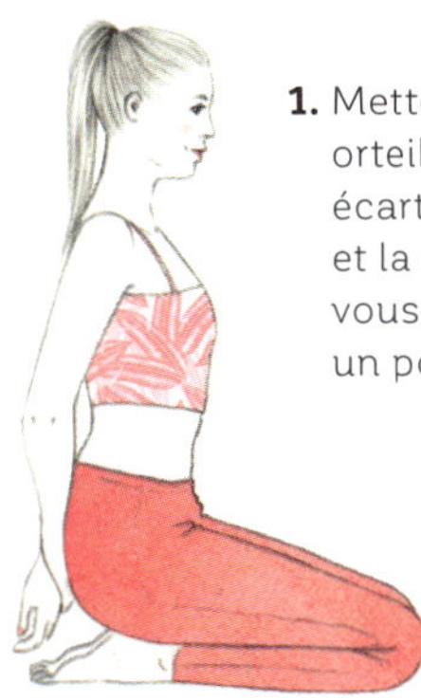

1. Mettez-vous à genoux, les gros orteils en contact, les genoux écartés à la largeur des hanches et la colonne droite. Asseyez-vous bien sur vos talons. Attrapez un poignet avec une main.

2. Sur une expiration, pliez-vous vers l'avant à partir des hanches, en approchant la tête et la poitrine le plus possible du sol, en douceur. Si possible, posez le front au sol.

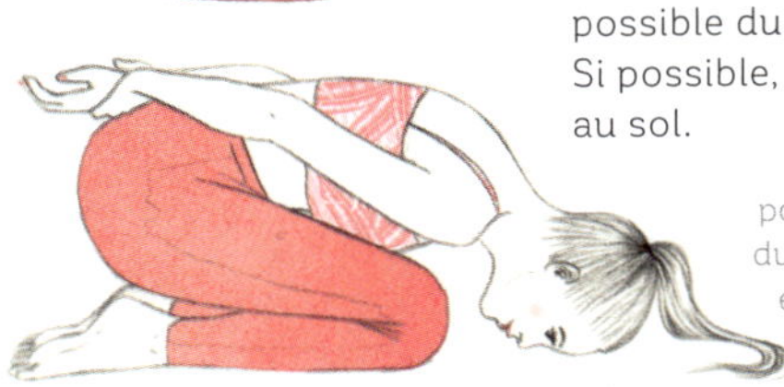

Genoux écartés pour laisser le haut du corps descendre entre les cuisses

3. Relâchez la saisie des mains et posez le dos des mains au sol près de vos pieds. Tirez le coccyx doucement vers les talons. Observez l'étirement du bas du dos. Restez 1 à 2 minutes dans la posture en respirant bien.

Coccyx sur les talons

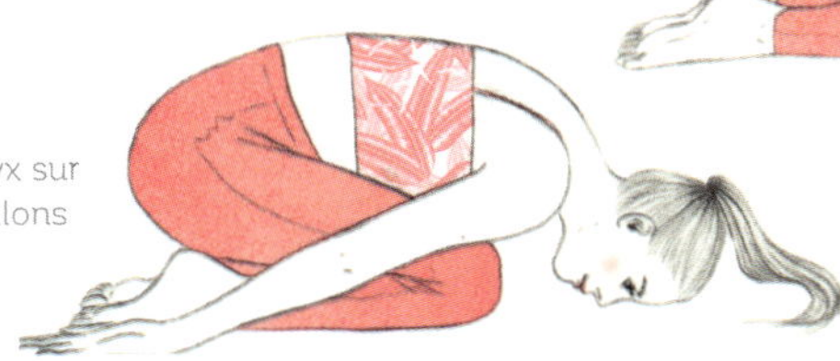

LA PLANCHE

Cette posture tonifie tous les muscles du centre, de même que les bras et les jambes.

- Renforce les bras, les épaules, le dos et les jambes.
- Tonifie les abdominaux et les fesses.

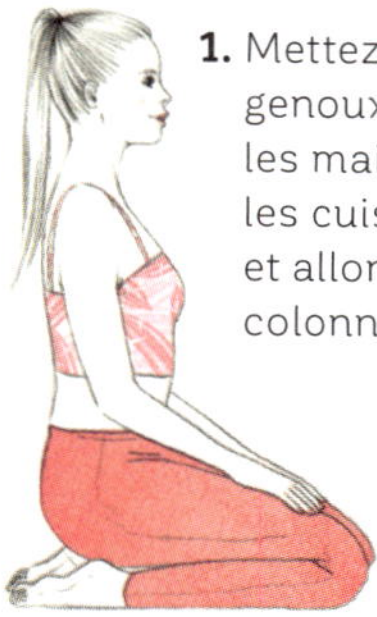

1. Mettez-vous à genoux. Posez les mains sur les cuisses et allongez la colonne.

2. Venez ensuite à quatre pattes. Contractez les abdominaux. Veillez à ce que vos épaules, vos mains et vos genoux soient alignés.

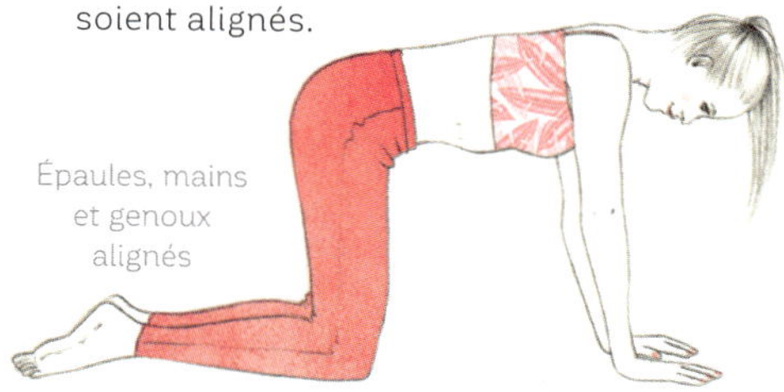

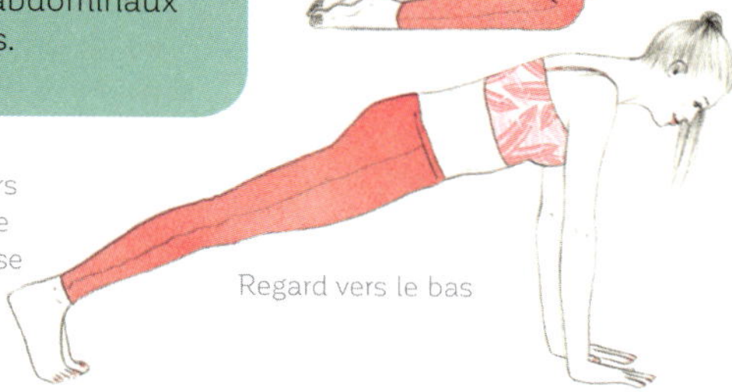

3. Sur une inspiration, montez sur les orteils, tendez les jambes et les bras. Gardez le corps le plus droit possible. Comptez jusqu'à 20 en respirant bien. Recommencez 5 fois.

LE DAUPHIN

Cette posture renforce les bras et les jambes. Elle régule par ailleurs la digestion.

- Renforce les épaules et le milieu et le haut du dos.
- Tonifie les abdominaux.
- Allonge la colonne.
- Atténue le stress.
- Soulage les symptômes des règles et de la ménopause.

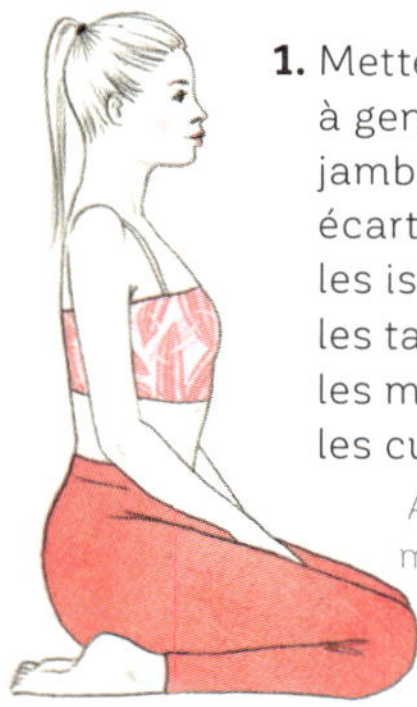

1. Mettez-vous à genoux, les jambes légèrement écartées, les ischions sur les talons. Posez les mains sur les cuisses.

2. Penchez-vous en avant, soulevez les fesses et posez les avant-bras au sol devant vous. Alignez les genoux et les hanches et saisissez les coudes avec vos mains.

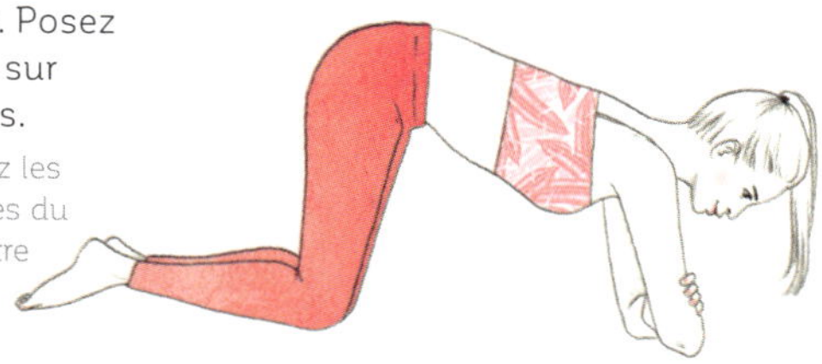

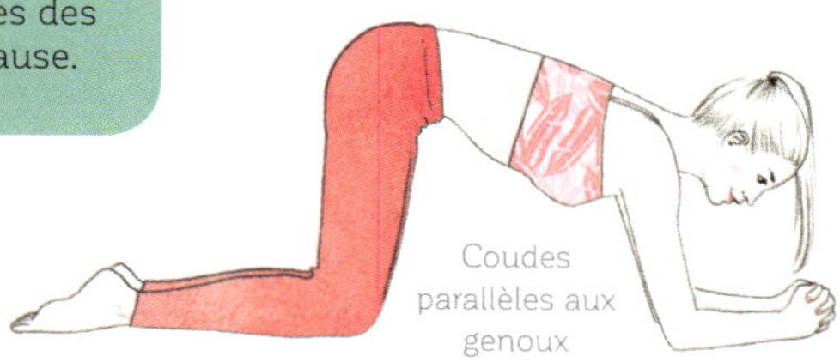

3. En gardant les coudes en place (ils doivent être alignés avec les genoux), tendez les avant-bras devant vous, joignez les mains et entrelacez les doigts. Tirez les épaules vers l'arrière et vers le bas du dos.

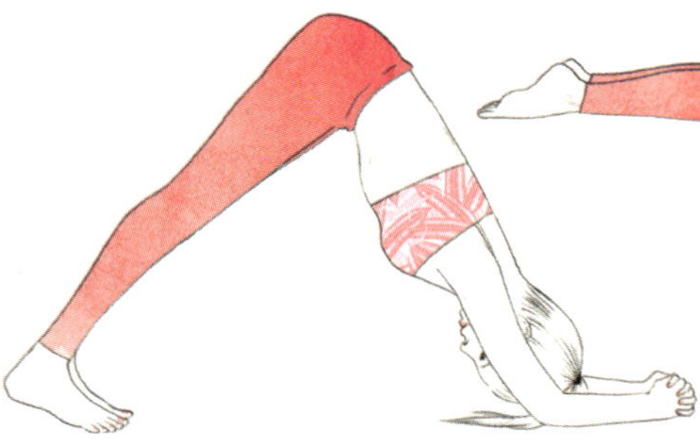

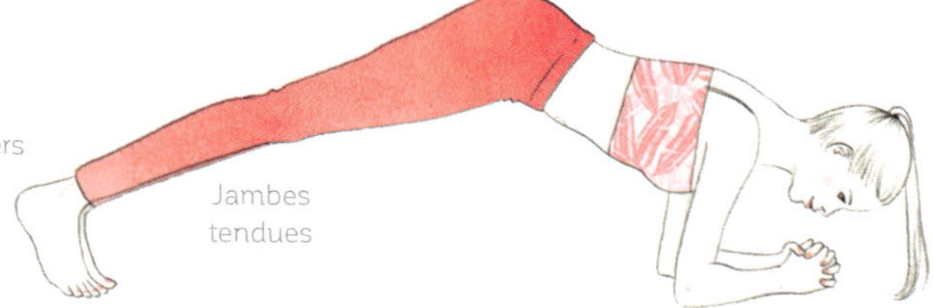

4. Retournez les orteils et tendez les jambes, poussez les hanches vers le plafond. Relâchez les talons vers le sol et, si possible, posez le front au sol.

5. Sur une expiration, avancez le poids du corps sans bouger les pieds. Revenez ensuite dans la position précédente. Recommencez 5 fois et allongez-vous au sol. Recommencez tout l'exercice.

LA POSTURE SUR LA TÊTE AVEC SUPPORT

La posture sur la Tête avec support, ou *Salamba Shirshasana*, apporte les mêmes bienfaits que la posture sur la Tête complète, mais elle exerce moins de stress sur la tête et la nuque car le poids du corps est en majeure partie dans les bras et les épaules.

- Renforce la nuque, les bras, les épaules, les abdominaux et le dos
- Augmente l'énergie
- Améliore la circulation
- Développe la résistance aux maladies
- Améliore l'équilibre

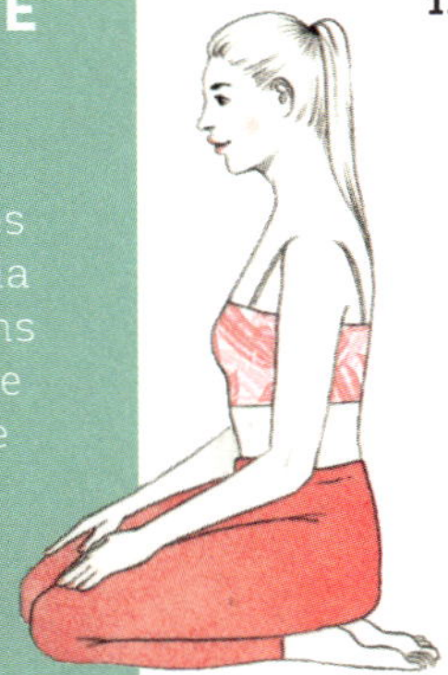

1. Mettez-vous à genoux, les ischions sur les talons. Posez les mains sur les cuisses.

2. Penchez-vous en avant et placez vos avant-bras sur le sol devant vous, les coudes écartés environ à la largeur des épaules. Entrelacez les doigts sans les serrer.

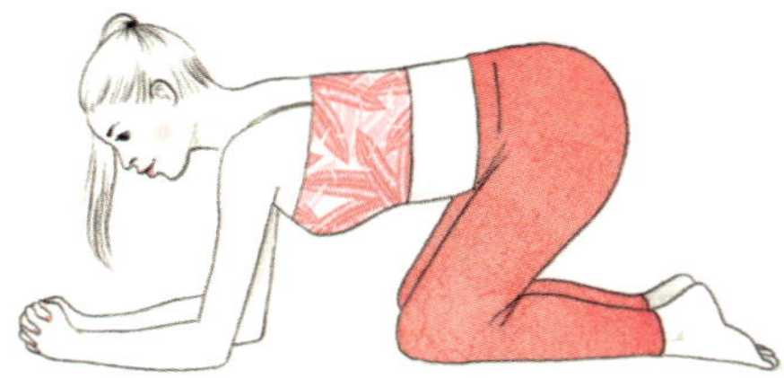

3. Posez le sommet de la tête au sol en calant l'arrière de la tête contre les paumes de main.

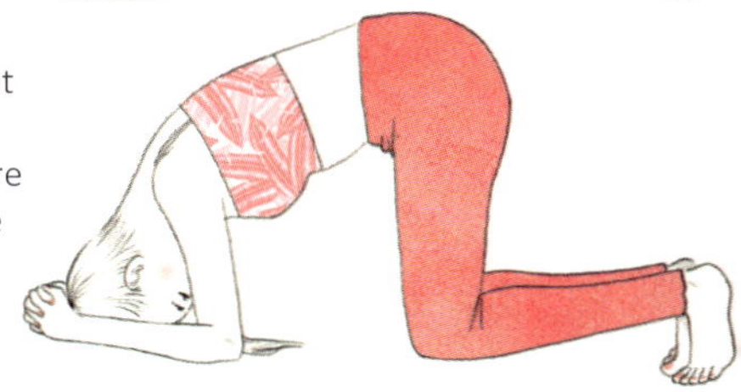

VARIANTES

N'essayez cette posture avancée que si vous vous sentez prête. Vous pouvez commencer à la pratiquer dans le coin d'une pièce : mais ne prenez pas appui sur les murs, ils sont juste là pour vous rassurer. Placez une fine couverture ou un tapis de yoga plié sous votre tête si vous le souhaitez, mais pas de coussin. Quand vous atteignez un stade au-delà duquel vous n'êtes pas à l'aise, continuez à pratiquer les étapes précédant ce stade jusqu'à ce que vous vous sentiez prête à aller plus loin.

Cette posture n'est pas recommandée en cas de douleur ou de problème à la nuque, à l'épaule, au poignet ou au bas du dos. Elle est aussi contre-indiquée en cas d'hypertension artérielle ou de glaucome.

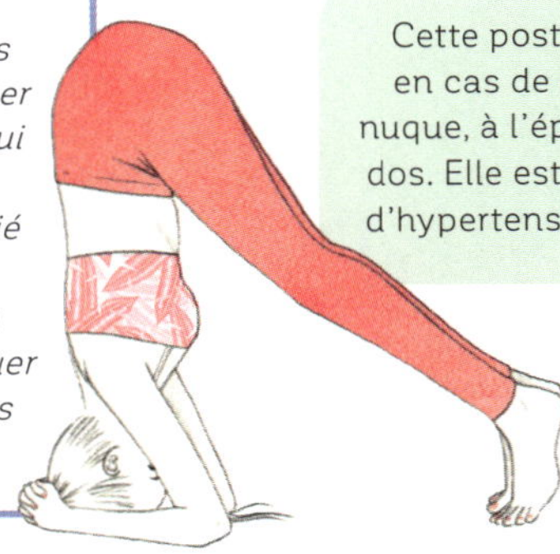

4. Inspirez et décollez les genoux du sol. Les avant-bras, eux, restent au sol. Faites une pause pendant quelques respirations. Décollez ensuite les talons du sol et, en faisant des petits pas lents, amenez les pieds en direction de votre tête. Faites 5 respirations complètes, puis redéposez les genoux au sol et reposez-vous pendant quelques respirations. Si vous ne vous sentez pas à l'aise avec cette posture, vous pouvez simplement vous arrêter là.

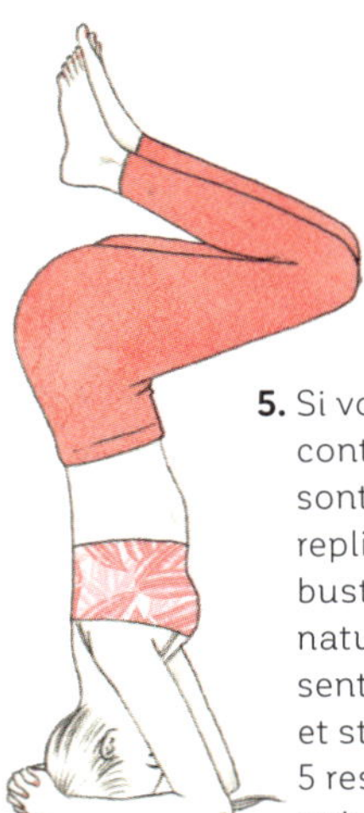

5. Si vous vous sentez en confiance, continuez. Quand vos hanches sont au-dessus de vos épaules, repliez un genou contre votre buste. L'autre jambe suivra naturellement. Si vous ne vous sentez pas suffisamment solide et stable pour aller plus loin, faites 5 respirations dans cette posture, puis revenez à genoux.

6. Tendez lentement les jambes l'une après l'autre au-dessus de votre tête. Respirez bien. Alignez votre corps comme si vous étiez dans la Montagne tête en bas. Faites 5 respirations complètes. Pour quitter la posture, attendez une expiration et redescendez lentement les jambes au sol en contrôlant le plus possible vos mouvements. Faites ensuite quelques respirations dans l'Enfant pour récupérer.

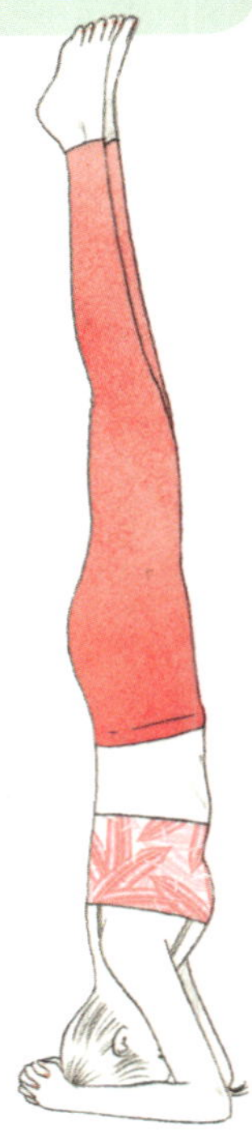

L'ÉTIREMENT DE LA NUQUE

Cet étirement doux dénoue les tensions dans la nuque et les épaules. Souvenez-vous de ne jamais faire un cercle complet avec la tête pour ne pas comprimer les nerfs cervicaux.

- Soulage les tensions dans la nuque et les épaules.
- Apaise les maux de tête.
- Favorise la relaxation .

1. Asseyez-vous au sol, les jambes en Lotus, en Demi-Lotus ou simplement en tailleur. Gardez la colonne droite, relâchez la tête vers l'avant et posez le menton sur la poitrine.

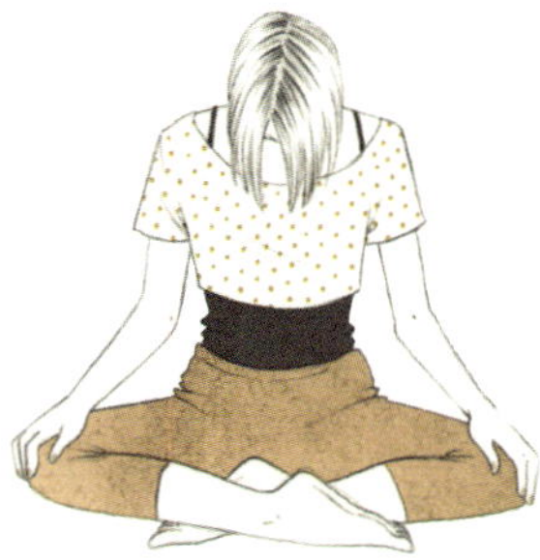

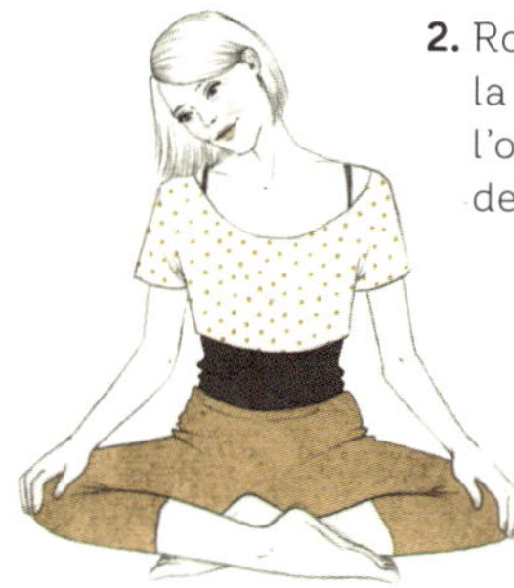

2. Roulez la tête vers la droite, en approchant l'oreille droite de l'épaule droite.

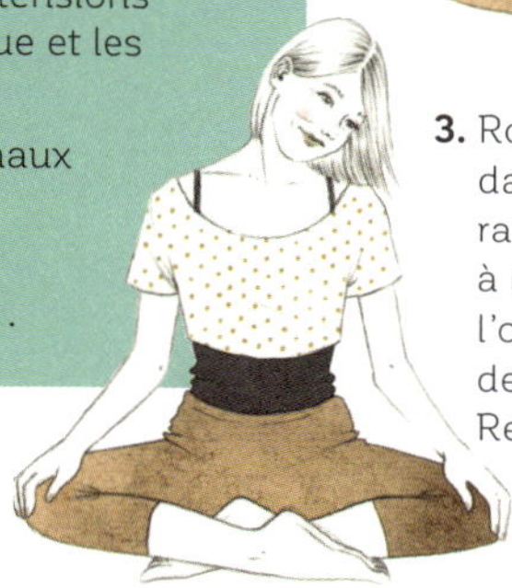

3. Roulez ensuite la tête dans l'autre sens pour ramener le menton à la poitrine, puis l'oreille gauche à côté de l'épaule gauche. Recommencez 3 à 5 fois.

4. Relâchez le menton à la poitrine, puis relevez la tête pour détendre la nuque. Recommencez 3 à 5 fois.

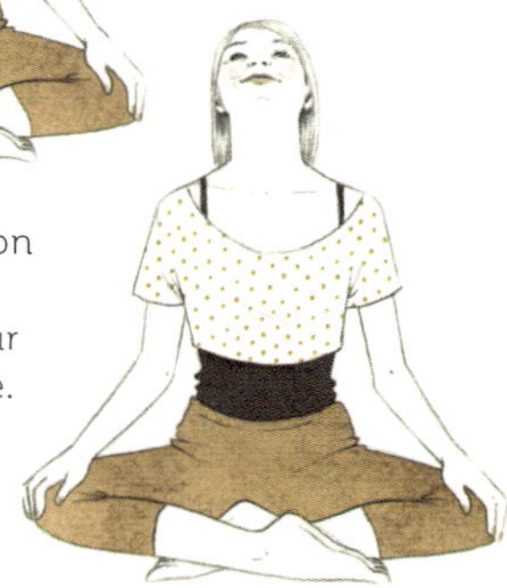

LE CADAVRE

À la fin de la séance, prenez 5 à 10 minutes pour vous relaxer profondément dans la posture du Cadavre.

- Détend le mental et le corps après l'exercice physique.
- Favorise la relaxation profonde.
- Réduit la fatigue.

1. Allongez-vous sur le dos, les bras le long du corps, les paumes tournées vers le haut. Relâchez les pieds sur les côtés. Fermez les yeux. Scannez tout votre corps depuis les plantes de pied jusqu'au sommet de la tête, en détendant chaque articulation et chaque muscle de bas en haut. Invitez la paix dans votre mental et votre corps. Concentrez-vous sur votre souffle pour faire le vide dans votre esprit et rester présente. Relaxez-vous 5 à 10 minutes dans la posture.

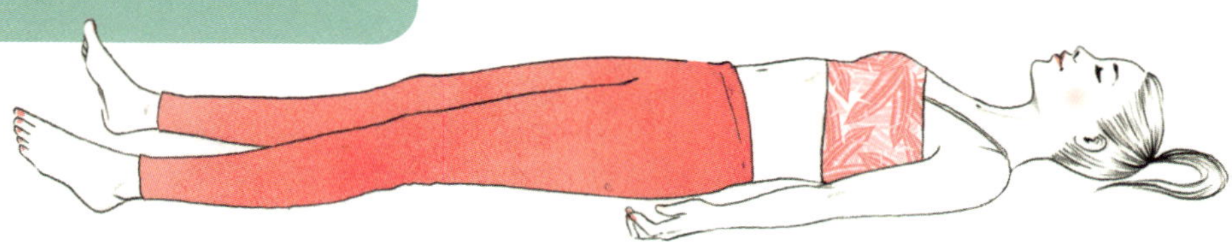

RÉVISIONS 4

JOUR 28

Vous avez déjà appris 49 postures classiques de yoga. Aujourd'hui, nous allons en revoir 16. Vous avez peut-être remarqué que ces asanas, mis à part un ou deux, vous donnent une sensation de calme et d'énergie. Tout le monde ne ressent pas la même chose. Une posture qui a un effet positif sur une personne pourra être déstabilisante pour une autre. Si certaines postures ne semblent pas marcher sur vous, vous trouverez peut-être une explication dans l'ayurvéda, la médecine traditionnelle indienne. Comme le yoga, l'ayurvéda repose sur les textes sanskrits des *Vedas*, et ces deux disciplines sont étroitement liées. La médecine occidentale moderne a récemment découvert que l'on réagit tous différemment aux traitements médicaux, et que ceux-ci doivent être adaptés à chacun. Dans l'Inde antique, on savait déjà que chaque personne a son équilibre unique d'énergies. Maintenant que vous avez des bases en yoga, écoutez votre corps pendant chaque asana et demandez-vous ce qui fonctionne le mieux pour vous.

LA RESPIRATION COMPLÈTE DEBOUT

Comme d'habitude, commençons notre séance de révisions par cette posture d'échauffement de base.

- Augmente l'énergie et la concentration.
- Renforce la colonne.
- Tonifie les bras et le haut du corps.
- Améliore l'équilibre et la posture.

LA FLEXION LATÉRALE

Cet étirement des hanches raffermit la taille et les hanches.

- Allonge la colonne.
- Cible les « poignées d'amour ».
- Tonifie les bras.

1. Mettez-vous dans la Montagne. Expirez et relâchez le menton sur la poitrine. Sur une inspiration, levez les bras. Montez sur la pointe des pieds quand vos bras se tendent vers le ciel. Suspendez votre respiration et comptez lentement jusqu'à 5.

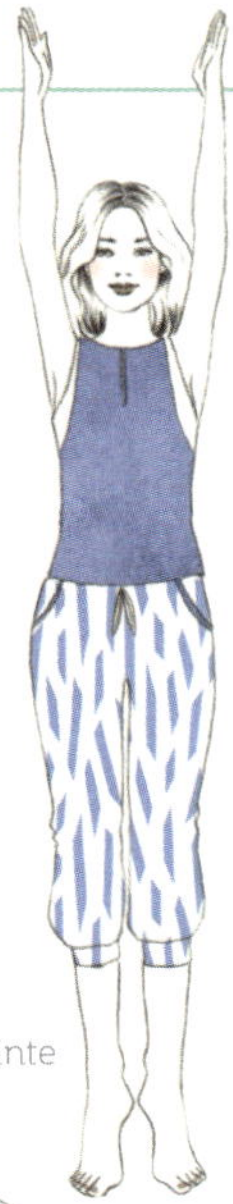

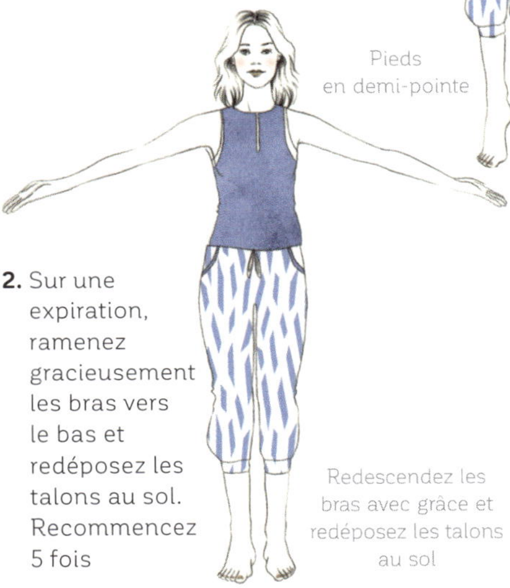

2. Sur une expiration, ramenez gracieusement les bras vers le bas et redéposez les talons au sol. Recommencez 5 fois

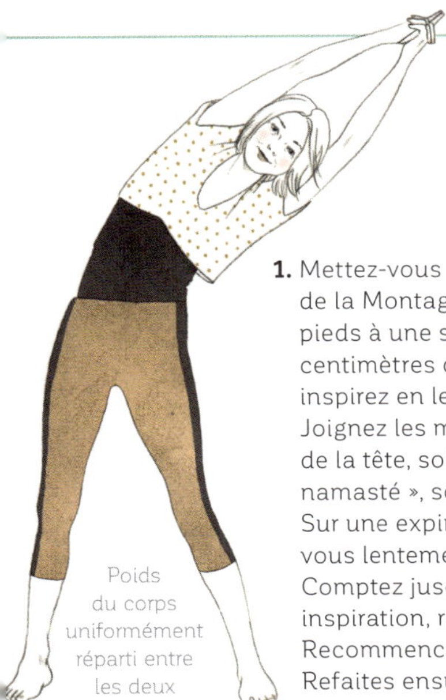

1. Mettez-vous dans la posture de la Montagne. Écartez les pieds à une soixantaine de centimètres de distance et inspirez en levant les bras. Joignez les mains au-dessus de la tête, soit en prière ou « namasté », soit index tendus. Sur une expiration, inclinez-vous lentement vers la gauche. Comptez jusqu'à 10, puis, sur une inspiration, revenez au centre. Recommencez de l'autre côté. Refaites ensuite 5 fois la posture de chaque côté.

L'ARC DEBOUT

Cette posture renforce les cuisses, les bras et les hanches. Elle améliore de plus la souplesse et la force du bas de la colonne.

- Améliore la circulation sanguine vers le cœur et les poumons.
- Augmente l'élasticité de la colonne.
- Active le système digestif.
- Améliore l'équilibre et la concentration.

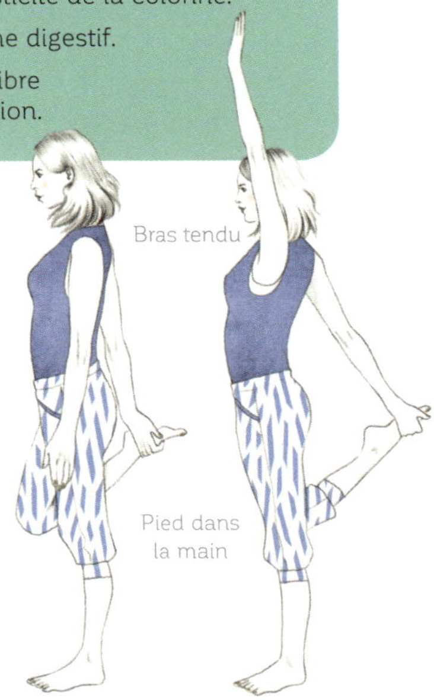

1. Mettez-vous dans la Montagne, les bras le long du corps. Levez le pied droit derrière vous et attrapez le cou-de-pied avec la main droite.

2. Sur une inspiration, levez le bras gauche à la verticale, paume vers l'avant.

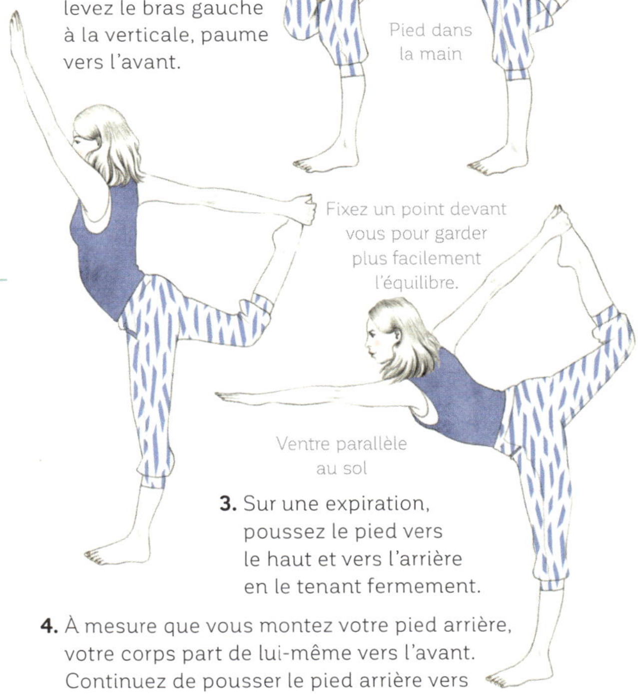

3. Sur une expiration, poussez le pied vers le haut et vers l'arrière en le tenant fermement.

4. À mesure que vous montez votre pied arrière, votre corps part de lui-même vers l'avant. Continuez de pousser le pied arrière vers l'arrière et vers le haut jusqu'à ce que votre corps soit à l'horizontale et que votre pied soit le plus haut possible. Restez dans la posture en comptant jusqu'à 15. Respirez bien. Recommencez une fois de l'autre côté, puis 2 fois de chaque côté.

LE TRIANGLE

Cet asana tonifie les épaules, le thorax, la colonne, l'aine, les hanches, le genou, les mollets, les ischio-jambiers et la cheville.

- Allonge et renforce la colonne.
- Tonifie les jambes.
- Stimule le foie, la rate et les reins.
- Apporte force et détermination.

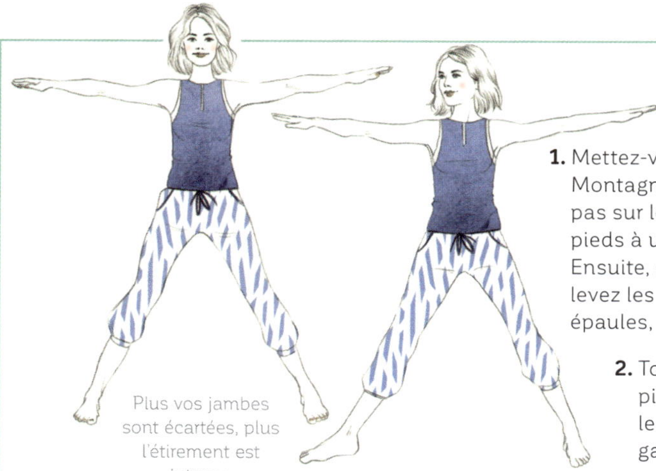
Plus vos jambes sont écartées, plus l'étirement est intense

1. Mettez-vous dans la Montagne. Faites un grand pas sur le côté et écartez les pieds à une bonne distance. Ensuite, sur une expiration, levez les bras au niveau des épaules, paumes vers le bas.

2. Tournez la jambe et le pied droits à 90° vers le côté. Pivotez le pied gauche légèrement en direction du talon droit.

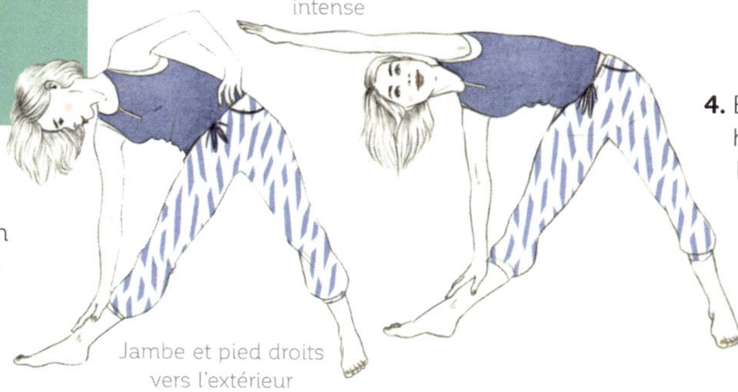
Jambe et pied droits vers l'extérieur

3. Placez la main gauche sur la hanche. Sur une expiration, glissez la main droite le long de la jambe droite, en allant le plus bas possible sans forcer. Gardez la poitrine bien ouverte.

4. Étirez le bras gauche vers le haut, dans l'alignement de l'épaule droite. Tournez la tête et regardez la main gauche. Comptez jusqu'à 20 en respirant bien. Faites la même chose de l'autre côté, puis recommencez 2 fois de chaque côté.

L'ARBRE

L'Arbre améliore l'équilibre et la force de l'ensemble du corps.

- Améliore la concentration et l'équilibre.
- Réduit le stress.
- Renforce les chevilles, les mollets, les cuisses et les hanches.
- Renforce le corps dans son ensemble.

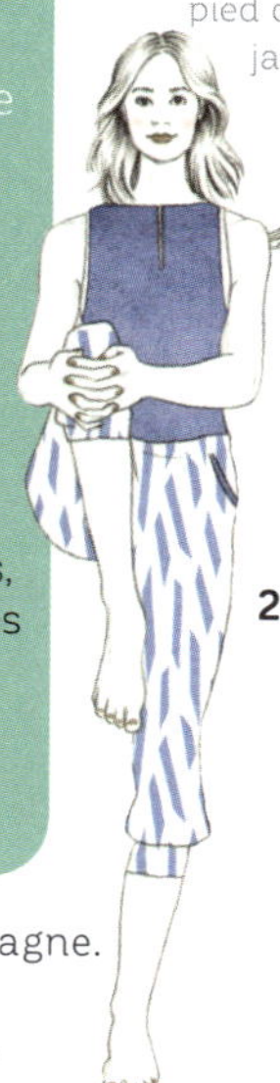

1. Mettez-vous dans la Montagne. Sur une inspiration, levez le genou droit à la poitrine et saisissez-le avec les mains. Posez votre regard sur un objet devant vous pour garder plus facilement votre équilibre.

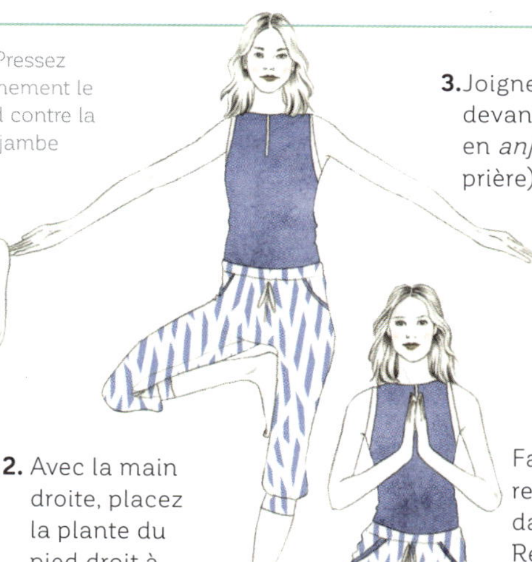
Pressez fermement le pied contre la jambe

2. Avec la main droite, placez la plante du pied droit à l'intérieur de la cuisse gauche. Si c'est trop difficile, placez-la à l'intérieur du mollet ou de la cheville – évitez l'intérieur du genou. Levez les bras.

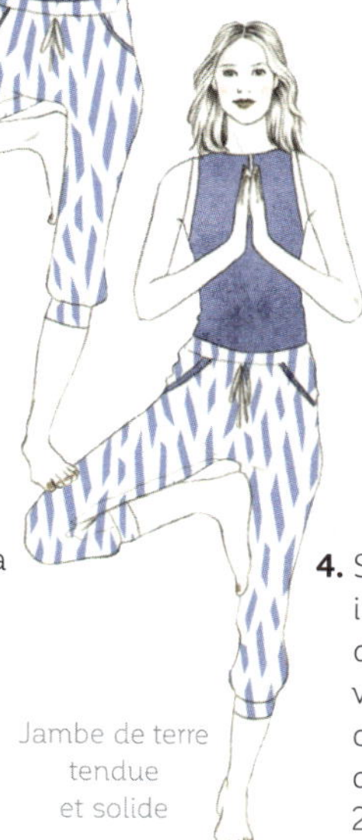
Jambe de terre tendue et solide

3. Joignez les mains devant la poitrine en *anjali mudra* (en prière).

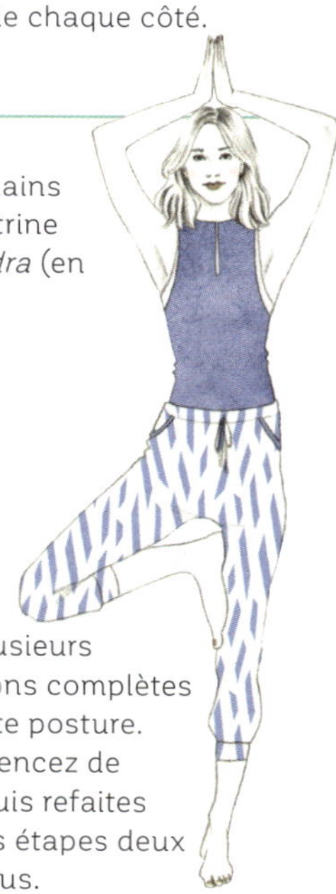

Faites plusieurs respirations complètes dans cette posture. Recommencez de l'autre, puis refaites toutes les étapes deux fois de plus.

4. Si gardez facilement l'équilibre, en inspirant, levez les bras au-dessus de la tête, mains jointes et pointées vers le haut. Faites 5 respirations complètes. Refaites la même chose de l'autre côté. Puis recommencez 2 fois de chaque côté.

LA FLEXION AVANT DEBOUT

Cet étirement intense renforce et étire la colonne.

- Renforce les muscles du dos.
- Étire les ischio-jambiers.
- Tonifie les organes digestifs.
- Soulage les maux de tête.

1. Mettez-vous dans la posture de la Montagne, les pieds légèrement écartés.

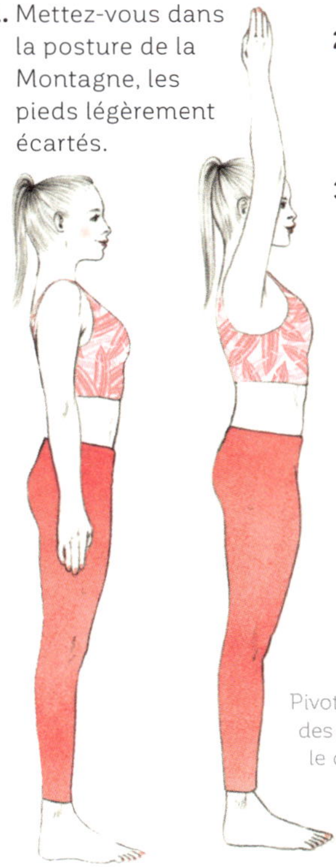

2. Sur une inspiration, levez les bras au-dessus de la tête, les bras parallèles et les paumes tournées vers l'intérieur.

3. Sur une expiration, pivotez vers l'avant à partir des hanches. En gardant les jambes tendues, descendez les mains le plus bas possible le long des jambes. Si vous touchez le sol, posez les paumes à côté des pieds. Sinon, attrapez vos tibias, vos chevilles ou vos pieds. Approchez votre nez le plus possible de vos genoux sans forcer. Comptez jusqu'à 10 en respirant bien.

Nuque détendue

Pivotez à partir des hanches, le dos droit.

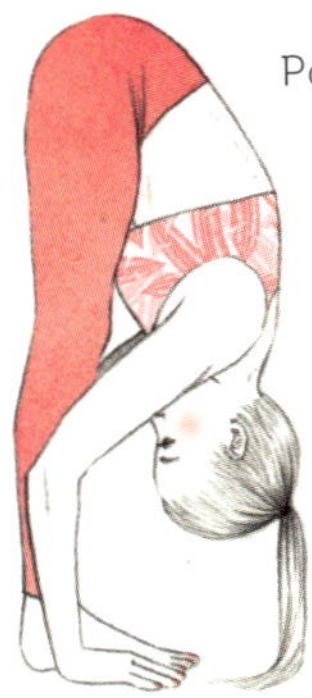

Pour quitter la posture, placez les mains sur les hanches et, en expirant, redressez lentement le haut du corps en position debout. Recommencez 3 fois.

Pieds parallèles

L'ÉTIREMENT INTENSE SUR LE CÔTÉ

Cette posture renforce les jambes, améliore l'équilibre et stimule les organes abdominaux, avec un effet bénéfique sur la digestion.

- Améliore l'équilibre.
- Soulage les raideurs dans les épaules, la nuque et les poignets.
- Ouvre la poitrine.
- Masse les organes digestifs.
- Renforce les jambes.

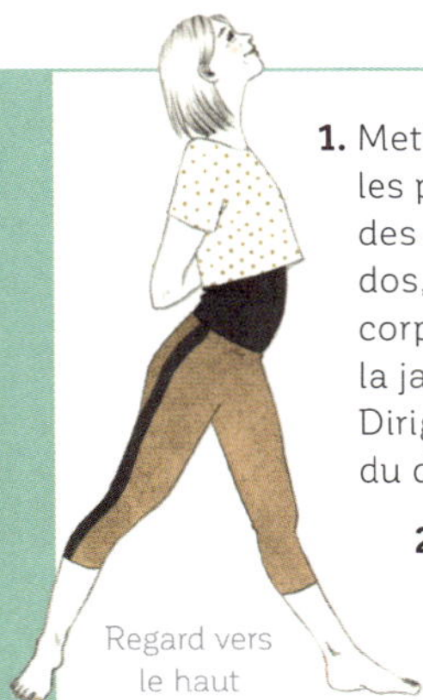

Regard vers le haut

1. Mettez-vous dans la posture de la Montagne, les pieds très écartés. Montez les bras au niveau des épaules. Joignez les paumes de main dans le dos, les doigts pointés vers le bas. Pivotez le haut corps vers la droite, en tournant également la jambe et le pied droits à environ 90° vers le côté. Dirigez le regard vers le haut et étirez le haut du dos vers l'arrière.

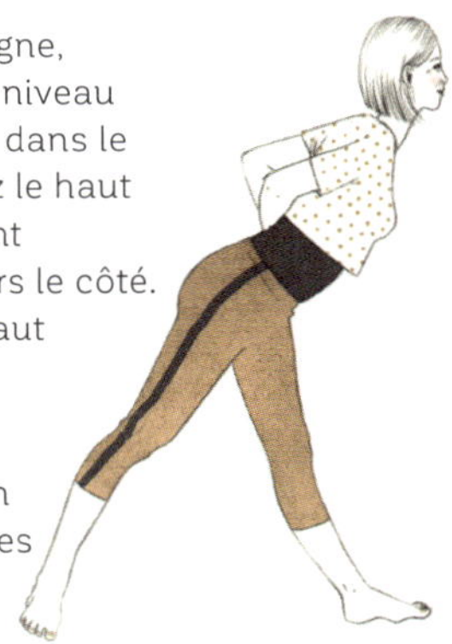

2. Sur une expiration, étirez-vous vers l'avant à partir du coccyx, le menton pointé vers l'avant. Gardez les jambes bien tendues pour conserver votre équilibre.

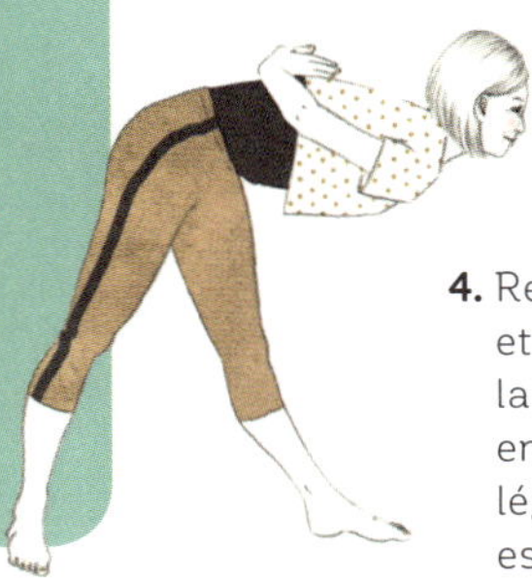

3. Descendez le haut du corps et regardez devant vous. Restez 5 secondes dans la posture.

Le but est d'approcher la tête des genoux.

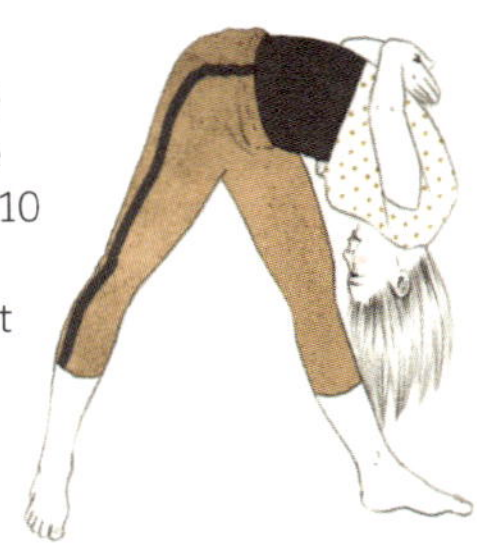

4. Relâchez le front vers le genou gauche et approchez le nez le plus possible de la rotule sans forcer. Comptez jusqu'à 10 en respirant normalement. Fléchissez légèrement le genou droit si l'étirement est trop intense. Redressez-vous en position debout et refaites la même chose de l'autre côté. Recommencez ensuite 2 fois de chaque côté.

LA FLEXION AVANT ASSISE

Cet étirement classique est utile contre l'hypertension, l'infertilité, l'insomnie et la sinusite.

- Renforce la colonne.
- Améliore la digestion.
- Lutte contre l'infertilité, l'hypertension artérielle et l'insomnie.
- Soulage les douleurs menstruelles et les symptômes de la ménopause.

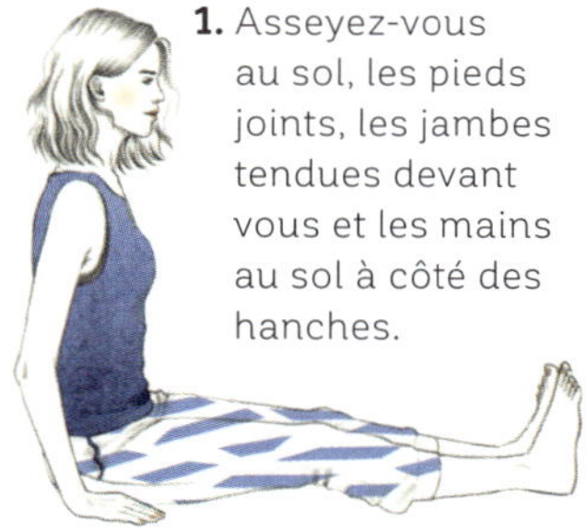

1. Asseyez-vous au sol, les pieds joints, les jambes tendues devant vous et les mains au sol à côté des hanches.

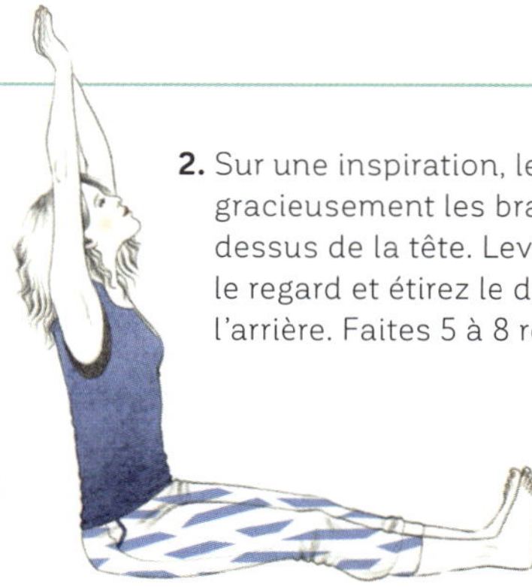

2. Sur une inspiration, levez gracieusement les bras au-dessus de la tête. Levez ensuite le regard et étirez le dos vers l'arrière. Faites 5 à 8 respirations.

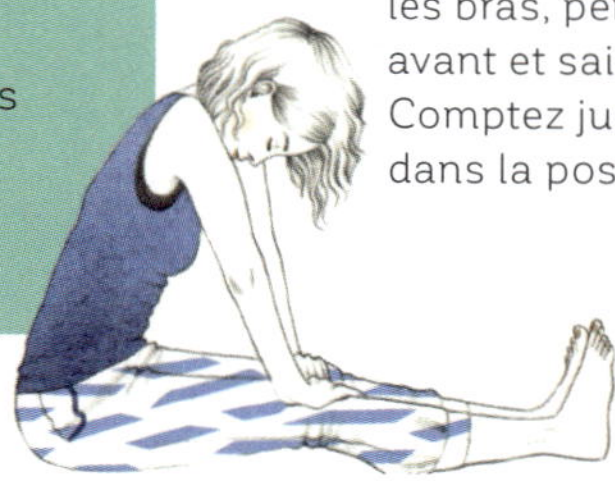

3. Sur une expiration, redescendez les bras, penchez-vous en avant et saisissez vos genoux. Comptez jusqu'à 15. Revenez dans la posture du Bâton.

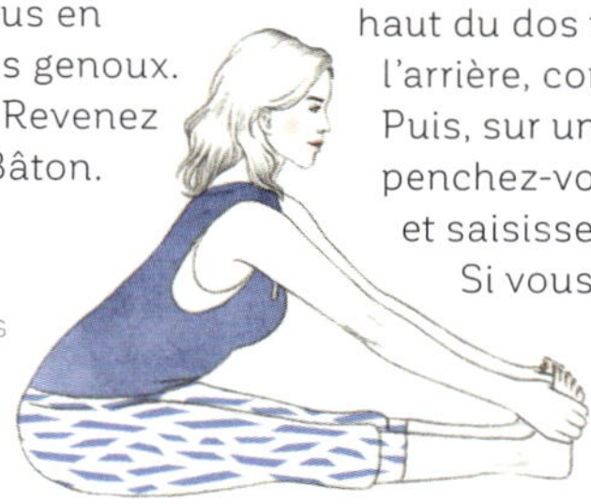

4. Sur une inspiration, étirez le haut du dos vers le haut et vers l'arrière, comme à l'étape 2. Puis, sur une expiration, penchez-vous en avant et saisissez vos orteils. Si vous n'arrivez pas à toucher vos pieds, attrapez vos chevilles ou vos mollets.

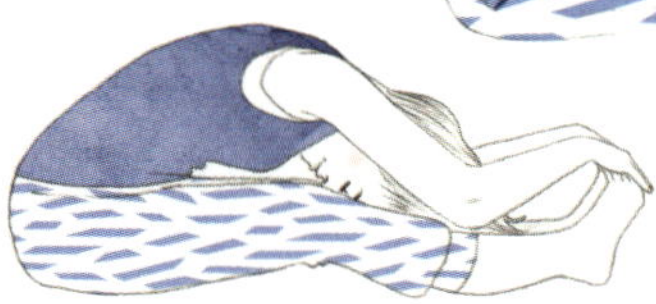

5. Amenez le front le plus près possible des genoux sans forcer. Comptez jusqu'à 10. Respirez bien. N'allez pas trop loin, votre position doit rester confortable. Recommencez deux fois.

LA BARQUE

Cette posture stimule les reins, la thyroïde et les intestins. Elle lutte également contre le stress.

- Renforce les hanches, les cuisses et le dos
- Tonifie les abdominaux
- Améliore la digestion
- Améliore l'équilibre

1. Asseyez-vous dans la posture du Bâton. Pliez les genoux vers le haut et attrapez vos jambes juste au-dessous des genoux. En inspirant, allongez la colonne et reculez les omoplates pour ouvrir votre cœur.

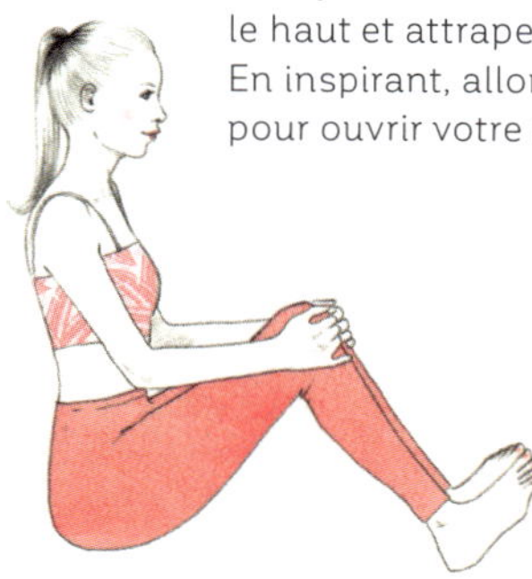

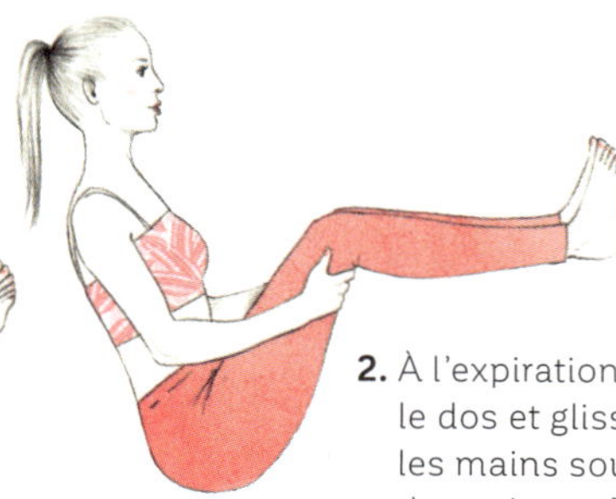

2. À l'expiration, reculez le dos et glissez les mains sous le bas des cuisses. Venez en équilibre sur les ischions.

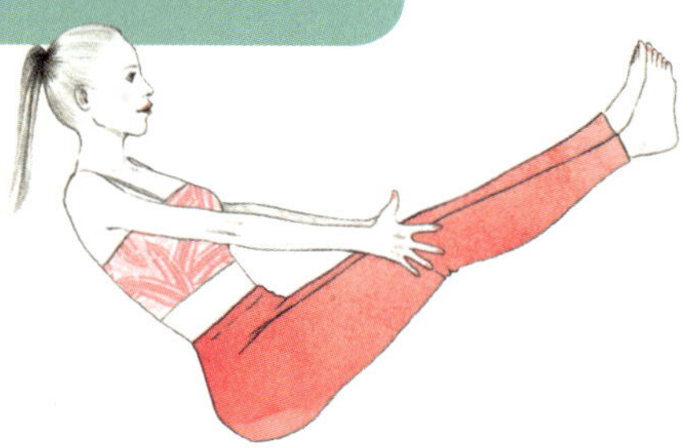

3. Sur une expiration, tendez les jambes vers le haut et les bras vers l'avant. Restez 20 à 30 secondes dans cet équilibre, ou aussi longtemps que vous le pouvez en respirant normalement. Recommencez 3 fois.

LA PLANCHE

La Planche tonifie les muscles du centre, ainsi que ceux des bras, du dos et des fesses.

- Renforce les bras, les épaules, le dos et les jambes.
- Tonifie les abdominaux et les fesses.

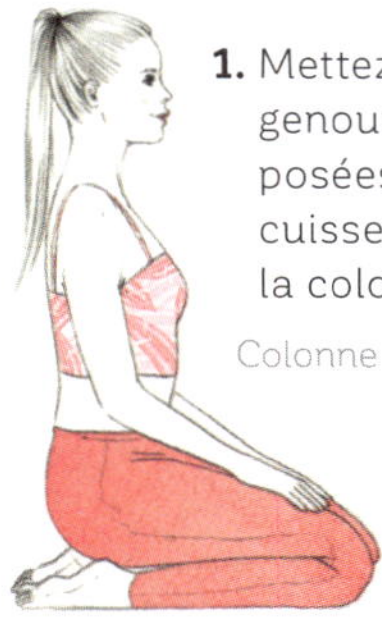

1. Mettez-vous à genoux, les mains posées sur les cuisses. Allongez la colonne.

Colonne longue

2. Venez ensuite à quatre pattes. Contractez les abdominaux. Veillez à ce que vos épaules, vos mains et vos genoux soient alignés.

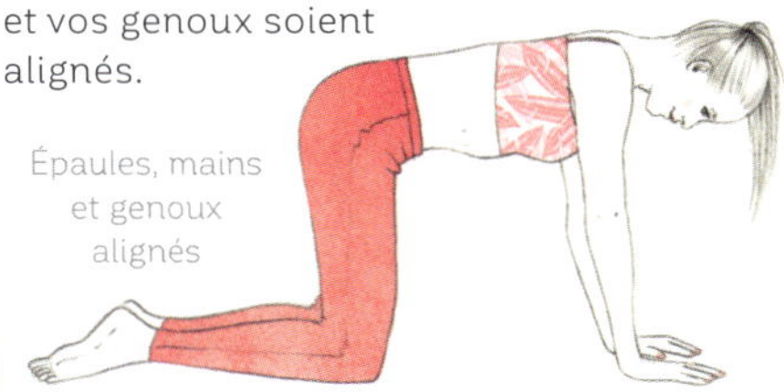

Épaules, mains et genoux alignés

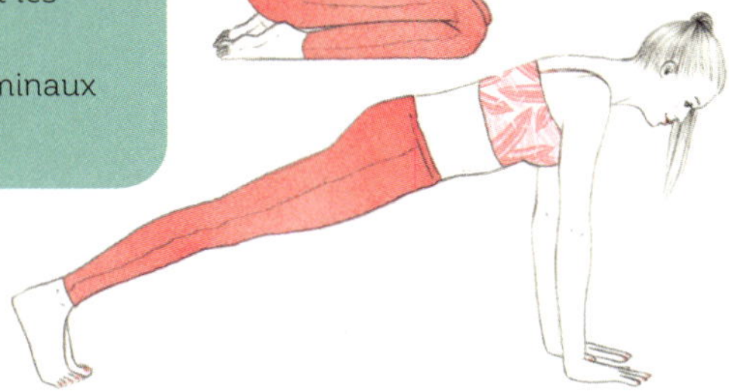

Activez les fessiers pour éviter que le bassin ne s'affaisse.

3. Sur une inspiration, montez sur les orteils, tendez les jambes et les bras. Gardez le corps le plus droit possible. Comptez jusqu'à 20 en respirant bien. Recommencez 5 fois.

LA POSTURE DE LA JAMBE LEVÉE

Cette posture tonifie les abdominaux et renforce le dos, les hanches et les cuisses.

- Renforce les abdominaux.
- Améliore la digestion.
- Renforce les muscles du dos, des hanches et des cuisses.
- Énergise les organes reproducteurs..

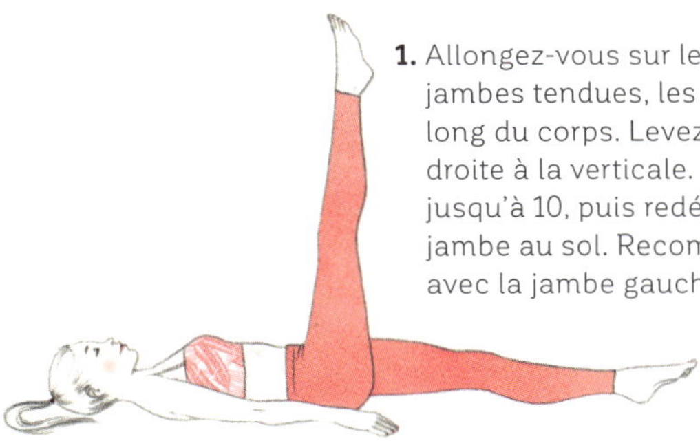

1. Allongez-vous sur le dos, les jambes tendues, les bras le long du corps. Levez la jambe droite à la verticale. Comptez jusqu'à 10, puis redéposez la jambe au sol. Recommencez avec la jambe gauche.

2. Soulevez lentement les deux jambes en même temps, sans plier les genoux, jusqu'à ce qu'elles soient à la verticale. Comptez jusqu'à 10. Recommencez 2 fois les deux étapes.

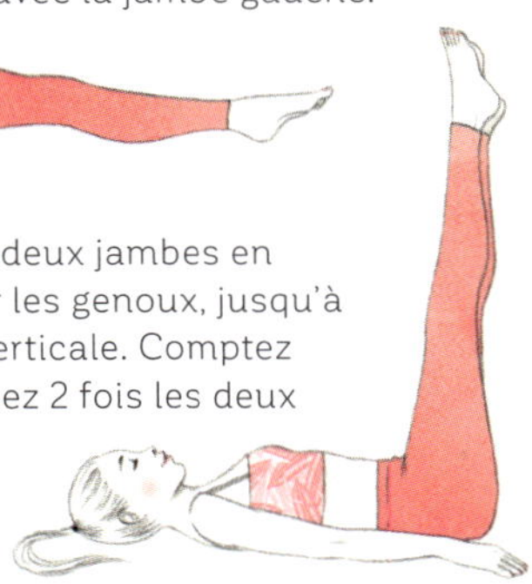

Jambes tendues

LE DEMI-PONT

Non seulement le Demi-Pont étire la colonne vertébrale, mais cette posture réduit aussi le stress et la fatigue.

- Ouvre la poitrine.
- Soulage les douleurs menstruelles.
- Stimule la thyroïde.
- Énergise, tonifie et renforce les fesses et les jambes.

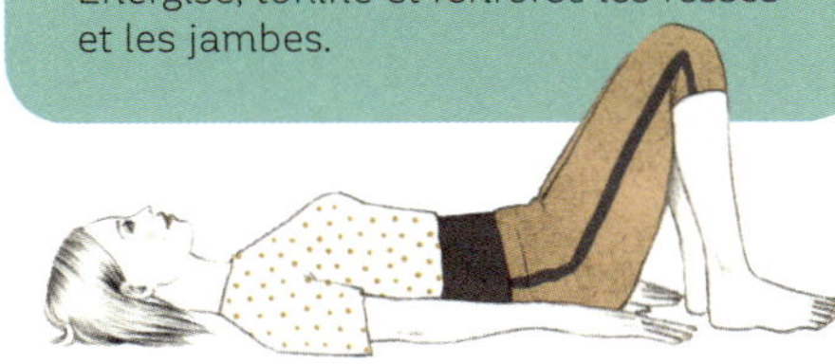

1. Allongez-vous sur le dos, les genoux pliés et les pieds à plat au sol. Mettez les bras le long du corps, paumes vers le bas.

2. Sur une expiration, soulevez doucement le bassin et le bas du dos. Joignez les mains sous le corps et comptez jusqu'à 15 en respirant bien. Pour quitter la posture, ramenez les mains sur les côtés et redéposez la colonne au sol, vertèbre après vertèbre. Recommencez 2 fois.

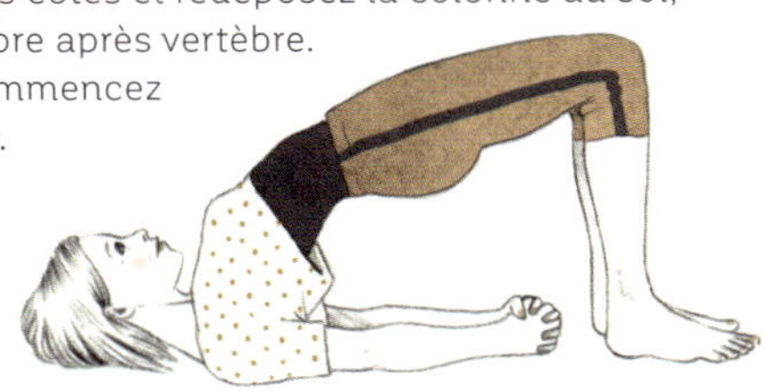

LA CHARRUE

Cette posture réduit le stress et la fatigue. Elle lutte contre le mal de dos, le mal de tête, l'insomnie et la sinusite.

- Étire la nuque, les épaules et le dos.
- Favorise le sommeil.
- Améliore la digestion.
- Stimule la thyroïde et les organes abdominaux.
- Soulage les symptômes de la ménopause.

1. Allongez-vous sur le dos. Glissez les mains sous le corps, paumes vers le bas. Pointez les pieds.

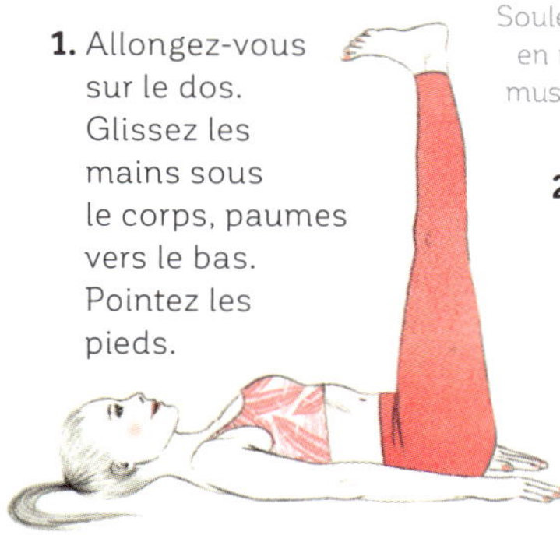

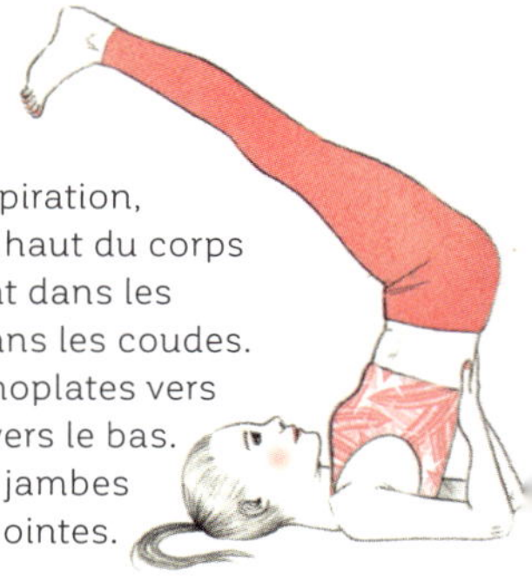
Soulevez les jambes en mobilisant les muscles du centre.

2. Sur une inspiration, soulevez le haut du corps en poussant dans les mains et dans les coudes. Tirez les omoplates vers l'arrière et vers le bas. Gardez vos jambes tendues et jointes.

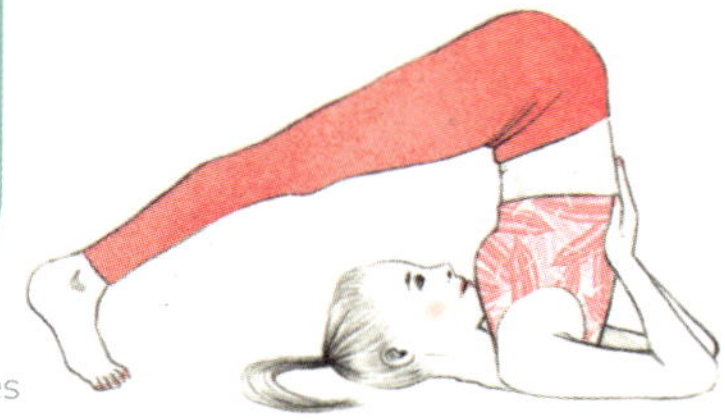
Orteils retournés
Jambes tendues

3. Sur une expiration, descendez les jambes derrière la tête en soulevant le haut du dos. Gardez les jambes tendues. Retournez les orteils quand ils arrivent au sol.

4. Quand votre buste est à la verticale, libérez les mains et déposez-les au sol derrière vous, paumes vers le bas. Faites 5 à 10 respirations complètes. Pour quitter la posture, remontez les jambes à l'horizontale et déroulez lentement la colonne pour la redéposer au sol.

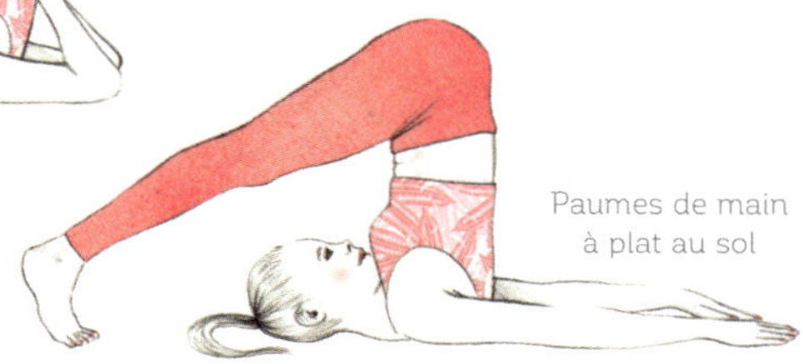
Paumes de main à plat au sol

LE POISSON

Dans la posture inversée du Poisson, ou *Matsyasana*, le poids du corps est dans les bras et les épaules, et non dans la nuque.

- Renforce la nuque et le dos.
- Soulage les tensions dans la nuque et les épaules.
- Lutte contre les problèmes respiratoires.
- Tonifie la thyroïde, l'hypophyse et la glande pinéale.
- Améliore la digestion.

1. Allongez-vous sur le dos. Glissez les mains sous le corps, paumes vers le bas. Pointez les pieds. Sur une inspiration, soulevez le haut du corps en poussant dans les mains et dans les coudes. Tirez les omoplates vers l'arrière et vers le bas. Gardez les jambes tendues et jointes.

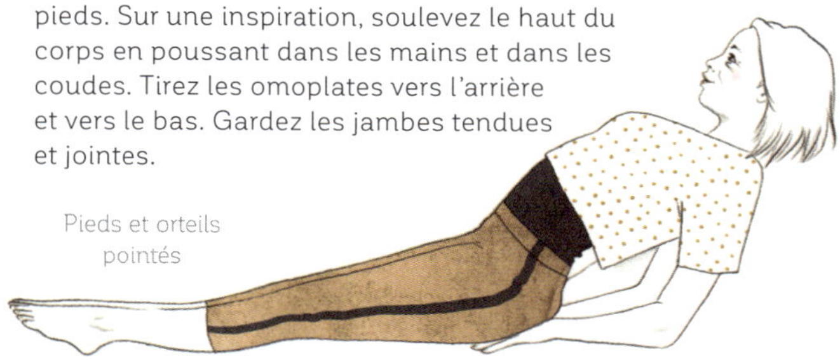

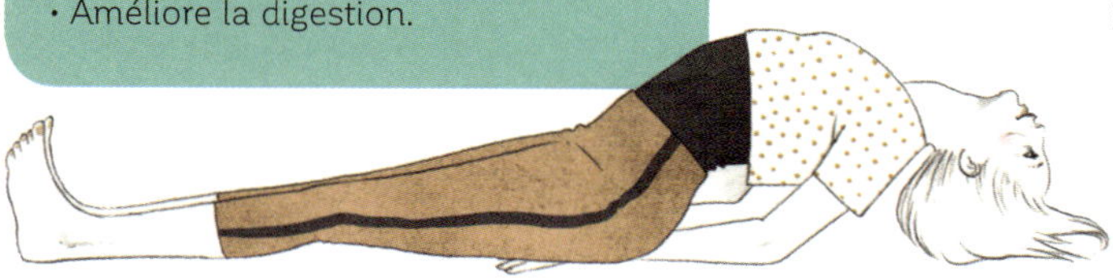

2. Basculez la tête vers l'arrière et déposez doucement le sommet du crâne au sol. Assurez-vous que c'est bien le sommet et non l'arrière de votre tête qui est en contact avec le sol. Il doit y avoir très peu de poids dans votre tête. Détendez la nuque. Gardez le buste soulevé et respirez normalement pendant quelques secondes. Pour quitter la posture, redéposez progressivement le haut du corps au sol. Recommencez 2 fois.

LE CHIEN TÊTE EN HAUT

Le Chien tête en haut est un puissant étirement du dos. Aujourd'hui, nous allons faire la posture complète.

- Renforce la colonne, le buste et les bras.
- Tonifie les abdominaux et les hanches.
- Ouvre les poumons.
- Améliore la circulation et la posture.
- Stimule la région abdominale.

1. Allongez-vous à plat ventre, la tête sur un côté.

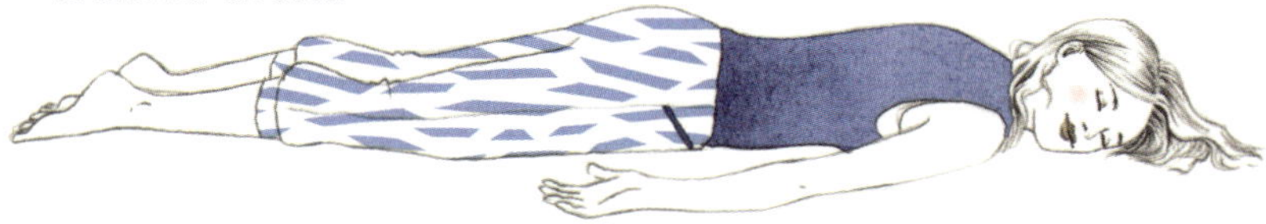

2. Ramenez la tête au centre. Sur une inspiration, placez les paumes de main au sol juste au-dessous du niveau des épaules. À l'inspiration suivante, montez les épaules vers les oreilles et rapprochez les omoplates l'une de l'autre.

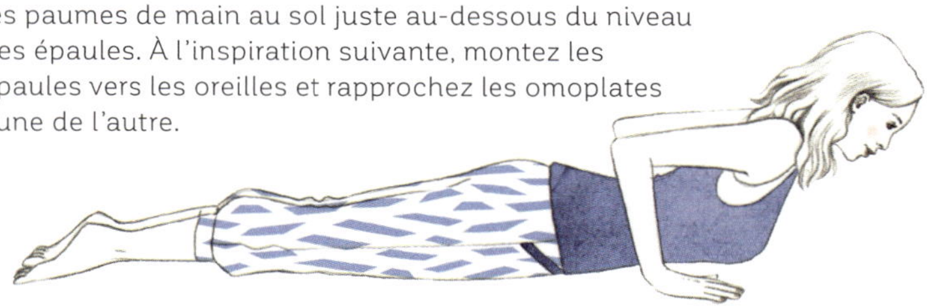

3. En expirant, poussez dans les mains et soulevez la tête, le haut du corps et les hanches. Les pieds, les tibias, les genoux et les cuisses restent au sol.

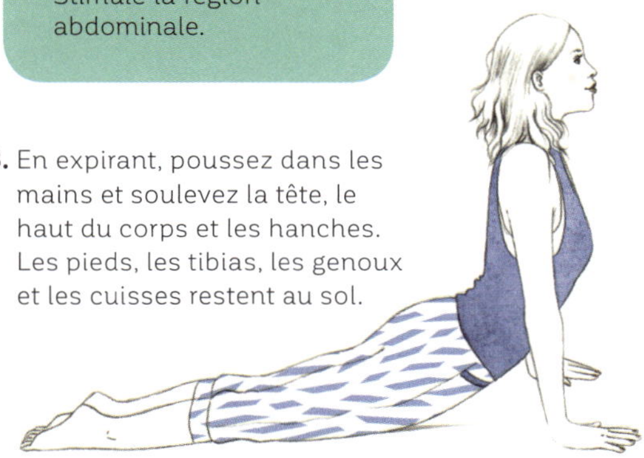

4. Poussez le centre de la poitrine vers le haut et amenez en douceur la nuque et la tête vers l'arrière pour regarder en haut. Comptez jusqu'à 5 en respirant bien. Revenez dans la position de départ et recommencez 2 fois.

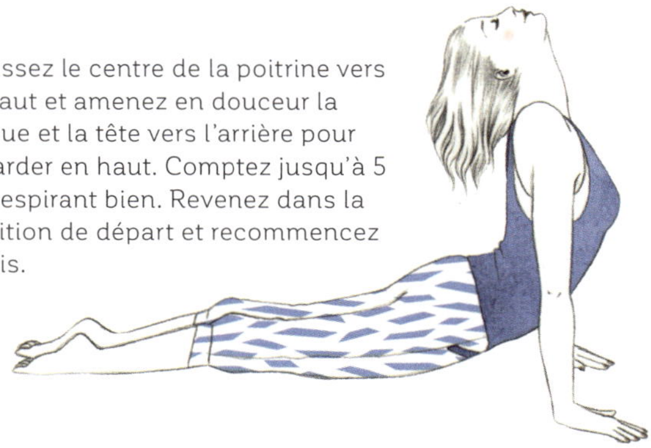

LE CADAVRE

À la fin de la séance, prenez 5 à 10 minutes pour vous relaxer profondément dans la posture du Cadavre.

- Détend le mental et le corps après l'exercice physique.
- Favorise la relaxation profonde.
- Réduit la fatigue.

1. Allongez-vous sur le dos, les bras le long du corps, les paumes tournées vers le haut. Relâchez les pieds sur les côtés. Fermez les yeux. Scannez tout votre corps depuis les plantes de pied jusqu'au sommet de la tête, en détendant chaque articulation et chaque muscle de bas en haut. Invitez la paix dans votre mental et votre corps. Concentrez-vous sur votre souffle pour faire le vide dans votre esprit et rester présente. Relaxez-vous 5 à 10 minutes dans la posture.

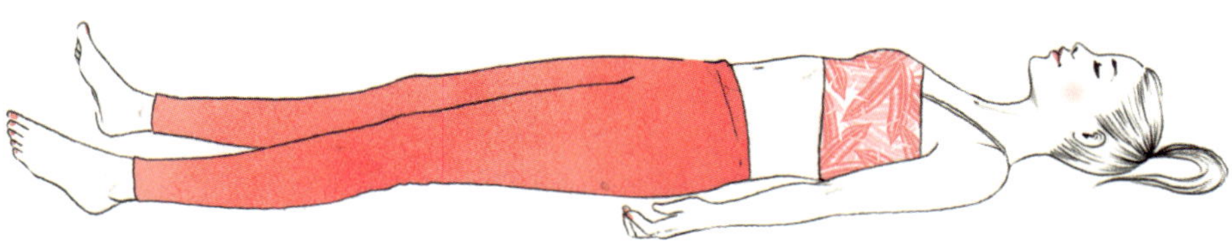

SALUTATION AU SOLEIL

JOUR 29

Après notre intense séance de révisions d'hier, nous allons commencer celle d'aujourd'hui avec un étirement doux et un exercice respiratoire. Nous verrons ensuite la Salutation au soleil, ou *Surya Namaskara*. Il existe différentes versions de la Salutation au Soleil. Nous vous proposons une version classique qui se compose de fentes avant et de flexions arrière douces, ainsi que de postures que vous connaissez bien comme la Montagne, la Planche, le Chien tête en bas et la Flexion avant debout. Ces postures peuvent s'enchaîner plus ou moins lentement. Elles forment un excellent échauffement avant de commencer votre routine. Elles peuvent également être répétées plusieurs fois et constituer une séquence en soi. Les origines de la Salutation au Soleil sont très anciennes et peuvent être liées à une forme de culte du Soleil. Traditionnellement, on la pratique d'ailleurs face à lui

LE LOTUS

Revenons à la posture complète du Lotus. Si vos hanches et vos cuisses ne sont pas encore assez souples, pas de problème. Asseyez-vous en Demi-Lotus ou dans toute autre position confortable pour vous.

- Assouplit les hanches, les genoux et les chevilles.
- Renforce la colonne et les abdominaux.
- Améliore la posture d'ensemble.
- Augmente l'énergie.

LA RESPIRATION ALTERNÉE

La respiration alternée nettoie les voies nasales.
Elle augmente la circulation du prana, l'« énergie vitale », dans le corps.

- Atténue le stress.
- Améliore l'activité mentale.
- Apaise le système nerveux.
- Favorise le calme et le sommeil.
- Augmente l'énergie.

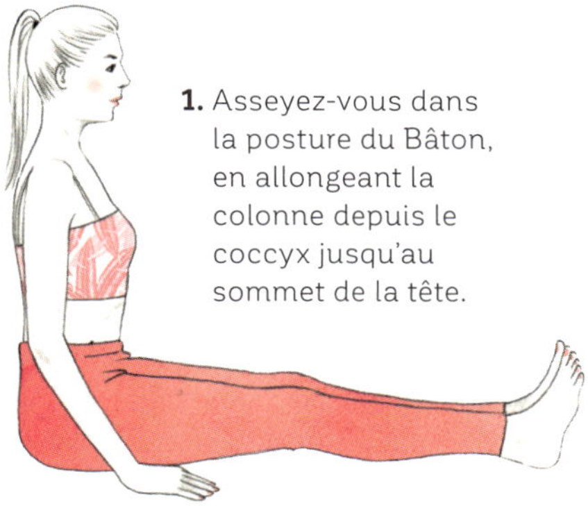

1. Asseyez-vous dans la posture du Bâton, en allongeant la colonne depuis le coccyx jusqu'au sommet de la tête.

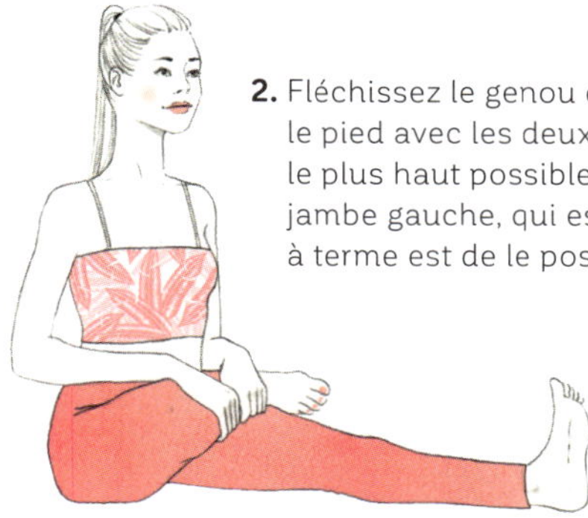

2. Fléchissez le genou droit, attrapez le pied avec les deux mains et placez-le le plus haut possible sans forcer sur la jambe gauche, qui est tendue (l'objectif à terme est de le poser contre l'aine).

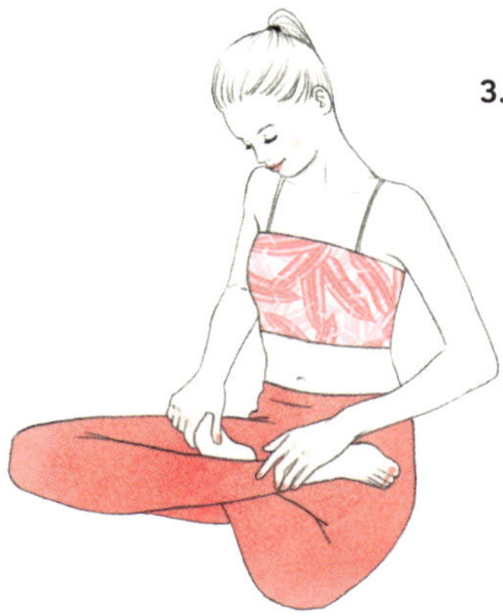

3. Pliez le genou gauche, tirez en douceur la jambe vers vous et placez votre pied le plus près possible de l'aine droite sans forcer.

4. Posez les mains sur les genoux et allongez la colonne. Détendez-vous, fermez les yeux et concentrez-vous sur votre souffle pendant 2 à 3 minutes.

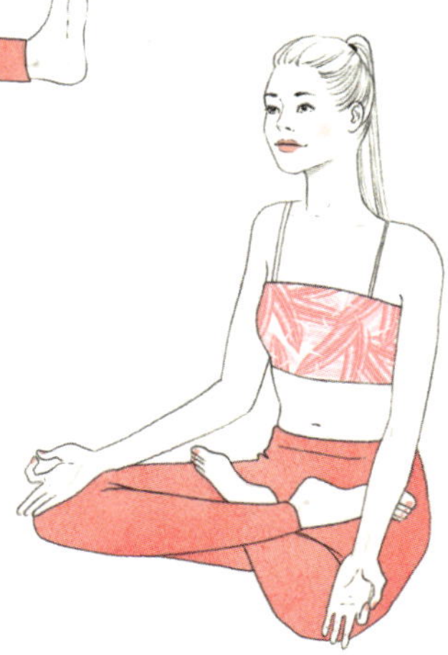

---

1. Asseyez-vous en Lotus, ou bien simplement en Demi-Lotus ou en tailleur. Posez les mains confortablement sur vos genoux en *shuni mudra* (« sceau de la patience »).

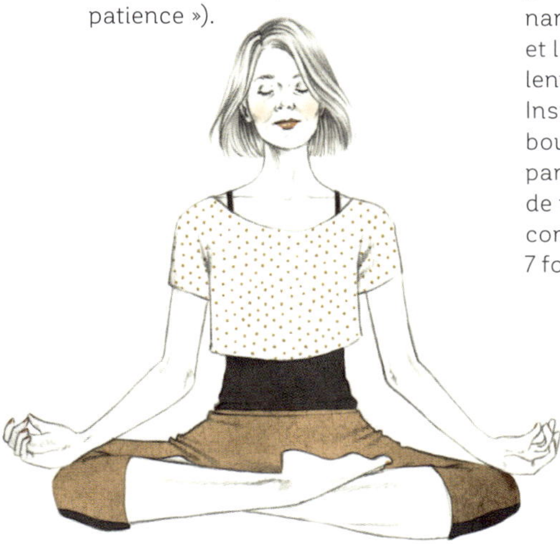

2. Bouchez la narine droite avec le pouce droit et expirez par la narine gauche. Inspirez lentement et profondément par la narine gauche. Ensuite, bouchez la narine gauche avec l'annulaire et l'auriculaire droits et expirez lentement par la narine droite. Inspirez par la narine droite, puis bouchez-la avec le pouce. Expirez par la narine gauche. Vous venez de faire un cycle respiratoire complet. Recommencez 7 fois.

Dans *shuni mudra* (« sceau de la patience »), les bouts du pouce et du majeur sont en contact

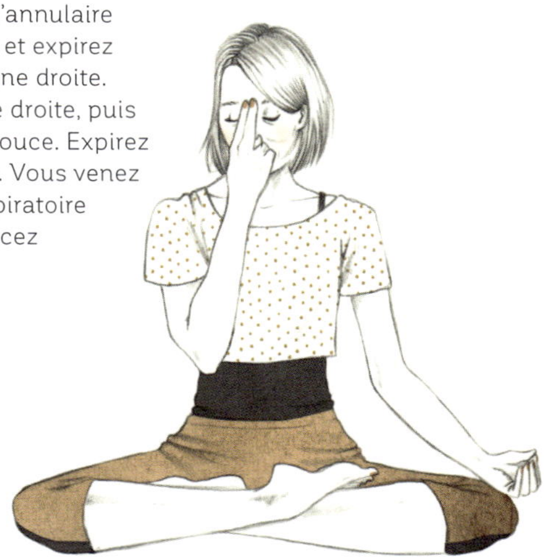

LA SALUTATION AU SOLEIL

La posture de la Charrue, ou Halasana, rappelle la forme d'une charrue.

- Échauffe le corps pour la pratique d'autres asanas.
- Reliez le corps, le souffle et le mental.
- Apporte force et grâce.

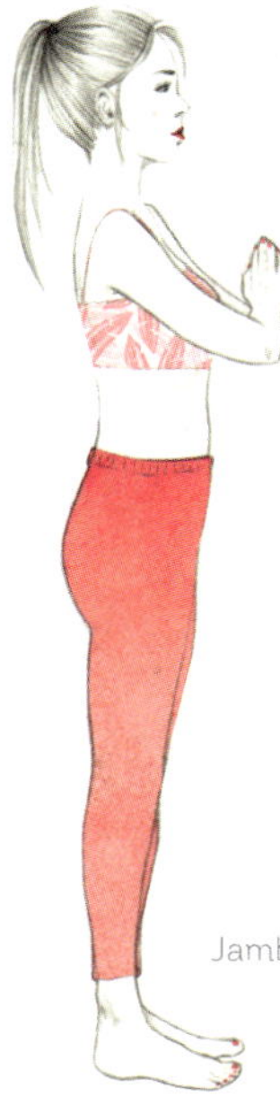

1. Mettez-vous dans la Montagne avec les mains en prière. Expirez lentement.

Jambes tendues

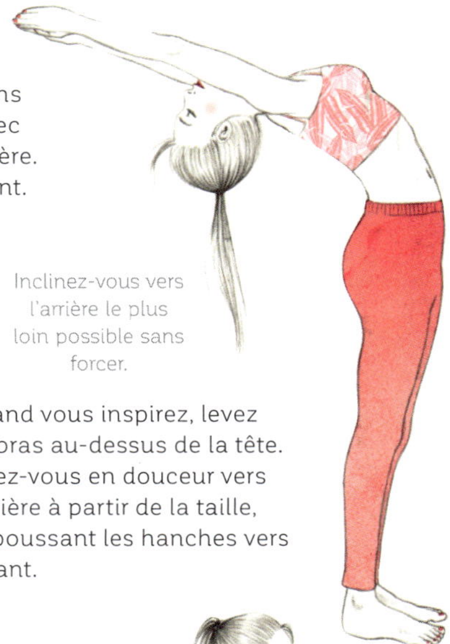

Inclinez-vous vers l'arrière le plus loin possible sans forcer.

2. Quand vous inspirez, levez les bras au-dessus de la tête. Étirez-vous en douceur vers l'arrière à partir de la taille, en poussant les hanches vers l'avant.

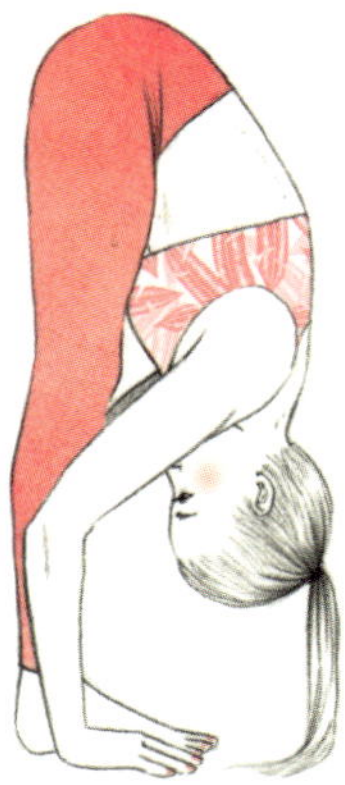

Nuque détendue

Pivotez vers l'avant à partir des hanches.

3. Sur l'expiration, penchez-vous en avant à partir des hanches comme dans la posture de la Flexion avant debout. Posez les mains au sol. Si vous ne touchez pas le sol, attrapez vos tibias, vos chevilles ou vos pieds, et approchez le nez le plus possible des genoux sans forcer. Au besoin, fléchissez légèrement les genoux.

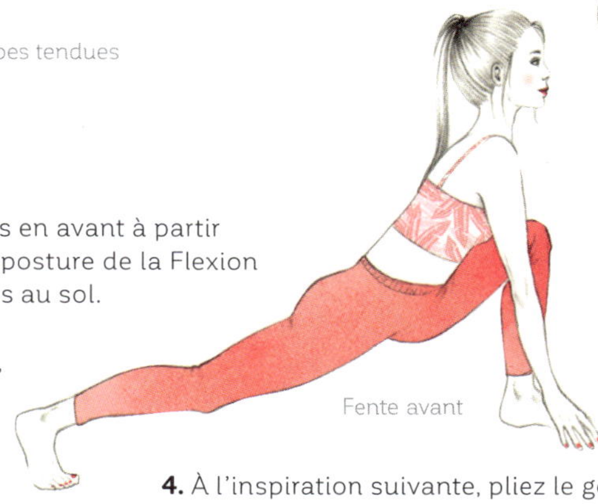

Fente avant

4. À l'inspiration suivante, pliez le genou gauche et faites un grand pas vers l'arrière avec le pied droit. Descendez le bassin plus bas que le genou avant. Ouvrez la poitrine et les épaules en poussant dans les mains et dans le pied gauche.

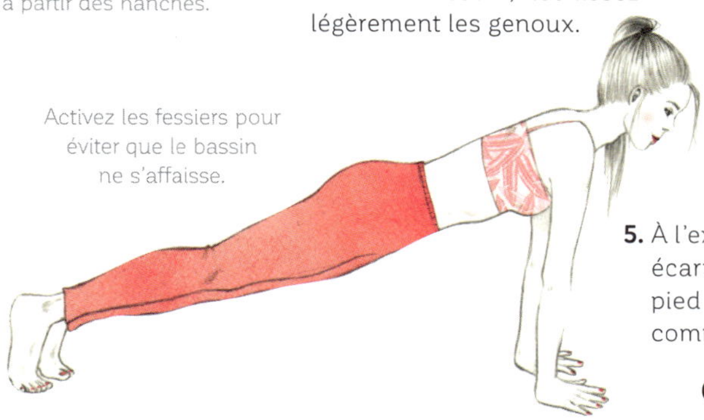

Activez les fessiers pour éviter que le bassin ne s'affaisse.

5. À l'expiration, posez les mains à plat au sol en les écartant à la largeur des épaules. Reculez l'autre pied et venez en équilibre sur les mains et les orteils, comme dans la Planche.

6. À l'expiration suivante, posez les genoux, la poitrine et le menton au sol.

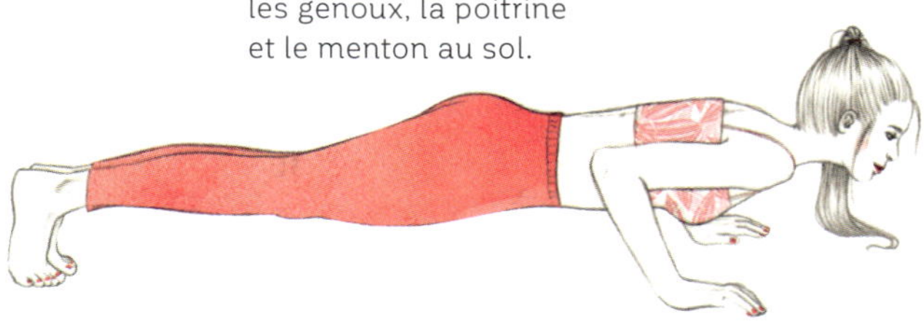

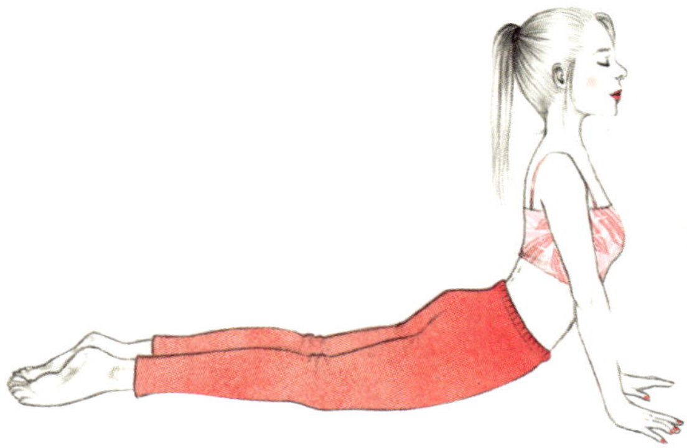

7. À l'inspiration, monter la poitrine vers l'avant comme dans le Cobra. Ouvrez bien la poitrine et les épaules.

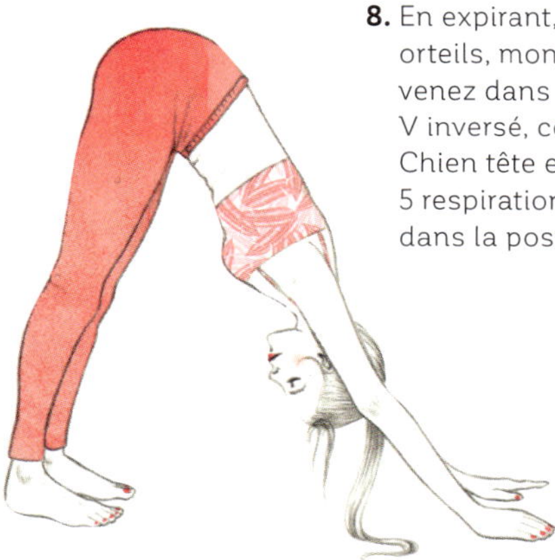

8. En expirant, retournez les orteils, montez le bassin et venez dans une forme de V inversé, comme dans le Chien tête en bas. Faites 5 respirations complètes dans la posture.

9. En inspirant, avancez le pied droit et placez-le entre vos deux mains. Ouvrez la poitrine et les épaules en poussant dans les mains et le pied droit.

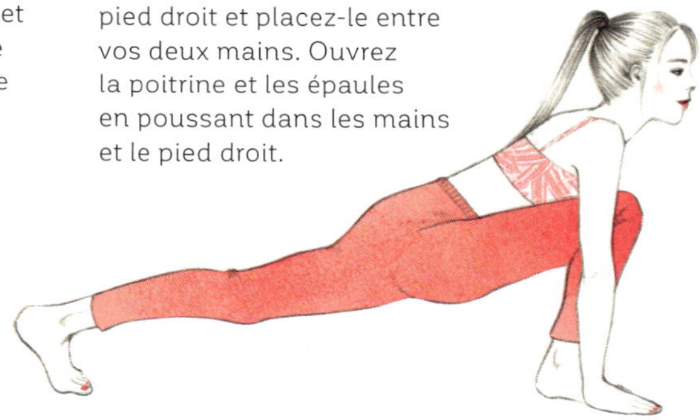

10. À l'expiration, avancez le pied gauche et tendez le plus possible les jambes comme dans la posture de la Flexion avant debout (comme à l'étape 3).

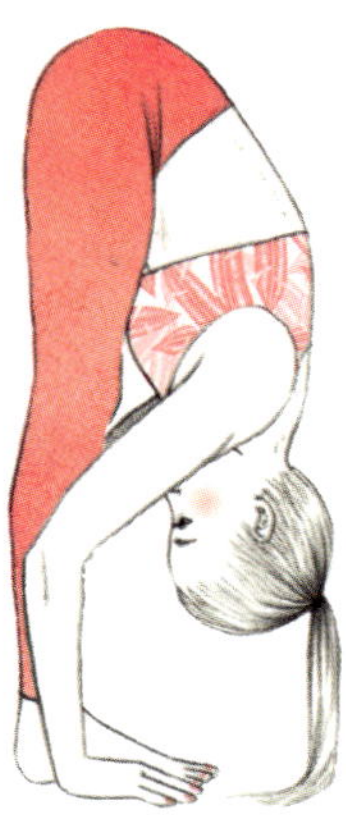

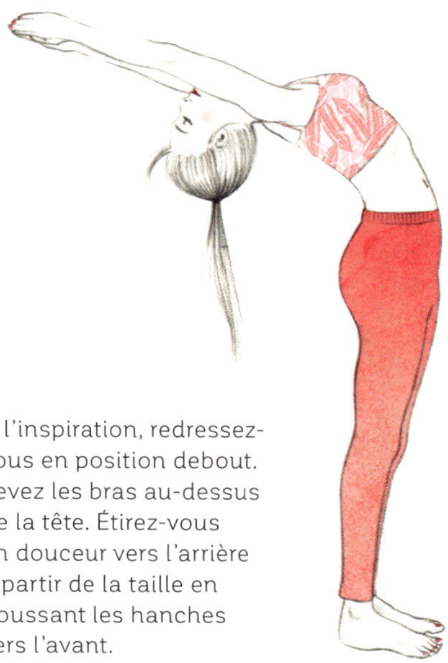

11. À l'inspiration, redressez-vous en position debout. Levez les bras au-dessus de la tête. Étirez-vous en douceur vers l'arrière à partir de la taille en poussant les hanches vers l'avant.

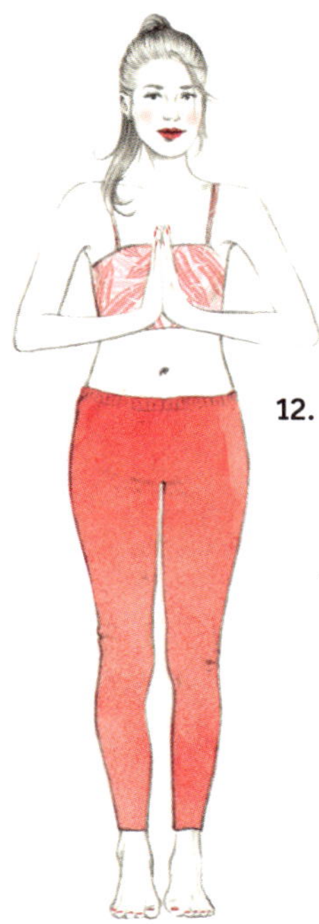

12. Enfin, à l'expiration, relâchez les bras sur les côtés, puis joignez les mains en prière devant la poitrine.

FÉLICITATIONS !

JOUR 30

Félicitations ! Vous avez réussi ! Vous êtes au dernier jour de votre programme. Vous connaissez maintenant les postures de base du *Hatha Yoga* et vous savez à quel point la pratique régulière du yoga vous fait du bien. Et maintenant ? Nous vous invitons à prendre quelques cours particuliers avec un bon professeur qui pourra vérifier que vos postures sont bonnes. À moins de pratiquer devant un grand miroir (ce qui n'est pas une mauvaise idée si vous en avez un), difficile de savoir si vous suivez bien les instructions. Vous pouvez aussi vous faire plaisir avec un stage pour vous immerger du matin jusqu'au soir dans le yoga et rencontrer d'autres yogis. En jetant un œil sur Internet, vous trouverez une offre de retraites incroyablement variée, depuis le week-end de détente à deux pas de chez vous jusqu'à la retraite de six mois dans un ashram en Inde. À la fin de ce livre, vous trouverez par ailleurs une série de routines que vous pourrez pratiquer chaque jour pour rester une yogini heureuse et agile.

LA MONTAGNE

Comme nous l'avons vu, la posture de la Montagne est le point de départ de toutes les postures debout. Prenons de nouveau quelques instants pour bien la travailler.

- Améliore la posture et l'équilibre.
- Tonifie les jambes.
- Renforce et allonge la colonne.

LE GUERRIER II

Le Guerrier II est une fente avant douce qui ouvre la poitrine, les épaules et les hanches, et qui tonifie les jambes.

- Renforce les hanches.
- Tonifie les jambes.
- Ouvre et renforce le thorax et les épaules.
- Tonifie l'abdomen.

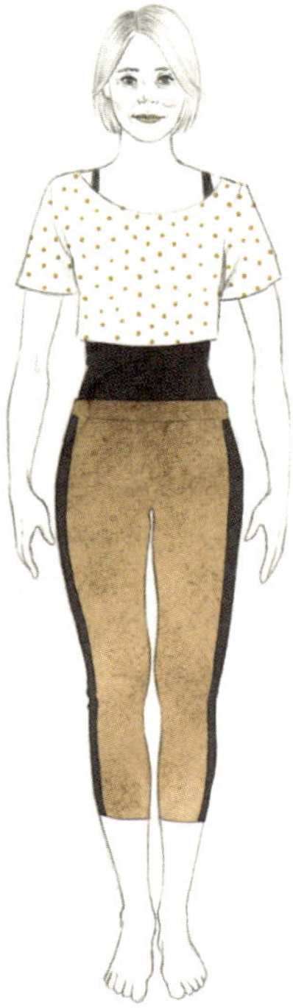

1. Mettez-vous debout, les pieds joints. Engagez et allongez les muscles des cuisses et relâchez les bras sur les côtés, paumes vers l'intérieur. Poussez dans les quatre coins de chaque pied pour répartir uniformément le poids de votre corps dans vos pieds. Tirez les omoplates vers l'arrière. Tirez le sommet de la tête vers le haut, allongez la colonne, rentrez le coccyx et mettez le menton parallèle au sol. Inspirez et expirez par le nez en vous concentrant sur votre souffle. Votre ventre se gonfle à chaque inspiration et se dégonfle à chaque expiration. Fermez les yeux et faites 5 à 8 respirations profondes.

2. Joignez les mains en prière devant la poitrine. Faites 5 à 8 respirations profondes.

3. Levez les bras au-dessus de la tête. Faites 5 à 8 respirations profondes.

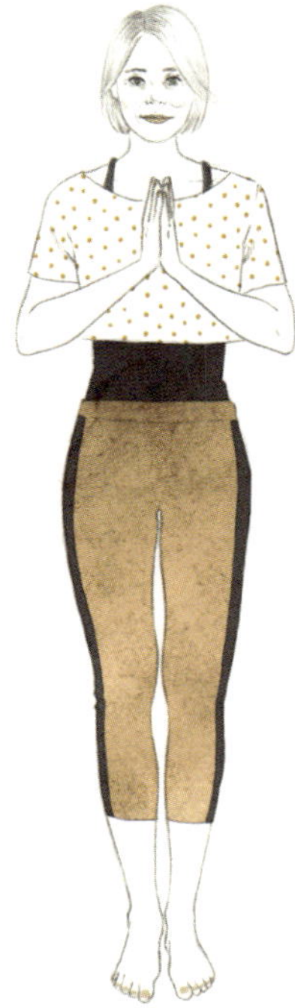

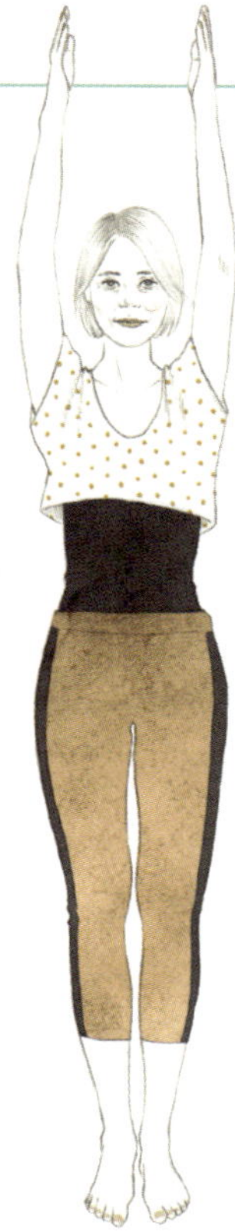

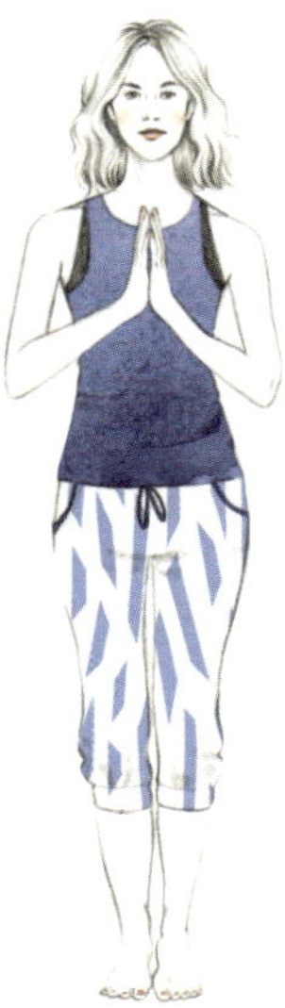

1. Mettez-vous dans la Montagne, les paumes de main pressées l'une contre l'autre devant la poitrine.

2. Faites un pas sur le côté et écartez les pieds à une bonne largeur. Posez les mains sur les hanches.

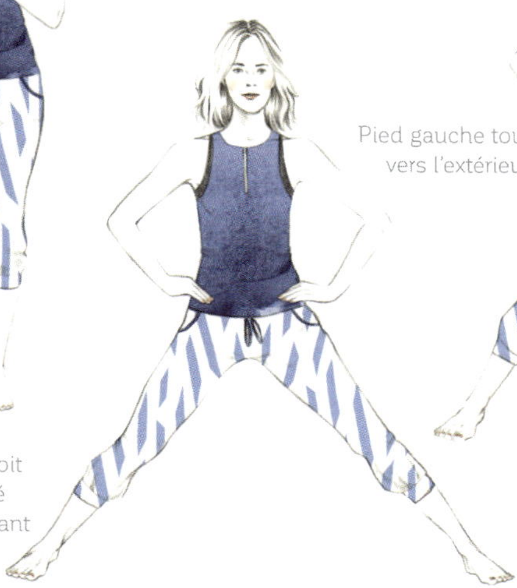
Pied droit pointé vers l'avant

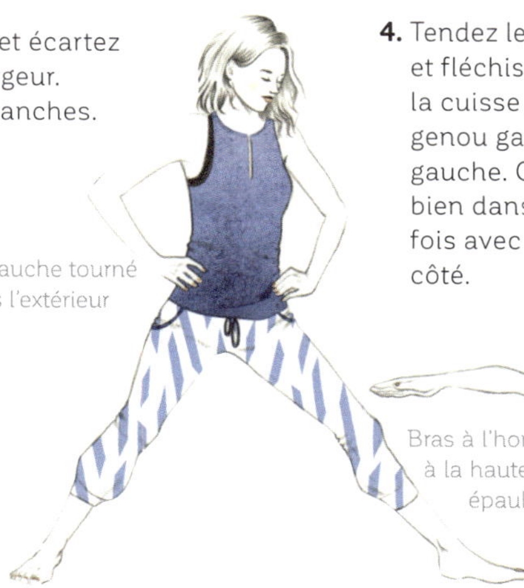
Pied gauche tourné vers l'extérieur

3. Tournez le pied gauche à 90° vers l'extérieur. Le talon du pied gauche doit être aligné avec la voûte du pied droit.

4. Tendez les bras sur les côtés, à l'horizontale, et fléchissez le genou gauche. Idéalement, la cuisse gauche est parallèle au sol et le genou gauche est à la verticale de la cheville gauche. Comptez jusqu'à 15 en respirant bien dans la posture. Recommencez une fois avec l'autre jambe, puis 2 fois de chaque côté.

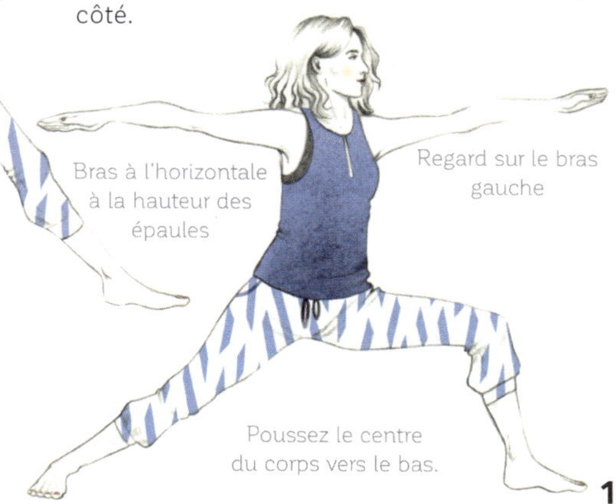
Bras à l'horizontale à la hauteur des épaules
Regard sur le bras gauche
Poussez le centre du corps vers le bas.

L'AIGLE

La posture de l'Aigle renforce les bras, les jambes, les genoux et les chevilles.

- Renforce les chevilles et les poignets.
- Étire le milieu du dos
- Améliore l'équilibre et la concentration.
- Calme le corps et le mental.

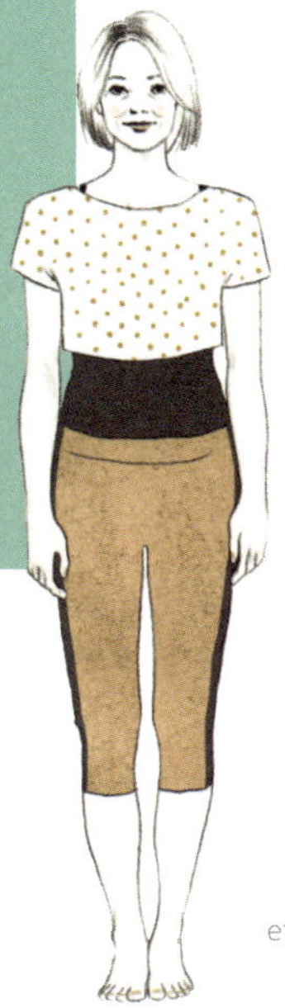

Fixez un point devant vous

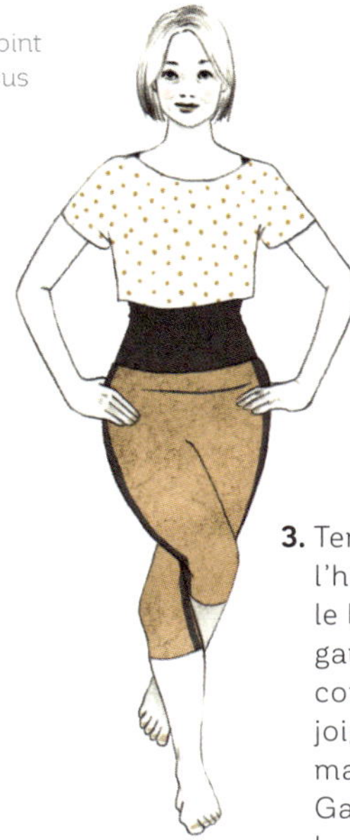

Crochetez le pied et les orteils droits autour du mollet gauche

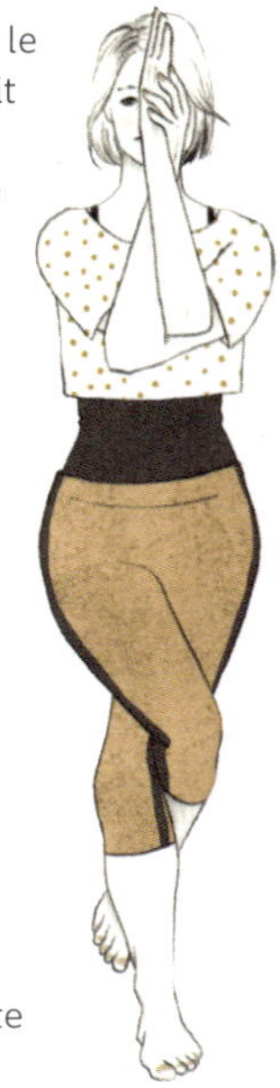

1. Mettez-vous dans la posture de la Montagne, les bras le long du corps. Fixez un point devant vous. Restez concentrée dessus pendant tout l'exercice : vous garderez plus facilement l'équilibre.

2. Les mains posées sur les hanches, pliez légèrement les genoux et amenez le poids du corps dans le pied gauche. Croisez la cuisse droite au-dessus de la gauche et, si possible, crochetez le dessus du pied droit derrière le mollet gauche. Essayez de garder l'équilibre et de respirer calmement.

3. Tendez les bras à l'horizontale, puis pliez le bras droit sous le bras gauche en croisant les coudes. Si vous y arrivez, joignez les paumes de main devant le visage. Gardez les omoplates basses et alignées. Faites 5 respirations complètes. Quittez la posture et recommencez de l'autre côté. Recommencez ensuite 2 fois de chaque côté.

LA GUIRLANDE

Cette posture tonifie les abdominaux et améliore l'activité du côlon et l'élimination des déchets.

- Renforce le dos et les abdominaux.
- Améliore l'équilibre.
- Ouvre la région de l'aine.
- Renforce les chevilles et les pieds.

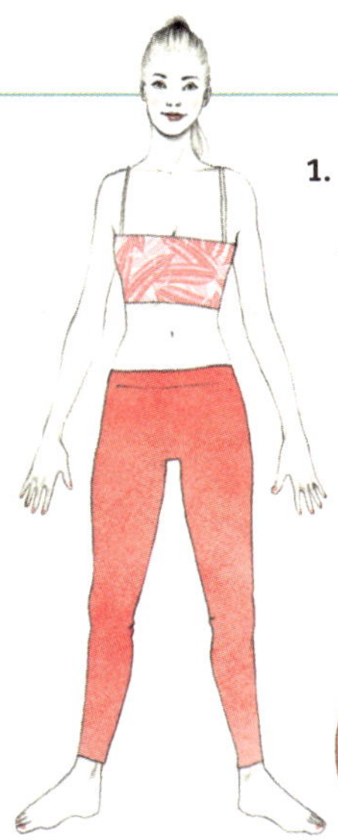

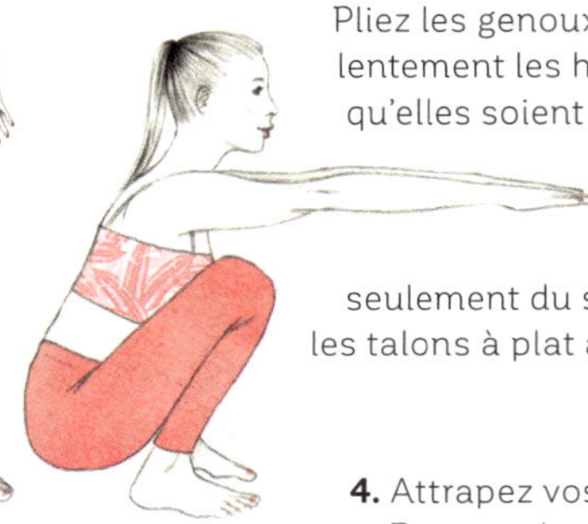

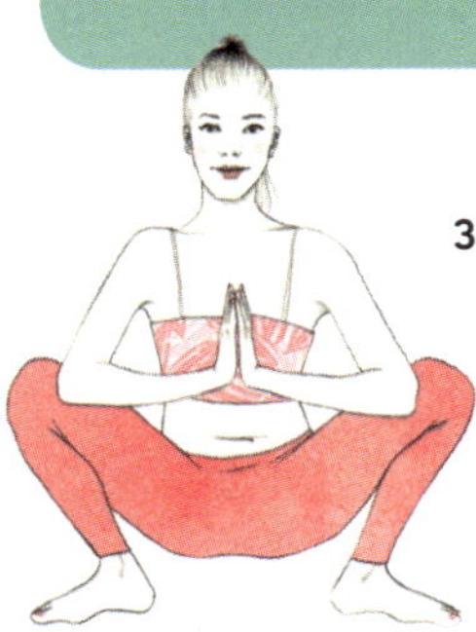

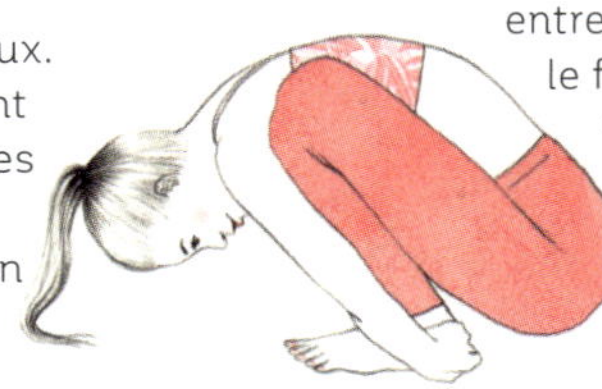

1. Commencez dans la Montagne, les pieds un peu plus écartés que les hanches. Tournez les orteils légèrement vers l'extérieur de sorte qu'ils soient un peu plus écartés que les talons.

2. Levez les bras devant vous à l'horizontale. Pliez les genoux et descendez lentement les hanches jusqu'à ce qu'elles soient plus basses que vos genoux, à quelques centimètres seulement du sol. Gardez les talons à plat au sol.

3. Ouvrez les genoux et pressez les coudes contre l'intérieur des genoux. Joignez les paumes de main devant la poitrine. Restez 30 à 60 secondes dans la posture. Pour la quitter, asseyez-vous sur les fesses ou bien poussez dans les pieds pour vous redresser en position debout.

4. Attrapez vos talons par l'arrière. Pressez doucement votre corps entre vos jambes, en descendant le front vers le sol. Ne forcez pas, restez dans une position confortable. Faites 3 à 5 respirations complètes. Recommencez 2 fois.

LA DEMI-TORSION JAMBES CROISÉES

Cette torsion augmente l'afflux sanguin dans la région pelvienne et améliore l'activité des organes reproducteurs.

- Renforce le dos et les abdominaux.
- Améliore l'équilibre.
- Ouvre la région de l'aine.
- Renforce les chevilles et les pieds.

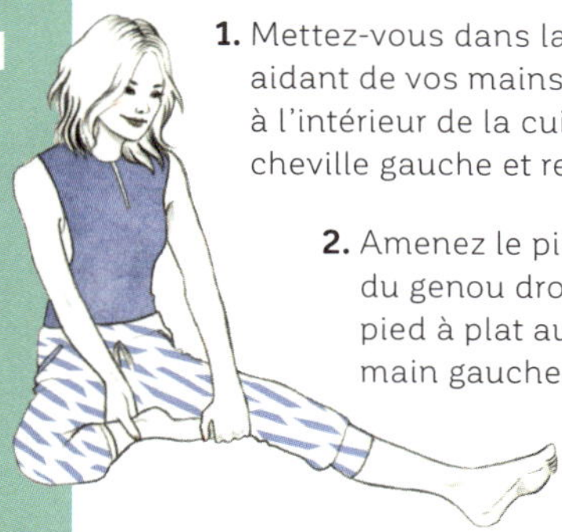

1. Mettez-vous dans la posture du Bâton. En vous aidant de vos mains, placez la plante du pied droit à l'intérieur de la cuisse gauche. Saisissez la cheville gauche et repliez le genou contre vous.

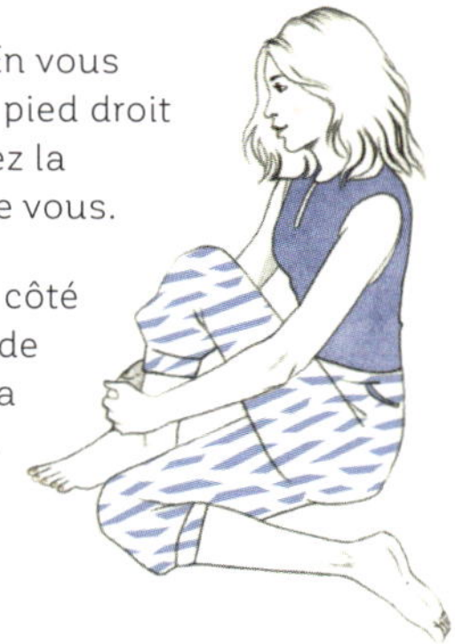

2. Amenez le pied gauche de l'autre côté du genou droit et posez la plante de pied à plat au sol. Posez ensuite la main gauche au sol derrière vous.

Jambe tendue

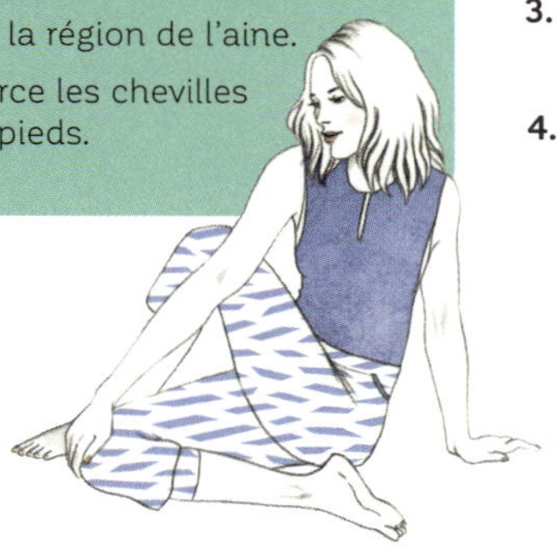

3. Tendez le bras droit à l'extérieur de la jambe gauche et calez fermement le genou droit.

4. Tournez doucement la tête et le haut du corps le plus possible vers la gauche sans forcer. Si vous vous sentez à l'aise dans la posture, passez le bras gauche dans le dos et attrapez la hanche droite avec la main gauche. Faites 5 respirations complètes dans cette posture. Recommencez une fois de l'autre côté, puis 2 fois de chaque côté.

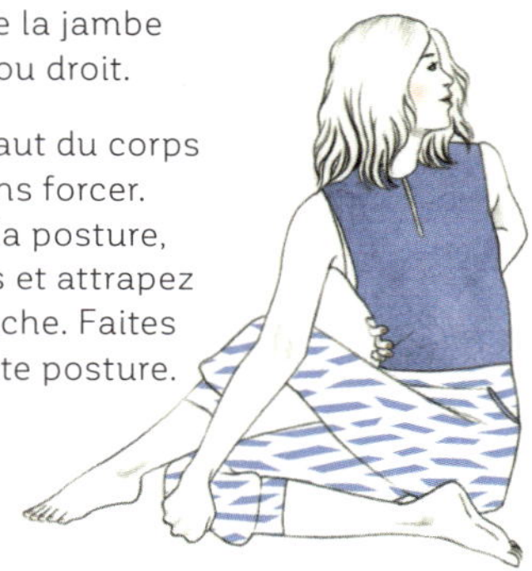

LE CHAT EN ÉQUILIBRE

Cette posture crée une colonne forte et souple. Elle améliore de plus l'équilibre et la concentration.

- Améliore l'équilibre et la coordination.
- Allonge la colonne.
- Renforce le centre

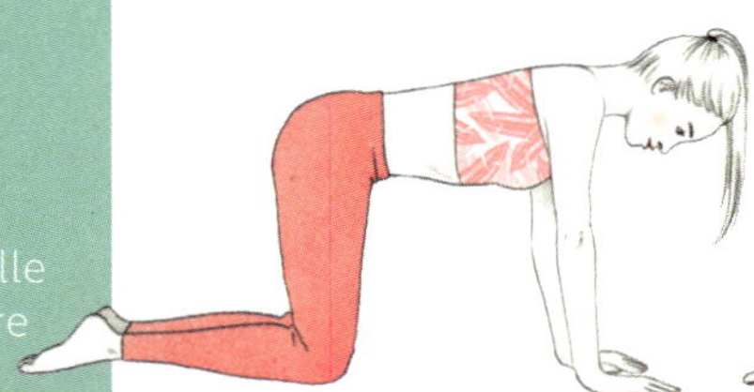

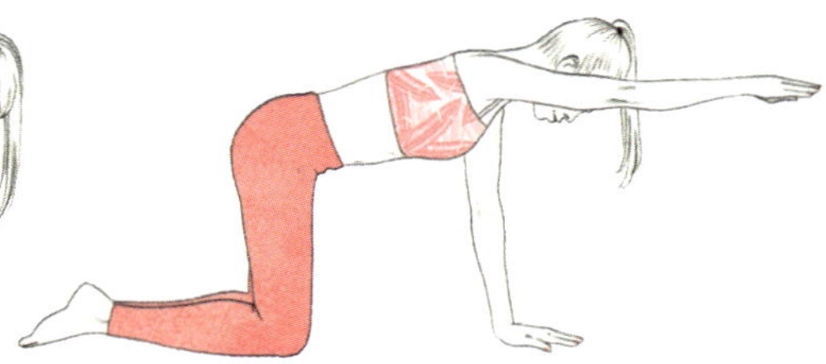

1. Commencez à quatre pattes, les mains alignées avec les épaules et les genoux alignés avec les hanches.

2. Sur une inspiration, rentrez les abdominaux et tendez le bras droit devant vous, paume vers le bas. Gardez les épaules au même niveau. À l'expiration, reposez la main au sol. Recommencez une fois avec le bras gauche, puis cinq fois avec chaque bras. Revenez ensuite dans la position de départ.

3. Sur une inspiration, rentrez les abdominaux et tendez la jambe droite derrière vous, en alignant la cheville avec l'épaule. À l'expiration, reposez la jambe au sol. Refaites la même chose avec la jambe gauche. Recommencez ensuite 5 fois de chaque côté puis revenez dans la position de départ.

4. Sur une inspiration, en rentrant les abdominaux, tendez en même temps le bras droit et la jambe gauche. Comptez jusqu'à 5. Refaites la même chose avec le bras gauche et la jambe droite. Puis recommencez 5 fois en alternant les bras et les jambes.

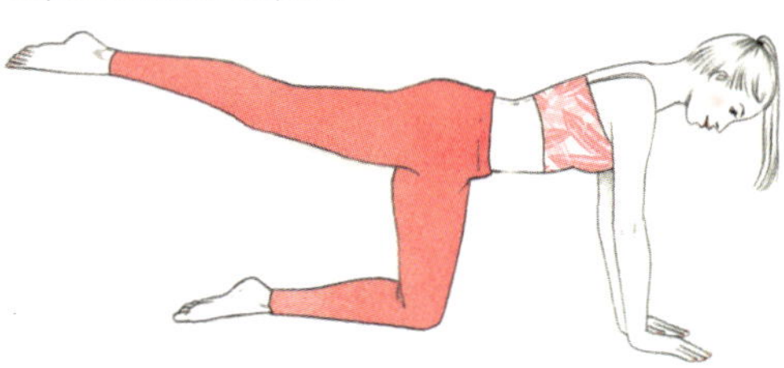

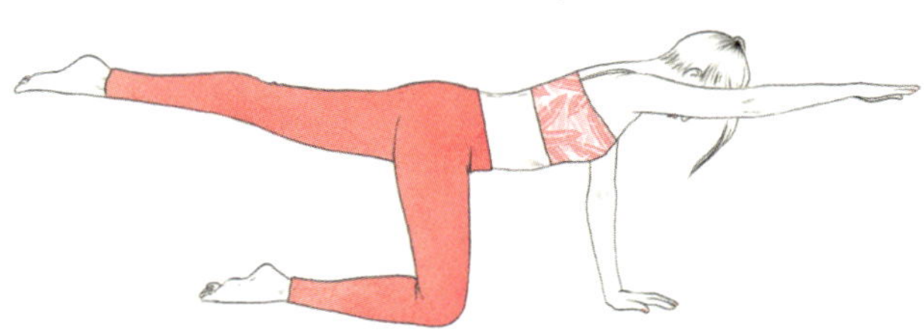

LA ROUE

La Roue, ou *Urdva Dhanurasana*, est une flexion arrière en appui sur les mains et les pieds. Si elle est trop intense, commencez avec la version proposée ci-dessous comme modification.

- Renforce les chevilles et les poignets
- Étire le milieu du dos
- Améliore l'équilibre et la concentration
- Calme le corps et le mental

1. Allongez-vous sur le dos, les bras le long du corps, paumes vers le bas. Pliez les genoux et posez les pieds à côté des fesses, les pieds légèrement écartés, pour protéger les genoux.

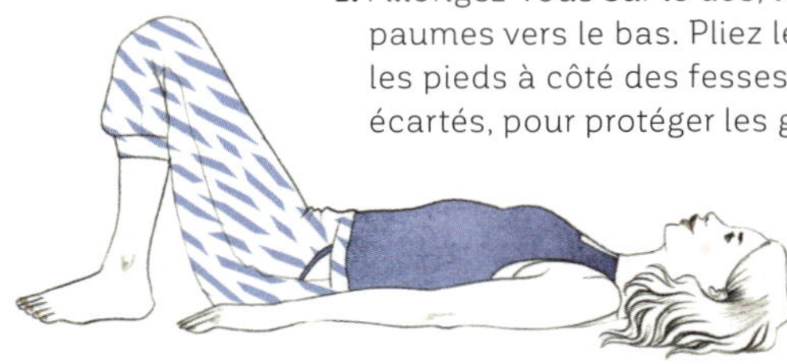

2. Placez les mains à côté de la tête, les paumes vers le bas et les doigts en direction des épaules, les coudes pointés vers le haut.

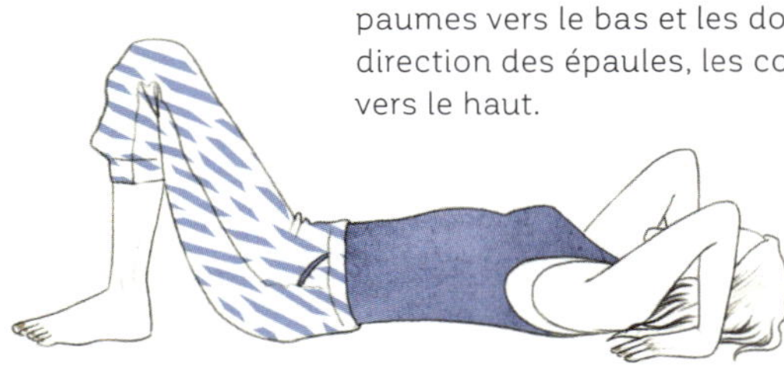

3. Si vous vous sentez à l'aise, poussez davantage dans vos mains et dans vos pieds pour décoller la tête du sol. Respirez bien dans la posture. Pour la quitter, pliez les bras et les jambes, et redéposez le corps au sol. Une fois que vous êtes allongée sur le dos, repliez les genoux contre la poitrine.

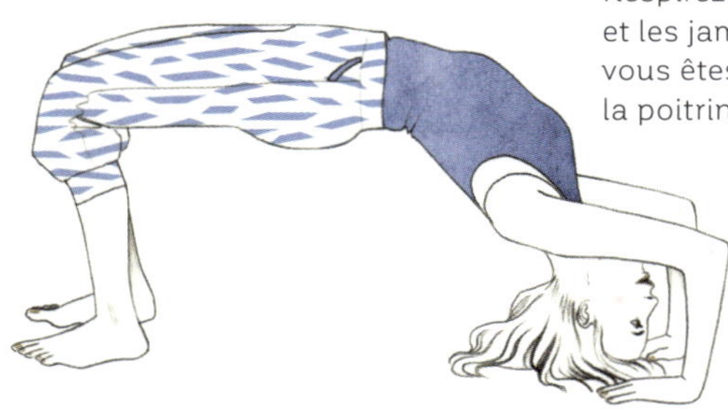

Cette posture n'est pas recommandée si vous avez une douleur ou un problème à l'épaule, au poignet ou dans le bas du dos. Elle est également contre-indiquée en cas d'hypertension artérielle.

VARIANTES

Placez un bolster au centre de votre tapis de yoga, le côté long parallèle au bord long du tapis. Allongez-vous sur le bolster en posant la tête au sol, à une extrémité du bolster. Pliez les genoux et posez les pieds à plat au sol. Placez les paumes de main au sol à côté des oreilles, les doigts pointés vers les épaules. En poussant vigoureusement dans les pieds, montez le bassin en inspirant et redescendez-le en expirant. Poussez également un peu dans les mains. Recommencez plusieurs fois. Pour quitter la posture, roulez sur un côté du bolster et asseyez-vous.

4. Sur une expiration, poussez dans les mains et dans les pieds pour soulever le corps. Gardez le sommet de la tête au sol et comptez jusqu'à 5.

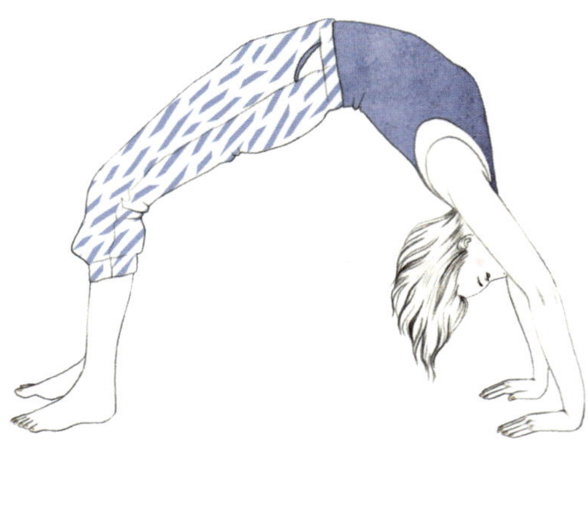

LA CHANDELLE

On dit parfois de la Chandelle que c'est la reine des postures, car elle est à la fois active et restaurative.

- Lutte contre le stress et la dépression légère
- Stimule la thyroïde
- Favorise le sommeil et la vitalité
- Améliore la digestion
- Lutte contre l'infertilité, l'asthme et la sinusite
- Soulage les symptômes de la ménopause

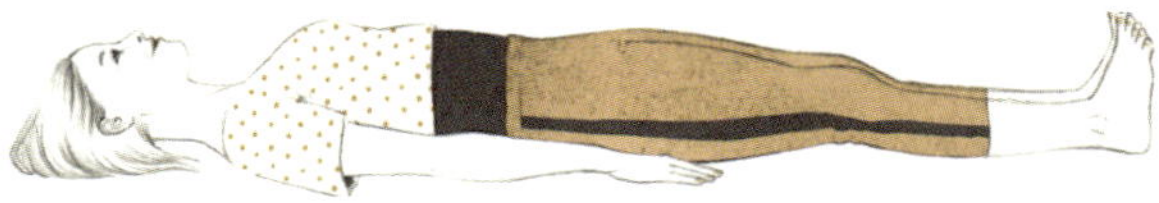

1. Allongez-vous sur le dos, les bras le long du corps, les paumes vers le bas.

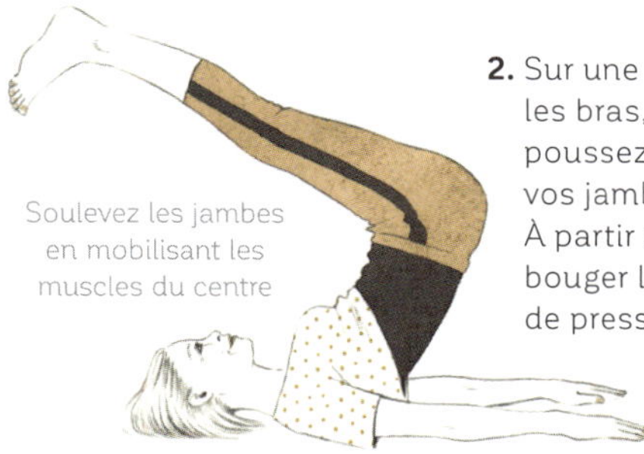

Soulevez les jambes en mobilisant les muscles du centre

2. Sur une inspiration, en gardant les mains, les bras, les épaules et la tête au sol, poussez les mains dans le sol et envoyez vos jambes vers le haut, genoux tendus. À partir de maintenant, veillez à ne pas bouger la tête pour ne pas exercer de pression excessive sur la nuque.

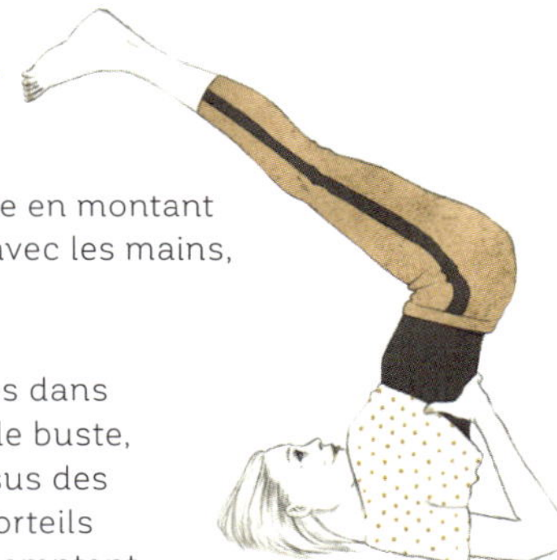

Jambes tendues

3. Amenez les jambes au-dessus de la tête en montant le bas du dos. Soutenez le bas du dos avec les mains, pouces vers l'extérieur.

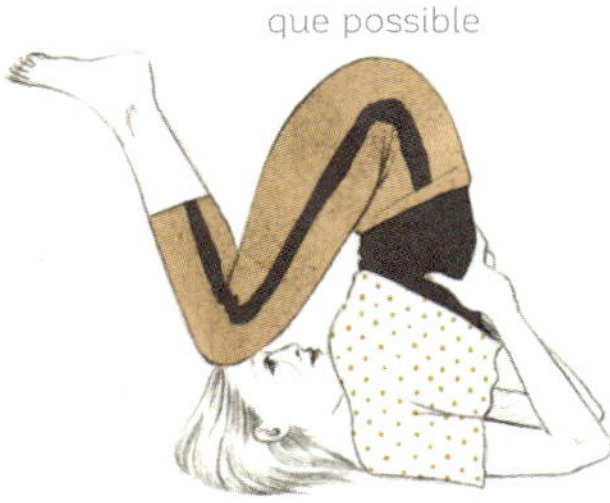

Coudes aussi rapprochés que possible

4. En amenant le poids de votre corps dans vos épaules et vos mains, alignez le buste, les hanches et les genoux au-dessus des épaules et des mains. Pointez les orteils vers le ciel. Gardez la posture en comptant jusqu'à 20 et en respirant bien. Si vous vous sentez à l'aise et bien stable, vous pouvez rester jusqu'à 1 minute dans la posture. Quand vos jambes sont en l'air, vous pouvez également redéposez les mains au sol derrière vous, paumes vers le bas.

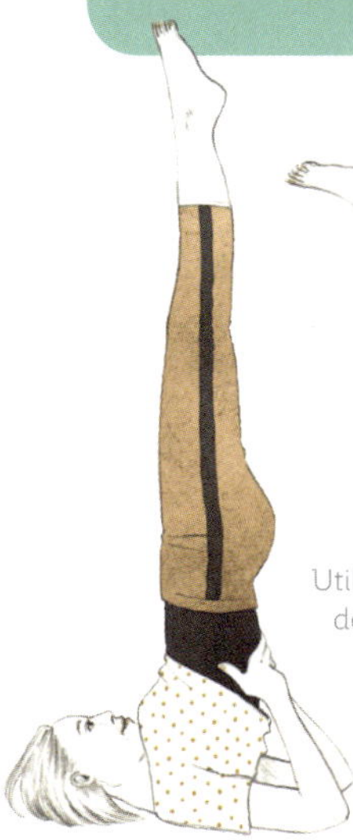

Utilisez vos mains pour dérouler en douceur le dos au sol

5 Pour quitter la posture, pliez les genoux et posez-les en douceur sur votre front. Libérez vos mains et déroulez doucement le dos au sol pour revenir en position allongée.

LE CADAVRE

À la fin de la séance, prenez 5 à 10 minutes pour vous relaxer profondément dans la posture du Cadavre.

- Détend le mental et le corps après l'exercice physique.
- Favorise la relaxation profonde.
- Réduit la fatigue.

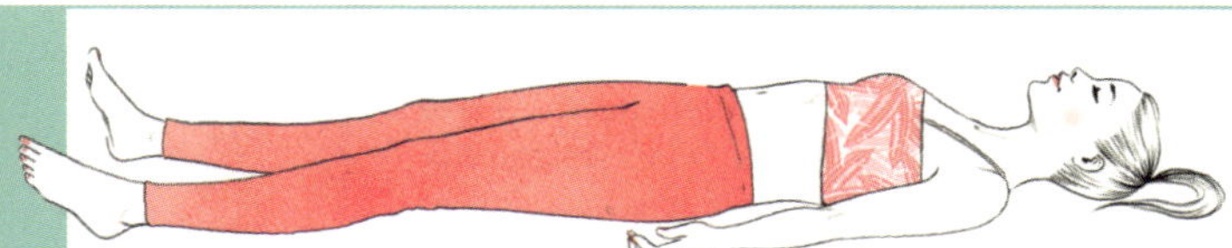

1. Allongez-vous sur le dos, les bras le long du corps, les paumes tournées vers le haut. Relâchez les pieds sur les côtés. Fermez les yeux. Scannez tout votre corps depuis les plantes de pied jusqu'au sommet de la tête, en détendant chaque articulation et chaque muscle de bas en haut. Invitez la paix dans votre mental et votre corps. Concentrez-vous sur votre souffle pour faire le vide dans votre esprit et rester présente. Relaxez-vous 5 à 10 minutes dans la posture.

ROUTINES

Maintenant que vous avez terminé ce programme, nous espérons que vous poursuivrez votre pratique du yoga. Nous vous proposons donc ici 13 routines diverses et variées, depuis un échauffement matinal de 10 minutes jusqu'à une pratique complète de 45 minutes. Vous y trouverez aussi des routines pour lutter contre des problèmes spécifiques comme l'insomnie, le stress ou encore une mauvaise posture due aux heures que vous passez devant l'ordinateur. Souvenez-vous que la Salutation au Soleil (voir pages 176-179) est une excellente routine rapide à pratiquer et que vous pouvez refaire lors de toutes les séances quotidiennes du livre.

ROUTINE MATINALE - 10 MIN

Faites 5 fois la Respiration complète debout et une fois tous les autres asanas.

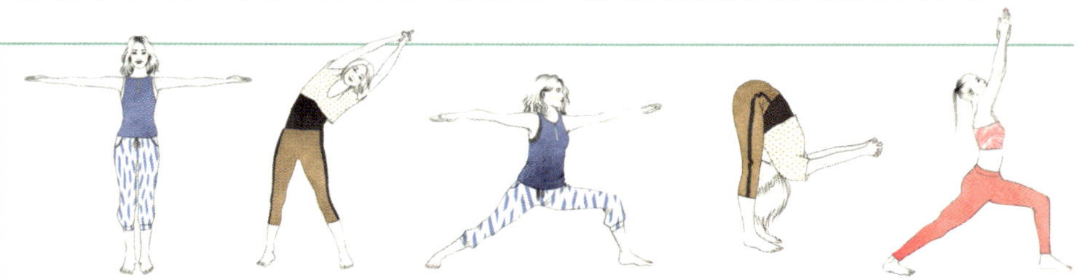

1 LA RESPIRATION COMPLÈTE DEBOUT
2 LA FLEXION LATÉRALE
3 LE GUERRIER II
4 L'OUVERTURE DE LA POITRINE
5 LE GUERRIER I

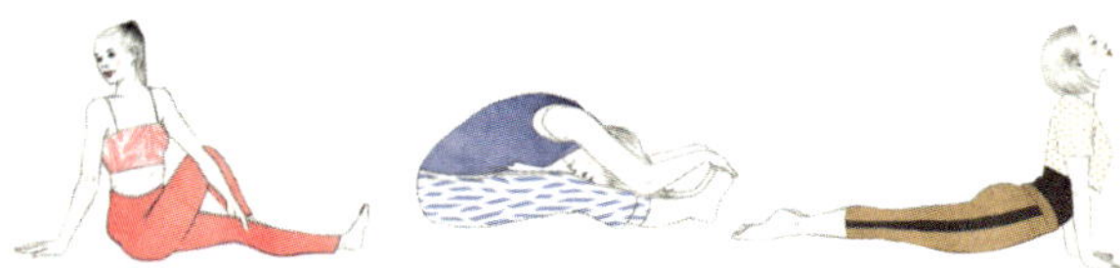

6 LA DEMI-TORSION
7 LA FLEXION AVANT ASSISE
8 LE COBRA

ROUTINE DEBOUT - 15 MIN

Faites tous les asanas une fois dans un long mouvement fluide.

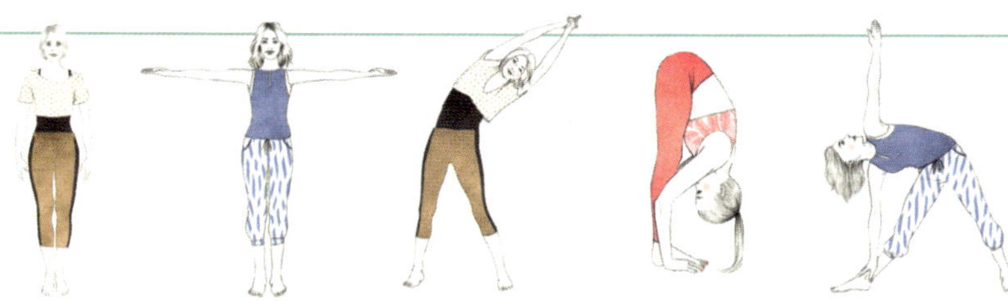

1 LA MONTAGNE
2 LA RESPIRATION COMPLÈTE DEBOUT
3 LA FLEXION LATÉRALE
4 LA FLEXION AVANT DEBOUT
5 LE TRIANGLE

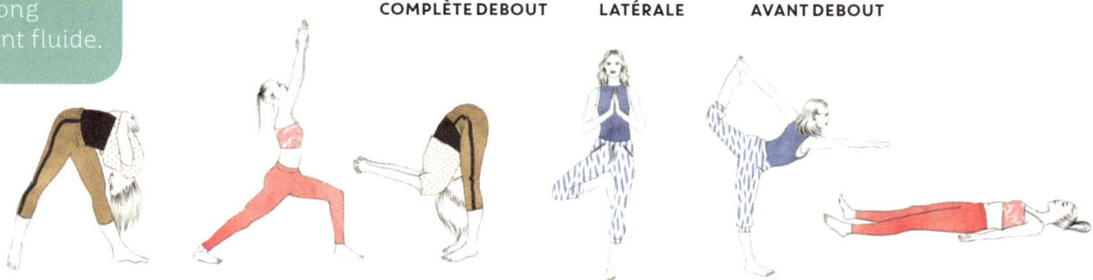

6 L'ÉTIREMENT INTENSE SUR LE CÔTÉ
7 LE GUERRIER I
8 L'OUVERTURE DE LA POITRINE
9 L'ARBRE
10 L'ARC DEBOUT
11 LE CADAVRE

ROUTINE ÉNERGIE - 30 MIN

Faites tous les asanas une fois, puis détendez-vous 5 à 10 minutes dans la posture du Cadavre.

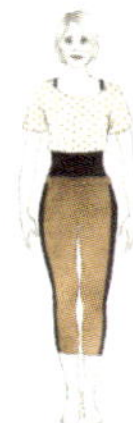
1 LA MONTAGNE

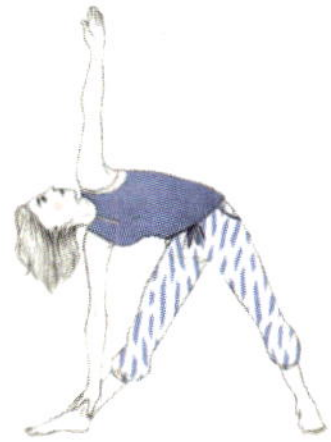
2 LE TRIANGLE

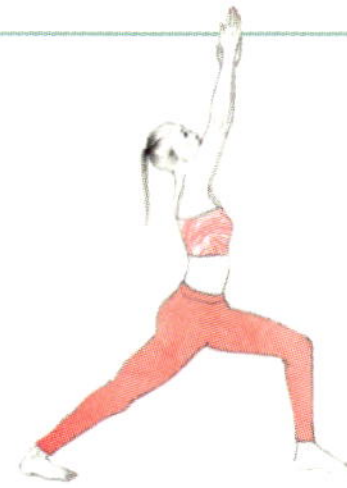
3 LE GUERRIER I

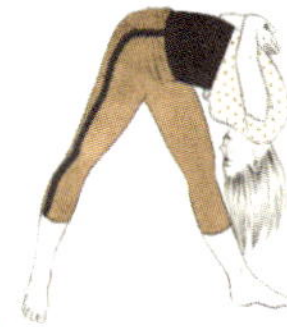
4 L'ÉTIREMENT INTENSE SUR LE CÔTÉ

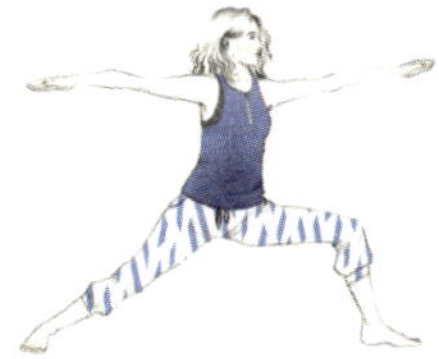
5 LE GUERRIER II

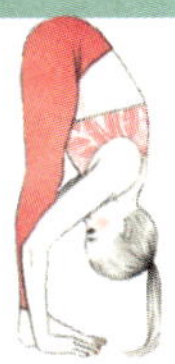
6 LA FLEXION AVANT DEBOUT

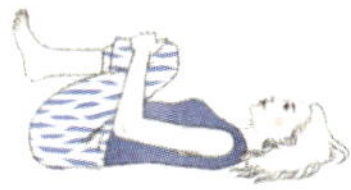
7 LA POSTURE DES GENOUX À LA POITRINE

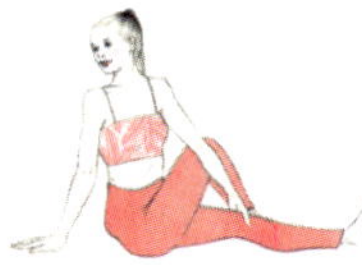
8 LA DEMI-TORSION

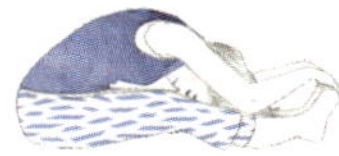
9 LA FLEXION AVANT ASSISE

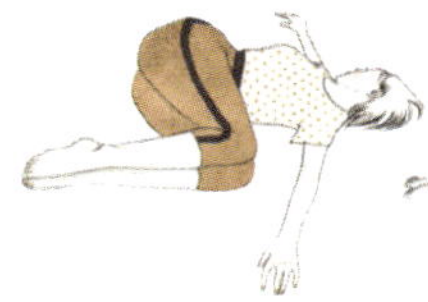
10 LA TORSION ALLONGÉE

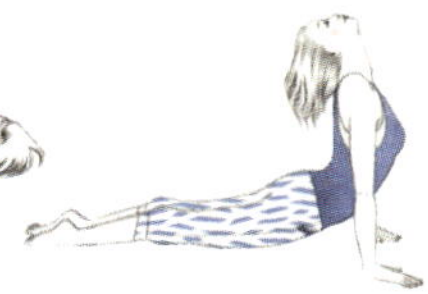
11 LE CHIEN TÊTE EN HAUT

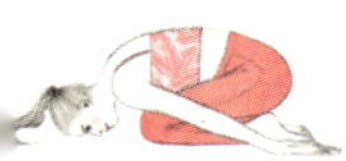
12 L'ENFANT

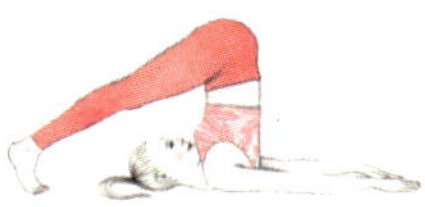
13 LA CHARRUE

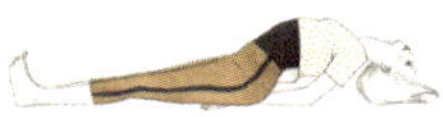
14 LE POISSON

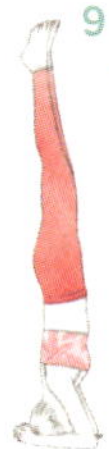
15 POSTURE SUR LA TÊTE AVEC SUPPORT

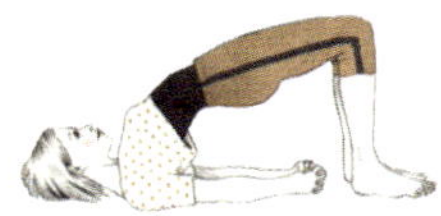
16 LE PONT

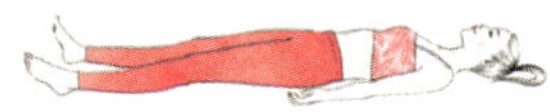
17 LE CADAVRE

ROUTINE MUSCLÉE - 40 MIN

Faites 2 fois tous les asanas. Faites ensuite la posture du Cadavre pendant 5 à 10 minutes.

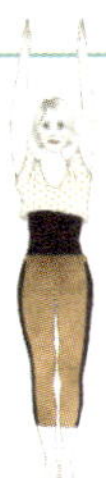
1 LA MONTAGNE BRAS LEVÉS

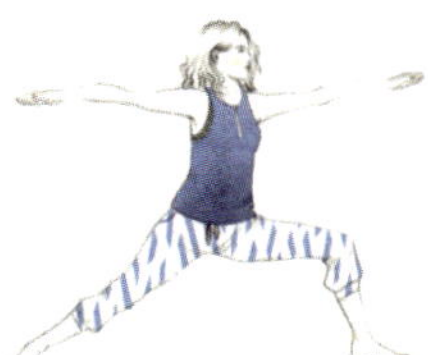
2 LE GUERRIER II

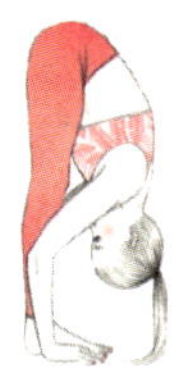
3 LA FLEXION AVANT DEBOUT

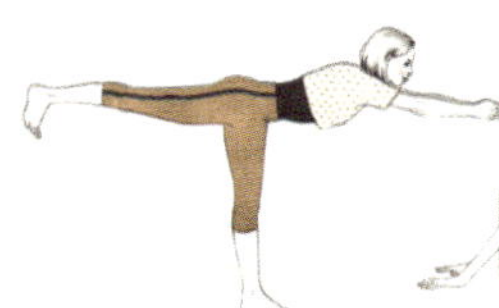
4 LE GUERRIER III

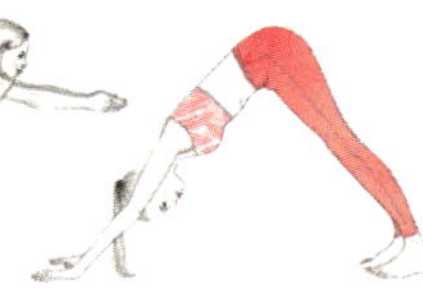
5 LE CHIEN TÊTE EN BAS

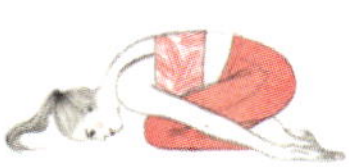
6 L'ENFANT

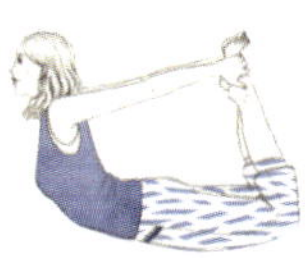
7 L'ARC

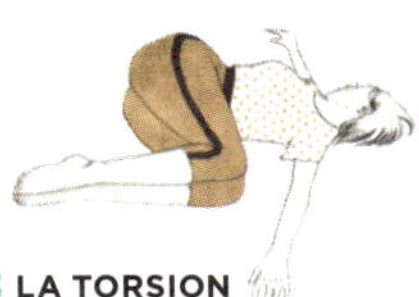
8 LA TORSION ALLONGÉE

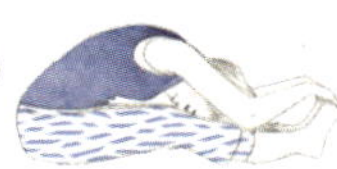
9 LA FLEXION AVANT ASSISE

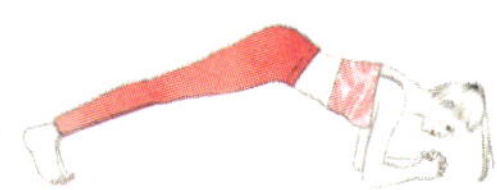
10 LE DAUPHIN

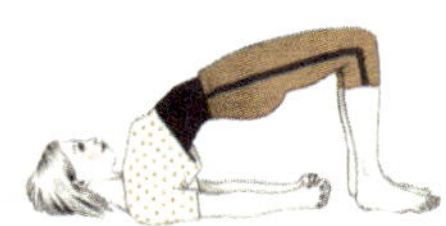
11 LE DEMI-PONT

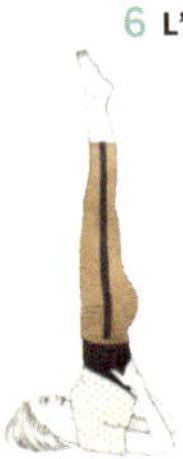
12 LA CHANDELLE

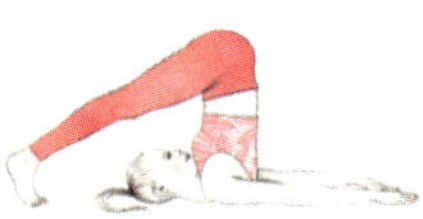
13 LA CHARRUE

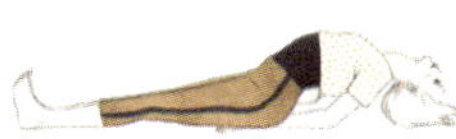
14 LE POISSON

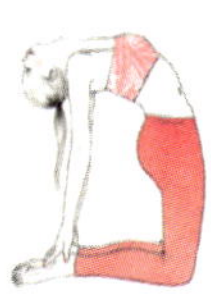
15 LE CHAMEAU

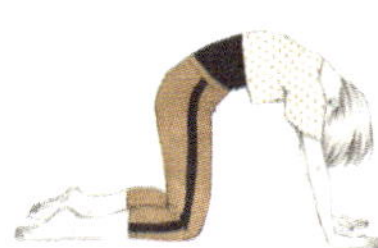
16 LE CHAT / LA VACHE

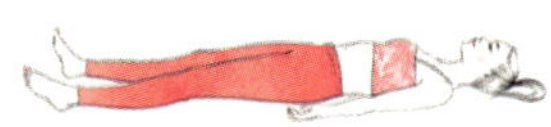
17 LE CADAVRE

ROUTINE ÉNERGIE - 45 MIN

Faites tous les asanas une fois, puis détendez-vous 5 à 10 minutes dans la posture du Cadavre.

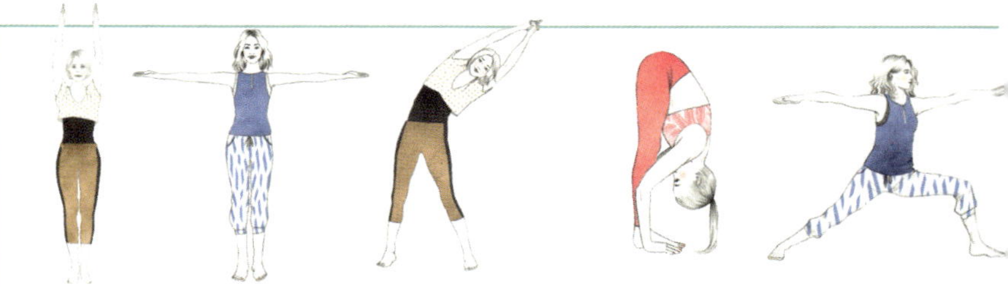

1 LA MONTAGNE BRAS LEVÉS
2 LA RESPIRATION COMPLÈTE DEBOUT
3 LA FLEXION LATÉRALE
4 LA FLEXION AVANT DEBOUT
5 LE GUERRIER

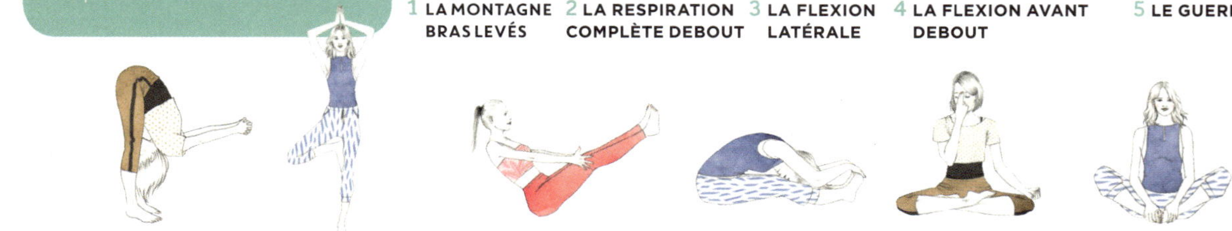

6 L'OUVERTURE DE LA POITRINE
7 L'ARBRE
8 LA BARQUE
9 LA FLEXION AVANT ASSISE
10 LA RESPIRATION ALTERNÉE
11 L'ANGLE LIÉ

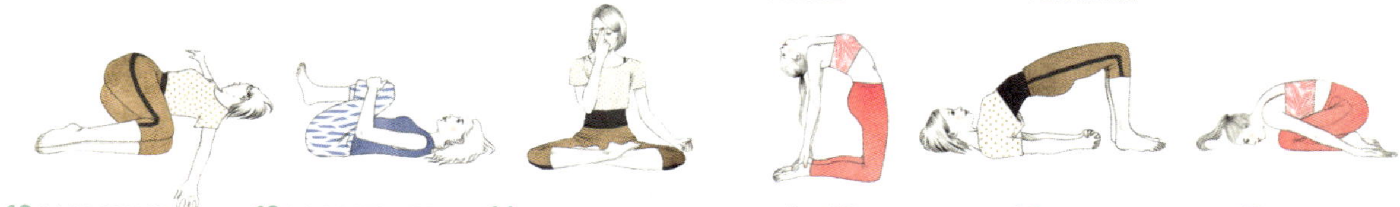

12 LA TORSION ALLONGÉE
13 LA POSTURE DES GENOUX À LA POITRINE
14 LA RESPIRATION ALTERNÉE
15 LE CHAMEAU
16 LE DEMI-PONT
17 L'ENFANT

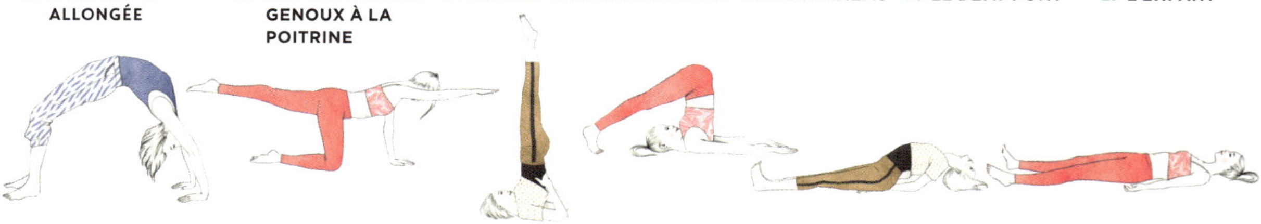

18 LA ROUE
19 LE CHAT EN ÉQUILIBRE
20 LA CHANDELLE
21 LA CHARRUE
22 LE POISSON
23 LE CADAVRE

ROUTINE INSOMNIE

Faites ces neuf postures au calme avant de vous coucher. À la fin, restez au moins 8 à 10 minutes dans la posture du Cadavre.

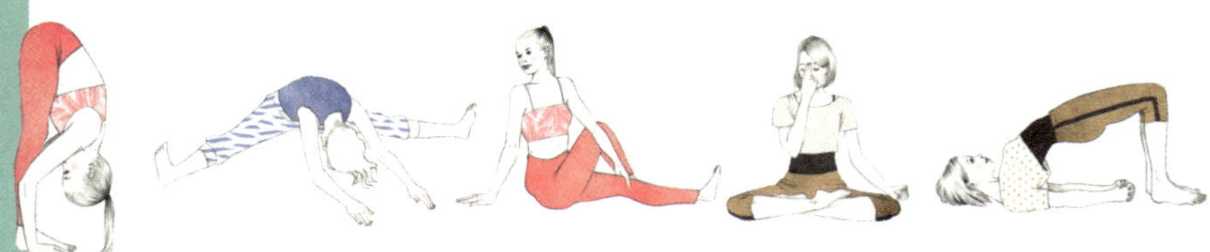

1 LA FLEXION AVANT DEBOUT
2 LA FLEXION AVANT ASSISE JAMBES ÉCARTÉES
3 LA DEMI-TORSION
4 LA RESPIRATION ALTERNÉE
5 LE DEMI-PONT

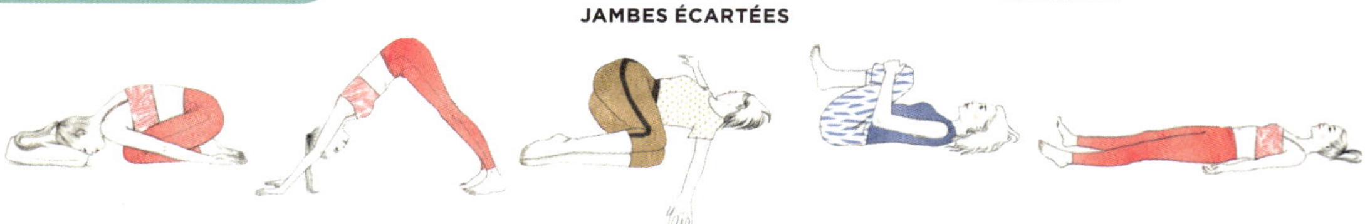

6 L'ENFANT
7 LE CHIEN TÊTE EN BAS
8 LA TORSION ALLONGÉE
9 LA POSTURE DES GENOUX À LA POITRINE
10 LE CADAVRE

ROUTINE POST-PARTUM

Attendez 3 mois après l'accouchement avant de faire du yoga. Si vous souhaitez pratiquer plus tôt, demandez un avis médical.

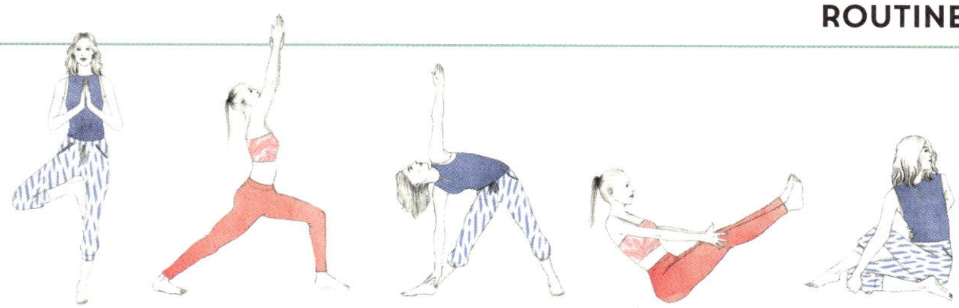

1 L'ARBRE 2 LE GUERRIER I 3 LE TRIANGLE 4 LA BARQUE 5 LA DEMI-TORSION JAMBES CROISÉES

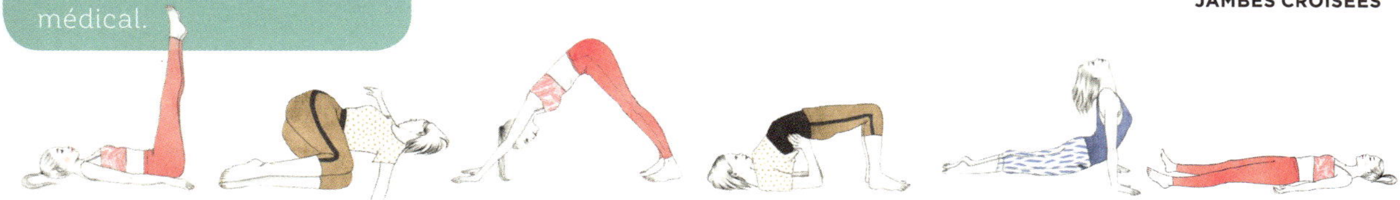

LA POSTURE DE LA JAMBE LEVÉE 7 LA TORSION ALLONGÉE 8 LE CHIEN TÊTE EN BAS 9 LE DEMI-PONT AVEC SUPPORT 10 LE CHIEN TÊTE EN HAUT 11 LE CADAVRE

ROUTINE ANTISTRESS

Faites tous les asanas une fois dans un grand mouvement fluide. Faites la Respiration complète 5 fois.

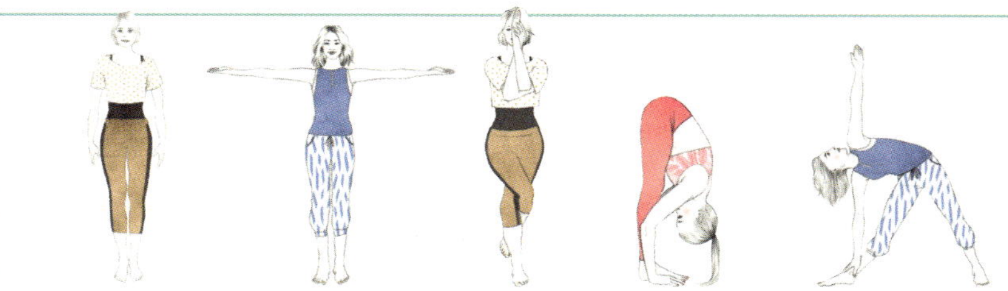

1 LA MONTAGNE 2 LA RESPIRATION COMPLÈTE DEBOUT 3 L'AIGLE 4 LA FLEXION AVANT DEBOUT 5 LE TRIANGLE

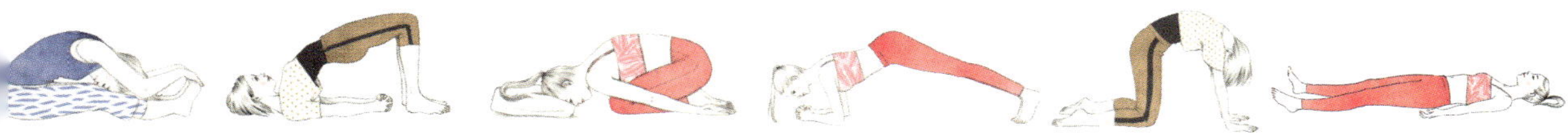

LA FLEXION AVANT ASSISE 7 LE DEMI-PONT 8 L'ENFANT 9 LE DAUPHIN 10 LE CHAT / LA VACHE 11 LE CADAVRE

ROUTINE DOS VOÛTÉ

Faites tous les asanas une fois dans un grand mouvement fluide. Faites la Respiration complète 5 fois.

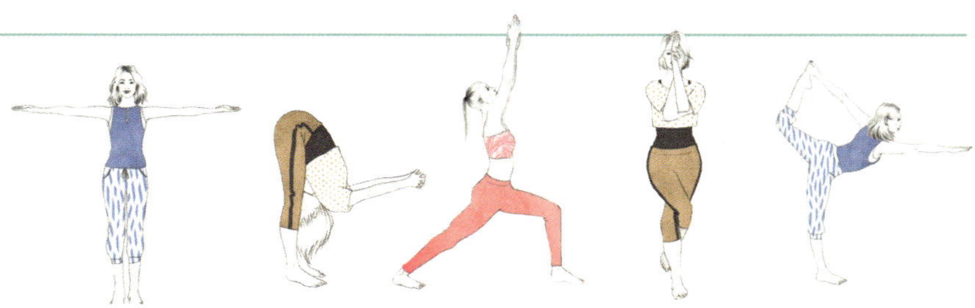

1 LA RESPIRATION COMPLÈTE DEBOUT 2 L'OUVERTURE DE LA POITRINE 3 LE GUERRIER I 4 L'AIGLE 5 L'ARC DEBOUT

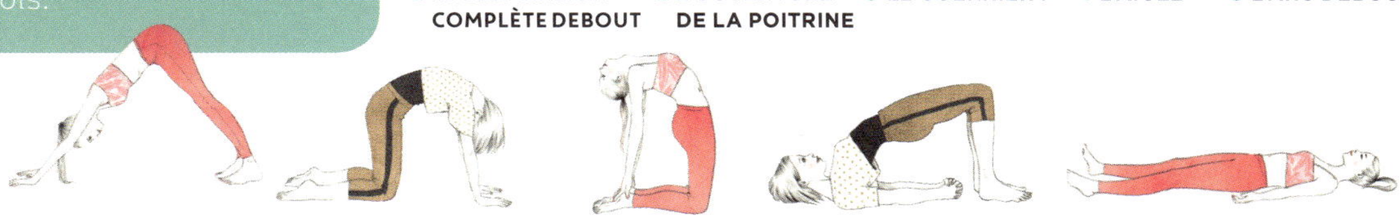

6 LE CHIEN TÊTE EN BAS 7 LE CHAT ET LA VACHE 8 LE CHAMEAU 9 LE DEMI-PONT 10 LE CADAVRE

ROUTINE FERTILITÉ

Faites tous les asanas une fois et pratiquez cette routine 3 fois par semaine.

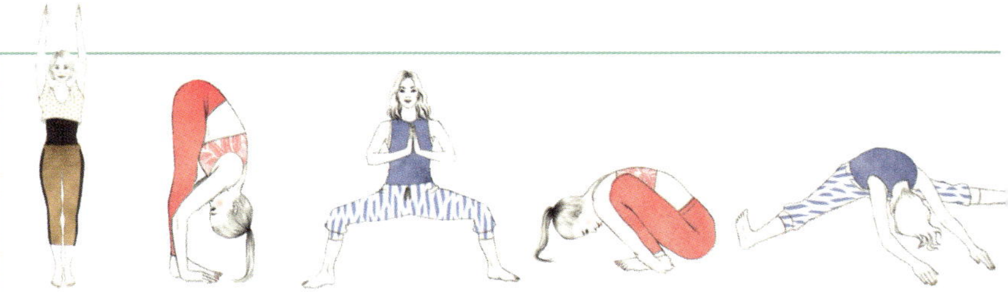

1 LA MONTAGNE BRAS LEVÉS
2 LA FLEXION AVANT DEBOUT
3 LA DÉESSE
4 LA GUIRLANDE
5 LA FLEXION AVANT ASSISE JAMBES ÉCARTÉES

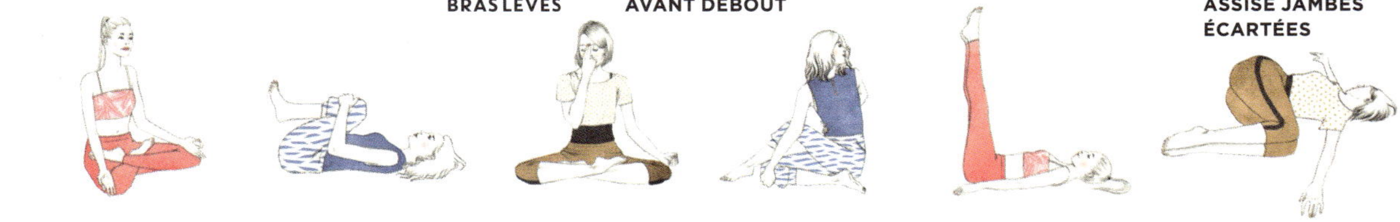

6 LE DEMI-LOTUS / LOTUS
7 LA POSTURE DES GENOUX À LA POITRINE
8 LA RESPIRATION ALTERNÉE
9 LA DEMI-TORSION JAMBES CROISÉES
10 LA POSTURE DE LA JAMBE LEVÉE
11 LA TORSION ALLONGÉE

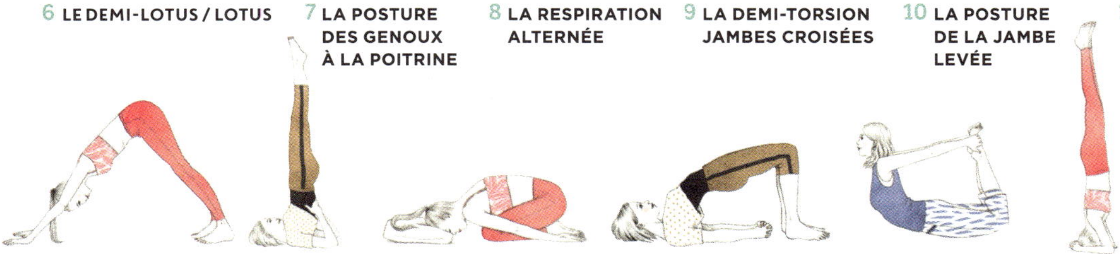

12 LE CHIEN TÊTE EN BAS
13 LA CHANDELLE
14 L'ENFANT
15 LE DEMI-PONT
16 L'ARC
17 LA POSTURE SU LA TÊTE AVEC SUPPORT

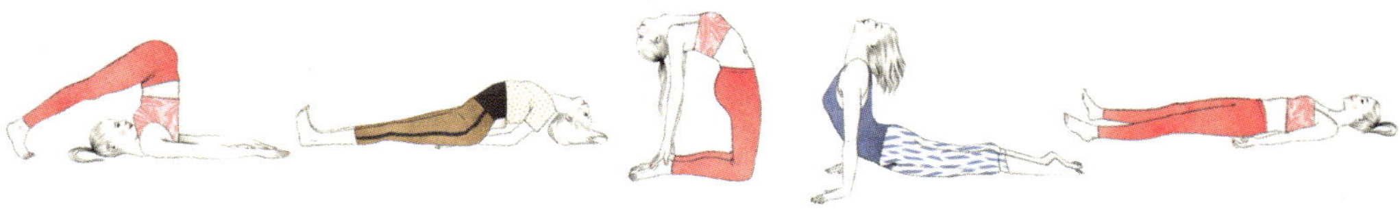

18 LA CHARRUE
19 LE POISSON
20 LE CHAMEAU
21 LE CHIEN TÊTE EN HAUT
22 LE CADAVRE

ROUTINE MÉNOPAUSE

Faites tous les asanas une fois, puis restez au moins 8 à 10 minutes dans la posture du Cadavre.

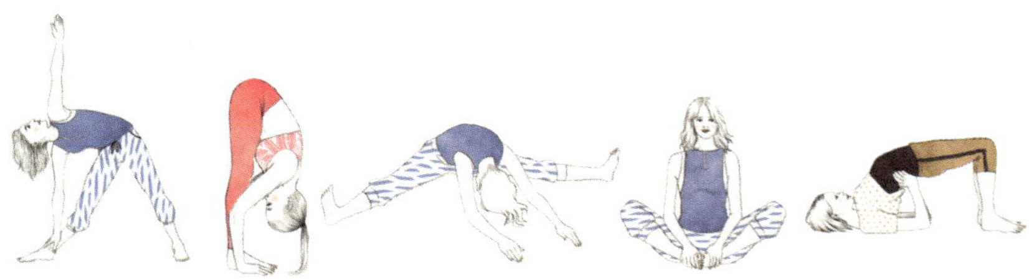

1 LE TRIANGLE
2 LA FLEXION AVANT DEBOUT
3 LA FLEXION AVANT ASSISE JAMBES ÉCARTÉES
4 L'ANGLE LIÉ
5 LE DEMI-PONT

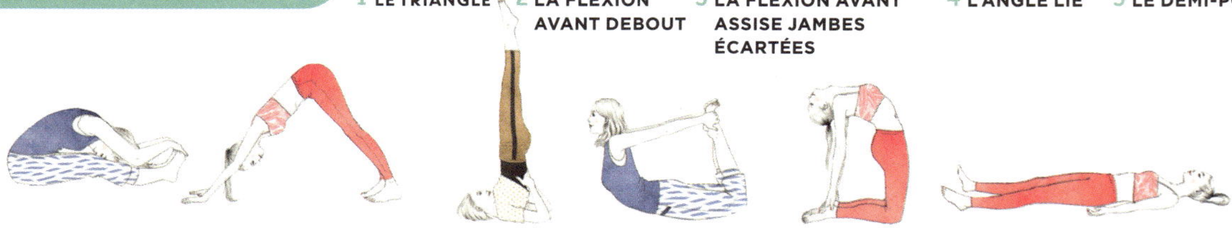

6 LA FLEXION AVANT ASSISE
7 LE CHIEN TÊTE EN BAS
8 LA CHANDELLE
9 L'ARC
10 LE CHAMEAU
11 LE CADAVRE

ROUTINE SYNDROME PRÉMENSTRUEL

Faites tous les asanas une fois, puis détendez-vous 5 à 10 minutes dans la posture du Cadavre.

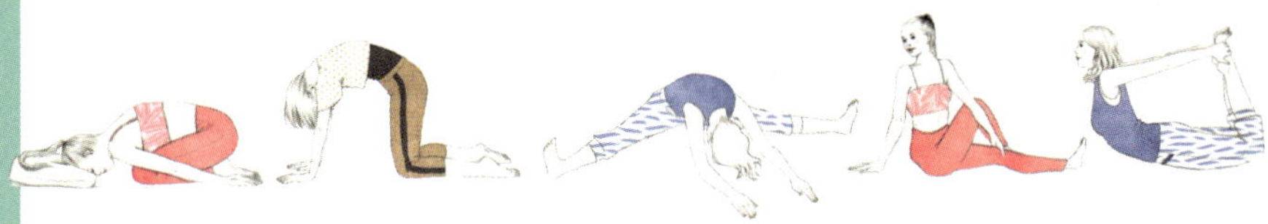

1 L'ENFANT 2 LE CHAT / LA VACHE 3 LA FLEXION AVANT ASSISE JAMBES ÉCARTÉES 4 LA DEMI-TORSION 5 L'ARC

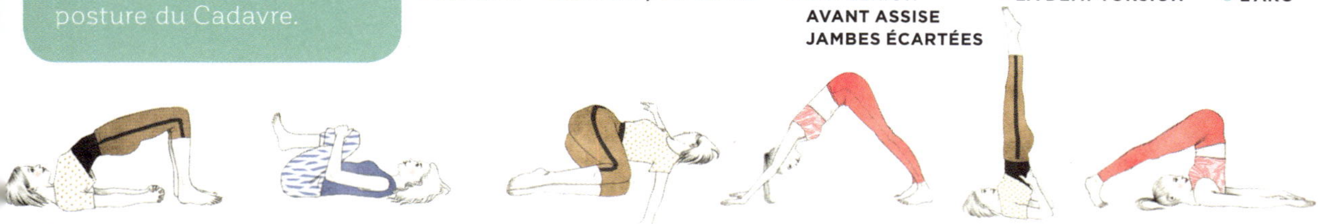

6 LE DEMI-PONT 7 LA POSTURE DES GENOUX À LA POITRINE 8 LA TORSION ALLONGÉE 9 LE CHIEN TÊTE EN BAS 10 LA CHANDELLE 11 LA CHARRUE

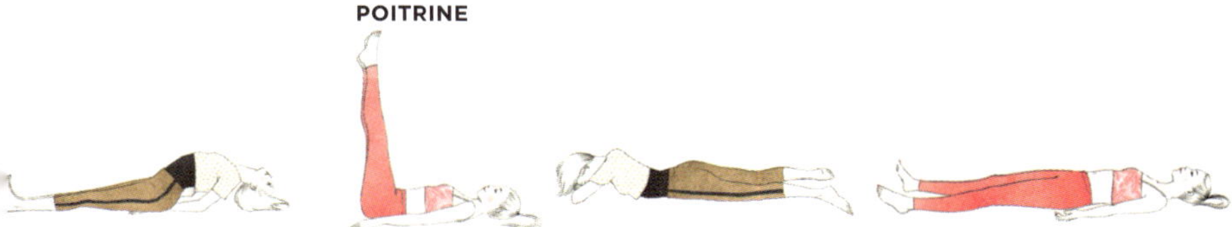

12 LE POISSON 13 LA POSTURE DE LA JAMBE LEVÉE 14 LE CROCODILE 15 LE CADAVRE

ROUTINE DIGESTION

Faites tous les asanas 2 fois. Restez ensuite 5 à 10 minutes dans la posture du Cadavre.

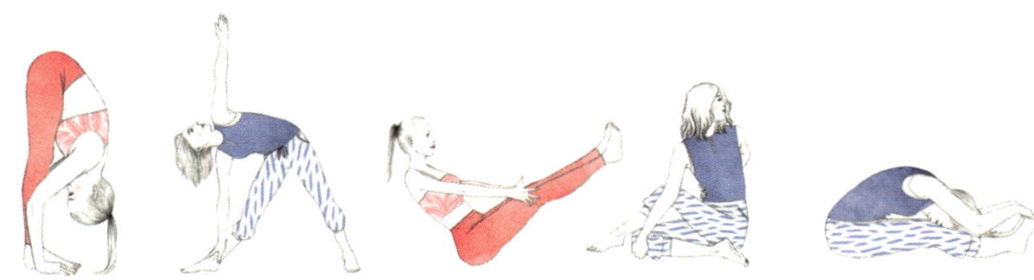

1 LA FLEXION AVANT DEBOUT 2 LE TRIANGLE 3 LA BARQUE 4 LA DEMI-TORSION JAMBES CROISÉES 5 LA FLEXION AVANT ASSISE

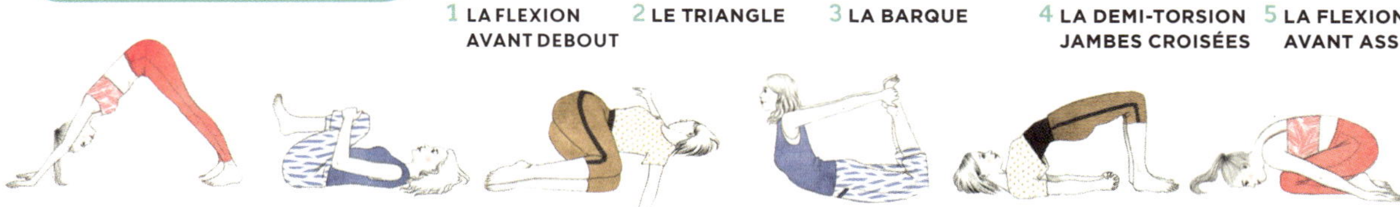

6 LE CHIEN TÊTE EN BAS 7 LA POSTURE DES GENOUX À LA POTRINE 8 LA TORSION ALLONGÉE 9 L'ARC 10 LE demi-pont 11 L'ENFANT

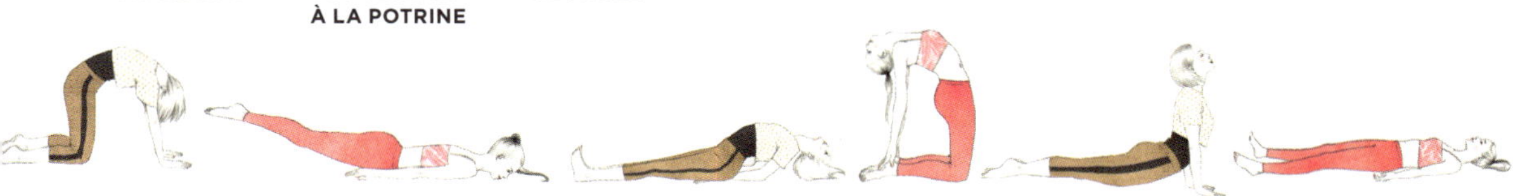

12 LE CHAT ET LA VACHE 13 LA DEMI-SAUTERELLE 14 LE POISSON 15 LE CHAMEAU 16 LE COBRA 17 LE CADAVRE

Achevé d'imprimer par Estella Graficas en Espagne, en janvier 2019,
pour le compte des éditions Marabout (Hachette Livre)
58, rue Jean Bleuzen, 92178 Vanves Cedex
Dépôt légal : janvier 2019
ISBN : 978-2-501-12203-0 – 6938172